国家卫生和计划生育委员会"十三五"规划教材

全国高等学校教材

供本科护理学类专业用

生 理 学

第 4 版

主　编　唐四元

副主编　曲丽辉　张翠英　邢德刚

编　者　（按姓氏笔画排序）

邢德刚	▸	广东药科大学基础学院
曲丽辉	▸	哈尔滨医科大学大庆校区
刘　伟	▸	中南大学湘雅护理学院
祁文秀	▸	山西医科大学汾阳学院
李利生	▸	首都医科大学
邱丽颖	▸	江南大学无锡医学院
张天杰	▸	湖南湘南学院
张翠英	▸	长治医学院
金宏波	▸	哈尔滨医科大学基础医学院
徐　丽	▸	福建莆田学院
殷盛明	▸	大连医科大学基础医学院
唐四元	▸	中南大学湘雅护理学院
凌宏艳	▸	南华大学基础医学院

人民卫生出版社

图书在版编目（CIP）数据

生理学 / 唐四元主编. —4 版. —北京：人民卫生出版社，2017

ISBN 978-7-117-23835-9

Ⅰ. ①生… Ⅱ. ①唐… Ⅲ. ①人体生理学 – 医学院校 – 教材 Ⅳ. ①R33

中国版本图书馆 CIP 数据核字（2017）第 090411 号

| 人卫智网 | www.ipmph.com | 医学教育、学术、考试、健康，购书智慧智能综合服务平台 |
| 人卫官网 | www.pmph.com | 人卫官方资讯发布平台 |

生　理　学
第 4 版

主　　编：唐四元
出版发行：人民卫生出版社（中继线 010-59780011）
地　　址：北京市朝阳区潘家园南里 19 号
邮　　编：100021
E - mail：pmph @ pmph.com
购书热线：010-59787592　010-59787584　010-65264830
印　　刷：人卫印务（北京）有限公司
经　　销：新华书店
开　　本：850×1168　1/16　印张：30
字　　数：806 千字
版　　次：2002 年 8 月第 1 版　2017 年 7 月第 4 版
　　　　　2021 年 11 月第 4 版第 9 次印刷（总第 31 次印刷）
标准书号：ISBN 978-7-117-23835-9/R · 23836
定　　价：88.00 元

打击盗版举报电话：010-59787491　E-mail：WQ @ pmph.com
（凡属印装质量问题请与本社市场营销中心联系退换）

第六轮修订说明

为了在"十三五"期间，持续深化医药卫生体制改革，贯彻落实《"健康中国2030"规划纲要》，全面践行《全国护理事业发展规划（2016—2020年）》，顺应全国高等护理学类专业教育发展与改革的需要，培养能够满足人民群众多样化、多层次健康需求的护理人才。在对第五轮教材进行全面、充分调研的基础上，在国家卫生和计划生育委员会领导下，经第三届全国高等学校护理学专业教材评审委员会的审议和规划，人民卫生出版社于2016年1月进行了全国高等学校护理学类专业教材评审委员会的换届工作，同时启动全国高等学校本科护理学类专业第六轮规划教材的修订工作。

本轮教材修订得到全国百余所本科院校的积极响应和大力支持，在结合调研结果和我国护理学高等教育的特点及发展趋势的基础上，第四届全国高等学校护理学类专业教材建设指导委员会确定第六轮教材修订的指导思想为：坚持"规范化、精品化、创新化、国际化、数字化"战略，紧扣培养目标，遵循教学规律，围绕提升学生能力，创新编写模式，体现专业特色；构筑学习平台，丰富教学资源，打造一流的、核心的、经典的具有国际影响力的护理学本科教材体系。

第六轮教材的编写原则为：

1. 明确目标性与系统性 本套教材的编写要求定位准确，符合本科教育特点与规律，满足护理学类专业本科学生的培养目标。注重多学科内容的有机融合，减少内容交叉重复，避免某些内容疏漏。在保证单本教材知识完整性的基础上，兼顾各教材之间有序衔接，有机联系，使全套教材整体优化，具有良好的系统性。

2. 坚持科学性与专业性 本套教材编写应坚持"三基五性"的原则，教材编写内容科学、准确，名称、术语规范，体例、体系具有逻辑性。教材须符合护理学专业思想，具有鲜明的护理学专业特色，满足护理学专业学生的教学要求。同时继续加强对学生人文素质的培养。

3. 兼具传承性与创新性 本套教材主要是修订，是在传承上一轮教材优点的基础上，结合上一轮教材调研的反馈意见，进行修改及完善，而不是对原教材进行彻底推翻，以保证教材的生命力和教学活动的延续性。教材编写中根据本学科和相关学科的发展，补充更新学科理论与实践发展的新成果，以使经典教材的传统性和精品教材的时代性完美结合。

4. **体现多元性与统一性** 为适应全国二百余所开办本科护理教育院校的多样化教学需要，本套教材在遵循本科教育基本标准的基础上，既包括有经典的临床学科体系教材，也有生命周期体系教材、中医特色课程教材和双语教材，以供各院校根据自身教学模式的特点选用。本套教材在编写过程中，一方面，扩大了参编院校范围，使教材编写团队更具多元性的特点；另一方面，明确要求，审慎把关，力求各章内容详略一致，整书编写风格统一。

5. **注重理论性与实践性** 本套教材在强化理论知识的同时注重对实践应用的思考，通过教材中的思考题、网络增值服务中的练习题，以及引入案例与问题的教材编写形式等，努力构建理论与实践联系的桥梁，以利于培养学生应用知识、分析问题、解决问题的能力。

全套教材采取新型编写模式，借助扫描二维码形式，帮助教材使用者在移动终端共享与教材配套的优质数字资源，实现纸媒教材与富媒体资源的融合。

全套教材共 50 种，于 2017 年 7 月前由人民卫生出版社出版，供各院校本科护理学类专业使用。

人民卫生出版社

2017 年 5 月

获取图书网络增值服务的步骤说明

❶ — · 扫描封底圆形图标中的二维码，登录图书增值服务激活平台。

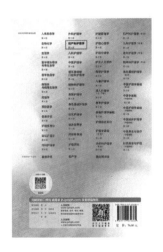

❷ — · 刮开并输入激活码，激活增值服务。

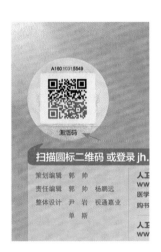

❸ — · 下载"人卫图书增值"客户端。

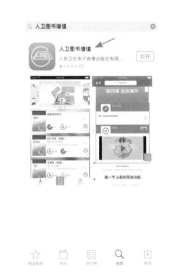

❹ — · 使用客户端"扫码"功能，扫描图书中二维码即可快速查看网络增值服务内容。

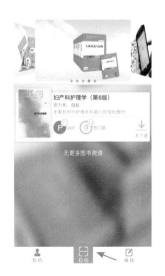

国家卫生和计划生育委员会"十三五"规划教材

全国高等学校本科护理学类专业规划教材

第六轮教材目录

1. 本科护理学类专业教材目录

序号	教材	版次	主审	主编		副主编			
1	人体形态学	第4版		周瑞祥	杨桂姣	王海杰	郝立宏	周劲松	
2	生物化学	第4版		高国全		解 军	方定志	刘 彬	
3	生理学	第4版		唐四元		曲丽辉	张翠英	邢德刚	
4	医学微生物学与寄生虫学	第4版		黄 敏	吴松泉	廖 力	王海河		
5	医学免疫学	第4版	安云庆	司传平		任云青	王 炜	张 艳	胡 洁
6	病理学与病理生理学	第4版		步 宏		王 雯	李连宏		
7	药理学	第4版		董 志		弥 曼	陶 剑	王金红	
8	预防医学	第4版		凌文华	许能锋	袁 晶	龙鼎新	宋爱芹	
9	健康评估	第4版	吕探云	孙玉梅	张立力	朱大乔	施齐芳	张彩虹	陈利群
10	护理学导论	第4版		李小妹	冯先琼	王爱敏	隋树杰		
11	基础护理学	第6版		李小寒	尚少梅	王春梅	郑一宁	丁亚萍	吕冬梅
12	内科护理学	第6版		尤黎明	吴 瑛	孙国珍	王君俏	袁 丽	胡 荣
13	外科护理学	第6版		李乐之	路 潜	张美芬	汪 晖	李惠萍	许 勤
14	妇产科护理学	第6版	郑修霞	安力彬	陆 虹	顾 炜	丁 焱	罗碧如	
15	儿科护理学	第6版		崔 焱	仰曙芬	张玉侠	刘晓丹	林素兰	
16	中医护理学	第4版		孙秋华		段亚平	李明今	陆静波	
17	眼耳鼻咽喉口腔科护理学	第4版		席淑新	赵佛容	肖惠明	李秀娥		
18	精神科护理学	第4版		刘哲宁	杨芳宇	许冬梅	贾守梅		
19	康复护理学	第4版		燕铁斌	尹安春	鲍秀芹	马素慧		
20	急危重症护理学	第4版		张 波	桂 莉	金静芬	李文涛	黄素芳	
21	社区护理学	第4版		李春玉	姜丽萍	陈长香			
22	临床营养学	第4版	张爱珍	周 芸		胡 雯	赵雅宁		
23	护理教育学	第4版		姜安丽	段志光	范秀珍	张 艳		
24	护理研究	第5版		胡 雁	王志稳	刘均娥	颜巧元		

序号	教材	版次	主审	主编	副主编
25	护理管理学	第4版	李继平	吴欣娟　王艳梅	翟惠敏　张俊娥
26	护理心理学	第4版		杨艳杰　曹枫林	冯正直　周　英
27	护理伦理学	第2版		姜小鹰　刘俊荣	韩　琳　范宇莹
28	护士人文修养	第2版		史瑞芬　刘义兰	刘桂瑛　王继红
29	母婴护理学	第3版		王玉琼　莫洁玲	崔仁善　罗　阳
30	儿童护理学	第3版		范　玲	崔文香　陈　华　张　瑛
31	成人护理学（上、下册）	第3版		郭爱敏　周兰姝	王艳玲　陈　红　何朝珠　牟绍玉
32	老年护理学	第4版		化前珍　胡秀英	肖惠敏　张　静
33	新编护理学基础	第3版		姜安丽　钱晓路	曹梅娟　王克芳　郭瑜洁　李春卉
34	护理综合实训	第1版		李映兰　王爱平	李玉红　蓝宇涛　高　睿　靳永萍
35	护理学基础（双语）	第2版	姜安丽	王红红　沈　洁	陈晓莉　尼春萍　吕爱莉　周　洁
36	内外科护理学（双语）	第2版	刘华平　李　峥	李　津　张静平	李　卡　李素云　史铁英　张　清
37	妇产科护理学（双语）	第2版		张银萍　单伟颖	张　静　周英凤　谢日华
38	儿科护理学（双语）	第2版	胡　雁	蒋文慧　赵秀芳	高　燕　张　荣　蒋小平
39	老年护理学（双语）	第2版		郭桂芳　黄　金	谷岩梅　郭　宏
40	精神科护理学（双语）	第2版		雷　慧　李小麟	杨　敏　王再超　王小琴
41	急危重症护理学（双语）	第2版		钟清玲　许　虹	关　青　曹宝花
42	中医护理学基础（双语）	第2版		郝玉芳　王诗源	杨　柳　王春艳　徐冬英
43	中医学基础（中医特色）	第2版		陈莉军　刘兴山	高　静　裴秀月　韩新荣
44	中医护理学基础（中医特色）	第2版		陈佩仪	王俊杰　杨晓玮　郑方道
45	中医临床护理学（中医特色）	第2版		徐桂华　张先庚	于春光　张雅丽　闫　力　马秋平
46	中医养生与食疗（中医特色）	第2版		于　睿　姚　新	聂　宏　宋　阳
47	针灸推拿与护理（中医特色）	第2版		刘明军	卢咏梅　董　博

2．本科助产学专业教材目录

序号	教材	版次	主审	主编	副主编
1	健康评估	第1版		罗碧如　李　宁	王　跃　邹海欧　李　玲
2	助产学	第1版	杨慧霞	余艳红　陈　叙	丁　焱　侯　睿　顾　炜
3	围生期保健	第1版		夏海鸥　徐鑫芬	蔡文智　张银萍

教材建设指导委员会名单

顾 问	周 军	►	中日友好医院
	李秀华	►	中华护理学会
	么 莉	►	国家卫生计生委医院管理研究所护理中心
	姜小鹰	►	福建医科大学护理学院
	吴欣娟	►	北京协和医院
	郑修霞	►	北京大学护理学院
	黄金月	►	香港理工大学护理学院
	李秋洁	►	哈尔滨医科大学护理学院
	娄凤兰	►	山东大学护理学院
	王惠珍	►	南方医科大学护理学院
	何国平	►	中南大学护理学院

主任委员	尤黎明	►	中山大学护理学院
	姜安丽	►	第二军医大学护理学院

副主任委员	安力彬	►	大连大学护理学院
（按姓氏拼音排序）	崔 焱	►	南京医科大学护理学院
	段志光	►	山西医科大学
	胡 雁	►	复旦大学护理学院
	李继平	►	四川大学华西护理学院
	李小寒	►	中国医科大学护理学院
	李小妹	►	西安交通大学护理学院

教材建设指导委员会名单

刘华平	‣	北京协和医学院护理学院
陆 虹	‣	北京大学护理学院
孙宏玉	‣	北京大学护理学院
孙秋华	‣	浙江中医药大学
吴 瑛	‣	首都医科大学护理学院
徐桂华	‣	南京中医药大学
殷 磊	‣	澳门理工学院
章雅青	‣	上海交通大学护理学院
赵 岳	‣	天津医科大学护理学院

常务委员

（按姓氏拼音排序）

曹枫林	‣	山东大学护理学院
郭桂芳	‣	北京大学护理学院
郝玉芳	‣	北京中医药大学护理学院
罗碧如	‣	四川大学华西护理学院
尚少梅	‣	北京大学护理学院
唐四元	‣	中南大学湘雅护理学院
夏海鸥	‣	复旦大学护理学院
熊云新	‣	广西广播电视大学
仰曙芬	‣	哈尔滨医科大学护理学院
于 睿	‣	辽宁中医药大学护理学院
张先庚	‣	成都中医药大学护理学院

本科教材评审委员会名单

指导主委	尤黎明 ▸	中山大学护理学院

主任委员	李小妹 ▸	西安交通大学护理学院
	崔 焱 ▸	南京医科大学护理学院

副主任委员	郭桂芳 ▸	北京大学护理学院
	吴 瑛 ▸	首都医科大学护理学院
	唐四元 ▸	中南大学湘雅护理学院

委 员 （按姓氏拼音排序）	陈 垦 ▸	广东药科大学护理学院
	陈京立 ▸	北京协和医学院护理学院
	范 玲 ▸	中国医科大学附属盛京医院
	付菊芳 ▸	第四军医大学西京医院
	桂 莉 ▸	第二军医大学护理学院
	何朝珠 ▸	南昌大学护理学院
	何桂娟 ▸	浙江中医药大学护理学院
	胡 荣 ▸	福建医科大学护理学院
	江智霞 ▸	遵义医学院护理学院
	李 伟 ▸	潍坊医学院护理学院
	李春玉 ▸	延边大学护理学院
	李惠玲 ▸	苏州大学护理学院

李惠萍	►	安徽医科大学护理学院
廖 力	►	南华大学护理学院
林素兰	►	新疆医科大学护理学院
刘桂瑛	►	广西医科大学护理学院
刘义兰	►	华中科技大学同济医学院附属协和医院
刘志燕	►	贵州医科大学护理学院
龙 霖	►	川北医学院护理学院
卢东民	►	湖州师范学院
牟绍玉	►	重庆医科大学护理学院
任海燕	►	内蒙古医科大学护理学院
隋树杰	►	哈尔滨医科大学护理学院
王 军	►	山西医科大学汾阳学院
王 强	►	河南大学护理学院
王爱敏	►	青岛大学护理学院
王春梅	►	天津医科大学护理学院
王君俏	►	复旦大学护理学院
王克芳	►	山东大学护理学院
王绍锋	►	九江学院护理学院
王玉琼	►	成都市妇女儿童中心医院
徐月清	►	河北大学护理学院
许 虹	►	杭州师范大学护理学院
许燕玲	►	上海市第六人民医院
杨立群	►	齐齐哈尔医学院护理学院
张 瑛	►	长治医学院护理学院
张彩虹	►	海南医学院国际护理学院
张会君	►	锦州医科大学护理学院
张美芬	►	中山大学护理学院
章泾萍	►	皖南医学院护理学院
赵佛容	►	四川大学华西口腔医院
赵红佳	►	福建中医药大学护理学院
周 英	►	广州医科大学护理学院

秘 书	王 婧	►	西安交通大学护理学院
	丁亚萍	►	南京医科大学护理学院

数字教材评审委员会名单

指导主委　　　　　　　　段志光　　▶　山西医科大学

主任委员　　　　　　　　孙宏玉　　▶　北京大学护理学院
　　　　　　　　　　　　章雅青　　▶　上海交通大学护理学院

副主任委员　　　　　　　仰曙芬　　▶　哈尔滨医科大学护理学院
　　　　　　　　　　　　熊云新　　▶　广西广播电视大学
　　　　　　　　　　　　曹枫林　　▶　山东大学护理学院

委　　员　　　　　　　　柏亚妹　　▶　南京中医药大学护理学院
（按姓氏拼音排序）　　　陈　嘉　　▶　中南大学湘雅护理学院
　　　　　　　　　　　　陈　燕　　▶　湖南中医药大学护理学院
　　　　　　　　　　　　陈晓莉　　▶　武汉大学 HOPE 护理学院
　　　　　　　　　　　　郭爱敏　　▶　北京协和医学院护理学院
　　　　　　　　　　　　洪芳芳　　▶　桂林医学院护理学院
　　　　　　　　　　　　鞠　梅　　▶　西南医科大学护理学院
　　　　　　　　　　　　蓝宇涛　　▶　广东药科大学护理学院
　　　　　　　　　　　　李　峰　　▶　吉林大学护理学院
　　　　　　　　　　　　李　强　　▶　齐齐哈尔医学院护理学院
　　　　　　　　　　　　李彩福　　▶　延边大学护理学院
　　　　　　　　　　　　李春卉　　▶　吉林医药学院

李芳芳	‣	第二军医大学护理学院
李文涛	‣	大连大学护理学院
李小萍	‣	四川大学护理学院
孟庆慧	‣	潍坊医学院护理学院
商临萍	‣	山西医科大学护理学院
史铁英	‣	大连医科大学附属第一医院
万丽红	‣	中山大学护理学院
王桂云	‣	山东协和学院护理学院
谢　晖	‣	蚌埠医学院护理学系
许　勤	‣	南京医科大学护理学院
颜巧元	‣	华中科技大学护理学院
张　艳	‣	郑州大学护理学院
周　洁	‣	上海中医药大学护理学院
庄嘉元	‣	福建医科大学护理学院

秘　书

杨　萍	‣	北京大学护理学院
范宇莹	‣	哈尔滨医科大学护理学院
吴觉敏	‣	上海交通大学护理学院

网络增值服务编者名单

主　编　唐四元

副主编　邢德刚　曲丽辉　张翠英

编　者　（以姓氏笔画为序）

王　然	▸ 哈尔滨医科大学基础医学院
王　鹏	▸ 哈尔滨医科大学大庆校区
邢德刚	▸ 广东药科大学基础学院
曲丽辉	▸ 哈尔滨医科大学大庆校区
刘　伟	▸ 中南大学湘雅护理学院
刘丽霞	▸ 山西医科大学汾阳学院
祁文秀	▸ 山西医科大学汾阳学院
李　晨	▸ 长治医学院
李利生	▸ 首都医科大学
张　静	▸ 济宁医学院
张天杰	▸ 湖南湘南学院
张翠英	▸ 长治医学院
金宏波	▸ 哈尔滨医科大学基础医学院
邱丽颖	▸ 江南大学无锡医学院
徐　丽	▸ 福建莆田学院
殷盛明	▸ 大连医科大学基础医学院
唐四元	▸ 中南大学湘雅护理学院
凌宏艳	▸ 南华大学基础医学院

主编简介

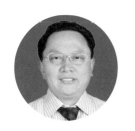

唐四元

唐四元，博士研究生，博士后，二级教授，博士生和博士后导师，任中南大学湘雅护理学院院长。留美学者；中华护理学会护理教育专业委员会委员；全国护理学专业考试用书专家指导委员会委员；湖南省护理学会护理教育专业委员会主任委员；湖南省健康管理协会副会长。

主攻方向：社区慢性疾病的防护。以第一作者或通讯作者发表学术研究论文200余篇，40余篇被国外SCI或EI期刊收录；获国家专利5项；主持国家自然科学基金2项，教育部博士点基金1项，湖南省项目20余项；获湖南省自然科学奖二等奖1项；湖南省科技进步奖三等奖2项；获中华护理学会科技奖三等奖1项，获湖南医学科技三等奖3项，获湖南省生理科学会优秀学术论文一等奖4篇；获国家级精品课程3门；主编国家或部委规划教材4部，参编多部。

副主编简介

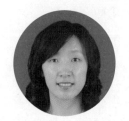

曲丽辉

曲丽辉，博士，教授，任哈尔滨医科大学（大庆）基础医学院副院长、生理学教研室主任、中华医学会行为学分会青年委员。

从事生理学教学和科研16年，主要科研方向为认知功能障碍的细胞和分子机制及肺动脉高压的神经调节机制研究。主持国家自然科学基金——青年基金、黑龙江省自然科学基金等科研项目10余项，发表学术论文40余篇，作为第一完成人获得黑龙江省政府科学技术二等奖、黑龙江省卫生计生委医药卫生科学技术一等奖等科研奖励6项。副主编、参编教材或论著10余部。

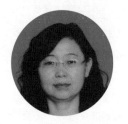

张翠英

张翠英，教授，长治医学院基础医学部主任、生理教研室主任，第23届、24届中国生理学会理事。研究方向为神经生理。从事生理学一线教学31年，注重教学改革，近年来主持完成省级教改项目2项，校级教改项目1项；主持省级基础实验室建设项目2项；指导完成"国家级大学生创新创业项目"1项、"山西省大学生创新项目"1项；参与省级和国家级科研项目5项，获山西省科技进步奖1项（第三作者）；作为副主编及编者参编国家级规划教材10余部；在省级以上学术期刊上发表论文10余篇。2003年被评为"山西省师德师风建设先进个人"。

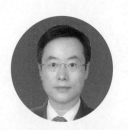

邢德刚

邢德刚，博士，广东药科大学基础学院生理学系教授、硕士生导师、生理学课程（广东省精品资源共享课程）负责人。任广东药科大学生理学系主任，广东省生理学会常务理事。

从事生理学教学和科研20余年，获得"广东药科大学基础学院教学名师"称号，方向是消化道动力学和消化道疾病胃肠运动异常机制方面的研究，承担省级基金项目和参与国家自然科学基金项目多项，发表研究论文30余篇。主编和参编规划教材和其他教材15部。

前　言

2015 年 5 月，国务院发布《关于深化高等学校创新创业教育改革的实施意见》（国办发〔2015〕36 号），要求"明确创新创业教育目标要求，使创新精神、创业意识和创新创业能力成为评价人才培养质量的重要指标"。根据国务院文件精神，2015 年 10 月人民卫生出版社组织召开了全国高等学校护理学专业教材评审委员会三届五次会议，确定了新一轮本科教材的主编与副主编名单并召开主编人会议。根据这次会议精神，《生理学（第 4 版）》的编写人员于 2016 年 1 月在长沙召开了编写会议，着重讨论了进一步贯彻教材的思想性、科学性、先进性、启发性和适用性的问题，特别强调了教材的适用性。本教材的使用对象是本科护理学类专业的学生，因此教材的内容必须坚持以护理专业学生为中心，以能力培养为导向，将"知识、能力、素质"有机融合于教材之中，培养学生良好的职业素养和岗位胜任能力，构建凸显护理学专业特色的专业知识体系，渗透护理学专业精神。

第 4 版与第 3 版相比，教材内容作了适当更新，每章节插入了 1 ~ 2 个临床案例，并在以往传统纸质教材的基础上，增加了数字资源，实现了纸质教材与数字资源的一体化。每章附有二维码，扫描即可进入数字化教材阅读。学生能够随时阅读、记录、测评以及互动学习内容。我们的数字资源在内容上一方面突出富媒体化的特点；另一方面力求形式服务于内容，突出满足护理学人才培养需求的特点，如数字资源中，利用多媒体技术展示某些疾病的健康护理指导和护理评估相关知识。在编写过程中，编者们搜集、学习和阅读了国内外大量的视频、音频、录像、微课、图片以及文本等多媒体素材，充分利用富媒体技术和互联网技术，力求内容实现富媒体化，结构实现立体化，形式更加生动，更能够满足数字化教育改革的需求，以适应高等医学教育事业信息化、数字化和网络化的步伐。

在此次修订和编写过程中，得到了各参编院校的大力支持，以及生理学界同仁的关心和帮助，特别是中南大学湘雅护理学院和江南大学无锡医学院为本教材的编写和定稿提供了许多帮助，在此一并表示衷心的感谢！

我们希望通过这次修订，能使本教材更好地服务于本科护理学类专业的教学。但限于水平等因素，缺点错误在所难免，欢迎广大同仁及读者继续对本教材批评指正。

唐四元

2017 年 5 月

目 录

第一章
绪　论

学习目标

识记

1. 能正确概述什么是生理学和生理学研究的三个水平。
2. 能说出刺激、阈值、反应、兴奋和抑制的概念。
3. 能简述生命的基本特征。

理解

1. 能说出内环境的概念，叙述稳态及其意义，分析机体功能活动的完整统一性及其与环境的关系。
2. 能比较神经调节、体液调节、自身调节的特点。
3. 能举例说明反射、反馈、正反馈和负反馈及其意义。

运用

能用辩证唯物主义的观点，解释生命活动的规律。

01章

第一节　生理学简介

一、什么是生理学

生理学（physiology）是生物科学的一个分支，是研究机体生命活动现象和规律的科学。生理学的研究对象就是机体的生命活动，如呼吸、消化、血液循环等。根据研究对象的不同，生理学可分为动物生理学、植物生理学和人体生理学等。人体生理学主要研究在正常状态下，机体内各细胞、器官、系统的功能，以及作为一个整体，各部分之间的相互协调并与外界环境相适应过程的规律和机制，从而认识和掌握生命活动的规律，为防病治病、增进人类健康、延长人类寿命提供科学的理论依据。

在护理专业领域中，要求护理人员能够依据护理对象的生理特性、心理因素和行为方式等采取积极的护理措施，维护或促进健康，评述护理品质与效果，独立地对护理对象提供照顾或与医生合作处理护理对象的健康问题等。这些都要求专业护理人员必须有坚实的人体生理学知识。除此之外，在护理科研领域中，通过对生理学基本理论和方法的学习，不仅可以培养科学的思维方式，对其科学合理地运用则更是发现和解决临床科学问题的重要途径。

二、生理学研究的三个水平

人体的基本结构和功能单位是细胞。不同细胞构成了不同的组织，多种组织相互结合组成了器官和系统，各种器官又相互联系组成了不同的功能系统，各系统相互协调构成了一个统一的整体。因此，生理学的研究就是从细胞、器官和系统、整体三个水平上进行的。

1. **细胞和分子水平**　以细胞及其所含的物质分子为研究对象。生理活动的物质基础是生物机体，构成机体的最基本结构和功能单位是各种细胞，体内各个器官的功能都是由构成该器官的各个细胞的生理特性决定的，例如肌肉的功能与肌细胞的生理特性分不开，腺体的功能与腺细胞的生理特性分不开等。因此，若想深入研究一个器官的功能，需要从细胞的水平上进行。然而，细胞的生理特性又是由构成细胞的各个分子，特别是细胞中各种生物大分子的理化特性及编码基因所决定的。例如，肌细胞发生收缩或舒张，是由于在某些离子浓度改变及酶的作用下肌细胞内若干种特殊蛋白质分子的排列方式发生变化的结果。因此，生理学研究还必须深入到分子水平。值得一提的是，细胞和分子水平的研究大多采用离体实验，所得的实验结果并不能完全反映其在完整机体中的功能作用。因此，若要更加深入全面的理解生命活动的基本规律，需要结合器官、系统和整体水平的研究。

2. **器官和系统水平**　是以器官和系统为研究对象，研究各器官、系统的功能及其调节机制，从而阐明各器官、系统的活动规律和它们在整体生理功能中所起的作用以及各种因素对它们活动的影响。例如，要了解心脏如何射血、血液在心血管系统中流动的规律以及各种因素对心脏和血管功能活动的影响等，就要以循环系统作为研究对象。器官和系统水平的研究十分重要，在临床医疗实践中，医生对各种疾病的认识也是以器官和系统的正常生理知识为基础的。然而，需要结合细胞分子水平的研究才能更深一步理解机体的功能活动。

3. **整体水平**　强调各器官、系统之间的相互影响和配合，以完整的机体为研究对象，观察和分析在各种环境条件和生理情况下不同的器官、系统之间的互相联系、互相协调，以及完整机体对环境变化发生各种反应的规律。例如，剧烈运动时，在神经、内分泌系统的调节下，心跳加快加强，心输出量增加，而循环系统中的血流量发生重新分配，骨骼肌血流量增多，内脏器官血流相对减少，消化、泌尿系统功能相对降低。呼吸系统活动增强，呼吸加深加快以满足耗氧量的增加和加快对 CO_2 的清除。整体水平研究应该考虑心理、环境等多方面因素的影响，而不能仅局限于生物体本身。

以上三个水平的研究，它们相互间不是孤立的，而是相互联系和相互补充的。当我们要阐明某一生理功能的机制时，一般需要用多种实验技术从以上三个水平进行研究，并对不同水平的研究结果进行综合分析，才能得出较正确的结论。

三、生理学研究的方法

生理学是一门实验性科学，其知识的积累主要是来自生活实践、实验研究和临床实践。研究生命活动的规律必然要以活着的机体、器官或组织细胞进行实验。生理学的研究大多数是在动物（特别是脊椎动物）上进行实验，只有确证对人体健康无损害时，才可以在志愿者（正常人或病人）身上进行观察。

（一）动物实验

动物实验又可分为急性实验和慢性实验。

1. 急性实验　根据研究对象是完整动物或是动物材料可分为在体实验（experiment in vivo）和离体实验（experiment in vitro）两种。

（1）在体实验：是在完整的动物身上进行的。大多数是在麻醉条件下，观察某一器官、系统的功能活动。例如，在家兔颈总动脉插入套管测定动脉血压，刺激减压神经、静脉注射某些药物时观察动脉血压的变化。其优点是保存了被研究器官与其他器官的自然联系和相互作用，便于分析各器官之间的相互影响。但是由于实验是在研究对象有创伤或麻醉的状态下进行的，所得的实验结果仍然不能完全反映正常情况下的生理功能活动。

（2）离体实验：从活着的或刚被处死的动物身上取出所要研究的细胞、组织或器官，将它们置于一个类似于体内的人工环境中，使它们在一定时间内保持其生理功能以进行实验研究。例如，电刺激坐骨神经腓肠肌标本观察刺激强度与肌肉收缩反应的关系，灌流离体蛙心观察理化因素对心脏活动的影响等。这种方法的优点是排除了无关因素的影响，实验条件易于控制、结果便于分析，但是所获得的结果不能简单等同于或类推到体内的真实情况。

2. 慢性实验　指的是在完整而且清醒的动物身上，在机体保持内、外环境处于相对稳定的条件下，进行各种生理实验的方法。如给实验动物实施外科无菌手术制备各种器官的瘘管，以及摘除、破坏或移植某些器官，用来研究该器官的生理功能等。由于这类实验动物存活时间较长，故称为慢性实验。其优点是保存了各器官的自然联系和相互作用，便于观察某一器官在正常情况下的生理功能及其与整体的关系。例如，巴甫洛夫创造的巴氏小胃，用来研究神经系统对胃液的调节。缺点是体内条件太复杂，对结果不易分析。

应当指出，生理学的知识大部分是从动物实验中获得的，但是，在应用这些生理学知识时，务必要考虑到动物和人之间的差别，不可简单地将动物实验结果套用于人体。同时也应当注意到急性实验和慢性实验所得的结果是有差别的，在解释实验结果时，不能将特定条件下所获得的资料推论为普遍规律。要用辩证唯物主义的理论来指导我们观察问题、分析问题，全面地分析综合所得出的实验结果，才能对人体的生理功能得出正确的认识。

（二）人体实验

由于伦理学的限制，人体实验主要通过人群资料调查和记录，然后将获得的数据进行分析和统计处理，得出正常值及其变化范围。例如身高、体重、心率、血压、呼吸频率、体温、尿量、血糖、血细胞数量等。该方法的最大特点是对机体无损伤或损伤非常小。多年来，随着科学技术的发展，我们可以应用心电图、脑电图、超声波、X线、核磁共振等检测技术，对人体进行各种无创伤性生理功能的研究，从而使生理学的研究日益深入，生理学的理论不断得到新的发展。

○ **知识拓展**　　　生命体征资料具有重要的临床和科研意义

生命体征是体温、脉搏、呼吸和血压的总称。生命体征数据是护理人员经常收集的、也是最基本最重要的资料，具有重要的临床和科研价值。因此，测量的准确与否至关重要。这就要求，护理人员在测量分析时，需要合理运用相关的生理及病理生理知识，以避免测量失误。例如，在测量呼吸频率时，由于呼吸受意识控制，测量前不必解释，以免病人觉察而导致其紧张，影响测量的准确性。

第二节　生命的基本特征

通过对各种生物体，包括单细胞生物体以至高等动物基本生命活动的观察和研究，发现生命的基本特征主要有五个方面，即新陈代谢、兴奋性、适应性、生物节律和生殖。

一、新陈代谢

生物体总是在不断地重新建造自身的特殊结构，同时又在不断地破坏自身已衰老的结构。生物体与环境之间不断进行物质交换和能量交换以实现自我更新的过程，称为新陈代谢（metabolism）。它包括同化作用和异化作用两个方面。同化作用即合成代谢，是指机体从外界环境中摄取各种营养物质，经过改造或转化，以提供建造自身结构所需要的原料和能量的过程；异化作用又称分解代谢，是指机体把自身的物质分解，同时释放能量以供机体生命活动的需要，并把分解后的终产物排出体外的过程。

新陈代谢包含着相伴进行的两个方面：物质代谢和能量代谢。物质代谢是指机体生命过程中，物质的合成、分解的过程。能量代谢是指伴随物质代谢过程发生的能量的产生、转移、利用等过程。新陈代谢一旦停止，生命也就随之终结。

因此，新陈代谢是生命活动最基本的特征。

二、兴奋性

（一）刺激与反应

人体生活在不断变化着的环境中，经常受到各种因素的作用。其中能为人体感受并引起组织细胞、器官和机体发生反应的内外环境变化，统称为刺激（stimulus）。刺激的种类很多，按性质的不同可以划分为：①物理性刺激，例如电、机械、温度、声波、光和放射线等；②化学性刺激，例如酸、碱、药物等；③生物性刺激，例如细菌、病毒等；④社会心理性刺激，例如情绪波动、社会变革等。

刺激要引起机体或组织细胞发生反应，除能被机体或组织细胞感受外，还必须具备下列三个条件：

1. 足够的刺激强度 任何性质的刺激必须达到足够的强度，才能引起生物体的反应。当一个刺激的其他参数不变时，能刚好引起组织产生反应的最小刺激强度，称为阈强度或阈值（threshold）。衡量兴奋性高低，通常多用阈值做指标。阈值的大小与兴奋性的高低呈反变关系，组织或细胞产生兴奋所需的阈值越高，说明该组织的兴奋性越低；反之，说明该组织兴奋性越高。即：

$$兴奋性 \propto \frac{1}{阈值}$$

凡是刺激强度等于阈值的刺激称为阈刺激；刺激强度高于阈值的刺激称为阈上刺激；刺激强度低于阈值的刺激称为阈下刺激。阈下刺激不能引起组织细胞的兴奋。

2. 足够的刺激作用时间 作用于细胞或生物体的阈刺激，必须有足够的刺激作用时间才能引起反应。

3. 适宜的强度－时间变化率 强度－时间变化率表示单位时间内强度的变化幅度。适宜的强度－时间变化率也是一个有效刺激所必需。变化速率过慢或过快，都不能成为有效刺激。

细胞或机体感受刺激后所发生的一切变化称为反应（reaction）。如腺细胞的分泌活动、神经细胞电冲动的形成和传导、肌细胞的收缩等。反应有两种形式：

1. 兴奋 由相对静止变为活动状态，或者功能活动由弱变强称为兴奋性反应或兴奋（excitation）。

2. 抑制 由活动状态变为相对静止，或者功能活动由强变弱称为抑制性反应或抑制（inhibition）。

兴奋和抑制是人体功能状态的两种基本表现形式。两者互为前提，对立统一，可随条件改变互相转化。在机体的生命功能活动过程中，任何刺激引起的反应都是兴奋和抑制两种基本过程相互作用的结果，是各部分功能活动相互配合和协调共同完成的。例如，心脏有规律的搏动就是由使心兴奋的心交感神经与使心抑制的迷走神经相互作用的表现，如果解除心迷走神经对心的抑制作用，心跳就会加快，甚至出现异常；运动时，心交感神经兴奋性增强，而心迷走神经兴奋性受到抑制，从而心率加快，心肌收缩力增强，心输出量增加，以满足机体代谢的需要。

○ **知识拓展**　　　肌肉注射中的"两快一慢"

　　　肌肉注射是护理人员基本的操作技能，也是临床中必不可少的给药方式。在给病人实施肌肉注射时，尽量遵循"两快一慢"的原则，即进针和出针速度要快，推药速度尽量缓慢且均匀。这是由于刺激引起的反应与刺激的强度、作用时间及强度－时间变化率有关。进针与出针快是为了减少刺激的作用时间，而推药慢且均匀是为了减少强度－时间变化率。通过减弱刺激的作用，从而减轻病人的疼痛反应。

（二）兴奋性

一切有生命活动的细胞、组织所具有对刺激产生反应的能力或特性，称为兴奋性（excitability）。兴奋性是在应激的基础上发展起来的，它使生物体能对环境的变化产生反应，是生物能够生存的必要条件。

兴奋时，机体内各种组织的具体表现各异，如肌肉表现为收缩，腺体表现为分泌，神经表现为发放神经冲动。但在肌肉和腺体细胞产生不同的外在兴奋反应之前，都能首先产生生物电变化，即产生动作电位（详见第二章）；动作电位产生后可触发肌细胞的收缩、腺体的分泌等。可见，动作电位是这些组织兴奋的共同表现。能对刺激产生动作电位的组织，称为可兴奋组织。不同的组织其兴奋性不同。兴奋性的高低是指产生兴奋的难易程度，兴奋性高的组织在接受刺激后较易产生兴奋，兴奋性低的组织则需较强的刺激才能产生兴奋。需要指出的是，即使同一组织，由于所处的功能状态不同，其兴奋性高低也有所差异。

（三）兴奋性的周期性变化

当组织、细胞受到一次刺激发生兴奋时，组织、细胞兴奋过程中兴奋性的周期性变化（图1-1），依次分别为绝对不应期（absolute refractory period，ARP）、相对不应期（relative refractory period，RRP）、超常期（supernormal period）和低常期（subnormal period）。

绝对不应期是指组织细胞在一次兴奋初期很短的时间内，对于任何强度的刺激，都不能产生兴奋的时期，也就是说在这段时间内组织细胞的兴奋性降低到零。相对不应期是指在绝对不应期之后的一段时间内，须给予大于该组织阈值的较强刺激才能引起反应的时期。相对不应期之后为超常期。在超常期内只要用阈下刺激就能够引起细胞或组织兴奋，表明细胞的兴奋性高于正常水平。低常期是指在超常期之后相当长的一段时间内，细胞的兴奋性低于正常水平，需要用阈上刺激才能引起细胞的再次兴奋。

组织一次兴奋后，兴奋性规律性的变化是普遍存在的，这些变化具有十分重要的意义，特别是绝对不应期，它的长短决定了组织两次兴奋间的最短时间间隔。也就是说，无论给予组织的刺激频率有多高，组织依其绝对不应期的长短，在单位时间内最多只能产生一定次数的兴奋。例如，哺乳动物的粗大神经纤维的绝对不应期为0.3ms，那么，它在1s内能产生兴奋的最多次数理论上不会超过3333次。实际上在体内的自然情况下，它能够产生兴奋的最高频率是大大低于理论上的最高值的。

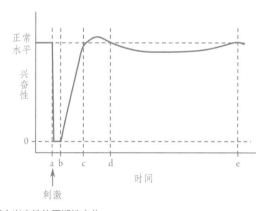

图1-1 组织、细胞兴奋过程中兴奋性的周期性变化

三、适应性

当动物或人长期生活在某一特定环境中，在环境的影响下，本身可以逐渐形成一种特殊的、适合自身生存的反应方式。机体根据环境变化调整自身生理功能的过程称为适应。机体根据内外环境变化而调整体内各部分活动使之相协调的功能称为适应性（adaptability）。适应分为行为性适应和生理性适应两种。

行为性适应通常伴有躯体活动即行为上的变化，例如，人们通过增减衣着或使用发明的电器（如电扇、空调等）来抵御严寒或酷暑。生理性适应是指机体内部的协调性反应。例如，长期居住在高原地区的人，其红细胞数远远超过平原地区的人，这样就增加了血液运氧的能力，从而克服高原低氧给人体带来的困难；又如在强光照射下，瞳孔会缩小以减少光线进入眼内，使视网膜免遭损伤的同时还能够形成清晰的物像。

长久刺激与适应的结果可通过基因水平的固化而保留给后代，如长久生活在寒带的人群抗寒能力强，耐热能力差，而长久生活在热带的人群耐热能力强，抗寒能力差。从更长久的生物进化角度来说，那些适应新环境的基因型能留下更多的子代，而不适应环境的基因型只能留下较少的子代，甚至没有子代，即遗传学上的适应性进化。

四、生物节律

生物节律（biological rhythm）是指生物体的功能活动常按一定的时间顺序发生周期性的变化，这种变化具有节律性。生物节律普遍存在于多种生物中，是生物体的一个重要的基本特征。人体内的各种功能按频率的高低可分为日节律、月节律和年节律。日节律是体内最重要的生物节律，如人体血压在凌晨 2～3 时处于低谷，此时正为熟睡状态，清醒后，血压逐渐升高，在 8～9 时到达高峰，白天基本处于相对较高的水平，18 时以后血压缓慢下降。月节律如妇女的月经周期。而类似"春困秋乏"这种人体随气候变化而发生的反应则具有年节律的特点。生物节律是生物体经历环境选择和长期变化的结果，它使机体对环境因素的变化能产生更为完善的适应。生物节律的紊乱可导致睡眠障碍、认知能力下降甚至代谢性及免疫性疾病等。

○ **知识拓展**　　生物节律对血标本采集的影响

护理人员经常要从病人身上采集血液标本，用于疾病的诊断、治疗效果及康复情况的分析。根据待检测的指标，采血的时间是有严格要求的。这是由于血液中某些成分具有节律性的变化，不同时间取血结果不同。只有遵循血液成分的变化规律，才能正确地指导临床。例如，在做肾上腺激素相关检查时，通常会检测血浆中的皮质醇含量，而皮质醇有昼夜节律变化，清晨最高，午夜最低，因此，单次检测意义不大。目前，临床上多参考上午 8 时，下午 4 时和凌晨 0 时三次取血检测的皮质醇结果来辅助诊断。此外，甲状旁腺激素，心钠素等也都具有日节律的变化，在进行相关检查时，须严格控制采血时间。

五、生　殖

人体生长发育到一定阶段时，男性和女性两种个体中发育成熟的生殖细胞相结合，便可形成与自己相似的子代个体，这种能力称为生殖（reproduction）。虽然个体的生命是有限的、单向发展的过程。但是由于具有了繁殖后代、延续种系的生殖能力，生命又是无限的、循环的过程（详见第十二章）。

第三节　人体与环境

一、人体与外环境

人生活在自然界中，所以把自然界称为人体的外环境。人与外环境之间存在两个方面的关系。一方面是外环境的变化对人的作用；另一方面是人的活动对外环境的影响。只有这两方面的关系达到良性平衡时，人才能保持正常的生理状态。对人类来说，外环境包括自然环境和社会环境，它们对人体的各种功能活动都具有重要意义。

自然环境的影响按性质可分为物理因素、化学因素和生物因素。例如，气温、气压、光照、温度等许多理化因素在不断地变化，构成对人体的刺激，引起人体相应的适应性反应。然而人体对自然环境变化的适应能力是有一定限度的，例如气温极度升高或降低，人体都无法适应。但是，人类创造的科学技术能够改造环境，使之适合于自己的需要。应该引起重视的是，随着人类社会生活的发展，人类赖以生存的自然环境不断受到破坏，例如森林过度砍伐、大气污染、臭氧层破坏、生态平衡失调等。如果这些问题得不到解决，将日益严重地威胁人类的健康和生存。

社会环境是影响人体功能的另一个重要方面。社会环境的影响包括社会因素和心理因素。由于心理因素与社会环境是密切联系的，故常称为社会心理因素。它通过神经系统特别是大脑皮层，影响人体的功能活动。目前对人类健康威胁很大的一些疾病，如心血管疾病、恶性肿瘤、胃肠溃疡、内分泌紊乱等，都与社会心理因素有关。如何通过改善社会环境、提高人们的心理素质以增进人类健康，将是21世纪医学的重要课题。

二、内环境与稳态

（一）体液和体液的分布

人体内的液体总称体液（body fluid）。体液总量约占身体重量的60%，按其分布可分为细胞内液和细胞外液两大类。细胞内的液体称为细胞内液（intracellular fluid，ICF），约占体液的2/3（占体重的40%）；人体内，存在于细胞外的体液，称为细胞外液（extracellular fluid，ECF），约占体液的1/3（占体重的20%）。细胞外液的1/4（约占体重的5%）分布于心血管系统的管腔内，也就是血浆；其余3/4（约占体重的15%）分布在全身的组织间隙中，称为组织液（interstitial fluid）。

（二）内环境

人体内绝大多数细胞与外界环境没有直接接触，它们的直接生活环境是细胞外液。法国生理学家克劳德·伯纳德首先提出了一个重要的概念，即细胞外液是细胞在体内直接所处的环境，故称之为内环境（internal environment），以区别于整个机体所处的外环境。

内环境是细胞直接进行新陈代谢的场所，细胞代谢所需要的 O_2 和各种营养物质只能从内环境中摄取，而细胞代谢产生的 CO_2 和代谢终末产物也需要直接排到细胞外液中，然后通过血液循环运输，由呼吸和排泄器官排出体外。此外，内环境还是细胞生活与活动的地方，他必须给细胞创造一个适宜的环境，提供合适的理化条件。因此，内环境对于细胞的生存以及维持细胞的正常生理功能非常重要。

（三）稳态

在正常生理情况下，细胞外液的理化特性是相对稳定的。内环境理化性质的相对稳定指细胞外液的化学成分、pH、温度、渗透压等保持相对稳定的状态，只在狭小的范围内波动。内环境理化因素保持相对稳定的状态，称为稳态（homeostasis），是细胞进行正常生命活动的必要条件。

内环境的稳态不是固定不变的静止状态，而是各种理化性质在不断变化中所达到的动态平衡状态。稳态包括两方面的含义，一方面是指细胞外液的理化特性保持相对稳定，不随外环境的变动而明显改变。另一方面是指稳定状态并不是固定不变的，而是在一定范围内不断变化，处于动态平衡之中。例如温度，自然环境有春夏秋冬的变化，但人的体温总是稳定在 37℃ 左右，变动范围不超过 1℃。

保持内环境稳态是一个复杂的生理过程，人体的生命活动就是在内环境稳态不断破坏和不断恢复过程中得以进行和保持的动态平衡。如果内环境稳态不能维持，内环境理化条件发生较大变化，超过机体的调节能力，则机体的正常生理功能受到威胁，可导致疾病的发生甚至机体的死亡。例如，临床上的酸中毒，就是内环境的 H^+ 浓度超过正常界限，破坏了内环境的正常酸碱环境，如不迅速纠正将会引起严重后果。因此，稳态是维持机体正常生命活动的必要条件。

目前，稳态的概念已不再局限于内环境的理化性质，而是包括细胞和分子水平、器官和系统水平及整体水平的各种生理功能都保持相对稳定的状态。维持机体各种生理功能活动的稳态需要神经、体液及自身调节协调完成。

○ **知识拓展**　　补液是临床中维持机体稳态的重要手段

在医护人员的临床工作中，补液是多数疾病治疗的重要手段，对维持机体的稳态具有重要作用。因此，只有深刻理解人体在正常（生理）和疾病（病理生理）不同状态下的功能变化，做到具体病情具体分析，才能正确运用补液使机体达到稳态，以治疗甚至挽救病人生命。例如，对于水和钠同时丧失，缺水多于缺钠，血清钠高于正常范围，细胞外液呈高渗状态的高渗性脱水，补液原则通常是"先糖后盐，以糖为主"。而对于水和钠同时缺失，但缺水少于缺钠，血清钠低于正常范围，细胞外液呈低渗状态的低渗性脱水，补液原则则是"先盐后糖，以盐为主"。再如，对于烧伤的病人，尤其是大面积烧伤的病人，在休克代偿期以及休克期最重要的抢救措施就是尽快给病人使用输入速度更快的晶体液以扩充血容量；而对于没有休克症状的烧伤病人，为了减少失水速度，同时预防由于烧伤创面蛋白的大量丢失而可能出现的低蛋白血症，这时可以先用胶体液补充维持血浆胶体渗透压。

第四节　人体生理功能的调节

机体处于不同的生理状态时，或当外界环境发生改变时，体内一些器官、组织的功能会发生相应的调节活动，使机体能适应各种不同的生理状态和外界环境的变化，并维持内环境的相对稳定。这种过程称为生理功能的调节。人体生理功能调节的方式有神经调节、体液调节和自身调节。这三种调节方式是相互配合、密切联系的，但又各有其特点。

一、神经调节

神经调节（nervous regulation）是机体最主要的调节方式，是指神经系统的活动通过神经纤维的联系，对机体各组织、器官和系统的生理功能发挥调节作用。神经调节的基本方式是反射（reflex）。所谓反射是在中枢神经系统参与下，机体对内外环境的刺激发生有规律的适应性反应。反射活动的结构基础是反射弧（reflex arc），典型的反射弧由感受器、传入神经、神经中枢、传出神经和效应器五个部分组成（图1-2）。感受器能够感受机体内、外的环境变化，并将这种变化转换成神经信号，通过传入神经纤维传到相应的神经中枢，中枢对传入信号进行分析综合后作出反应，再经传出神经纤维传至效应器，改变后者的活动状态。例如，当叩击股四头肌肌腱时，就刺激了股四头肌中的感受器——肌梭，使肌梭兴奋，通过传入神经纤维将信息传至脊髓，脊髓对传入的神经信息进行分析，然后通过传出神经纤维将兴奋传到效应器——股四头肌，引起股四头肌的收缩，完成膝反射。反射是机体重要的调节方式，反射弧中任何一部分被破坏，都会导致反射活动的消失。

人类和高等动物的反射可分为非条件反射和条件反射。非条件反射（unconditioned reflex）是与生俱来的，其反射弧较为固定，其刺激性质与反应之间的因果关系是由种族遗传因素所决定的。例如，人生下来就会哭，有吸吮反射、减压反射、逃避反射、食物入口后刺激口腔内感受器引起的唾液分泌等。条件反射（conditioned reflex）是后天获得的，它是建立在非条件反射的基础上，是个体在生活过程中建立起来的，其刺激性质与反应之间的因果关系是不固定的、灵活可变的，但若不加强化，可逐渐消退。例如，人们谈论美味食品时，虽然没有食物的具体刺激，也会引起唾液分泌。

神经调节的特点是：反应迅速、准确，作用部位局限和作用时间短暂。

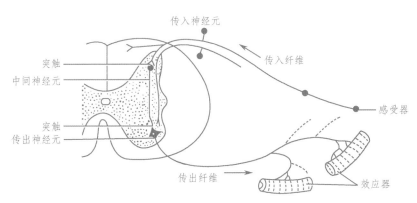

图 1-2　反射弧

俄国生理学家巴甫洛夫认为，暗示是人类最简单、最典型的条件反射。受暗示性是人的心理特性。心理暗示，是指人接受外界或他人的愿望、观念、情绪、判断、态度影响的心理特点，在医学领域内有无可替代的应用价值。临床实践证明，心理护理与药物治疗同样可以帮助病人减轻病苦，战胜疾病，恢复健康。心理护理包括很多内容，它是用语言、动作、形体、表情做感觉性的提示。心理护理的任务就是根据病人的心理活动规律和反应特点，并针对病人的心理活动，采用一系列良好的心理护理措施，去影响病人的感受和认识，改变病人的心理状态和行为，帮助病人适应新的人际关系以及医疗环境，尽可能为病人创造有益于治疗和康复的最佳心理状态、使其早日恢复健康。心理护理作为现代护理模式的重要组成，应贯彻临床护理全过程，遍及护理实践的每一个角落。

二、体液调节

体液调节（humoral regulation）是指体内产生的一些特殊化学物质通过体液途径对某些组织或器官的活动进行调节的过程。这一类化学物质主要有：①由内分泌腺或内分泌细胞分泌的激素（hormone），如胰岛素、肾上腺素等；②一些组织细胞产生的特殊化学物质，如组胺、5-羟色胺等；③细胞代谢的某些产物，如 CO_2、乳酸等。有些激素靠血液运输，环流全身，作用于远隔器官，称为全身性体液因素。例如，甲状腺分泌的甲状腺激素，经过血液运输到各组织器官，促进组织代谢，增加产热量，促进生长发育，提高中枢神经兴奋等。这种通过血液循环作用于全身各组织器官而发挥其调节作用的方式称为远距分泌。某些细胞分泌的组胺、激肽、前列腺素等生物活性物质以及组织代谢的产物如腺苷、乳酸、二氧化碳等，可借细胞外液扩散至邻近细胞，使局部血管舒张、通透性增加等，以影响其功能，属于局部性体液因素。这种经扩散作用而对邻近细胞发挥特定作用的调节方式称为旁分泌。另外，还有些细胞分泌的化学物质作用于该细胞本身，这种调节方式称为自分泌。

另外，一些内分泌腺也直接或间接地受到神经系统的调节，在这种情况下，体液调节便成为神经调节反射弧传出途径的延伸或补充（图1-3），称为神经-体液调节（neuro-humoral regulation）。例如，当交感神经兴奋时，它所支配的肾上腺髓质分泌肾上腺素，经血液运输，调节相应器官的功能活动。

体液调节的特点是：反应较缓慢、作用持续时间较长，作用范围较广泛。

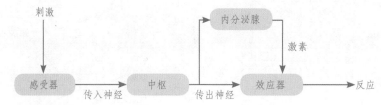

图 1-3　神经－体液调节示意图

三、自身调节

自身调节（autoregulation）是指组织或器官不依赖于神经和体液调节，而是由其自身特性对内外环境变化产生适应性反应的过程。这种调节方式只存在于少数组织和器官。例如，在一定范围内，心肌纤维被伸展得愈长，其收缩力将随之增加。这一现象在没有神经和体液因素影响下的离体灌流心脏中也同样存在，说明它完全是由心肌自身的特性决定的。又如，在一定范围内，动脉血压降低，脑血管就舒张，血流阻力减小，使脑血流量不致过少；动脉血压升高，则脑血管收缩，血流阻力增加，使脑血流量不致过多。这种反应在去除神经支配和体液因素的影响后仍然存在。

自身调节是一种比较简单、局限的原始调节方式，其特点是影响范围局限、调节幅度小、灵敏度低，但在维持某些器官功能的稳定中仍有一定的生理意义。

第五节　体内的控制系统

人体内各种生理功能的调节，都可看成是体内各组成部分之间，也就是各种控制系统（control system）间的信息传送过程。从控制论的观点分析，控制系统可分为：非自动控制系统、自动控制系统和前馈控制系统三大类。

一、非自动控制系统

非自动控制系统是一种"开环"系统。在这样的系统内，控制部分发出的信息影响受控部分，而受控部分的活动不会反过来影响控制部分的活动。这种控制方式对受控部分的活动实际上不能起调节作用。在人体正常生理功能的调节中，这种方式的控制是极少见的。

二、自动控制系统

自动控制系统又称为反馈控制系统，是一种"闭环"系统，即控制部分发出信号，指示受控部分活动，而受控部分的活动可被一定的感受装置感受，感受装置再将受控部分的活动情况作为反馈信号送回到控制部分，控制部分可以根据反馈信号来改变自己的活动，调整对受控部分的指令，因而能对受控部分的活动进行调节（图1-4）。可见，在这样的控制系统中，控制部分和受控部分之间形成一个闭环联系。在控制系统中，由受控部分发出的能影响控制部分的信息称为反馈信息。受控部分的活动反过来影响控制部分的活动称为反馈（feedback）。

根据受控部分对控制部分发生的作用效果不同，可将反馈分为两种：负反馈和正反馈。

（一）负反馈

负反馈（negative feedback）是指从受控部分发出的反馈信息调整控制部分的活动，从而使输出变量向着与原来相反的方向变化。也就是说，当某种生理活动过强时，通过反馈调控作用可使该生理活动减弱，而当某种生理活动过弱时，又可反过来引起该生理活动增强。例如，脑内的心血管活动中枢通过交感神经和迷走神经控制心脏和血管的活动，使动脉血压维持在一定的水平。当

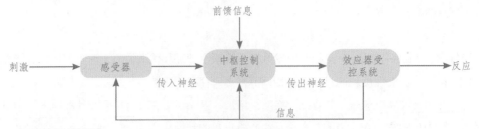

图 1-4　自动控制系统模式图

由于某种原因使心脏活动增强，血管收缩而导致动脉血压高于正常时，动脉压力感受器就立即将这一信息通过传入神经反馈到心血管中枢，心血管中枢的活动就会发生相应的改变，使心脏活动减弱、血管舒张，于是动脉血压向正常水平恢复；反之，当由于某种原因使心脏活动减弱、血管舒张而使动脉血压低于正常时，动脉压力感受器传入中枢的神经冲动立即减少，使心血管中枢活动发生改变，其结果是心脏活动加强，血管收缩，动脉血压回升至原先的水平（详见第四章）。正常机体内，体温、血糖、pH、渗透压等都是在负反馈控制系统的调节下保持稳定状态的，它对保持机体正常的生理功能活动具有重要意义。

（二）正反馈

正反馈（positive feedback）是指从受控部分发出的反馈信息，促进控制部分的活动，从而使输出变量向着与原来相同的方向进一步加强。可见，正反馈控制的特性不是维持系统的稳态或平衡，而是破坏原先的平衡状态。分娩过程就是正反馈调节的例子。当临近分娩时，子宫内胎儿发育成熟与母体内激素水平的变化可诱发子宫收缩，子宫收缩导致胎儿头部牵张子宫颈部，宫颈受到牵张可反射性地引起催产素分泌增加，从而进一步加强子宫收缩，转而使子宫颈进一步受到牵张，如此反复，直至胎儿娩出为止。其他如排尿、排便、射精、血液凝固等也都属于正反馈调节。正反馈调节在体内生理调节过程中比较少见，其生理作用是促使某一生理活动过程很快达到高潮并发挥最大效应。

在病理情况下，则会有许多正反馈的情况发生。例如，在大量失血时，心脏射出的血量减少，血压明显降低，冠状动脉的血流量就减少，使心肌收缩力减弱，心脏射出的血量就更少，如此反复，最后可导致死亡。在这个过程中，心脏活动减弱，经过反馈控制，使心脏活动更弱，所以是正反馈。这类反馈控制过程常称为恶性循环（vicious circle）。

三、前馈控制系统

体内除反馈控制系统外，还有前馈（feed-forward）控制系统。控制部分在反馈信息尚未到达前，已受到纠正信息（前馈信息）的影响，及时纠正其指令可能出现的偏差，这种自动控制形式称为前馈。例如，要求将手伸至某一目标物，脑发出神经冲动指令一定的肌群收缩，同时又通过前馈机制，使这些肌肉的收缩活动能适时地受到一定的制约，因而手不会达不到目标物，也不致伸得过远，整个动作能完成得很准确。条件反射活动也是一种前馈控制活动，例如冬泳时，在人体温还未降低前，通过视觉、环境等刺激已提前发动了体温调节机制，使产热增加和散热减少。前馈控制系统可以使机体的反应具有一定的超前性和预见性。

（唐四元　刘　伟　王　鹏）

◇ 思考题 ·

　　1.　举例说明人体内环境保持稳态的重要性。

　　2.　举例说明机体功能间的完整统一性。

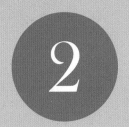

第二章
细胞的基本功能

学习目标

识记
1. 细胞膜的跨膜物质转运功能
2. 静息电位和动作电位的概念及产生机制
3. 神经－骨骼肌接头处的兴奋传递机制
4. 骨骼肌的收缩机制

理解
1. 细胞膜液态镶嵌模型学说
2. 几种跨膜信号转导的方式
3. 兴奋－收缩耦联
4. 影响骨骼肌收缩的因素

运用
能运用静息电位和动作电位等知识解释生物电与生命活动的关系

02章

细胞（cell）是构成人体最基本的结构和功能单位，机体的各种生理功能和生化反应以及其他生命活动都是在细胞及其产物的基础上进行的。只有首先了解细胞的结构和功能，才能对机体各器官、系统及整体的功能活动有所认识。人体的细胞有 200 余种，每种细胞都分布于特定部位，执行特定的功能。不同细胞都有一些共同的功能活动，本章将介绍细胞的这些具有共性的基本功能，包括细胞膜的结构和物质转运功能、细胞的信号转导功能、生物电现象和肌细胞的收缩功能。

第一节　细胞膜的结构和物质转运功能

一、细胞膜的结构概述

　　机体的每个细胞都被一层薄膜所包被，称为细胞膜（cell membrane）或质膜（plasma membrane），它把细胞内容物与周围环境（主要是细胞外液）分隔开来，使细胞能相对的独立存在。构成细胞膜的化学成分基本相同，主要由脂质、蛋白质组成，此外还有少量的糖类物质。虽然目前还没有一种技术可以直接观察各种化学成分在膜中的排列形式，但 Singer 和 Nicholson 在 1972 年提出的液态镶嵌模型（fluid mosaic model）学说一直得到多方面研究结果的支持。这一模型学说的基本内容是：膜以液态的脂质双分子层为基架，其间镶嵌着许多具有不同结构和功能的蛋白质，糖类分子与脂质、蛋白质结合后附在膜的表面（图 2-1）。

（一）脂质双分子层

　　膜脂质主要由磷脂和胆固醇构成。其中以磷脂类为主，约占膜脂质总量的 70% 以上；其次是胆固醇，约占膜脂质总量的 30%。磷脂和胆固醇都是双嗜性分子（amphiphilic molecule），它们在膜中以双分子层形式排列。一端是由磷酸和碱基构成的亲水性极性基团，另一端两条脂肪酸烃链则属疏水性非极性基团。亲水的头端分别朝向膜内和膜外，而疏水的尾端则彼此相对，形成膜内部的疏水区。在正常体温条件下，膜脂质呈液态，因而膜具有流动性。

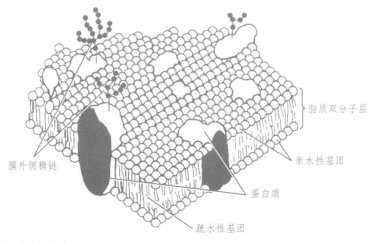

图 2-1　细胞膜的液态镶嵌模型

（二）细胞膜蛋白质

细胞膜的功能主要是通过膜蛋白来实现的。根据膜蛋白在膜上的存在形式，可分为表面蛋白（peripheral protein）和整合蛋白（integral protein）两大类。表面蛋白约占膜蛋白的20% ~ 30%，它们通过肽链中的带电氨基酸残基与脂质的极性基团以静电引力相结合，附着于膜表面，主要是膜的内表面。例如，红细胞膜内表面的骨架蛋白就是一种表面蛋白。整合蛋白约占膜蛋白的70% ~ 80%，它们以其肽链一次或反复多次穿越膜的脂质双分子层为特征。与物质跨膜转运功能有关的功能蛋白，如载体、通道和离子泵，都属于整合蛋白。

（三）细胞膜糖类

细胞膜所含糖类甚少，主要是一些寡糖和多糖链，它们以共价键的形式和膜脂质或蛋白质结合，形成糖脂和糖蛋白。糖链绝大多数是裸露在膜的外表面。由于这些糖链在化学结构上具有特异性，因而可以作为细胞或所结合蛋白质的特异性的"标志"。例如，人的红细胞ABO血型系统中，红细胞的不同抗原特性就是由结合在膜脂质的鞘氨醇分子上的寡糖链所决定的。

二、细胞膜的物质转运功能

细胞膜主要由脂质双分子层构成，理论上只有脂溶性的物质才能通过细胞膜。但一个进行着新陈代谢的细胞，不断和细胞周围环境进行物质交换，包括各种供能物质、合成细胞新物质的原料、中间代谢产物和终产物、维生素、O_2和CO_2，以及Na^+、K^+、Ca^{2+}离子等。这些物质中，除少数能够直接通过脂质层进出细胞外，大多数物质分子或离子的跨膜转运，都与镶嵌在膜上的各种特殊的蛋白质分子有关。至于一些团块性固态或液态物质的进出细胞（如细胞对异物的吞噬或分泌物的排出），则通过入胞和出胞作用完成。

（一）单纯扩散

单纯扩散（simple diffusion）是指一些脂溶性物质和少数分子量很小的水溶性物质从细胞膜的高浓度一侧向低浓度一侧移动的过程。该过程是一种简单的物理扩散，没有生物学的转运机制参与。扩散的方向和速度取决于物质在膜两侧的浓度差和膜对该物质的通透性，扩散的最终结果是该物质在膜两侧的浓度差消失。细胞膜的基本组成是脂质双分子层，只有脂溶性小分子物质（如O_2、CO_2、N_2、NH_3、乙醇、尿素等）才能以单纯扩散的形式通过细胞膜。

值得指出的是，水分子虽然是极性分子，但它的分子极小、又不带电荷，也能以单纯扩散的方式通过细胞膜，但膜脂质对水的通透性很低，扩散速度很慢。水分子除了以单纯扩散透过细胞膜之外，还可通过水通道（water channel）跨膜转运。

（二）易化扩散

易化扩散（facilitated diffusion）是指一些不溶于脂质或在脂质中溶解度很小的物质，在细胞膜结构中特殊蛋白质的协助下，从膜的高浓度一侧向低浓度一侧扩散过程。根据参与蛋白质的不同，易化扩散可分为由载体介导和通道介导两种不同类型：

1. 经载体易化扩散　这种易化扩散又称为载体转运，是由细胞膜中的特殊载体蛋白协助完成的。载体蛋白上存在与某物质的结合位点，当在膜的高浓度一侧与某物质结合后，可通过载体蛋白构象变化，使结合位点转向膜的低浓度一侧并与被转运物质解离，从而完成某物质的跨膜转运（图2-2）。葡萄糖、氨基酸顺浓度差的跨膜转运就属于这种类型的易化扩散。这种跨膜转运的特征是：①结构特异性：即每种载体蛋白只能转运某种特定的物质。例如，在同样浓度差的情况下，右旋葡萄糖的跨膜通量大大超过左旋葡萄糖（人体内可利用的糖类都是右旋的）；②饱和现

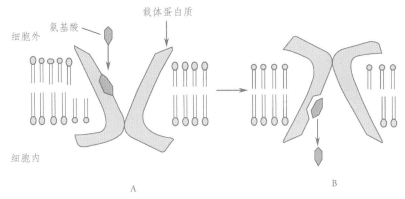

图 2-2　经载体易化扩散示意图
A. 载体蛋白质与被转运物结合；B. 载体蛋白质与被转运物分离

象：在一定范围内，载体转运量一般与膜两侧被转运物质的浓度差成正比。随着膜一侧物质浓度的增加，物质的转运量随之增加。但如果膜一侧的物质浓度增加超过一定限度时，该物质的转运量就不再增加，称为饱和现象。这是由于载体蛋白数目或每一载体分子上的结合位点的数目是有限的，超过了这个限度，载运量不再随溶质浓度增加而增大；③竞争性抑制：如果某一载体对结构类似的 A、B 两种物质都有转运能力，那么 A 物质增加会减弱它对 B 物质的转运能力，这是因为有一定数量的结合位点竞争性地被 A 所占据的结果。

2. 经通道易化扩散　这种转运又称通道转运。体液中的带电离子，如 Na^+、K^+、Ca^{2+}、Cl^- 等跨膜转运须通过纵贯脂质双分子层的、中央带有亲水性孔道的膜蛋白来实现。这种能使离子跨过膜屏障进行转运的蛋白质孔道称为离子通道（ion channel）（图 2-3）。

离子通道的共同特征是：①离子选择性：是指每种通道都对一种或几种离子具有较高的通透能力，而对其他的离子通透性很小或不通透。通道对离子的选择取决于通道开放时该水性孔道的几何大小和孔道壁的带电状况。由于通道有各自的离子选择性，故分别被命名为 Na^+ 通道、K^+ 通道、Ca^{2+} 通道等；②离子转运速度快：每秒钟通过的离子可达 $10^6 \sim 10^8$ 个；③离子通道的门控性：在不同的条件下，通道蛋白可处于不同的构型或功能状态，表现为开放或关闭，这种通道的开放或关闭现象称为门控。根据通道门控的控制因素不同，通道可分为 3 类：①电压门控通道（voltage-gated channel），它们在膜去极化到一定电位时开放，因此也称为电压依从性离子通道，如神经元上的 Na^+ 通道（图 2-4A）；②化学门控通道（chemically-gated channel），受膜环境中某些化学物质的影响而开放，这类化学物质主要来自细胞外液，如激素、递质等。例如，肌细胞膜上的各种离子通道（图 2-4B）；③机械门控通道（mechanically-gated channel），当膜的局部受牵拉变形时被激活，如触觉的

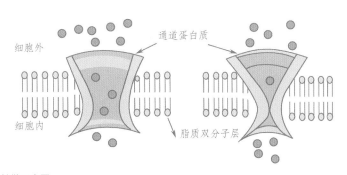

图 2-3　经通道易化扩散示意图

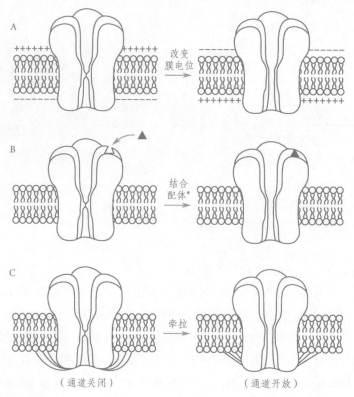

图 2-4 离子通道的门控特性示意图

神经末梢、听觉的毛细胞、血管壁上的内皮细胞以及骨骼肌细胞等都存在这类通道（图 2-4C）。

除上述门控离子通道外，还有少数通道总是处于开放状态，外在因素对之无明显影响，这类通道称为非门控通道（non gated channel），如神经纤维膜上的钾漏通道等，非门控通道在维持静息膜电位上特别重要。

由于单纯扩散和易化扩散转运物质时，动力来自膜两侧存在的浓度差或电位差所含的势能，不需要细胞代谢提供能量，故将它们称为被动转运（passive transport）。膜两侧存在的浓度差、电位差合称为电-化学梯度，被动转运是顺电-化学梯度将物质进行转运的。

（三）主动转运

主动转运（active transport）是指细胞通过本身的某种耗能过程，将某种物质的分子或离子由膜的低浓度一侧移向高浓度一侧的过程。物质分子可由高浓度处自动向低浓度处扩散，而分子由低浓度处移向高浓度处则需另行供能，正如滑雪者可由高坡自动下滑，而上坡却需要由人体费力一样。被动转运和主动转运的根本区别即在于此。

主动转运分为两种：原发性主动转运和继发性主动转运，一般所说的主动转运是指原发性主动转运。

1. 原发性主动转运（primary active transport） 细胞直接利用代谢产生的能量将物质逆浓度差或逆电位差转运的过程称为原发性主动转运。介导这一过程的膜蛋白称为离子泵（ion pump）。离子泵可将细胞内的 ATP 水解为 ADP，并利用高能磷酸键储存的能量完成离子的跨膜运动。离子泵由于具有水解 ATP 的能力，所以也称为 ATP 酶。在细胞膜的主动转运中研究得最充分、而且对细胞的生存和活动最重要的，是膜对钠和钾离子的主动转运过程。各种细胞的细胞膜上普遍存在着一种钠-钾泵（sodium-potassium pump）的结构，简称钠泵，也称 Na^+-K^+ 依赖式 ATP 酶（Na^+-K^+-ATPase）。其作用是在消耗代谢能的情况下，逆浓度差将细胞内的 3 个 Na^+ 移出膜外，同时把细胞外的 2 个 K$^+$ 移入膜内，因而保持了膜内高 K$^+$ 和膜外高 Na$^+$ 的不均衡离子分布（图 2-5）。Na$^+$、K$^+$ 等离子在膜两侧的不均衡分布，是神经和肌肉等组织具有兴奋性的基础。

　　钠泵消耗的能量占人体细胞新陈代谢所释放能量的 20%～30%，某些细胞甚至高达 70% 用于钠泵的转运，可见钠泵的活动对维持细胞功能的重要性。钠泵活动的生理意义是：①钠泵活动造成的细胞内高 K$^+$ 是许多代谢过程的必需条件；②钠泵将 Na$^+$ 排出细胞将减少水分子进入细胞内，对维持细胞的正常体积、渗透压和离子平衡有一定意义；③钠泵活动最重要的在于它能逆浓度差和电位差进行转运，因而建立起一种势能贮备。这种势能是细胞内外 Na$^+$ 和 K$^+$ 等顺着浓度差和电位差移动的能量来源。

　　主动转运是人体重要的物质转运形式，除钠泵外，目前了解较多的还有钙泵（calcium pump），也称 Ca^{2+} 依赖式 ATP 酶；H$^+$-K$^+$ 泵（H$^+$-K$^+$ 依赖式 ATP 酶）等，这些泵蛋白在分子结构上和钠泵类似，都以直接分解 ATP 为能量来源，将有关离子进行逆浓度差的转运。

　　2. 继发性主动转运或联合（或协同）转运　继发性主动转运或联合（或协同）转运（secondary active transport）是指许多物质在进行主动转运过程中，并不直接消耗能量，而是利用原发性主动转运所形成的离子浓度差而进行的物质逆浓度梯度或电位梯度的跨膜转运方式。继发性主动转运是通过一种称为转运体的膜蛋白进行的。

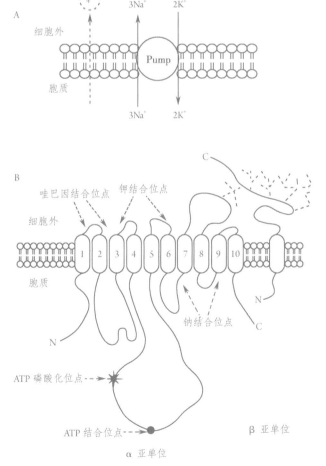

图 2-5　钠泵功能活动及分子结构示意图

A. 钠泵以 2 个 K$^+$ 内入，3 个 Na$^+$ 外排的方式进行主动转运，产生正电荷的外向净移动；B. 钠泵分子二级结构，α 亚单位 10 次跨膜，N 端和 C 端都在胞质侧；N 端第 4、5 跨膜段之间形成 1 个大的胞内环，上面有 ATP 磷酸化位点和 ATP 结合位点；Na$^+$ 结合位点位于胞内环；K$^+$ 和哇巴因（钠泵的特异性阻断剂）的结合位点分别位于不同的胞外环；β 亚单位 1 次跨膜

例如，在完整的在体肾小管和肠黏膜上皮细胞，由于在细胞的基底 – 外侧膜（或基侧膜，即靠近毛细血管和相邻上皮细胞侧的膜）上有钠泵存在，因而能造成细胞内 Na^+ 浓度经常低于小管液和肠腔液中 Na^+ 浓度的情况，于是 Na^+ 不断由小管液和肠腔液顺浓度差进入细胞，由此释放的势能则用于葡萄糖分子的逆浓度差进入细胞。葡萄糖主动转运所需的能量不是直接来自 ATP 的分解，而是来自膜外 Na^+ 的高势能。但造成这种高势能的钠泵活动是需要分解 ATP 的，因而葡萄糖的主动转运所需的能量还是间接地来自 ATP（图 2-6）。氨基酸的吸收方式与之相似。

（四）出胞和入胞

细胞对一些大分子物质或物质团块，可通过出胞和入胞进行转运。

1. 出胞　出胞（exocytosis）指大分子物质或物质团块排出细胞的过程。出胞主要见于细胞的分泌活动，如内分泌腺把激素分泌到细胞外液中，消化腺细胞分泌消化酶、神经末梢释放神经递质等。细胞的各种蛋白性分泌物先是在粗面内质网上合成，再到高尔基复合体被一层膜性结构所包被，形成分泌囊泡，后者再逐渐移向特定部位的细胞膜内侧，准备分泌或暂时储存。有些细胞的分泌过程是持续进行的，有些则有明显的间断性。分泌过程的最后阶段是：囊泡逐渐向细胞膜内侧移动，最后囊泡膜和细胞膜在某点接触和相互融合，并在融合处出现裂口，将囊泡一次性的排空，而囊泡的膜也就变成了细胞膜的组成部分（图 2-7）。

2. 入胞　入胞（endocytosis）是指大分子物质或某些物质团块进入细胞的过程。如侵入体内的细菌、病毒、异物或血浆中脂蛋白颗粒、大分子营养物质等进入细胞。如果进入细胞的物质是固体物质，称为吞噬（phagocytosis）；如果进入细胞的物质是液体，称为吞饮或胞饮（pinocytosis）。吞噬只发生在一些特殊的细胞，如单核细胞、巨噬细胞、中性粒细胞等；吞饮过程可发生在所有

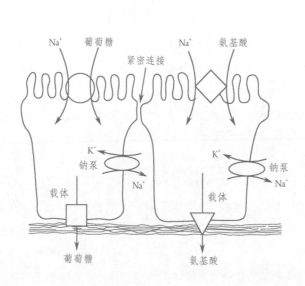

图 2-6　葡萄糖和某些氨基酸的继发性主动转运模式图

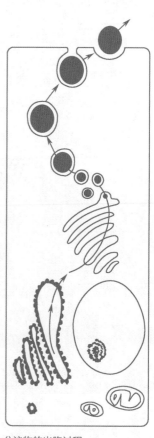

图 2-7　分泌物的出胞过程

细胞。入胞时，首先是细胞外液中的某些物质与细胞膜接触，引起该处的质膜发生内陷，或伸出伪足包绕异物，再出现膜结构的断离，最后是异物连同包被它的那一部分膜整个地进入细胞质中。液相入胞过程中，有一种通过被转运物质与膜表面的特殊受体蛋白质相互作用而引起的入胞现象，称为受体介导式胞饮。受体介导式胞饮是人体内一种重要的入胞形式，许多大分子物质都是这种方式进入细胞的。如以胆固醇为主要成分的血浆低密度脂蛋白颗粒、结合了铁离子的运铁蛋白、结合了维生素 B_{12} 的运输蛋白、多种生长调节因子和胰岛素等一部分多肽类激素、抗体和某些细菌毒素，以及一些病毒（流感和小儿麻痹病毒）等（图 2-8）。

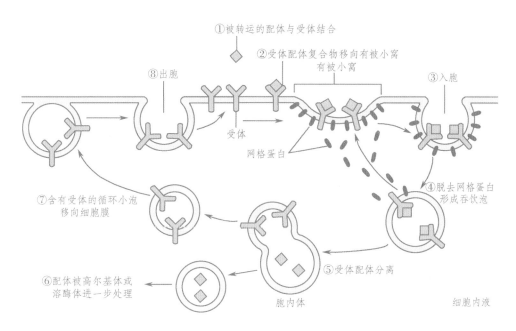

图 2-8 受体介导式入胞过程示意图

第二节 细胞的跨膜信号转导功能

人体是由很多细胞组成的有机整体。它要实现自身复杂的功能，又要适应环境的各种变化，细胞之间必须有完善的信息联系，即具有信号转导（signal transduction）功能。能在细胞间传递信息的称为信号分子，大约有几百种，如激素、神经递质、细胞因子、气体分子（如 NO）等。信号分子并不需要自身进入它们的靶细胞后才能起作用（一些脂溶性的小分子类固醇激素和甲状腺激素例外，详见第十一章），它们大多数是选择性地同靶细胞膜上具有特异性的受体相结合，再通过跨膜信号传递或跨膜信号转换过程，最后才间接地引起靶细胞膜的电变化或其他细胞内功能的改变。细胞外信息以信号形式传递到膜内，引发细胞相应的功能效应，这一过程称为跨膜信号转导（transmembrane signal transduction）。

一、G蛋白耦联受体介导的信号转导

G蛋白耦联受体（G protein linked receptor）本身不具备通道结构，也无酶活性。当受体与配体结合使受体活化后，通过一组能与GTP结合的称之为G蛋白的调节蛋白相互作用来完成信号跨膜转导。

（一）G蛋白耦联受体信号转导中的信号分子

1. G蛋白耦联受体 G蛋白耦联受体（也称促代谢型受体）是由一条7次穿膜的肽链构成，故也称之为7次跨膜受体。其共同的作用特点是它们都通过G蛋白的介导，影响某些酶的活性，从而改变细胞内第二信使的浓度，产生特定的生物学功能。如β肾上腺素受体、α_2肾上腺素受体、乙酰胆碱M受体、5-羟色胺受体、嗅觉受体、视紫红质以及多数肽类激素的受体等，这类受体总数近100种，是最大的受体家族。

2. G蛋白 G蛋白（G protein）是耦联膜受体和蛋白效应器（酶或离子通道）的膜蛋白。通常呈三聚体，由α、β、γ三个亚基组成，其中α亚基具有鸟苷酸结合位点和GTP酶活性，故G蛋白又称鸟苷酸结合蛋白（GTP-binding protein）。非活化的G蛋白（图2-9A）在膜内是与受体分离的，其α亚基与二磷酸鸟苷（GDP）相结合。当配体与受体结合后，活化的受体与G蛋白的α亚单位结合并使之构象改变（图2-9B）。导致G蛋白α亚基与GTP结合并解离出GDP，进而使三聚体G蛋白分成两部分，即α-GTP复合物和β-γ二聚体（图2-9C）。它们均可进一步激活下游的效应器（酶或离子通道），产生特定的细胞功能。由于α亚单位的GTP酶活性，可将GTP分解成GDP（图2-9D），结合GDP的α亚基随即与β-γ二聚体再次结合成未活化状态的G蛋白。上述全部过程如图2-9所示。

3. G蛋白效应器 G蛋白效应器（G protein effector）包括酶和离子通道两类。G蛋白调控的酶主要有细胞膜内侧面上的腺苷酸环化酶（adenylate cyclase，AC）、磷脂酶C（phospholipase C PLC）、磷酸二酯酶（phosphodiesterase，PDE）和磷脂酶A_2（phospholipase A_2，PLA$_2$）。这些酶都可催化生成（或分解）第二信使，实现细胞外信息向细胞内的转导。此外，G蛋白也直接或间接通过第二信使调

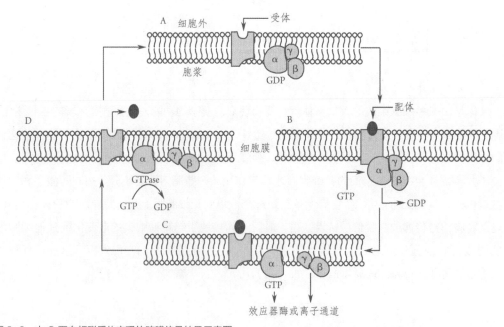

图2-9 由G蛋白耦联受体实现的跨膜信号转导示意图

控离子通道的活动。

4. 第二信使 第二信使（second messenger）指激素、递质、细胞因子等信号分子作用于细胞膜后产生的细胞内信号分子（通常将作用于细胞膜的信号分子称为第一信使）。较重要的第二信使有：环 - 磷酸腺苷（cyclic adenosine monophosphate，cAMP）、三磷酸肌醇（inositol triphosphate，IP_3）、二酰甘油（diacylglycerol，DG）、环 - 磷酸鸟苷（cyclic guanosine monophosphate，cGMP）和Ca^{2+}等。它们调节的靶蛋白主要是各种蛋白激酶和离子通道，产生以靶蛋白构象变化为基础的级联反应和细胞功能改变。

（二）G 蛋白耦联受体介导的主要信号转导途径

能与受体发生特异性结合的活性物质称为配体（ligand）。现已知有 100 多种配体可通过 G 蛋白耦联受体实现跨膜信号转导。众多的配体物质与相应的受体结合后，仅通过为数不多的几条信号转导途径把信息转导到细胞内，引发生物效应。其中较为重要的有以下两条途径：

1. 受体 -G 蛋白 -AC 途径 细胞膜上存在的腺苷酸环化酶（AC），可催化胞质内的 ATP 生成 cAMP。平时 cAMP 的生成与分解保持平衡，使它的浓度在细胞内保持在 10^{-7}mol/L 以下。当细胞外信号物质（配体）作用于靶细胞，可使 cAMP 浓度在几秒钟之内升高几倍。

cAMP 主要通过激活蛋白激酶 A（protein kinase A，PKA）来实现信号转导。在不同类型的细胞中，PKA 通过使底物蛋白磷酸化而发挥其生物作用。PKA 的底物蛋白不同，因此 cAMP 在不同的靶细胞中具有不同的功能，例如，肝细胞内 cAMP 水平的升高可激活 PKA，PKA 又激活磷酸化酶激酶，后者促使肝糖原分解；在心肌细胞，PKA 可使 Ca^{2+} 通道磷酸化，增加细胞膜上有效的 Ca^{2+} 通道数量，因而增强心肌收缩力；在胃黏膜壁细胞，激活的 PKA 可促进胃酸的分泌。

2. 受体 -G 蛋白 -PLC 途径 许多配体与受体结合后，可经 Gi 家族或 Gq 家族中的某些亚型激活磷脂酶 C（PLC），PLC 可将膜脂质中含量甚少的二磷酸磷脂酰肌醇（phosphatidylinositol bisphosphate，PIP_2）迅速水解为两种第二信使物质，即三磷酸肌醇（IP_3）和二酰甘油（DG）。IP_3 是水溶性的小分子物质，它在生成后离开细胞膜，与内质网或肌质网膜上的 IP_3 受体结合。IP_3 受体是一种化学门控的钙释放通道（calcium release channel），激活后可导致内质网或肌质网中 Ca^{2+} 的释放和胞质 Ca^{2+} 浓度升高。二酰甘油生成后仍留在细胞膜内，它与膜磷脂中的磷脂酰丝氨酸共同将胞质中的蛋白激酶 C（protein kinase C，PKC）结合于膜的内面，并使之激活。Ca^{2+} 和 PKC 可进一步作用于信号蛋白或功能蛋白，实现细胞内的信号转导。

二、离子通道受体介导的信号转导

离子通道是镶嵌在细胞膜的脂质双层中贯穿整个膜的大分子蛋白质，其中央形成允许某些离子通过的亲水性孔道。目前已确定体内至少有三种类型的离子通道，可对相应的刺激起反应，完成跨膜信号转导。

（一）化学门控通道

这类通道是同时具有受体和离子通道功能的蛋白质分子，激活后可引起离子的跨膜流动，故也称为促离子型受体。主要分布在肌细胞终板膜和神经细胞的突触后膜中，通道的开闭取决于膜两侧特定的化学性信号。神经 - 骨骼肌接头的信号传递就是离子通道耦联受体介导的信号转导的典型例子。骨骼肌细胞终板膜上的 N 型乙酰胆碱（acetylcholine，ACh）受体即是一种离子通道耦联受体。当神经冲动到达神经末梢时，先是由末梢释放一定数量的 ACh 分子，后者再同肌细胞膜上称为终板（指有细胞膜上同神经末梢相对的那部分膜，其中所含的膜蛋白与一般肌细胞膜不同）处的"受体"相结合，引起终板膜产生电位变化，最后引起整个肌细胞的兴奋和收缩。目前对这类通道蛋白质研究最清楚的就是 N 型乙酰胆碱门控通道，它是由 4 种不同的亚单位组成的 5 聚体蛋白质（图 2-10），每种亚单位都由一种 mRNA 编码，所生成的亚单位在膜结构中通过氢键等非共价键式的相互吸引，形成一个结构为 $\alpha_2\beta\gamma\delta$ 的梅花状通道样结构（图 2-10A 和 B），而其中的两个 α 亚单位正是同两分子 ACh 相结合的部位，这种结合可引起通道结构的开放，使终板膜外高浓度的 Na^+ 内流，和少量的 K^+ 外流产生终板电位，完成了 ACh 这种化学信号的跨膜传递过程。

另外，一些氨基酸类递质，如谷氨酸、门冬氨酸、$\gamma-$ 氨基丁酸和甘氨酸等，也是通过与 N 型 ACh 门控通道类似的机制影响其靶细胞，其中有些是钙离子通道，有些是氯离子通道。

（二）电压门控通道

体内很多细胞，如神经细胞和各种肌细胞，在它们的细胞膜中有多种电压门控通道蛋白质，它们可由膜两侧出现的电位改变使通道开放，并由随之出现的跨膜离子流使通道所在膜发生跨膜电位改变。例如，前述的终板膜由 ACh 门控通道开放而出现终板电位时，这个电位改变可使相邻的肌细胞膜中的电压门控式 Na^+ 通道和 K^+ 通道相继激活（即通道开放），使肌细胞产生动作电位。当动作电位在神经纤维膜和肌细胞膜上传导时，也是由一些电压门控通道被邻近已兴奋的膜的电位变化所激活，结果使这些通道所在的膜也相继出现特有的电变化。由此可见，电压门控通道所起的功能，是一种跨膜信号转换，只不过它们接受的外来刺激信号是电位变化，经过电压门

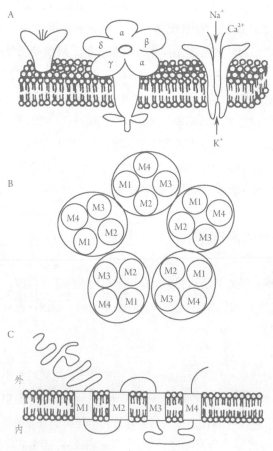

图 2-10　N 型乙酰胆碱门控通道的分子结构示意图

A．N 型 ACh 门控通道的 5 个亚单位相互吸引，包绕成一个梅花状的通道样结构；B 和 C．在跨膜通道结构中，各个亚单位所包含的 4 个 $\alpha-$ 螺旋在通道结构中的位置

控通道的开闭，引起细胞膜出现新的电变化或其他细胞内功能变化。

（三）机械门控通道

体内存在不少能感受机械性刺激并引致细胞功能改变的细胞。如内耳毛细胞顶部的听毛在受到切应力的作用产生弯曲时，毛细胞会出现短暂的感受器电位，这也是一种跨膜信号转换，即外来机械性信号通过某种结构变化的过程，引起细胞的跨膜电位变化。

三、酶耦联受体介导的信号转导

酶耦联受体是指细胞膜上一些既有受体作用又有酶作用的蛋白质分子。酶耦联受体有多种，其中比较重要的有酪氨酸激酶受体和酪氨酸激酶结合型受体、鸟苷酸环化酶受体、丝氨酸 / 苏氨酸激酶受体等。酶耦联受体既有与信号分子结合的位点，起受体作用，又具有酶的催化作用，通过这种双重作用来完成信号转导功能。这种信号转导称为酶耦联受体介导的信号转导。体内大部分生长因子和一部分胰岛素等肽类激素就是通过这种方式转导的。

四、招募型受体介导的信号转导

招募型受体（recruitment receptor）是单个跨膜受体，受体分子的胞内域不具备任何酶的活性，故不能进行生物信号的放大。招募型受体的胞外域一旦与配体结合，其胞内域即可在胞质侧招募激酶或转接蛋白，激活下游不涉及经典第二信使的信号转导通路来完成信号转导，如细胞因子受体介导的 JAK-STAT 信号通路。

五、核受体介导的信号转导

脂溶性配体可直接进入细胞，与胞质受体或核受体结合而发挥作用。核受体信号转导途径细胞内受体分布于胞浆或核内，本质上都是配体调控的转录因子，均在核内启动信号转导并影响基因转录，统称核受体（nuclear receptor）。核受体按其结构和功能分为类固醇激素受体家族和甲状腺素受体家族。类固醇激素受体（雌激素受体除外）位于胞浆，与热休克蛋白（heat shock protein，HSP）结合存在，处于非活化状态。配体与受体的结合使 HSP 与受体解离，暴露 DNA 结合区。激活的受体二聚化并移入核内，与 DNA 上的激素反应元件（hormone response element，HRE）相结合或与其他转录因子相互作用，增强或抑制基因的转录。甲状腺素类受体位于核内，不与 HSP 结合，配体与受体结合后，激活受体并以 HRE 调节基因转录。

第三节　细胞的生物电现象

生物体内的电现象是极其普遍而又重要的生命活动，同时生物电又与其他重要的生命活动紧密联系在一起。一切活细胞无论处于静息状态还是活动状态都存在电现象，这种电现象称为生物电（bioelectricity）。由于生物电发生在细胞膜两侧，故又称为跨膜电位（transmembrane potential），简称膜电位（membrane potential，MP）。细胞水平的生物电现象主要有两种表现形式：安静时具有的静息电位和受刺激时产生的动作电位。

一、静息电位及其产生机制

（一）细胞的静息电位

静息电位（resting potential，RP）是指细胞处于静息状态时，膜两侧存在的外正内负的电位差。如果规定细胞膜外电位为零，则静息电位表现为膜内电位较膜外为负。不同组织的静息电位不同，大都在 −10 ～ −100mV 之间。例如骨骼肌细胞的静息电位约 −90mV，神经细胞约 −70mV，平滑肌细胞约 −55mV，红细胞约 −10mV。静息电位在大多数细胞是一种稳定的直流电位（一些有自律性的心肌细胞和胃肠道平滑肌细胞例外），只要细胞未受到外来刺激而且保持正常的新陈代谢，静息电位就稳定在某一相对恒定的水平。人们通常把细胞静息时的膜外为正、膜内为负的分极状态称为极化（polarization）。当静息电位的数值向膜内负值加大的方向变化时，称为膜的超极化（hyperpolarization）；相反，如果膜内电位向负值减小的方向变化，称为去极化（depolarization）；细胞先发生去极化，然后再向正常安静时膜内所处的负值恢复，则称为复极化（repolarization）。

（二）静息电位产生的机制

静息电位实际上仅存在于细胞膜内外表面之间，在膜的外表面有一薄层正离子，内表面有一薄层负离子。形成这种状态的基本原因是带电离子的跨细胞膜转运。静息电位产生原理主要有两个：①细胞内外各种离子的浓度分布不均，即存在浓度差。所有正常生物细胞内的 K^+ 浓度约为细胞外 K^+ 浓度的 30 倍，而细胞外 Na^+ 浓度约为细胞内 Na^+ 浓度的 12 倍，这是 Na^+ 泵活动的结果。在这种情况下，K^+ 必然会有一个向膜外扩散的趋势，而 Na^+ 有一个向膜内扩散趋势（表 2-1）；②在不同状态下，细胞膜对各种离子的通透性不同。膜在安静状态下对 K^+ 通透性最大，对 Na^+ 和 Cl^- 少量通透，对大分子的有机负离子（多是蛋白质离子）不通透。那么只有 K^+ 移出膜外，而膜内带负电荷的有机负离子不能随之移出细胞，于是随着 K^+ 移出，出现膜内变负而膜外变得较正的状态。K^+ 的这种外向扩散并不能无限制地进行，这是因为移到膜外的 K^+ 所造成的外正内负的电位差，将对 K^+ 的继续外移起阻碍作用，而且 K^+ 移出的愈多，这种阻碍就会愈大。当浓度差（促使 K^+ 外流的动力）与电位差（阻止 K^+ 外流的阻力）相抗衡时，K^+ 的跨膜净移动停止。于是，由于 K^+ 外流所造成的膜两侧的电位差也稳定于某一数值不变，这种内负外正的电位差称为 K^+ 的平衡电位。根据 Nernst 公式可以精确计算离子平衡电位的数值。

$$E_X = \frac{RT}{ZF} \ln \frac{[X^+]_0}{[X^+]_i} \qquad (2-1)$$

式中 R 是通用气体常数，Z 是离子价，F 是法拉第常数，T 是绝对温度；式中只有 $[X^+]_0$ 和 $[X^+]_i$ 是变数，分别代表膜外侧和内侧的离子浓度。如果把有关数值代入式（2-1），室温以 29.2° C 计算，再把自然对数化为常用对数，则可简化为：

$$E_X = \frac{8.31 \times (29.2 + 273) \times 10^3}{1 \times 96\,500} \times 2.3026 \lg \frac{[X^+]_0}{[X^+]_i} (mV) \qquad (2-2)$$

$$= 60 \lg \frac{[X^+]_0}{[X^+]_i} (mV)$$

表 2-1　哺乳动物骨骼肌细胞内、外主要离子的浓度

离子	细胞内液离子浓度（mmol/L）	细胞外液离子浓度（mmol/L）
Na^+	12.0	145.0
K^+	155.0	4.5
Cl^-	4.2	116.0
Ca^{2+}	10^{-4}	1.0
A^-	155.0	0.0

注：表中 Ca^{2+} 浓度为游离 Ca^{2+} 浓度；A^- 代表有机阴离子

可以由 Nernst 公式计算得到 K^+ 平衡电位的理论数值，而静息电位的实际数值略小于理论数值。例如，枪乌贼巨大神经纤维 K^+ 平衡电位的计算数值为 -87mV，而它的实测值为 -77mV。原因是膜在静息时对 Na^+ 也有一定的通透性（膜对 K^+ 的通透性是 Na^+ 通透性的 10～100 倍），因此，细胞静息时有少量的 Na^+ 逸入细胞内；由于膜外 Na^+ 浓度大于膜内，即使少量的 Na^+ 逸入膜内也会抵消一部分 K^+ 外移造成的膜内负电位。

（三）影响静息电位的主要因素

1. 细胞膜在静息状态时对 K^+ 的通透性，通透性越大静息电位越大。

2. 细胞膜内外 K^+ 的浓度差，浓度差越大静息电位就越大。因此，不同种类动物，以及同一种动物的不同组织的细胞静息电位大小不同。这与实验室在细胞浸浴液中增、减 K^+ 时所测得的结果很接近，这也进一步说明形成静息电位的主要离子是 K^+。

3. 细胞代谢障碍会导致静息电位逐渐减小、甚至消失。当细胞缺血、缺氧或酸中毒时，导致细胞代谢障碍，影响细胞向钠泵提供能量，钠泵不能顺利将细胞内的 Na^+ 泵出，将细胞外的 K^+ 泵回，致使细胞内外 K^+ 的浓度差逐渐减小。

二、动作电位及其产生机制

（一）细胞的动作电位

动作电位（action potential，AP）是指细胞受刺激时在静息电位基础上产生的可扩布的电位变化。动作电位是膜电位的一个连续变化过程，它一旦在细胞膜某一部位产生，就会迅速向四周扩布。动作电位是细胞处于兴奋状态的标志。以神经细胞为例，当神经纤维在安静状况下受到一次短促的阈刺激或阈上刺激时，膜内原来存在的负电位将迅速消失，进而变成正电位，即膜内电位在短时间内可由原来的 -70 变到 +35mV 的水平，构成了动作电位变化曲线的上升支（去极相）。通常将动作电位上升支中零位线以上的部分，称为超射（overshoot）。但是，由刺激所引起的这种膜内外电位的倒转只是暂时的，随后，膜电位又迅速复极化恢复至静息电位水平（复极相）。在神经纤维，它一般历时 0.5～2.0 毫秒，在描记的图形上表现为一次短促而尖锐的形似高耸尖锐的山峰样的脉冲变化。人们常把这种构成动作电位主要部分的脉冲样变化，称之为锋电位（spike potential）。在锋电位下降支最后恢复到静息电位水平以前，膜电位出现低幅、缓慢的波动，称为后电位（after-potential），它包括负后电位和正后电位。前者指膜电位复极到静息电位水平前维持一段较长时间的去极化，约持续 5～30 毫秒；后者是紧随其后的一段超过静息电位水平的超极化状态，最后才恢复到受刺激前的静息电位水平（图 2-11）。

（二）动作电位产生机制

前已述及细胞外 Na^+ 的浓度比细胞内高得多，它有从细胞外向细胞内扩散的趋势，但 Na^+ 能

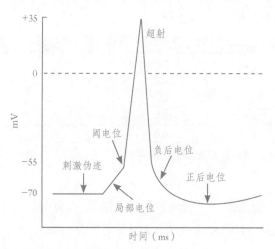

图 2-11　单一神经纤维的动作电位示意图

否进入细胞是由细胞膜上 Na^+ 通道的状态来控制的。当细胞在受到刺激产生兴奋时，首先是受刺激部位细胞膜上少量的 Na^+ 通道开放，少量 Na^+ 顺浓度差流入细胞，使膜电位减小。当膜电位减小到一定数值（阈电位）时，会引起膜上大量电压门控 Na^+ 通道开放，膜对 Na^+ 通透性的突然增大，Na^+ 在浓度差和电位差（静息时的外正内负）的作用下，使细胞外的 Na^+ 快速、大量内流，细胞内正电荷数迅速增加，造成膜内负电位的迅速消失，继而达到正电位水平，形成膜的去极化和反极化，这就形成了锋电位陡直的上升支。当内流的 Na^+ 在膜内形成的正电位足以阻止 Na^+ 的净移入时为止，膜电位达到一个新的平衡点，这就是 Na^+ 平衡电位。

但是，膜内电位停留在 Na^+ 平衡电位水平的时间极短，随后很快出现了电压门控 Na^+ 通道失活关闭，Na^+ 通透性消失，并伴随出现了电压门控 K^+ 通道开放，K^+ 通透性增大，K^+ 快速外流，膜内电位迅速下降，又恢复到极化状态，亦即出现复极化，造成了锋电位曲线的快速下降支。

细胞每兴奋一次或产生一次动作电位，总有一部分 Na^+ 在去极化时进入膜内，一部分 K^+ 在复极时逸出膜外，但由于离子移动受到各离子的平衡电位的限制，它们的实际进出量是很小的。据估计，神经纤维每兴奋一次，进入膜内的 Na^+ 量大约只能使膜内的 Na^+ 浓度增大约八万分之一，复极时逸出的 K^+ 量也类似这个数量级。即便神经连续多次产生兴奋，短时间内也不大可能明显地改变膜内高 K^+ 和膜外高 Na^+ 这种基本状态，而只要这种不均衡的离子分布还能维持，静息电位就可以维持，新的兴奋就可能再一次产生。细胞膜两侧 K^+、Na^+ 离子的不均衡分布，主要是靠钠泵消耗代谢能建立起来的。钠泵对膜内 Na^+ 浓度增加十分敏感，Na^+ 的轻微增加就能促使钠泵的活动，因此在每次兴奋后的静息期内，钠泵活动都会增强，将兴奋时进入膜内的 Na^+ 泵出，将复极时逸出膜外的 K^+ 泵入，使兴奋前原有的离子分布状态得以恢复。

综上所述，当神经和骨骼肌细胞受刺激而兴奋时，细胞膜上的离子通道被激活而迅速开放，随即又关闭，从而导致 Na^+、K^+ 等先后的移动，形成动作电位的不同组成部分。其过程简述如下：

1. 去极相（即上升支）　主要由细胞外 Na^+ 快速内流而产生。Na^+ 内流的动力是膜内、外 Na^+ 的浓度差及静息状态下膜两侧的电位差。Na^+ 内流的条件是细胞膜对 Na^+ 通透性的突然增大。去极相发展的最高水平，即动作电位的幅度相当于静息电位绝对值与 Na^+ 平衡电位绝对值之和。这一过程可被 Na^+ 通道的阻滞剂河豚毒（TTX）所阻断。

2. 复极相（即下降支）　主要由细胞内 K^+ 外流而产生。K^+ 外流的动力是膜内、外 K^+ 的浓度差以及反极化状态下的电位差。K^+ 外流的条件是细胞膜对 K^+ 通透性的增加。K^+ 的外流使膜电位由反极化状态恢复到静息电位的水平。K$^+$外流可被K$^+$通道阻滞剂四乙胺（TEA）所阻断。

3. 复极后膜电位已恢复到静息电位水平，细胞膜对Na$^+$、K$^+$的通透性也恢复，但是膜内、外的离子分布尚未恢复。此时细胞内Na$^+$浓度稍增加，细胞外K$^+$浓度也增加。这种膜内Na$^+$增多，膜外K$^+$增多的状态激活了细胞膜上的钠泵，使之加速运转，将细胞内多余的Na$^+$运至细胞外，将细胞外多余的K$^+$摄回细胞内，使细胞膜内外的离子分布恢复到安静时的水平。

○ 知识拓展　　　　膜片钳技术

1976年德国马普生物物理研究所Neher和Sakmann创建了膜片钳技术（patch clamp recording technique）。这是一种以记录通过离子通道的离子电流来反映细胞膜单一的或多个的离子通道分子活动的技术。它和基因克隆技术并驾齐驱，给生命科学研究带来了巨大的前进动力。

这一伟大的贡献，使Neher和Sakmann获得1991年度的诺贝尔生理学与医学奖。膜片钳实验是用一个尖端光洁、直径约1μm的玻璃微电极同神经或肌细胞的膜接触而不刺入，然后在微电极另一端开口施加适当的负压，将与电极尖端接触的那一小片膜轻度吸入电极尖端的纤细开口，这样在这小片膜周边与微电极开口处的玻璃边沿之间形成紧密的封接，把吸附在微电极尖端开口处的那一小片膜同其余部分的膜在电学上完全隔离开来。在这种条件下，微电极所记录到的电流变化就只同该膜片中通道分子的功能状态有关。因此，此片膜内开放所产生的电流流进玻璃吸管，用膜片钳放大器测量此电流强度，就代表离子通道电流。膜片钳技术被称为研究离子通道的"金标准"。是研究离子通道的最重要的技术。膜片钳技术已从常规膜片钳技术发展到全自动膜片钳技术，目前已经广泛的用于药物筛选（图2-12）。

（三）动作电位的产生条件与阈电位

刺激作用于细胞可以引起动作电位，但不是任何刺激都能触发动作电位。只有当膜内负电位去极化达到某一临界值时，引起细胞膜中大量Na$^+$通道开放，才能引发一次动作电位。这个能触发动作电位的临界膜电位称为阈电位（threshold potential，TP）。因此，静息电位去极化达到阈电位是产生动作电位的必备条件。有人将阈电位形象地称之为燃点。阈电位大约比正常静息电位的绝对值小10~20mV，例如，神经细胞的静息电位为-70mV，它的阈电位约为-55mV（图2-11）。一般来说，细胞兴奋性的高低与细胞的静息电位和阈电位的差值有关，即差值越大，细胞的兴奋性越低。例如，超极化时静息电位增大，使它与阈电位之间的差距扩大，受刺激时静息电位去极化不容易达到阈电位，所以，超极化使细胞的兴奋性下降。

（四）动作电位的特点

1. **动作电位呈"全或无"现象**　动作电位一旦产生就达到它的最大值，其变化幅度不会因刺激的加强而增大。即动作电位要么不产生，要产生就是最大幅度。

2. **不衰减性传播**　动作电位一旦在细胞膜的某一部位产生，就会立即向整个细胞膜传导，而它的幅度不会因为传导距离的增加而减小，可迅速扩布到整个细胞膜，直到整个细胞都经历相同的电位变化。在此传导过程中，动作电位的波形和幅度始终保持不变。

3. **脉冲式发放**　由于绝对不应期的存在，动作电位不能重合在一起，动作电位之间总有一

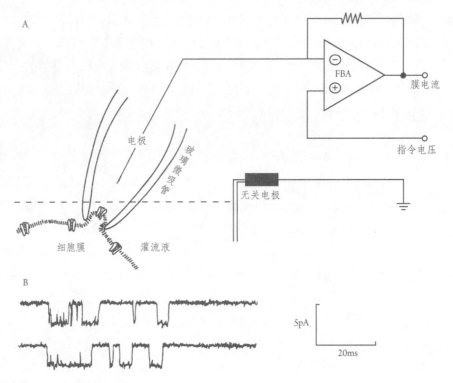

图 2-12　膜片钳记录方法和单通道电流

A. 膜片钳记录方式示意图，FBA-反馈放大器；B. 从骨骼肌细胞上记录的由 ACh 激活的单通道电流，通道开放产生向下的内向电流

定的间隔而形成脉冲式图形。

（五）动作电位的传导

可兴奋细胞的特征之一是它任何一处膜产生的动作电位，都可沿着细胞膜向周围传播，表现为动作电位沿整个细胞膜的传导。

关于兴奋传导的机制，如图 2-13 所示。图 2-13A 为枪乌贼的无髓神经纤维的某一小段，因受到足够强的外加刺激而出现了动作电位，即该处出现了膜两侧电位的暂时性倒转，由静息时的内负外正变为内正外负，但和该段神经相邻接的神经段仍处于安静时的极化状态。由于膜两侧的溶液都是导电的，于是在已兴奋的神经段和与它相邻的未兴奋的神经段之间，将由于电位差的存在而有电荷移动，称为局部电流（local current）。它的运动方向是：膜外的正电荷由未兴奋段移向已兴奋段，膜内的正电荷由已兴奋段移向未兴奋段。这样流动的结果，是造成未兴奋段膜内电位升高而膜外电位降低，亦即引起该处膜的去极化。这一过程开始时，就相当于电紧张性扩布。根据上述关于兴奋产生的机制的分析，当任何原因使膜的去极化达到阈电位的水平时，都会大量激活该处的 Na^+ 通道而导致动作电位的出现。因此，当局部电流的出现使邻接的未兴奋的膜去极化到阈电位时，也会使该段出现它自己的动作电位。所谓动作电位的传导，实际是已兴奋的膜部分通过局部电流"刺激"了未兴奋的膜部分，使之出现动作电位。这样的过程在膜表面连续进行下去，就表现为兴奋在整个细胞的传导。由于锋电位产生期间电位变化的幅度相当大，因此在单一细胞局部电流的强度超过了引起邻近膜兴奋所必需的阈强度数倍以上，因而以局部电流为基础的传导过程是相当"安全"的，亦即一般不会发生因某处动作电位不足以使邻接的膜产生兴奋而导致传导"阻滞"，这一点与一般化学性突触处的兴奋传递有明显的差别。

兴奋传导机制虽然以无髓神经纤维为例，但在其他可兴奋细胞（如骨骼肌细胞）的兴奋传导，基本上遵循同样的机制。有髓神经纤维在轴突外面包有一层相当厚的髓鞘，髓鞘主要成分的脂质是不导电或不允许带电离子通过的，因此只有在髓鞘暂时中断的郎飞结处，轴突膜才能和细胞外液接触，使跨膜离子移动得以进行。因此，当有髓神经纤维受到外加刺激时，动作电位只能在邻近刺激点的郎飞结处产生，而局部电流也就在相邻的郎飞结之间形成。因此，动作电位表现为跨过每一段髓鞘而在相邻郎飞结处相继出现，这称为兴奋的跳跃式传导（salutatory conduction）。

跳跃式传导时的兴奋传导速度，比无髓神经纤维或一般细胞的传导速度要快得多。而且由于跳跃式传导时，单位长度内每传导一次兴奋所涉及的跨膜离子运动的总数要少得多，因此它还是一种"节能"的传导方式。看来，神经髓鞘的出现是进化过程中既能增加神经纤维传导速度、又能减少生物能量消耗的一种方式（图2-13B）。

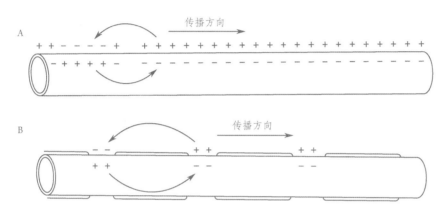

图2-13 动作电位在同一细胞上的传导
A. 无髓神经纤维；B. 有髓神经纤维

三、局部电位及其特性

如前所述，阈下刺激虽不能引起细胞产生可以传导的动作电位，但却能使受刺激局部细胞膜的 Na^+ 通道的少量开放，少量 Na^+ 内流，造成原有静息电位减小，但未达到阈电位水平。由于这种电位变化只局限在受刺激局部范围而不能远传，故被称之为局部电位（local potential）。局部电位由于强度较弱，且很快被外流的 K^+ 所抵消，因而不能发展成真正的兴奋或动作电位。图2-14就记录了一组这样的实验曲线。说明在阈下刺激的范围内，刺激强度愈强，引起的膜的去极化即局部电位的幅度愈大（由表示静息电位水平的线段上方的各条曲线表示），延续的时间也愈长。只有当局部电位的幅度达到足以达到阈电位水平时，膜的去极化的速度才突然加大，这样局部电位就发展成为动作电位。

局部电位有以下几个基本特性：①不具有动作电位"全或无"的特征，其幅度是随着刺激强度的增大而增大；②只在局部形成向周围逐渐衰减的电紧张扩布，不能象动作电位一样沿细胞膜进行不衰减的传播；③总和效应，局部电位是可以互相叠加的。当一处产生的局部电位由于电紧张性传播致使邻近膜也出现程度较小的去极化，而该处又因另一刺激也产生了局部电位，虽然两者（当然不一定限于两者）单独出现时都不足以引发一次动作电位，但如果遇到一起时可以叠加起来，有可能达到阈电位而引发一次动作电位，这种现象被称为兴奋的空间总和（spatial summation）；局部电位的叠加也可以发生在连续受数个阈下刺激的膜的某一点，亦即当前面刺

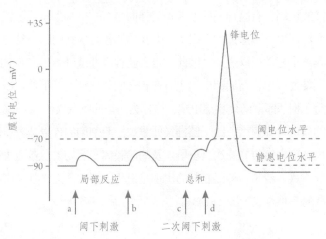

图 2-14 局部电位及其总和示意图

a、b 阈下刺激引起的去极化达不到阈电位，只引起局部电位，不能产生动作电位；c、d 均为阈下刺激，但 d 在 c 引起局部电位时给予，c 和 d 发生时间性总和，达到阈电位，产生动作电位

激引起的局部电位尚未消失时，与后面刺激引起的局部电位发生叠加，称为时间总和（temporal summation）。体内许多部位的电信号都具有上述局部反应的特征，如神经元突触处的突触后电位、肌细胞的终板电位和感受器细胞的感受器电位等。

第四节　肌细胞的收缩功能

人体各种形式的运动，主要是靠肌细胞的收缩活动来完成。肌肉按部位、结构及功能主要分为骨骼肌、心肌和平滑肌三类。不同肌组织在功能和结构上各有特点，但从分子水平来看，各种收缩活动都与细胞内所含的收缩蛋白有关，而且其收缩和舒张过程的控制也有相似之处。骨骼肌是体内最多的组织，约占体重的 40%。在骨和关节的配合下，通过骨骼肌的收缩和舒张，完成人和高等动物的各种躯体运动。本节主要以骨骼肌为例讨论以下内容：①运动神经的兴奋如何传递给骨骼肌细胞而使它产生兴奋；②骨骼肌细胞的兴奋如何引发它收缩；③骨骼肌细胞的收缩机制；④骨骼肌的收缩形式；⑤影响骨骼肌收缩的因素。

一、骨骼肌的兴奋和收缩机制

（一）骨骼肌神经 – 肌接头处兴奋的传递

1. 骨骼肌神经 – 肌接头处的结构　如图 2-15 所示，运动神经纤维在到达神经末梢处时先失去髓鞘，末梢部位膨大。在神经末梢含有大量直径约 50nm 的囊泡，称为突触小泡，一个囊泡内约含有 1 万个乙酰胆碱分子。骨骼肌的神经 – 肌接头（neuromuscular junction）是由接头前膜、接头间隙、接头后膜（运动终板）三部分组成。接头前膜（是运动神经末梢嵌入肌细胞膜的部位）就是神经轴突的细胞膜；接头后膜又称终板膜（endplate membrane），是与接头前膜相对应的肌细胞膜。它较一般的细胞膜厚，并有规律地向细胞内凹陷，形成许多皱褶，增加与接头前膜的接触，有利于兴奋的传递。在接头后膜上有与 ACh 特异结合的 N_2 型乙酰胆碱受体，它们集中分布于皱褶的开口处，是化学门控通道的一部分，属于阳离子通道耦联受体。在终板膜的表面还分布有胆碱酯酶（acetylcholinesterase），它可将 ACh 分解为胆碱和乙酸；接头前膜和后膜之间并不直接接触，而是被充满了细胞外液的接头间隙隔开，间隔约 50nm，其中尚含有成分不明的基质。

2. 骨骼肌神经 – 肌接头处兴奋的传递过程 传递是指信息由一个细胞传给另一个细胞的过程。骨骼肌神经 – 肌接头是将运动神经的兴奋（动作电位）传给骨骼肌细胞，故它属于兴奋在细胞间的传递，也是离子通道介导的信号转导的典型例子。

如图 2-16 所示，当神经末梢处有神经冲动传来时，在动作电位造成的局部膜去极化的影响下，该处特有的电压门控式 Ca^{2+} 通道开放，引起细胞间隙液中的 Ca^{2+} 进入轴突末梢，使大量囊泡向接头前膜的内侧面靠近，通过囊泡膜与接头前膜的融合，并在融合处出现裂口，使囊泡中的 ACh 以囊泡为单位倾囊释放入接头间隙，这种形式称为量子式释放（quantal release）。据推算，一次动作电位的到达，能使大约 200～300 个囊泡的内容排放，使近 10^7 个 ACh 分子被释放。当 ACh 分子通过接头间隙到达终板膜表面时，立即与终板模上的 N_2 型乙酰胆碱受体结合，使离子通道

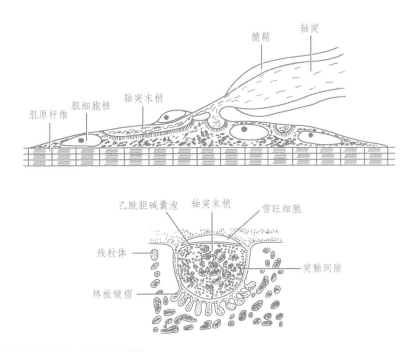

图 2-15　神经 – 肌接头处的超微结构示意图

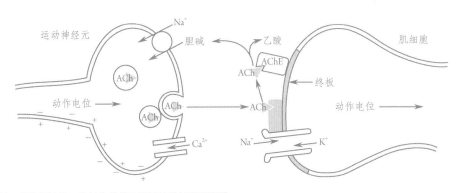

图 2-16　骨骼肌神经 – 肌接头的结构及其传递过程示意图

开放，允许 Na$^+$、K$^+$ 等通过，以 Na$^+$ 的内流为主，引起终板膜静息电位减小，产生终板膜的去极化，这一电位变化被称为终板电位（end-plate potential EPP）。终板电位属于局部电位，由于终板膜处无电压门控钠离子通道，不会产生动作电位。以电紧张性扩布的形式影响终板膜周围的肌细胞膜，与终板膜邻近的肌细胞膜与神经轴突的膜性质类似，含电压门控式 Na$^+$ 通道和 K$^+$ 通道。因而，由于终板电位的影响使得与终板膜邻接的肌细胞膜的静息电位去极化到该处膜的阈电位水平时，就会引发一次向整个肌细胞膜传导的动作电位，后者再通过"兴奋 - 收缩耦联"，引起肌细胞出现一次机械收缩。

正常情况下，一次神经冲动所释放的 ACh 以及它所引起的终板电位的大小，大约超过引起肌细胞膜动作电位所需阈值的 3 ~ 4 倍，因此神经 - 肌接头处的兴奋传递通常是 1 对 1 的，亦即运动纤维每有一次神经冲动到达末梢，都能"可靠地"使肌细胞兴奋一次，诱发一次收缩。接头传递能保持 1 对 1 的关系，还要靠每一次神经冲动所释放的 ACh 能够在它引起一次肌兴奋后被迅速清除，否则它将持续作用于终板而使终板膜持续去极化，并影响下次到来的神经冲动的效应。ACh 的清除主要靠胆碱酯酶的降解作用来完成，此酶主要分布在接头间隙中和接头后膜上，它们大约可以在 2.0ms 的时间内将一次神经冲动所释放的 ACh 清除掉。

（二）骨骼肌的兴奋 - 收缩耦联

1. **肌管系统** 如图 2-17 所示，肌管系统指包绕在每一条肌原纤维周围的膜性囊管状结构，

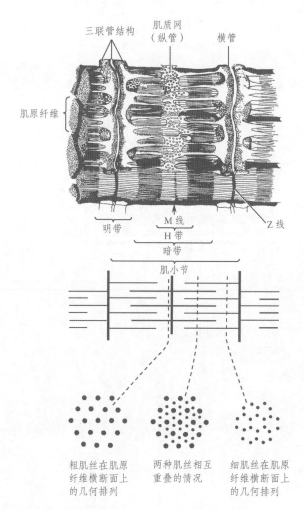

图 2-17　骨骼肌细胞的肌原纤维和肌管系统

由来源和功能都不相同的两组独立的管道系统组成。一部分肌管的走行方向和肌原纤维相垂直，称为横管（transverse tubule），它是由肌细胞的表面膜向内凹入而形成。肌原纤维周围还有另一组肌管系统，就是肌质网，它们的走行方向和肌小节平行，称为纵管（longitudinal tubule）。纵管系统或肌质网主要包绕每个肌小节的中间部分，这是一些相互沟通的管道，但是在接近肌小节两端的横管时，管腔出现膨大，称为终池（terminal cisterna），它使纵管以较大的面积和横管相靠近。每一横管和来自两侧肌小节的终池，构成了三联管结构（图 2-17）。

横管系统的作用是将肌细胞兴奋时出现在细胞膜上的电变化沿横管膜传入细胞内部；肌质网和终池的作用是通过对钙离子的贮存、释放和再积聚，触发肌小节的收缩和舒张；而三联管结构是把肌细胞膜的电变化和细胞内的收缩过程衔接或耦联起来的关键部位。

2. 骨骼肌的兴奋－收缩耦联　刺激在引起骨骼肌收缩之前，先在肌细胞膜上引起一个可传导的动作电位，然后才出现肌细胞的收缩反应。将以膜的电变化为特征的兴奋过程和以肌丝的滑行为基础的收缩过程联系起来的过程称为兴奋－收缩耦联（excitation-contraction coupling）。此耦联包括三个步骤：电兴奋通过横管系统传向肌细胞的深处；三联管结构处的信息传递；肌质网（即纵管系统）对 Ca^{2+} 释放和再聚积。其中，起关键作用的物质是 Ca^{2+}，即耦联因子是 Ca^{2+}。据测定，肌细胞兴奋时肌质中 Ca^{2+} 浓度比安静时高 100 倍之多。这样多的 Ca^{2+} 由何而来？三联体结构处的电变化信息导致终池中 Ca^{2+} 释放的机制是：横管膜上存在一种 L 型的钙通道，肌膜上的动作电位通过横管系统传向肌细胞深处，并激活横管膜和肌膜上的 L 型钙通道，通过电压敏感的肽段位移，导致"拔塞"样的变构作用，激活肌质网上的钙释放通道，使终池中的 Ca^{2+} 进入胞质，触发肌丝滑行。肌质中的 Ca^{2+} 在引发肌丝滑行后，存在于肌质网膜结构中的钙泵开始活动。钙泵逆浓度差将 Ca^{2+} 从肌浆转运到肌质网中，由于肌质中 Ca^{2+} 浓度降低，Ca^{2+} 即与肌钙蛋白解离，引起肌肉舒张。钙泵是一种 $Ca^{2+}-Mg^{2+}$ 依赖的 ATP 酶，占肌质网膜蛋白质总量的 60%，当肌质中 Ca^{2+} 浓度升高时被激活，通过分解 ATP 获得能量，驱动 Ca^{2+} 的逆浓度差转运（图 2-18A）。

在心肌，肌膜的去极化可引起 L 型钙通道开放，经通道内流的 Ca^{2+} 作用于肌质网膜上的钙释放通道，引起 Ca^{2+} 释放，即钙触发钙释放（calcium induced calcium release，CICR）（图 2-18B）。

（三）骨骼肌的收缩机制

目前公认的肌收缩机制是肌丝滑行理论（myofilament sliding theory）。其主要内容是：肌肉收缩

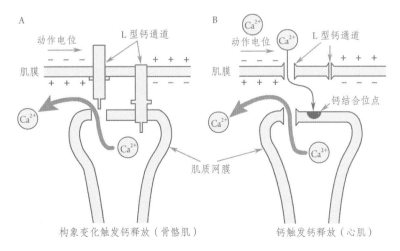

图 2-18　肌质网 Ca^{2+} 释放机制示意图
A. 骨骼肌钙释放机制；　B. 心肌钙释放机制

时虽然在外观上可以看到肌纤维的缩短，但在肌细胞内并无肌丝或它们所含的分子结构的缩短，而是在每一个肌小节内发生了细肌丝向粗肌丝之间的滑行。亦即由 Z 线发出的细肌丝在某种力量的作用下主动向暗带中央移动，结果各相邻的 Z 线都互相靠近，肌小节长度变短，造成整个肌原纤维、肌细胞乃至整块肌肉的收缩。滑行现象最直接的证明是，肌肉收缩时并无暗带长度的变化，而只能看到明带长度的缩短。与此同时，暗带中央 H 带相应地变窄。这说明，细肌丝在肌肉收缩时也没有缩短，只是它们向暗带中央移动，和粗肌丝发生了更大程度的重叠。

1. **肌丝的分子组成和横桥的运动** 粗肌丝主要由肌球蛋白（亦称肌凝蛋白）所组成。一条粗肌丝大约含有 200 ~ 300 个肌球蛋白分子，每个肌球蛋白分子呈杆状，杆的一端有两个球形的头。在组成粗肌丝时，各杆状部朝向 M 线而聚合成束，形成粗肌丝的主干，球状部则有规则地裸露在 M 线两侧的粗肌丝主干的表面，形成横桥（cross-bridge）（图 2-19）。

现已证明，横桥所具有的生物化学特性对于肌丝的滑行有重要意义。横桥的主要特性有二：一是横桥在一定条件下可以和细肌丝上的肌纤蛋白分子呈可逆性的结合，同时横桥向 M 线方向的扭动，继而出现横桥和细肌丝的解离、复位，然后再同细肌丝上另外的位点结合，出现新的摆动，如此反复，使细肌丝继续向 M 线方向移动；二是横桥具有 ATP 酶的作用，可以分解 ATP 而获得能量，作为横桥摆动和做功的能量来源。

细肌丝由三种蛋白质组成，其中 60% 是肌动蛋白（亦称肌纤蛋白）。肌动蛋白与肌丝滑行有直接的关系，故和肌球蛋白一同被称为收缩蛋白。肌动蛋白分子单体呈球状，但它们在细肌丝中聚合成双螺旋状，成为细肌丝的主干。细肌丝中还有另外两种蛋白质，它们不直接参与肌丝间的相互作用，但可影响和控制收缩蛋白之间的相互作用，故称为调节蛋白。其中一种是原肌球蛋白，也呈双螺旋结构，在细肌丝中与肌动蛋白双螺旋并行，在肌肉安静时原肌球蛋白的位置正好

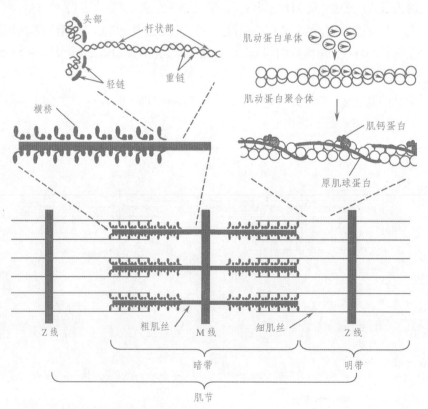

图 2-19 肌节的结构和肌丝的分子组成示意图

在肌动蛋白和横桥之间，这就起到了阻碍两者相互结合的作用；另一种调节蛋白称为肌钙蛋白，肌钙蛋白在细肌丝上不直接和肌动蛋白分子相连接，而只是以一定的间隔出现在原肌球蛋白的双螺旋结构之上。肌钙蛋白的分子呈球形，含有亚单位 C、亚单位 T 和亚单位 I 三个亚单位。亚单位 C 中有一些带双负电荷的结合位点，因而对肌浆中的 Ca^{2+} 有很大的亲和力；亚单位 T 的作用是把整个肌钙蛋白分子结合在原肌球蛋白上；亚单位 I 的作用是在亚单位 C 与 Ca^{2+} 结合时，把信息传递给原肌球蛋白，引起后者的分子构象发生改变，解除它对肌动蛋白和横桥相互结合的阻碍作用（图 2-19）。

2. 肌丝滑行的基本过程　当肌细胞上的动作电位引起肌浆中 Ca^{2+} 浓度升高时，作为 Ca^{2+} 受体的肌钙蛋白结合了足够数量的 Ca^{2+}，这就引起了肌钙蛋白分子构象的某些改变，这种改变"传递"给了原肌球蛋白，使后者的构象也发生某些改变，其结果是使原肌球蛋白的双螺旋结构发生了某种扭转，这就把安静时阻止肌动蛋白和横桥相互结合的阻碍因素除去，出现了两者的结合。在横桥与肌动蛋白的结合、摆动、解离、复位和再结合、再摆动构成的横桥循环过程中，使细肌丝不断向暗带中央移动。与此相伴随的是 ATP 的分解消耗和化学能向机械能的转换，完成了肌肉的收缩（图 2-20）。上述横桥与肌动蛋白的结合、摆动、解离、复位和再结合的过程，称为横桥周期（cross-bridge cycling），周期的长短决定肌肉的缩短速度。

（四）骨骼肌的收缩形式

1. 等长收缩和等张收缩　肌肉收缩过程中仅有张力的增加而长度不变的收缩形式称为等长收缩（isometric contraction）；肌肉收缩时张力不变而长度缩短的收缩形式称为等张收缩（isotonic contraction）。在整体内骨骼肌收缩，既改变长度又增加张力，属于混合型。

2. 单收缩和强直收缩　在肌肉收缩实验时，骨骼肌受到一次有效刺激，引起肌肉一次迅速的收缩和舒张，称为单收缩（twitch）。收缩过程分潜伏期、收缩期、舒张期三个时期。若肌肉受

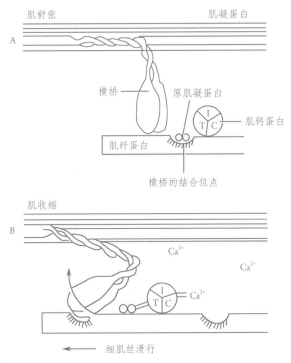

图 2-20　肌丝滑行机制示意图

A. 肌舒张；B. 肌收缩

到连续的有效刺激时，当刺激频率达到一定程度时，引起肌肉收缩的融合而出现强而持续的收缩，称为强直收缩（tetanus）。在刺激频率不同时，强直收缩的表现不同。当后一刺激落在前一次收缩的舒张期内产生的收缩称为不完全强直收缩（incomplete tetanus）；后一刺激落在前一次收缩的收缩期内而产生的收缩称为完全强直收缩（complete tetanus）。正常机体中，骨骼肌的收缩几乎全部属于完全强直收缩（图 2-21）。

（五）影响骨骼肌收缩的主要因素

影响肌肉收缩的主要因素有三个，即前负荷、后负荷和肌肉本身的功能状态（即肌肉收缩能力）。前负荷和后负荷是外部作用于骨骼肌的力，而肌肉收缩能力则是骨骼肌自身内在的功能状态。

1. **前负荷**　肌肉在收缩之前所承受的负荷，称为前负荷（preload）。前负荷使肌肉在收缩前就处于某种程度的被拉长状态，使它具有一定的长度，这称为初长度。在离体肌肉实验中，保持其他条件不变，改变前负荷，观察肌肉收缩张力的变化情况，可得到两者的关系曲线，称为长度－张力曲线（图 2-22）。由曲线可知，当肌肉前负荷逐渐增大时，它每次收缩所产生的主动张力也相应地增大，但在前负荷超过某一限度后，再增加前负荷反而会使主动张力越来越小，以致最后下降到零。这种使肌肉收缩时产生最大张力的前负荷或初长度，称为最适前负荷或最适初

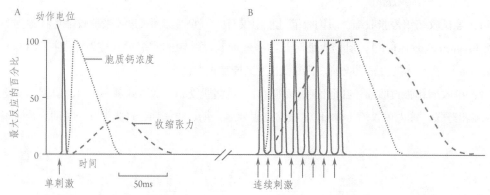

图 2-21　刺激频率对骨骼肌收缩的影响
A. 单收缩；B. 强直收缩

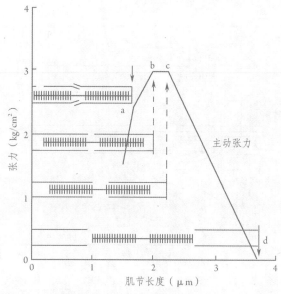

图 2-22　不同初长度时粗、细肌丝重合程度和产生张力的关系示意图

长度（optimal initial length）。

骨骼肌在体内所处的自然长度，大致相当于它们的最适初长度。这时细肌丝和粗肌丝重叠的程度处于最理想状态，收缩时起作用的横桥数量达到最多，因而能出现最有效的收缩。当肌小节初长度小于或超过最适初长度时，起作用的横桥数目都减少，收缩效果减弱。

2. 后负荷　肌肉收缩过程中所承受的负荷称为后负荷（afterload）。它是肌肉收缩的阻力。如果将同一块肌肉在不同后负荷条件下所产生的张力和它的缩短速度绘成坐标曲线，可得到图 2-23

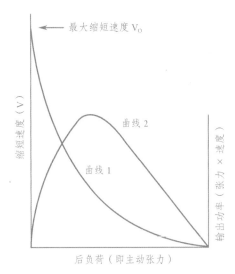

图 2-23　肌的张力 - 速度关系曲线

所示的肌张力 - 速度曲线。

其中，改变后负荷对肌肉产生张力（横坐标）和缩短速度（左侧纵坐标）相互关系的影响，称为张力 - 速度关系曲线（曲线 1），由此曲线可以算出不同后负荷时的输出功率（右侧纵坐标），组成了曲线 2。

由曲线可知，曲线与横坐标相交的一点，肌肉完全不能缩短，但张力却达到最大；曲线与纵坐标相交的一点，肌肉产生的张力为零，但缩短速度达最大。在两个极端之间，曲线呈双曲线形式，说明肌肉收缩所产生的张力与缩短速度呈反比关系。该曲线还反映了后负荷过大时，肌肉完全不收缩，缩短速度也为零，不利于作功；后负荷过小时（后负荷理论上为零），可以得到该肌肉在当时的功能状态下的最大收缩速度，但这时因无张力，肌肉并不做功，亦无功率输出。因此，在其他因素不变时，只有后负荷相当于最大张力的 30% 左右时，肌肉的输出功率最大。

3. 肌肉收缩能力　肌肉收缩能力（contractility）是指与前负荷和后负荷无关的肌肉本身的内在特性。肌肉的这种内在的收缩特性与多种因素有关，如兴奋 - 收缩耦联期间胞质中 Ca^{2+} 的水平、横桥的 ATP 酶活性、细胞内各种功能蛋白及亚型的表达水平等。体内许多神经递质、体液因素、疾病时的病理变化以及一些药物大都通过调节肌肉的收缩能力来改变肌肉的收缩效能的。例如，缺氧、酸中毒，以及其他原因引起的兴奋 - 收缩耦联、肌蛋白质或横桥功能特性的改变，都可能降低肌肉收缩的效果；而钙离子、咖啡因、肾上腺素等体液因素则可能通过影响肌的收缩机制而提高肌肉的收缩效果。

二、平滑肌的收缩功能

平滑肌细胞是呼吸道、消化道、血管、泌尿和生殖等器官的主要组织成分。平滑肌属于非随意肌，与骨骼肌相比，平滑肌有以下结构和功能特点：

1. **平滑肌的分类**　平滑肌分为单个单位平滑肌（singe-unit smooth muscle）和多单位平滑肌（multiunit smooth muscle）。单个单位平滑肌又称内脏平滑肌（visceral smooth muscle），如小血管、消化道、输尿管和子宫等器官的平滑肌，肌细胞间有缝隙连接，便于生物电活动的迅速传布，使肌细胞能够协同工作。这类平滑肌大都具有自动节律性或自律性（autorhythmicity），可产生自发和有节律性的收缩活动。多单位平滑肌主要包括睫状肌、虹膜、竖毛肌以及气道和大血管等，肌细胞之间没有缝隙连接，常独立工作，这类平滑肌没有自律性，其收缩活动受交感和副交感神经的支配。

2. **平滑肌的结构特点**　平滑肌细胞呈细长纺锤形，其肌管系统不发达。肌细胞中细肌丝明显多于粗肌丝，粗肌丝保持互相平行和有序的排列，但无肌节结构，故不显横纹。平滑肌细胞的功能结构是致密体和附着于细胞膜的致密斑，平滑肌细胞内的中间丝，则把致密体和致密斑连接起来，形成细胞的结构网架。

3. **收缩的启动因素**　平滑肌细胞中发动收缩的 Ca^{2+} 来源主要有三个：其一，经因动作电位去极化而开放的电压门控的 Ca^{2+} 通道由细胞外内流而来；其二，经配体门控的 Ca^{2+} 通道由细胞外内流而来，这类通道可由激素或神经递质 - 膜受体 -G 蛋白途径激活；其三，激素或神经激素 - 膜受体 -G 蛋白 - 磷脂酶 C-IP$_3$ 的信号途径促使肌质网中的 Ca^{2+} 释放。

4. **平滑肌细胞兴奋 - 收缩耦联特点**　当胞内 Ca^{2+} 增加时，Ca^{2+} 不是与肌钙蛋白结合，而是与钙调蛋白结合成复合物，使肌球蛋白轻链激酶（myosin light chain kinase，MLCK）活化，活化的MLCK 使肌球蛋白发生磷酸化，进而与细肌丝结合产生收缩；当胞内 Ca^{2+} 减少时，肌球蛋白被肌球蛋白轻链磷酸酶（myosin light chain phosphatase，MLCP）去磷酸化，与横桥解离，致肌肉舒张。

（邢德刚　张　静）

◇ 思考题

1. 试述细胞跨膜物质转运的方式和特点。
2. 试述静息电位和动作电位产生机制。
3. 简述神经 - 肌肉接头处兴奋传递过程。
4. 肌肉收缩的主要影响因素有哪些？

3

第三章
血　液

第三章

第一节　概　述

一、血液及其功能

血液（blood）是在心脏和血管腔内循环流动的组织，由血浆和血细胞组成。血液在心血管系统内循环流动，灌注全身各个组织器官，保证组织细胞的正常血压和血流量。血液含有多种成分和理化特性以维持机体正常生命活动，当血液总量或组织器官的血流量不足或血液成分和性质发生改变时，可造成器官功能紊乱，机体代谢失调，严重时甚至会危及生命。

血液在人体生命活动中主要具有五个生理功能：①运输：也是血液的基本功能。血液将从肺获取的 O_2 和从肠道吸收的营养物质运送到各器官和细胞，将内分泌腺产生的激素运输到相应的靶细胞，将机体在代谢过程中产生的代谢产物和 CO_2 运输后，经肾、皮肤、消化道和肺等排泄器官排出体外；②维持内环境稳态：血液是内环境的重要组成部分。血液中含有多种缓冲对，能缓冲酸碱变化，保持血液的 pH 相对稳定。血液中各种电解质和血浆蛋白等溶质含量与水含量的稳定，可调节渗透压平衡和血容量稳定。血液中的水比热大，有利于维持体温的相对恒定。血液中含有血细胞分泌的细胞因子和激素等，参与细胞的生长、发育和增生的调控，维持细胞的稳定和正常功能；③防御和保护功能：血液中含有与机体免疫和防御有关的免疫分子，如由淋巴细胞和白细胞分泌和释放的免疫球蛋白、补体、细胞因子和酶等是机体进行特异性和非特异性免疫的主要成分，能抵抗细菌、病毒和毒素等对机体的损害，清除衰老和坏死的组织细胞；④营养作用：机体新陈代谢所必需的营养物质，如葡萄糖、脂肪酸、氨基酸、维生素和激素等均通过血液运输到达相应的部位，以供给机体新陈代谢所需的原料和营养物质；⑤参与生理性止血：血浆中所含的多种凝血因子、抗凝因子以及血小板在机体凝血、抗凝和纤维蛋白溶解中具有重要的作用，既能有效地防止机体失血，又可保持血管的畅通和血流的稳定。另外，药物的摄入和代谢也需要血液来发挥作用。由于很多疾病的临床表现为血液的成分或性质发生特征性的变化，所以临床血液检查结果是临床医学诊断的重要依据之一。

二、血液学

血液学（hematology）是医学科学的一个独立分支，研究对象是血液和造血组织，研究内容包括血细胞形态学、血细胞生理学、血细胞生物化学、血液免疫学、遗传血液学和实验血液学等。近年来血液学开拓了新的研究领域，如血液分子生物学等。根据研究的不同水平和应用范围，血液学可分为基础血液学、实验血液学、血液检验、临床血液学和系统血液学。

三、血液系统疾病的基本特点

（一）血液病的分类

按血液组成的发病类型分类，原发于造血组织的血液病分为红细胞疾病、白细胞疾病和出血与血栓性疾病。

1. 红细胞疾病　①贫血主要包括溶血性贫血、再生障碍性贫血、缺铁性贫血、巨幼细胞性贫血、铁粒幼细胞贫血和失血性贫血等；②红细胞增多症包括原发性的真性红细胞增多症和继发性组织缺氧红细胞增多症。

2．白细胞疾病　①恶性白细胞疾病如白血病和淋巴瘤；②反应性白细胞疾病如传染性单核细胞增多症和类白血病反应等。

3．出血与血栓性疾病　①血小板数量和功能改变，包括血小板减少症和血小板无力症等；②血浆蛋白改变，包括凝血因子缺乏（血友病）以及凝血和血液凝固调节的缺陷（易栓症）。

（二）血液病的诊断

原发性血液病少见，继发于其他疾病的血液病较常见。许多疾病可产生血液病的症状和体征。血液病的诊断必须结合临床化学和临床病理的检查，在疾病的演变过程中全面监测。

第二节　血液系统的组成及其功能

血液系统主要包括血液、骨髓和淋巴组织。

一、血液的组成

血液是由血浆（blood plasma）和悬浮于其中的血细胞（blood cells）组成。

（一）血细胞

血细胞主要包括红细胞（erythrocyte，或 red blood cell，RBC）、白细胞（leukocyte，或 white blood cell，WBC）和血小板（platelet，或 thrombocyte），其中红细胞数量最多，约占血细胞总数的99%，白细胞最少（图 3-1）。

将新采血液经抗凝处理，置于比容管中，以每分钟3000转的速度离心30分钟后，由于比重

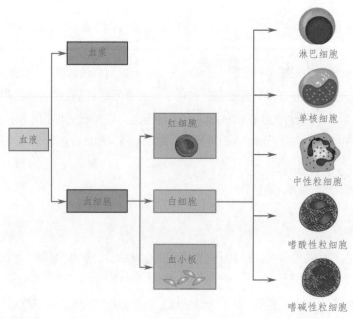

图 3-1　血细胞组成示意图

不同，可将血细胞与血浆分开。可见比容管上部为淡黄色透明液体为血浆，约占总容积的 50% ~ 60%，其下部为不透明深红色血柱即红细胞，在两者之间紧贴红细胞平面上有一薄层灰白色不透明的白细胞和血小板。血细胞在全血中所占的容积百分比，称为血细胞比容（hematocrit value）（图 3-2）。由于血液中的有形成分主要是红细胞，而白细胞和血小板仅占总容积的 0.15% ~ 1%，因血细胞比容可反映血液中红细胞的相对含量，也称为红细胞比容。正常成年男性为 40% ~ 50%，女性为 37% ~ 48%，新生儿约为 55%。红细胞在心血管系统中分布不均，大血管中的血细胞比容略高于微血管。贫血病人由于红细胞数量减少，血细胞比容会降低；严重腹泻或大面积烧伤时，体液中水分丧失使血浆量减少，血细胞比容会增高。

（二）血浆

血浆是含有多种溶质的水溶液，其中水约占 91% ~ 92%，溶质约占 8% ~ 9%。

1. 水　水作为溶剂参与各种化学反应，是细胞新陈代谢的必要成分；水能维持机体的循环血量和渗透压平衡；另外，血液中的水比热大，能吸收体内产生的大量热量，并通过血液流动，将机体深部热量带到体表散发，利于维持体温的相对恒定。

2. 溶质　溶质中主要成分为多种电解质、血浆蛋白、非蛋白有机物以及气体等。

（1）电解质：血浆中的电解质主要是由以离子形式存在的无机盐组成，其中阳离子主要为 Na^+ 及少量的 K^+、Ca^{2+} 和 Mg^{2+} 等，阴离子主要为 Cl^- 及少量的 HCO_3^-、HPO_4^{2-} 和 SO_4^{2-} 等。电解质具有参与维持机体渗透压和酸碱平衡以及保持组织兴奋性等功能。由于多种电解质、小分子有机物和水都易透过毛细血管壁和组织中的物质进行交换，所以血浆中电解质含量与组织液相近，因此，临床检测血液中各种电解质含量，可反映组织液中这些物质的浓度。

（2）血浆蛋白：血浆蛋白（plasma protein）是血浆中多种蛋白的总称。用盐析法可将血浆蛋白分为白蛋白（albumin）、球蛋白（globulin）和纤维蛋白原（fibrinogen）三类。用电泳法可将球蛋白进一步分为 α_1- 球蛋白、α_2- 球蛋白、β- 球蛋白和 γ- 球蛋白。正常成人血浆蛋白含量为 65 ~ 85g/L，其中白蛋白为 40 ~ 48g/L，球蛋白为 15 ~ 30g/L，纤维蛋白原为 2 ~ 4g/L，白蛋白 / 球蛋白比值为（1.5 ~ 2.5）：1。白蛋白和大多数球蛋白主要由肝脏合成，所以肝功能异常可导致白蛋白 / 球蛋白比值下降。血浆蛋白的主要功能是参与血浆胶体渗透压的形成，可保持部分水于血管内；作为载体

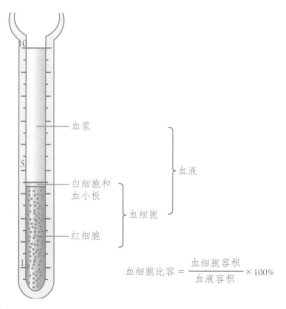

图 3-2　血细胞比容示意图

协助运输激素、脂质、离子和维生素等低分子物质；参与血液凝固、抗凝和纤溶等生理过程；维持甲状腺激素、肾上腺皮质激素等激素在血浆中相对较长的半衰期；抵御病原微生物的入侵和发挥营养功能等。

（3）其他成分：血浆中含有非蛋白含氮化合物（non-protein nitrogen，NPN），是蛋白质和核酸的代谢产物，如尿素、尿酸、肌酐、肌酸、氨基酸、多肽、氨和胆红素等，正常人血浆中 NPN 含量为 0.2～0.4g/L，其中主要为尿素氮（blood urea nitrogen，BUN），正常为 0.08～0.2g/L，由于这些物质主要由肾脏排泄，因此测定非蛋白氮可了解体内蛋白质代谢水平和肾脏的排泄功能。血浆中还含有不含氮的有机物，如葡萄糖、脂类、酮体、乳酸、激素和维生素等，这些物质可供机体的能量消耗或调节机体正常生命活动所需。另外，血浆中含有一定的气体，主要是 O_2 和 CO_2，与细胞呼吸和物质代谢有关。血浆的主要成分及正常值见表 3-1。

表 3-1 血浆的主要成分及正常值

成分	正常均值	成分	正常均值
水（91%～92%）		蛋白质（6%～8%）	
电解质（<1%）		白蛋白	45g/L
Na^+	142mmol/L	球蛋白	25g/L
K^+	4.3mmol/L	纤维蛋白原	3g/L
Ca^{2+}	2.5mmol/L	营养物质	
Mg^{2+}	1.1mmol/L	葡萄糖	100mg/100ml
Cl^-	104mmol/L	氨基酸	40mg/100ml
HCO_3^-	24mmol/L	磷脂	500mg/100ml
HPO_4^{2-} / $H_2PO_4^-$	2mmol/L	胆固醇	150～250mg/100ml
SO_4^{2-}	0.5mmol/L	代谢产物	
气体		非蛋白氮	0.3g/L
O_2	0.1mmol/L	尿素	0.14g/L
CO_2	1mmol/L	肌酐	0.014g/L
N_2	0.5mmol/L		

血液中的一些成分在进食和运动后可发生变动，故采血化验时应在空腹安静条件下进行。另外，血液成分的正常值常因测定方法不同而有差异，应予以注意。

血液的组成概括如下（图 3-3）：

二、血　量

血量（blood volume）是指全身血液的总量。正常成人血液总量约占体重的 7%～8%，即每公斤体重 70～80ml 血液。血量与年龄、性别和机能状态等有关，如新生儿较高，相同身高成年女性较成年男性低 1/5 左右，妊娠开始后每月的血浆量约增加 100ml。体内大部分血液在心血管系统中快速循环流动，称为循环血量；小部分血液滞留在肝、肺、腹腔静脉及皮下静脉丛内，流动很慢，称为储存血量。在剧烈运动、情绪激动或大失血等紧急情况时，储存血量可被动员出来，以

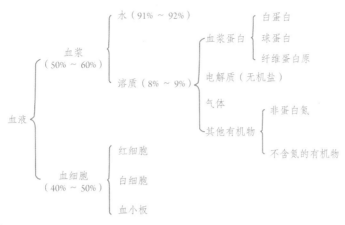

图 3-3　血液的组成

补充循环血量。

生理情况下，在神经和体液的调节下，人体内血量保持相对恒定。足够的血量是维持正常血压和各组织、器官正常血液供应的必要条件。血量不足将导致血压下降、血流减慢和组织细胞缺血，最终引起组织细胞或器官的代谢障碍。通常成人一次失血在 500ml 以下，即不超过血液总量的 10%，通过心血管系统的调节及储存血量动员等机体的代偿作用，血量和血液的主要成分能很快恢复到正常水平。如水和电解质可由组织液回流加速，在 1 ~ 2 小时恢复；血浆蛋白可由肝脏加速合成，在 24 小时左右恢复；红细胞由于骨髓造血功能增强，在一个月内恢复到正常水平。因此，少量失血无明显临床症状，正常人一次献血 200 ~ 300ml，对其身体没有损伤。中等失血即一次失血约 1000ml，达全身血量的 20%，人体功能难以通过代偿恢复正常，将会出现血压下降、脉搏加快、四肢冰冷、眩晕、恶心和乏力等现象，严重时出现昏迷，需要输血和输液等处理。大失血即失血量达血液总量的 30% 以上，如不及时抢救，可危及生命。

三、血液的理化特性

（一）血液的颜色

血液的颜色取决于红细胞内血红蛋白的颜色。动脉血中含氧合血红蛋白较多，呈鲜红色；静脉血中含还原血红蛋白较多，呈暗红色。空腹时血浆清澈透明，进餐后，尤其是摄入较多的脂类物质，血浆中悬浮较多脂质微粒而变浑浊。临床进行血液检测，应空腹采血，避免食物对检测结果的影响。

（二）血液的比重

正常人全血比重为 1.050 ~ 1.060，其高低主要取决于红细胞的数量，红细胞越多则比重越大。血浆比重为 1.025 ~ 1.030，主要取决于血浆蛋白的含量。红细胞比重为 1.090 ~ 1.092，与红细胞内血红蛋白的含量成正比。测定全血和血浆蛋白的比重可间接估算红细胞或血浆蛋白的含量，利用红细胞和血浆比重的差异，可进行血细胞比容测定以及红细胞与血浆的分离。

（三）血液的黏度

液体的黏度（viscosity）来源于液体内部分子或颗粒间的摩擦力。血液含有血细胞和一些大分子物质，因此，血液在血管内流动时，有较大的阻滞特性，这称为血液或血浆的黏度。血液的黏度通常用与水相比的相对黏度来表示，如果以水的黏度为 1，则全血的黏度为 4 ~ 5，血浆为 1.6 ~

2.4（温度为37℃时）。当温度不变时，全血的黏度主要取决于血细胞比容的高低，还受血流切率的影响。血浆的黏度主要取决于血浆蛋白的含量。血液的黏度是形成血流阻力的重要因素之一。当血液浓缩黏度升高时，血流阻力增大，使血流速度减慢，易引起血管内凝血和血压升高，从而影响血液循环。如大面积烧伤的病人血液中水分大量渗出血管，血液浓缩，黏度增高。水和血浆等液体的黏度不随切率的改变而变化，称为牛顿液体（Newtonian fluid）。全血为非牛顿液体，其黏度与切率呈反变关系，即在低切率条件下，血液的黏度较大。

（四）血浆渗透压

1. 渗透压的概念　渗透压（osmotic pressure）是指溶液所具有的吸引和保留水分子的能力。将不同浓度的同一类溶液用半透膜隔开，水分子将会通过半透膜从低浓度溶液向高浓度溶液中扩散，这种现象称为渗透现象。这样将使高浓度一侧的液面升高，两侧液面所能达到的最大差值就是两侧溶液的渗透压之差（图3-4）。溶液渗透压的大小与溶液中所含溶质颗粒数目成正比，而与溶质颗粒的种类和大小无关。溶液的浓度越高，即单位容积中所含的溶质颗粒越多，其渗透压越大，通过半透膜吸引水分子的力量就越大。通常以渗透克分子（osmole，Osm）作为渗透压的单位，1渗透克分子（1Osm）为1L溶液中含有 6.02×10^{23} 个颗粒。由于体液的溶质浓度较低，故医学上用其千分之一，即毫渗透克分子（mOsm）来表示，简称毫渗。

2. 血浆渗透压的组成及正常值　血浆渗透压主要来自溶解于其中的晶体物质和胶体物质。血浆中的小分子晶体物质如无机盐、葡萄糖和尿素等形成的渗透压称为血浆晶体渗透压（crystal osmotic pressure），其中80%来自 Na^+ 和 Cl^-。这类物质颗粒小，数量多，形成的渗透压大，故血浆晶体渗透压是构成血浆渗透压的主体。血浆中大分子有机物主要为血浆蛋白所形成的渗透压，称为血浆胶体渗透压（colloid osmotic pressure）。血浆蛋白颗粒大，数量少，形成的渗透压小。人体正常血浆渗透压约为300mOsm/L，相当于5800 mmHg（770kPa），其中胶体渗透压仅为1.5mOsm/L，相当于25 mmHg（3.3kPa）。在血浆蛋白中白蛋白分子量小，其单位体积中的分子数远多于球蛋白和纤维蛋白原，故血浆胶体渗透压75%～80%来自白蛋白，若血浆中白蛋白数量减少，即使其他蛋白增加而蛋白总数保持不变，血浆胶体渗透压也将明显降低。

3. 血浆渗透压的作用

（1）血浆晶体渗透压：正常人体内细胞膜为半透膜，可允许水自由通过而不允许晶体物质自由通过。血浆晶体渗透压维持细胞内外水交换的动态平衡，从而保持细胞的正常形态与体积。如因某种原因使血浆晶体渗透压升高，细胞内外的水平衡被打破，将引起细胞脱水和皱缩；反之，

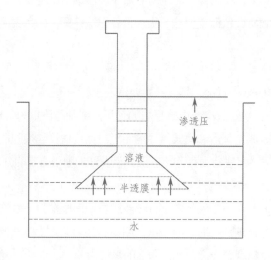

图3-4　渗透作用示意图

将引起细胞水肿，甚至破裂。血浆中晶体物质可自由通过毛细血管壁，使血浆和组织液中的晶体物质的浓度和种类几乎相同，它们所形成的晶体渗透压也基本相等。

（2）血浆胶体渗透压：血浆蛋白分子量大，不易通过毛细血管壁，所以血管内外的胶体渗透压差异较大（血管内为 25mmHg，组织液为 15mmHg），这种差异是组织液中水分子进入毛细血管的主要动力。血浆胶体渗透压虽然较低，但在维持毛细血管内外水的平衡和正常的血浆容量中起着十分重要的作用。临床上，如肾病综合征和肝硬化等疾病使血浆蛋白减少，尤其是白蛋白减少时，血浆胶体渗透压降低，毛细血管滤出液体增多，致使大量水分进入组织间隙，形成水肿。

在临床和生理实验中常用的溶液的渗透压与血浆渗透压相等，这类溶液称为等渗溶液（isosmotic solution），如 0.85% 的 NaCl 溶液（又称生理盐水）和 5% 的葡萄糖溶液等。高于血浆渗透压的溶液，称为高渗溶液，而低于血浆渗透压的溶液称为低渗溶液。因此，在临床上给病人输液时，一般应输入与血浆渗透压相等的溶液。红细胞悬浮于其中可保持正常的形态和大小。但并不是所有的等渗溶液都能够使悬浮于其中的红细胞保持正常形态和大小，如 1.9% 的尿素溶液虽然与血浆等渗，但是由于尿素可以自由通过红细胞膜，借助浓度梯度进入红细胞内，导致红细胞内渗透压增高，水进入细胞，使红细胞肿胀破裂而发生溶血。特殊情况需输入高渗或低渗溶液时，输入的量不宜过多，以免影响机体正常功能。能够使悬浮于其中的红细胞保持正常形态和大小的溶液称为等张溶液（isotonic solution）。等张溶液是不能自由通过细胞膜的溶质所形成的等渗溶液。0.85% 的 NaCl 溶液既是等渗溶液，也是等张溶液；1.9% 的尿素溶液虽然是等渗溶液，却不是等张溶液。

（五）血浆的酸碱度

正常人血浆的 pH7.35～7.45，波动范围极小。血浆 pH 低于 7.35 时为酸中毒，高于 7.45 时为碱中毒。酸中毒或碱中毒都会影响机体的正常功能活动，血浆 pH 低于 6.9 或高于 7.8 时都将危及生命。血浆 pH 的相对恒定有赖于血浆和红细胞中含有对酸碱物质具有缓冲功能的缓冲对以及肺和肾功能的不断调节。血浆中主要的缓冲对有 $NaHCO_3/H_2CO_3$，通常其比值约为 20。血浆中还有其他缓冲对，如蛋白质钠盐／蛋白质、Na_2HPO_4/NaH_2PO_4。红细胞中有血红蛋白钾盐／血红蛋白、氧合血红蛋白钾盐／氧合血红蛋白、K_2HPO_4/KH_2PO_4 和 $KHCO_3/H_2CO_3$ 等。当酸性或碱性物质进入血液时，血液中的缓冲物质可有效地缓冲血浆 pH 改变，具有正常功能的肺和肾可排出体内过多的酸或碱，使血浆 pH 波动范围极小，从而维持细胞的正常功能。

四、骨　髓

骨髓（bone marrow）位于骨髓腔中，分为红骨髓和黄骨髓。骨髓是人类有效的造血场所。成人的红骨髓和黄骨髓约各占一半。约从 5 岁始，长骨干的髓腔内出现脂肪组织，随年龄增长而增多，称为黄骨髓。黄骨髓尚保留少量幼稚血细胞，有造血潜能，当机体需要时可转变为红骨髓。胎儿及婴幼儿时期的骨髓都是红骨髓，红骨髓是造血组织，出生后逐渐退化，至青春后期它仅分布在扁骨、不规则骨和长骨骺端的松质骨中。红骨髓主要由造血组织和血窦构成。造血组织是由网状组织、造血细胞和基质细胞组成。血窦为管腔大和形状不规则的毛细血管，内皮细胞间隙较大，内皮基膜不完整，呈断续状，有利于成熟血细胞进入血液。幼稚红细胞常位于血窦附近，成群嵌附在巨噬细胞表面，构成幼红细胞岛，随着细胞的发育成熟穿过血窦内皮，脱去胞核成为网织红细胞。幼稚粒细胞多远离血窦，当发育至晚幼粒细胞具有运动能力时，以变形运动接近并穿入血窦。巨核细胞常紧靠血窦内皮间隙，将胞质突起伸入窦腔，脱落形成血小板。这种分布状况表明造血组织的不同部位具有不同的微环境造血诱导作用。在老年人体内，脂肪可由凝胶样变为黏液样物质，成为白骨髓。

五、淋巴组织

淋巴组织（lymphoid tissue）是以网状组织为基础，网孔中充满大量的淋巴细胞、巨噬细胞和浆细胞等。淋巴也叫淋巴液，是在淋巴管系统内流动的无色透明液体，内含淋巴细胞，由组织液渗入淋巴管后形成。淋巴器官分为初级淋巴器官和次级淋巴器官。初级淋巴器官是淋巴细胞由祖细胞发育成功能性和成熟性淋巴细胞的场所。初级淋巴器官包括骨髓和胸腺，骨髓是所有淋巴祖细胞产生的场所并且是 B 细胞分化成熟的场所；骨髓来源的祖细胞在胸腺分化为成熟 T 细胞。胸腺是胸腺依赖性淋巴细胞即 T 细胞的发育场所。T 细胞在胸腺获得特异性抗原受体，应对将要受到的抗原刺激。T 细胞发育成熟后被胸腺释放，在血液中循环，并流经初级淋巴组织。

次级淋巴器官是淋巴细胞相互作用，并对抗原产生免疫应答的场所，包括脾、淋巴结和黏膜相关淋巴组织（mucosal-associated lymphoid tissue，MALT）。脾是血源性抗原发生免疫应答的主要场所。脾的红髓中含有巨噬细胞，以非特异性免疫方式清除血液中的外来物质和衰老的红细胞。淋巴结是抗原滤过网的一部分，抗原来自间质的组织液和从外周传递至胸导管的淋巴液。淋巴结是组织抗原免疫应答的主要场所。MALT 是消化道、呼吸道及泌尿生殖道的集合淋巴组织或其黏膜表面淋巴细胞及辅佐细胞的统称，抵御由黏膜表面入侵的病原微生物。

六、血液的免疫学特性

由于各类白细胞也是免疫细胞，血浆中各种 γ- 球蛋白也是免疫分子，淋巴组织既属于血液系统也属于免疫系统，因此血液系统与免疫系统密不可分，两者互为交叉。机体依赖免疫系统抵御细菌、病毒、真菌和寄生虫等病原生物的入侵，同时抵御各种社会应激刺激对机体的损伤作用。免疫系统还能通过清除体内衰老和损伤的细胞发挥免疫自稳功能，通过识别和清除体内突变细胞发挥免疫监视功能。免疫系统由免疫器官、免疫细胞和免疫分子组成，分为固有免疫和获得性免疫。

（一）固有免疫

固有免疫（innate immunity）是指生物体在长期的种系发育和进化过程中逐渐建立的一种防御功能，由遗传获得，不针对某一类抗原，又称非特异性免疫（nonspecific immunity）。固有免疫是机体的第一道防线，启动和参与获得性免疫应答。非特异性免疫功能是由固有免疫细胞及固有免疫分子完成。固有免疫细胞包括吞噬细胞（如中性粒细胞和单核 – 巨噬细胞系统）、树突状细胞（dendritic cell，DC）、自然杀伤细胞（natural killer，NK）、自然杀伤 T 细胞、γδT 细胞和 B1 细胞等。巨噬细胞由单核细胞自血液进入组织后发育而成，构成机体的单核 – 巨噬细胞系统。当细菌入侵时，骨髓生成大量的中性粒细胞和单核细胞，通过血液循环到达入侵部位，中性粒细胞和单核细胞相继穿透毛细血管壁，游走到入侵局部，识别、吞噬并杀灭细菌，单核细胞发育为巨噬细胞后具有吞噬能力，进行抗原呈递，激活 T 淋巴细胞。NK 细胞能非特异性地杀伤肿瘤细胞和被病毒及胞内病原体感染的靶细胞。补体是人或动物正常新鲜血清和组织液中存在的一组与免疫有关、且具有酶活性的球蛋白，可被细菌脂多糖或抗原—抗体复合物等激活物激活。激活的补体可导致细胞和细菌溶解。吞噬细胞表面有补体激活产物的受体，补体的激活产物能与细菌结合，然后结合到吞噬细胞上，可促进吞噬细胞的吞噬（补体的调理作用）。DC 是功能最强的抗原提呈细胞，能摄取、加工、处理并呈递抗原，进而激活初始 T 细胞。法国科学家 Hoffmann JA 因发现 DC 及其在获得性免疫调控中的作用而获得 2011 年诺贝尔生理学或医学奖。

（二）获得性免疫

获得性免疫（acquired immunity）是指个体出生后与抗原物质接触产生或接受免疫效应因子后获得，与某种抗原物质发生特异性反应的防御功能，又称特异性免疫（specific immunity）。获得性免疫通过免疫系统产生针对某种抗原的特异性抗体，称为体液免疫（humoral immunity）；或者活化淋巴细胞而攻击破坏入侵病原生物或毒素，称为细胞免疫（cellular immunity）。获得性免疫主要依赖特异性免疫细胞包括 T 淋巴细胞和 B 淋巴细胞的参与。抗体是由 B 细胞发育而来的浆细胞产生的能与抗原进行特异性结合的免疫球蛋白（immunoglobulin, Ig）。Ig 按其重链结构可分为 IgM、IgG、IgA、IgD 和 IgE 五类。抗体结合侵入机体的病毒或细菌，降低其毒性。抗体与病原体结合后暴露出 Fc 部位，可与吞噬细胞表面的 Fc 受体结合而促进吞噬细胞对病原体的吞噬，这称为免疫的调理作用；抗体与靶细胞上的抗原结合后还可激活补体，在靶细胞膜上形成小孔而导致病原体细胞溶解；与靶细胞上的抗原结合的抗体也可增强中性粒细胞、单核细胞、巨噬细胞和 NK 细胞对靶细胞的杀伤作用，此称为抗体依赖细胞介导的细胞毒性作用（antibody dependent cell-mediated cytotoxicity, ADCC）。B 淋巴细胞通过分化为具有抗原特异性的浆细胞产生抗体引起体液免疫。T 淋巴细胞通过分泌细胞因子和形成活化效应的淋巴细胞引起细胞免疫。

另外，血液中的嗜碱性粒细胞和嗜酸性粒细胞分别与机体的超敏反应的发生和调控有关。红细胞也与机体的免疫反应有关。红细胞表面有补体受体，能黏附免疫复合物，将其带到肝和脾，使免疫复合物被巨噬细胞吞噬，从而能清除病理性循环免疫复合物。近年来研究发现，由于各种致病因素引起血-脑屏障通透性增强，血液内的相关免疫-炎性因子进入脑内，参与多种脑部疾病，包括抑郁症、老年痴呆和帕金森病的发病过程。免疫应答是双刃剑，也可导致多种免疫相关疾病的发生。越来越多的研究证实，血液的免疫学特性不仅参与维持机体正常生理功能，而且也参与病理改变过程。

第三节　血细胞生理

一、血细胞的生成

血细胞的生成是指各种血细胞在适宜的环境中不断生成、发育和成熟的过程，又称为造血（hemopoiesis）过程。血细胞有其正常生命周期，当各种血细胞完成其生理使命后，便不断地走向衰老和死亡，同时又有大量新生细胞补充。有序的造血过程保证各种血细胞的代谢和更新正常进行，维持它们的数量和功能的相对稳定。

（一）血细胞生成的部位

随着个体发育过程的变化，造血中心发生着变迁：胚胎发育早期在卵黄囊造血；从胚胎第二个月开始，由肝和脾造血；胚胎发育到第四个月以后，肝和脾的造血功能逐渐减弱，骨髓开始造血并逐渐增强；到婴儿出生时，几乎完全依靠骨髓造血；到 4 岁以后，骨髓腔的增长速度超过造血细胞增加的速度，脂肪组织逐渐填充骨髓腔；到 18 岁左右，造血部位主要位于脊椎骨、髂骨、肋骨、胸骨、颅骨和长骨近端骨骺处，这些部位可以保证机体功能需要（图3-5）。正常成年人的各种血细胞均起源于骨髓，除T淋巴细胞（在胸腺组织）外均在骨髓中发育成熟。在疾病或骨髓代偿功能不足时，肝、脾和淋巴结可恢复胚胎时期的造血功能称为髓外造血（extramedullary hemopoiesis）。成人出现髓外造血是造血功能紊乱的表现。

（二）血细胞生成的过程

各类血细胞均起源于造血干细胞。血细胞发生过程分为造血干细胞（hemopoiesis stem cells）、定向祖细胞（committed progenitors）和可辨认的前体细胞（precursors）三个阶段。

造血干细胞来源于发育中的胚胎，受精卵数次分裂开始分化为胚胎和胚外结构，胚外结构内层分化为最早的造血干细胞，从妊娠9～12周开始，肝脏的造血干细胞经血液循环迁徙，停留于骨髓中。成人的造血干细胞主要存在于扁平骨的红骨髓中，除了骨髓外，正常人体外周血中也有着极其少量的造血干细胞。此外，足月的胎儿在分娩时，造血干细胞还处于从胎肝向骨髓转移的过程中，因此在脐血中会含有一定量的造血干细胞。造血干细胞具有自我复制能力、多向分化能力和很强的增殖潜能等特性。通过自我复制可保持自身数量的相对稳定，通过多向分化可形成各系定向祖细胞。体内造血过程中细胞数量的增加是依赖于祖细胞数量的扩增。造血干细胞在分化过程中首先形成两种干细胞：一种是髓系干细胞，由此进一步分化为红系祖细胞、粒-单系祖细胞和巨核系祖细胞，再进一步分化为红细胞、粒细胞和血小板；另一种是淋巴系干细胞，由此分化成T和B淋巴祖细胞，再进一步分化成各类淋巴细胞。在生理情况下，90%～99.5%的造血干细胞处于不进行分裂的相对静止状态（G_0期），一旦机体需要，可有更多的造血干细胞从G_0期进入分裂期。因此，造血干细胞具有很强的增殖潜能。另一方面，处于静止状态的干细胞可修复有丝分裂中发生轻微点突变的基因，避免发展为不可逆的多基因突变。定向祖细胞的自我复制和更新能力降低，逐步限制了多向分化能力，它们只能向有限的方向或一个方向分化，在调节因子的作用下，进行有限的细胞增殖，进一步发育和成熟。将各系列的定向祖细胞在体外培养，可形成相应的血细胞集落，称为集落形成单位（colony forming unit，CFU）。根据分化方向将定向祖细胞分为红系祖细胞（CFU-E）、粒-单核系祖细胞（CFU-GM）、巨核系祖细胞（CFU-MK）和TB淋巴系祖细胞（CFU-TB）。由于定向祖细胞的分化与增殖同步进行，因此，定向祖细胞不是单一的群体，其生物学特性不完全相同。在前体细胞阶段，造血细胞已经发育成形态学上可以辨认的各系幼稚细胞，这些细胞进一步分化、发育和成熟，成为具有特殊功能的各类终末血细胞，有规律地释放进入血液循环（图3-6）。

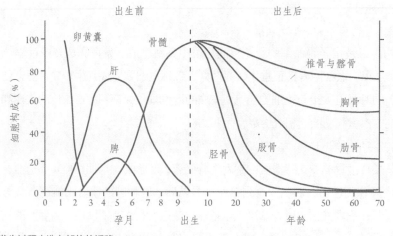

图3-5 个体发生过程中造血部位的迁移

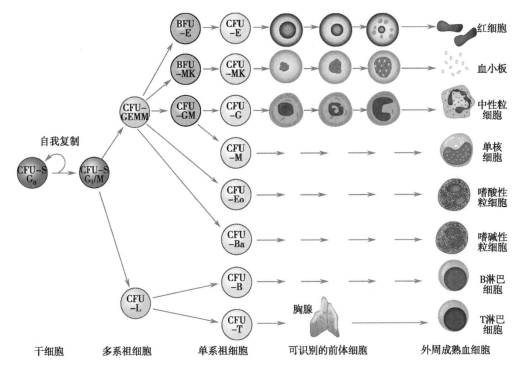

图 3-6a　血细胞生成模式图 1

注：CFU-S：脾集落形成单位；CFU-GEMM：粒红巨核巨噬系集落形成单位；BFU-E 红系爆式集落形成单位；CFU-E：红系集落形成单位；BFU-MK：巨核系爆式集落形成单位；CFU-MK：巨核系集落形成单位；CFU-GM：粒单系集落形成单位；CFU-G：粒系集落形成单位；CFU-M：巨噬系集落形成单位；CFU-Eo：嗜酸系集落形成单位；CFUBa：嗜碱系集落形成单位；CFU-L：淋巴系集落形成单位；CFU-B：B 淋巴细胞集落形成单位；CFU-T：T 淋巴细胞集落形成单位；G_0：G_0 期；G_1/M：G_1 期 /M 期

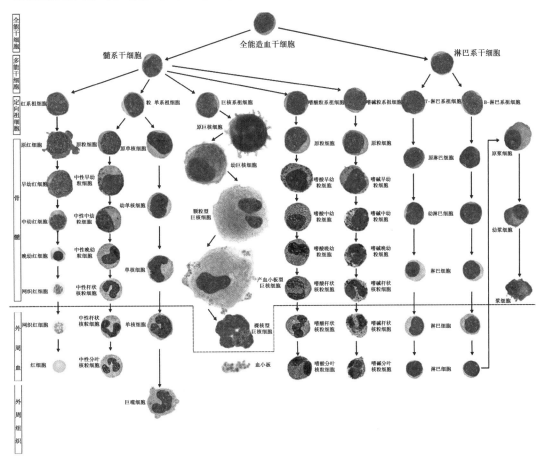

图 3-6b　血细胞生成模式图 2

骨髓以外的成年组织中都存在具有多向分化潜能的细胞，称为成体干细胞（adult stem cell）。造血干细胞是目前研究最为清楚的成体干细胞。此外，在骨髓中还存在间充质干细胞（mesenchymal stem cell）。间充质干细胞是一类非造血成体干细胞，在适当条件下可分化为脂肪、骨、软骨、血管内皮和成纤维细胞等各种结缔组织细胞。成体干细胞可以跨系、跨胚层分化为其他类型组织细胞。例如骨髓来源的干细胞在特定环境中可向肝脏、胰腺、肌肉及神经细胞分化，又称为"干细胞的可塑性"，为临床疾病的治疗提供新思路。

造血干细胞是体内各种血细胞的唯一来源，某些物理因素、化学因素和生物因素可损伤造血干细胞。临床上可通过骨髓移植、脐血干细胞移植和外周血干细胞移植等技术将正常人的造血干细胞移植到因患有血液系统疾病、先天性遗传性疾病以及恶性肿瘤等引起造血功能低下的病人体内，可在受者体内重建造血和免疫功能。造血干细胞也是基因治疗中用作基因转染的理想靶细胞。造血干细胞具有自我更新能力，能在体内长期存在，若将目的基因导入造血干细胞，有可能在体内长期表达，使病人终身受益。虽然祖细胞的寿命有限，不能在体内长期重建造血，但分化为成熟细胞的过程比干细胞短，祖细胞移植后能比干细胞更早地改善外周血象。

由于造血干细胞来源有限，也有采用通过增加自身外周血中干细胞数量来进行自体外周血干细胞移植的。生理情况下，骨髓可释放少量造血干细胞进入外周血液中，但外周血液中造血干细胞的数量只有骨髓浓度的 1% 左右。若采用适当方法，如给予粒细胞刺激因子（G-CSF）将骨髓中造血干细胞动员释放到外周血，可使外周血中造血干细胞的含量提高数十倍甚至百倍，此时在外周血中可获得足够数量的造血干细胞进行外周血干细胞移植。干细胞移植后的病人免疫力低下，感染机会增加，所以做好术前和术后相关护理工作非常关键。

（三）造血微环境

在正常人体内，造血干细胞定居、增殖、分化和成熟仅局限于造血组织，主要位于骨髓，但也有少量的造血干细胞进入外周血液。造血过程以及各级血细胞在造血组织生存的环境称为造血微环境（hemopoietic microenvironment）（图3-7）。造血微环境包括造血器官中的基质细胞、基质细胞分泌的细胞外基质和各种调节因子，以及进入造血组织的神经和血管。正常的造血微环境在血细胞发生的全过程中起着调控、诱导和支持的作用。基质细胞指骨髓中的网状细胞、内皮细胞、成纤维细胞、巨噬细胞和脂肪细胞。这些细胞产生细胞因子，调节造血干细胞的增殖与分化，为

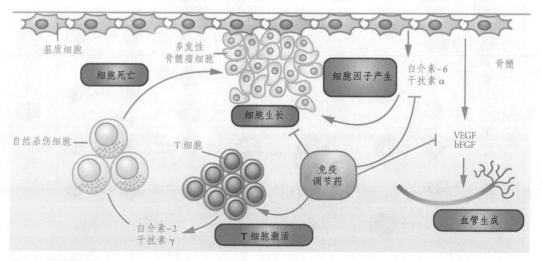

图3-7 造血微环境

注：VEGF：生长因子；bFGF：碱性成纤维细胞生长因子

造血干细胞提供营养和黏附的场所。细胞外基质是指骨髓中的胶原、蛋白多糖和糖蛋白。胶原形成支架，构筑造血空间。蛋白多糖黏附于细胞表面，选择性结合细胞因子。糖蛋白促进细胞黏附，控制细胞移动。造血干细胞经静脉输入能很快归巢（homing）至骨髓，也与其表达各种黏附蛋白有关。各种引起造血微环境缺陷的因素均可导致机体造血功能异常。

○ **知识拓展**　　　　干细胞

　　　　干细胞（stem cell）是一类具有自我更新能力和多向分化潜能的原始未分化细胞。根据干细胞所处发育阶段，分为胚胎干细胞和成体干细胞。根据干细胞的分化能力，可分为全能干细胞、多能干细胞和单能干细胞。

　　　　1957 年，E. Donnall Thomas 首次进行人类骨髓移植手术；2012 年，山中伸弥利用外源导入基因等方式制备诱导多能干细胞，两位科学家均获得诺贝尔生理学或医学奖。

　　　　干细胞具有再生成各种组织、器官和人体的潜能，其临床应用广泛。造血干细胞移植可用于白血病和各种恶性肿瘤放化疗后的治疗；神经干细胞移植有望治愈帕金森病、老年性痴呆、脑瘫和自闭症；自体干细胞可避免异体移植的免疫排斥反应；干细胞还应用治疗免疫性疾病，包括哮喘、肾病和类风湿性关节炎等。

二、与造血功能异常相关的疾病

（一）干细胞增殖分化障碍

再生障碍性贫血（aplastic anemia，AA）是多种病因导致的骨髓造血功能衰竭综合征，主要表现为骨髓造血功能低下、全血细胞减少、贫血、出血和感染。纯红细胞再生障碍贫血（pure red cell anemia，PRCA）简称纯红再障，是一种比较少见的贫血；其特点是贫血显著，白细胞和血小板正常。骨髓中红细胞系统极度减少，而粒细胞和巨核细胞系统增生正常。先天性红细胞生成异常性贫血（congenital dyserythropoietic anemia，CDA）是一类遗传性红系干祖细胞良性克隆异常所致的、以红系无效造血和形态异常为特征的难治性贫血。造血系统恶性克隆性疾病是造血干祖细胞发生了质的异常，包括骨髓增生异常综合征及各类造血系统肿瘤性疾病，如白血病。

（二）造血微环境异常所致贫血

骨髓基质和基质细胞受损所致贫血，包括骨髓坏死、骨髓纤维化、骨髓硬化症、髓外肿瘤性疾病的骨髓转移以及各种感染或非感染性骨髓炎，均可因损伤骨髓基质和基质细胞，引起造血微环境异常而影响血细胞生成。造血因子如促红细胞生成素（erythropoietin，EPO）对红细胞的生成具有调节作用，水平异常导致红细胞数量异常。

（三）造血原料不足或利用障碍所致贫血

造血原料是造血细胞增殖、分化、代谢所必需的物质，包括蛋白质、脂类、维生素（叶酸和维生素 B 等）和微量元素（铁、铜和锌等）。叶酸或维生素 B 缺乏或利用障碍可引起巨幼细胞贫血。缺铁和铁利用障碍影响血红素合成，引起缺铁性贫血，表现为红细胞形态变小，中央淡染区扩大，为小细胞低色素性贫血。

（四）与造血功能相关的髓系肿瘤和淋巴系肿瘤

白细胞疾病是血液系统疾病中种类最多的一组疾病。按照疾病受累细胞来源的不同，可分为髓系肿瘤和淋巴系肿瘤；按照疾病良和恶性程度，可分为恶性疾病及非恶性疾病两大类。

○ 知识拓展　　　　脐带血

脐带血是指胎儿娩出后从脐静脉抽出的胎盘血，内含丰富的造血干细胞，是除骨髓外造血干细胞的另一来源，由于它比骨髓易于得到而便于应用。

目前，脐带血已经应用于临床治疗多种恶性和非恶性的血液疾病、肿瘤、遗传和免疫系统等疾病。此外，脐带血中还含有多种非造血性的干细胞和前体细胞，如间充质干细胞和非限制性体干细胞等，这些干细胞可能会在未来的细胞治疗和再生医学中发挥重要作用。自1988年法国 Gluckman 等人首次移植脐带血成功治疗贫血患儿以来，脐带血已得到广泛应用。造血干/祖细胞体外扩增技术的不断完善和干细胞治疗研究的进展促进了脐血库的建设。我国脐血库始建于1998年，目前在北京、天津、山东、广东和上海的脐血库已经提供临床移植应用。

三、红细胞生理

（一）红细胞的形态、数量和功能

1. 红细胞的形态和数量　人类正常成熟的红细胞为双凹圆碟形，直径为 $7 \sim 8\mu m$，周边最厚处的厚度约 $2.5\mu m$，中央最薄处约 $1\mu m$。正常成熟红细胞无细胞核和线粒体。我国成年男性红细胞数量为 $(4.0 \sim 5.5) \times 10^{12}/L$，平均为 $5.0 \times 10^{12}/L$；成年女性为 $(3.5 \sim 5.0) \times 10^{12}/L$，平均为 $4.2 \times 10^{12}/L$。新生儿的红细胞数可达 $(6.0 \sim 7.0) \times 10^{12}/L$，出生后数周逐渐下降，在儿童期低于成人，青春期后逐渐增加接近成人水平。红细胞内所含的蛋白质主要是血红蛋白（hemoglobin，Hb）。我国成年男性血红蛋白为 $120 \sim 160g/L$，女性为 $110 \sim 150g/L$，新生儿为 $170 \sim 200g/L$。正常人的红细胞数量不仅有性别和年龄差异，还可因生活环境和机体功能状态不同而有差异。如儿童低于成年人，但新生儿高于成年人；高原地区居民红细胞数量与血红蛋白含量均高于平原地区的居民；妊娠后期因血浆量增多而使红细胞数量和血红蛋白浓度相对减少。若红细胞数量和血红蛋白浓度低于正常，或其中一项明显低于正常，称为贫血（anemia）。贫血临床表现的病理生理基础是血液携氧能力的降低导致组织器官缺氧。疲乏困倦和活动耐力减退是贫血病人最早出现的症状。红细胞生成减少、红细胞破坏过多或失血过多都可引起贫血。

2. 红细胞的功能　红细胞主要功能是运输 O_2 和 CO_2。红细胞通过血红蛋白结合而携带 O_2 和 CO_2，比溶解于血浆中的 O_2 和 CO_2 分别多 65 倍和 18 倍。血红蛋白只有存在于红细胞内才具有携带 O_2 和 CO_2 的功能，当发生红细胞破裂，血红蛋白逸出，功能丧失，称为溶血（hemolysis）。另外，当血红蛋白与 CO 结合时，或其分子中所含的 Fe^{2+} 被氧化为 Fe^{3+} 时，其携带 O_2 的功能丧失。红细胞内含有多种缓冲对，对酸碱物质具有一定的缓冲作用，因此，在调节血液的酸碱平衡中发挥着重要的作用。红细胞还具有免疫功能，其表面的 I 型补体受体可以防止免疫复合物沉积于组织内而引起免疫性疾病。

成熟红细胞无线粒体，缺乏有氧氧化所需的酶类，糖酵解是其获得能量的唯一途径。红细胞从血浆中摄取葡萄糖，通过糖酵解产生 ATP，维持细胞膜上 Na^+ 泵的功能，从而保持红细胞的正常形态、体积和离子分布，以完成其正常功能。在临床上，使用血库中存放的血液应加入葡萄糖以满足红细胞能量代谢的需要；陈旧的血液由于糖酵解产生 ATP 减少，Na^+ 泵活性降低，使细胞外液中的 K^+ 浓度升高，因此血液检测时常会有血 K^+ 浓度升高。

红细胞的生理功能对于维持机体的正常生命活动极其重要，如果红细胞的数量、形态和功能等出现异常就会出现红细胞相关疾病，包括：①红细胞生成减少。造血细胞、骨髓造血微环境和造血原料的异常影响红细胞生成，可形成红细胞生成减少性贫血；②红细胞破坏过多。遗传等各种原因可导致红细胞结构和功能上的缺陷，均可引起红细胞破坏过多。溶血是红细胞遭到破坏，寿命缩短的过程；③红细胞丢失增加。急性失血性贫血（acute hemorrhagic anemia）是因外伤或疾病致血管破裂或凝血、止血障碍等原因使大量血液在短期内丢失，引起急性失血后的贫血。慢性失血性贫血往往合并缺铁性贫血。可分为出凝血性疾病，如特发性血小板减少性紫癜和血友病等所致和非出凝血性疾病，如外伤、肿瘤和结核等所致。

（二）红细胞的生理特性

1. 可塑变形性　正常红细胞在外力作用下具有变形的能力，这种特性称为可塑变形性（plastic deformation）。正常成年人红细胞的体积约为 $90\mu m^3$，表面积约为 $140\mu m^2$。若红细胞为等体积的球形，则其表面积仅约为 $100\mu m^2$。正常红细胞特有的双凹圆碟形使红细胞具有较大的表面积与体积之比，在外力作用下易于变形，当外力撤销后，变形的红细胞又可恢复正常的形态。这一特性有利于红细胞通过口径比红细胞直径小的毛细血管和血窦孔隙（图 3-8）。球形红细胞由于表面积与体积之比降低，其变形能力降低；衰老的红细胞膜的弹性降低，其变形能力也降低。另外，当血红蛋白变性或浓度过高时，可因红细胞内的黏度增加而降低其变形能力。遗传性球形红细胞增多症是一种红细胞膜异常的遗传性溶血性贫血，系染色体显性遗传，8 号染色体短臂缺失；病人红细胞膜骨架蛋白有异常，红细胞膜通透性增加，钠盐被动性流入细胞内，凹盘形细胞增厚，表面积减少接近球形，变形能力减退；其膜上 $Ca^{2+}-Mg^{2+}-ATP$ 酶受到抑制，钙沉积在膜上，使膜的柔韧性降低，这类球形细胞通过脾脏时极易发生溶血。

2. 悬浮稳定性　红细胞能较稳定地悬浮于血浆中而不易下沉的特性，称为红细胞的悬浮稳定性（suspension stability）。由于红细胞的表面积与体积的比值较大，其与血浆之间产生的摩擦力较大，阻碍了红细胞的下沉，所以红细胞具有悬浮稳定性。这种特性可用测定红细胞沉降率的方法测得。红细胞沉降率（erythrocyte sedimentation rate，ESR）即红细胞在血浆中下沉的速度，通常以红细胞在第一小时末下沉的距离来表示，简称血沉。将新采的静脉血经抗凝处理后，置于有刻度的血沉管内垂直静置，第一小时末管内血细胞下沉的毫米数即为血沉值。用魏氏法（Westergren）测

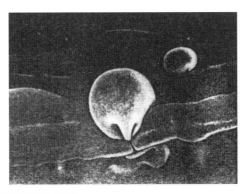

图 3-8　红细胞挤过脾窦的内皮细胞裂隙（大鼠）

定，正常成年男性第一小时末为 0～15mm，成年女性第一小时末为 0～20mm。沉降率越快，表示红细胞的悬浮稳定性越小。

血沉异常是诊断某些疾病的依据之一，如活动性肺结核、风湿热、肿瘤和贫血等疾病可出现红细胞悬浮稳定性降低，血沉加快；在某些生理状态下，血沉也可出现改变，如妇女在月经期和妊娠期血沉也可加快。血沉加快主要是由于红细胞彼此以凹面相贴聚集在一起，形成红细胞叠连（rouleaux formation），致使红细胞的总面积与总体积之比减小，使摩擦力减小。决定红细胞叠连的因素主要在于血浆成分的变化，而不在于红细胞本身。将正常人的红细胞置于血沉快者的血浆中，红细胞会发生叠连而使血沉加快；而将血沉增快者的红细胞置于正常人的血浆中，则红细胞沉降率正常。通常血浆中纤维蛋白原、球蛋白及胆固醇增高时，可加速红细胞叠连，血沉加快；而血浆白蛋白和磷脂增多时则抑制叠连发生，使血沉减慢。

3．渗透脆性 正常情况下红细胞内的渗透压与血浆渗透压基本相等。若将红细胞置于等渗溶液，如 0.9%NaCl 溶液中，其形态和大小可保持不变；在高渗溶液中，红细胞将因水分外渗而发生皱缩。若将红细胞置于 0.6%～0.8%NaCl 溶液中，水在渗透压差的作用下渗入细胞，红细胞由正常双凹圆碟形逐渐胀大，成为球形；在 0.42%～0.46%NaCl 溶液中，部分红细胞开始破裂溶血；在 0.32%～0.34%NaCl 溶液中，红细胞全部破裂溶血。这一现象表明红细胞对低渗盐溶液具有一定的抵抗力，这种抵抗力通常用渗透脆性来表示。红细胞的渗透脆性（osmotic fragility）是指红细胞在低渗盐溶液中发生膨胀、破裂和溶血的特性。渗透脆性愈大，表示其对低渗溶液的抵抗能力愈小。在正常情况下即使是同一个体的红细胞对低渗盐溶液抵抗力也不相同。例如衰老红细胞对低渗盐溶液的抵抗力小，即脆性大；而初成熟的红细胞对低渗溶液抵抗力大，即脆性小。红细胞渗透脆性有助于临床上某些疾病的诊断，如遗传性球形红细胞增多症的红细胞渗透脆性增大。另外，在 4℃保存时间超过 42 天的红细胞渗透脆性会增大，当周围溶液的渗透压稍降低时，红细胞将会发生破碎而被吞噬。因此，在临床上输血时应尽量用新鲜的血液，从而保证红细胞能发挥正常的功能。

红细胞并不是在各种物质的等渗溶液中均能保持正常的形态和大小。如将红细胞置于与血浆等渗的 1.9% 尿素溶液中时，会很快发生破裂溶血。这是因为尿素能自由通过红细胞膜，不能在溶液中保持与红细胞内相等的张力，导致红细胞内渗透压增高，水进入细胞，红细胞破裂而发生溶血。所谓张力，是指溶液中不能通过红细胞膜的溶质颗粒所产生的渗透压。临床上把能使悬浮于其中的红细胞保持正常形态和大小的溶液，称为等张溶液。等张溶液是不能自由通过细胞膜的溶质所形成的等渗溶液。1.9% 的尿素是等渗溶液，而不是等张溶液；0.85% 的 NaCl 溶液既是等渗溶液，也是等张溶液。

（三）红细胞的生成与破坏

1．红细胞的生成 红细胞不断生成和破坏以维持血液中红细胞数量的相对稳定。正常成年人每天生成约 2×10^{11} 个红细胞。成年人红骨髓是生成红细胞的唯一场所。在红骨髓内红细胞的生成是一个连续而又呈阶段性的过程：即由红骨髓造血干细胞分化为红系定向祖细胞，再经过原红细胞、早幼红细胞、中幼红细胞、晚幼红细胞及网织红细胞的阶段，最后成为成熟红细胞。从原红细胞到中幼红细胞阶段，经历 3～5 次有丝分裂，每次有丝分裂约持续一天。一个原红细胞可产生 8～32 个晚幼红细胞。晚幼红细胞不再分裂，细胞内血红蛋白含量已达正常水平，细胞核逐渐消失，成为网织红细胞，需 3～5 天。机体贫血时，细胞分裂加快，仅需 2 天。网织红细胞在脾内停留 1～2 天，发育成熟后进入血液循环。网织红细胞存在时间较短，在外周血液中仅占红细胞总数的 0.5%～1.5%，当骨髓造血功能增强时，释放入血的网织红细胞大量增加，临床上常通过测定循环血液中网织红细胞计数来了解骨髓的造血功能。红细胞的生成需要适宜的环境和原料以及一系列刺激红细胞分裂、分化和成熟的因子，其中任何因素异常都会引起红细胞生成障碍。如当机体受到放射线和抗癌药等作用时，严重损害骨髓造血干细胞和微环境，造成骨髓的造血功能减低或衰竭引起的贫血称为再生障碍性贫血。

（1）红细胞生成的原料：红细胞内主要成分是血红蛋白，合成血红蛋白的主要原料是铁和蛋白质，叶酸和维生素 B_{12} 是红细胞成熟所必需的辅酶物质。此外，红细胞生成还需要氨基酸、维生素 B_6、B_2、C、E 和微量元素铜、锰、钴和锌等。成人每天用于合成血红蛋白的铁约需要 20～30mg，95% 来自于体内铁的再利用，其中绝大部分是来自衰老的红细胞破坏后由血红蛋白分解释放出来的铁，每天约 25mg，这部分铁以铁蛋白形式贮存于肝、骨髓和巨噬细胞系统，可重复应用，故也称"内源性铁"。人体每天还可从食物中吸收少量铁，即"外源性铁"，以补充体内铁的排泄。铁多以高铁（Fe^{3+}）化合物的形式存在于有机物中，须经胃酸作用，将其还原成亚铁离子（Fe^{2+}）或其他亚铁化合物，在十二指肠和空场上段吸收。造血所需的蛋白质来源于食物，日常膳食所提供的蛋白质足够机体造血所需。由于红细胞可优先利用体内的氨基酸来合成血红蛋白，所以单纯因缺乏蛋白质而发生贫血较为罕见。但对于贫血病人则应补充肝、肾和瘦肉等较高质量的蛋白质。进入循环血液的铁通过与转铁蛋白（transferrin）结合而被运送到幼红细胞。

正常成人每日需从食物中吸收补充铁仅 1～2mg，不及食物中含铁量的 1/10，不易造成铁的缺乏。但在特殊时期，如妊娠期、哺乳期和生长发育期铁的需要量增多，或在各种慢性失血如月经量过多和痔疮出血等可造成体内铁贮存减少，导致红细胞生成减少，这类贫血称缺铁性贫血（iron deficiency anemia）。由于这类贫血主要是因红细胞生成的原料缺乏，导致血红蛋白含量减少，细胞的体积较小，故也称小细胞低色素性贫血。因此，对于各种慢性失血的病人以及婴幼儿、孕妇和哺乳期妇女应注意及时补充铁。

（2）红细胞的成熟因子：红细胞在分裂和成熟过程中，存在于细胞核内的 DNA 起着重要的作用。叶酸和维生素 B_{12} 是合成 DNA 所需的重要辅酶。食物中叶酸为蝶酰单谷氨酸，经肠黏膜吸收入血，在维生素 B_{12} 的作用下，在体内转化成多谷氨酸四氢叶酸后，才能参与 DNA 的合成。因此，维生素 B_{12} 缺乏时，叶酸的利用率下降，导致体内叶酸的含量相对不足。如果叶酸或维生素 B_{12} 不足，DNA 的合成减少，致使红细胞的分裂和成熟障碍，结果使红细胞数量减少，而体积增大，称为巨幼红细胞性贫血（megaloblastic anemia）。正常情况下，食物中叶酸和维生素 B_{12} 的含量能满足红细胞生成的需要，但维生素 B_{12} 吸收需要内因子的参与。内因子是由胃黏膜的壁细胞产生的糖蛋白，能与维生素 B_{12} 结合，形成内因子 - 维生素 B_{12} 复合物，从而保护维生素 B_{12} 避免被消化液破坏，并促进维生素 B_{12} 在回肠远端与回肠黏膜受体结合、吸收进入血液。吸收入血的维生素 B_{12} 部分贮存于肝，部分与运输蛋白结合，参与叶酸的活化。临床上胃大部切除或胃壁细胞损伤，使内因子缺乏，或回肠切除后，均可导致维生素 B_{12} 吸收障碍而发生巨幼红细胞性贫血。正常情况下，人体内储存有 4～5mg 的维生素 B_{12}，而红细胞生成每天仅需 2～5μg，所以由于缺乏维生素 B_{12} 引起的贫血常在 3～4 年后才出现。正常人体内储存叶酸 5～20mg，每天叶酸需要量为 200μg，当叶酸摄入不足或吸收障碍而引起缺乏叶酸引起的贫血则在 3～4 个月即出现。

2. 红细胞生成的调节 正常情况下，人体内红细胞数量能保持相对恒定，与一些调节因子有关，红细胞生成阶段不同，其所受调节的因子不同。红细胞的生成以其所处阶段，分为两个亚群：

1）早期红系祖细胞：称为爆式红系集落形成单位（burst forming unit-erythroid，BFU-E）。这是由于早期红系祖细胞在体外培养时形成很大的集落，其形态分布类似物体爆炸后所散布的形状。早期红系祖细胞在体外所形成的集落主要受爆式促进激活物（burst promoting activator，BPA）的刺激。干细胞因子（stem cell factor，SCF）、白细胞介素 -3（interleukin-3，IL-3）和粒细胞 - 巨噬细胞集落刺激因子（GM-CSF）可刺激早期红系祖细胞（BFU-E）增殖和发育为晚期红系祖细胞（CFU-E）。

2）晚期的红系祖细胞：称为红系集落形成单位（colony forming unit-erythroid，CFU-E）。它们在体外培养时只形成较小的集落，后者主要受促红细胞生成素的调节。

（1）爆式促进激活物：爆式促进激活物是一种糖蛋白，以早期爆式红系集落形成单位为作用的靶细胞，可促进细胞从静息状态（G_0 期）进入 DNA 合成期（S 期），促进早期祖细胞的增殖。

（2）促红细胞生成素：EPO 是一种主要由肾（肾皮质、肾小管周围的间质细胞）合成的糖蛋白，晚期红系祖细胞上 EPO 受体的数量最多，EPO 主要作用是促进晚期红系祖细胞的增殖，并向原红细胞分化。EPO 的作用包括：①刺激有丝分裂，主要促进晚期红系祖细胞（CFU-E）的增殖，对早期红系祖细胞及幼红细胞的增殖也有一定的促进作用；②激活血红蛋白等红系特异基因的表达，促进红系祖细胞向原红细胞分化及幼红细胞血红蛋白的合成；③作为存活因子抑制 CFU-E 的凋亡而促进红细胞的生成；④促进网织红细胞的成熟与释放。当组织缺氧或耗氧量增加时，通过刺激组织中的氧感受器，促进肾组织内 EPO 基因表达增加，进而增加 EPO 的合成和分泌，使循环血液中红细胞数量增加，提高血液的运氧能力，满足组织对氧的需要；当红细胞增多时，EPO 的分泌减少，使红细胞生成减少。这一负反馈调节使血液中红细胞数量保持相对稳定（图 3-9）。高原地区居民（缺氧）或长期从事体力劳动的人（耗氧量增加），EPO 合成增多，其红细胞数量较多；而双侧肾实质严重破坏的晚期肾病病人，由于 EPO 合成减少，病人易发生肾性贫血。正常人从平原进入高原低氧环境后，由于肾产生 EPO 增多，可使外周血液的红细胞数量和血红蛋白含量增高。低氧促进 EPO 基因表达的机制与低氧诱导因子 -1（hypoxia-inducible factors-1，HIF-1）的作用有关。HIF-1 是一种转录因子，低氧时，肾内 HIF-1 的活性增强，可与位于 EPO 基因 3′ 端的增强子结合而促进 EPO 的表达。此外，肾外组织缺氧亦可促进肾分泌 EPO，可能是由于肾外组织产生去甲肾上腺素、肾上腺素和若干种前列腺素，转而刺激肾产生 EPO。近年来有资料表明，再生障碍性贫血可能是红系祖细胞上 EPO 受体缺陷所致。因此，临床上可将重组的人 EPO 用于促进贫血病人的红细胞生成。另外，一些肾外组织（如肝脏）也可产生 EPO，故双肾严重破坏而依赖人工肾生存的尿毒症病人，体内仍有较低水平的红细胞生成素。与一般内分泌细胞不同的是，肾细胞内不储存 EPO。此外，近年来研究显示 EPO 还可促进如心脏、神经等多种非造血组织细胞的存活和增殖。

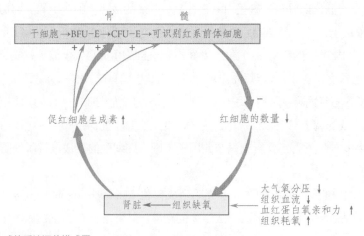

图 3-9 红细胞生成的反馈调节模式图

（3）性激素：雄激素主要是通过促进肾合成EPO，使骨髓造血功能增强。此外，雄激素还可直接刺激骨髓红系祖细胞增殖而造血，使红细胞数量增多。临床上应用雄激素治疗某些贫血，有一定效果。雌激素可降低红系祖细胞对EPO的反应，抑制红细胞的生成。这些作用可能是成年男性红细胞数量多于女性的原因之一。

此外，甲状腺激素、生长激素和糖皮质激素对红细胞生成也有一定的调节作用。转化生长因子β、干扰素γ和肿瘤坏死因子等可抑制早期红系祖细胞的增殖，对红细胞的生成起负性调节作用，这可能与慢性炎症时贫血的发生有关。

3. 红细胞的破坏　正常人红细胞的平均寿命为120天。当红细胞衰老时，其可塑变形性减弱而渗透脆性增加。因此，在经过小血管或血窦孔隙时，或在血流加速而因机械冲撞时，均会使红细胞破损。每天约有0.8%的衰老红细胞被破坏，其中有90%破损或衰老的红细胞被肝和脾中巨噬细胞吞噬，称为血管外破坏。释放出的铁和氨基酸可被再利用，而脱铁血红素转变为胆色素随粪和尿排出体外。另外10%的衰老红细胞在血管中受机械冲击而破碎，这种在血管内破坏的红细胞释放出的血红蛋白与血浆中的触珠蛋白结合被肝脏摄取，血红蛋白中的血红素经代谢释放出铁，铁以铁黄素形式沉着于肝细胞，脱铁血红素被转变为胆色素经胆汁排出。严重溶血时，血浆中血红蛋白浓度过高超过了触珠蛋白结合能力，未能与触珠蛋白结合的血红蛋白将直接由肾排出，形成血红蛋白尿。

四、白细胞生理

（一）白细胞的形态、分类和数量

正常白细胞无色，有核，在血液中一般呈球形，在组织中有不同程度的变形。依据白细胞胞质中有无特殊的嗜色颗粒，将其分为粒细胞和无粒细胞两大类。粒细胞又分为中性粒细胞（neutrophil）、嗜酸性粒细胞（eosinophil）和嗜碱性粒细胞（basophil）；无粒细胞又分为单核细胞（monocyte）和淋巴细胞（lymphocyte）（图3-10）。正常成年人血液中白细胞总数为（4.0～10.0）×10^9/L，其中中性粒细胞最多，占50%～70%。白细胞正常值及主要功能见表3-2。

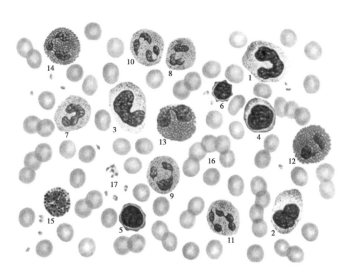

图3-10　血细胞仿真图
1~3.单核细胞；4~6.淋巴细胞；7~11.中性粒细胞；12~14.嗜酸性粒细胞；15.嗜碱性粒细胞；16.红细胞；17.血小板

表 3-2　我国健康成人血液白细胞正常值及主要功能

名称	均值	百分比（%）	主要功能
粒细胞			
中性粒细胞	$4.5 \times 10^9/L$	50 ～ 70	吞噬细菌和坏死细胞
嗜酸性粒细胞	$0.1 \times 10^9/L$	0.5 ～ 5	限制肥大细胞和嗜碱性粒细胞引起的速发型过敏反应。
嗜碱性粒细胞	$0.025 \times 10^9/L$	0 ～ 1	释放组胺、肝素和过敏性慢反应物质
无粒细胞			
淋巴细胞	$1.8 \times 10^9/L$	20 ～ 40	参与特异性免疫反应
单核细胞	$0.45 \times 10^9/L$	3 ～ 8	吞噬细菌、异物、颗粒与衰老和损伤的细胞
总数	$7.0 \times 10^9/L$		

正常人血液中白细胞总数和分类可因年龄和机体功能状态的不同而有变化：新生儿较高，约为（12.0 ～ 20.0）×10^9/L，新生儿白细胞主要为中性粒细胞，约占总数 65%，以后淋巴细胞增多，可占 70%，3 ～ 4 岁逐渐减少，到青春期时基本与成人相同；有昼夜波动，下午白细胞数稍高于清晨；进食、情绪激动、剧烈运动和疼痛等可使白细胞增多，如剧烈运动可使白细胞增高达 35×10^9/L；女性妊娠、分娩等白细胞总数均可升高，分娩时可增至（17.0 ～ 34.0）×10^9/L，分娩后 2 ～ 5 天恢复到原来水平。

（二）白细胞的生理特性和功能

白细胞主要参与机体的防御功能，白细胞所具有的变形、游走、趋化和吞噬等特性是执行防御功能的基础。除淋巴细胞外，所有的白细胞都能伸出伪足作变形运动，穿过毛细血管壁到血管外，称为白细胞渗出（diapedesis）。渗出到血管外的白细胞可借助变形运动在组织内游走，在某些化学物质吸引下，可迁移到炎症或病灶区进行吞噬等生理作用。白细胞向某些化学物质迁移和游走的过程称为趋化性（chemotaxis）；能吸引白细胞发生定向运动的化学物质，称为趋化因子（chemokine）。人体细胞的降解产物、抗原 – 抗体复合物、细菌毒素和细菌等都具有趋化活性。白细胞按照趋化因子的浓度梯度游走到炎症部位，吞噬细菌等异物，进而将它们消化和杀灭。白细胞还可分泌多种细胞因子（白细胞介素、干扰素和肿瘤坏死因子）、集落刺激因子等，通过自分泌和旁分泌作用参与炎症和免疫反应的调控。白细胞将细菌异物等包围并吞入胞质内的过程称为吞噬（phagocytosis）。

白细胞中的中性粒细胞和单核细胞主要具有选择性吞噬功能，参与机体的非特异性免疫功能，正常细胞的表面光滑，且存在可排斥吞噬的保护性蛋白，故不易被吞噬；坏死组织和外源性颗粒因缺乏相应的保护机制而易被吞噬。此外，在特异性抗体和某些补体的激活产物调理下，白细胞对外源性异物的识别和吞噬作用加强；而淋巴细胞主要参与特异性免疫功能。

1. **中性粒细胞**　中性粒细胞又称为多形核白细胞（polymorphonuclear leukocyte），为白细胞的主要组成部分。血液中的中性粒细胞约有一半随血液流动而循环，称为循环池，循环 6 ～ 8 小时后，很快进入组织并不再返回血液中，通常白细胞计数即反映这部分白细胞的数量；另一半则附着在小血管壁，称为边缘池。这两部分可以互相交换，保持动态平衡。肾上腺素可促进中性粒细胞自边缘池进入循环池，在 5 ～ 10 分钟内即可使外周血中的中性粒细胞增高 50%。另外，在骨髓

中还储备有 2.5×10^{12} 个成熟中性粒细胞，约为外周血液中性粒细胞总数的 15～20 倍，在机体需要时，可在数小时内大量释放进入血液循环。

中性粒细胞变形、游走和吞噬能力都很强，当病原微生物，特别是化脓性细菌入侵时，中性粒细胞在炎症区域产生的趋化物质作用下，渗出血管并游走集中到病灶部位，中性粒细胞游走速度最快，最高可达 30 μm/min。感染发生时中性粒细胞是首先到达炎症部位的效应细胞，6 小时左右局部中性粒细胞的数目达高峰，可增高 10 倍以上。中性粒细胞吞噬细菌后立即启动杀菌过程。中性粒细胞含有大量的溶酶体以及蛋白酶、脂肪酶、氧化酶和 DNA 酶等多种酶类，能将吞噬入细胞内的细菌进行水解消化，使入侵的细菌被包围在局部，防止病原微生物在体内扩散；还可以通过乳铁蛋白与铁螯合而抑制细菌生长；通过杀菌性通透性增加蛋白（bactericidal permeability increasing protein）增加细菌外膜的通透性而杀菌；也可通过产生大量具有很强的细胞毒性作用的活性氧基团（如超氧阴离子、过氧化氢、羟自由基及单线态氧等）进行依氧杀菌，但杀菌后对细菌的分解依赖于溶酶体中大量的溶酶体酶来实现。当中性粒细胞吞噬 3～20 个细菌后，其本身可解体和破裂，其胞内的酶逸出，对正常组织细胞产生溶解作用，释放的各种溶酶体与溶解的组织碎片以及细菌一起形成脓液。当机体内有细菌感染时，骨髓内贮存的中性粒细胞大量释放而使外周血液中的中性粒细胞显著增加，抵抗病原微生物入侵。中性粒细胞增多是临床诊断细菌感染的主要依据。当血液中的中性粒细胞减少到 $1.0 \times 10^9/L$ 时，机体的抵抗力降低，容易发生感染。中性粒细胞还可吞噬和清除衰老的红细胞和抗原－抗体复合物等。

2. 嗜酸性粒细胞　血液中的嗜酸性粒细胞数目有明显的昼夜周期性波动，清晨细胞数减少，午夜时细胞数增多，两者差异可大于 40%，这可能与血液中肾上腺糖皮质激素含量的周期性波动有关。当血液中糖皮质激素含量增加时，嗜酸性粒细胞数目减少；反之，则增加。体内嗜酸性粒细胞主要存在于组织中，约为血液中的 100 倍。嗜酸性粒细胞胞质中含有较大的嗜酸性颗粒，其中含有过氧化物酶、主要碱性蛋白（major basic protein，MBP）和嗜酸性粒细胞阳离子蛋白等。但因缺乏溶菌酶，虽有较弱的吞噬能力，基本无杀菌作用。嗜酸性粒细胞主要作用是：①限制肥大细胞和嗜碱性粒细胞引起的速发型过敏反应。嗜酸性粒细胞产生前列腺素 E 抑制嗜碱性粒细胞合成和释放生物活性物质，吞噬嗜碱性粒细胞和肥大细胞释放的颗粒，释放组胺酶等，破坏嗜碱性粒细胞所释放的组胺等活性物质；②参与对蠕虫的免疫反应。当机体发生过敏反应或蠕虫感染时，常伴有嗜酸性粒细胞的增多，对于不能被细胞吞噬的大目标物如蠕虫的幼虫，嗜酸性粒细胞可通过释放其颗粒内含物将其杀灭。在特异性免疫球蛋白 IgG、IgE 抗体和补体 C3 的调理作用下，嗜酸性粒细胞可借助细胞表面的 Fc 受体和 C3 受体黏着于多种蠕虫的幼虫上，释放颗粒内所含的主要碱性蛋白、嗜酸性粒细胞阳离子蛋白和过氧化物酶等，损伤幼虫虫体。但其成虫在体内和体外均能抵抗嗜酸性粒细胞的损伤作用；③在哮喘中引起组织损伤。嗜酸性粒细胞可释放多种促炎介质，对支气管上皮细胞具有毒性作用，诱发支气管痉挛。

3. 嗜碱性粒细胞　成熟的嗜碱性粒细胞存在于血液中，只有在炎症时受趋化因子的诱导才迁移到组织中。血液中的嗜碱性粒细胞平均循环时间是 12 小时。嗜碱性粒细胞的胞质中有较大的碱性染色颗粒，颗粒内有肝素、组胺、过敏性慢反应物质和嗜酸性粒细胞趋化因子等多种活性因子。肝素具有抗凝血作用，有利于保持血管通畅，使吞噬细胞能到达抗原入侵部位而将其破坏。肝素还可作为酯酶的辅基，加速脂肪分解为游离脂肪酸的过程。组胺和过敏性慢反应物质可导致毛细血管通透性增加，局部充血水肿，并可使细支气管平滑肌收缩等，从而引起哮喘和荨麻疹等 I 型超敏反应症状。嗜碱性粒细胞被激活时释放的嗜酸性粒细胞趋化因子 A，可吸引嗜酸性粒细胞，使之聚集于局部，以限制嗜碱性粒细胞在过敏反应中的作用。嗜碱性粒细胞还在机体抗寄生虫免疫应答中起重要作用。当嗜碱性粒细胞活化时，不仅能释放颗粒中的介质，还可合成和释放白三烯（过敏性慢反应物质）和IL-4等细胞因子。

4. 单核细胞　从骨髓进入血液中的单核细胞仍然是尚未成熟的细胞，吞噬能力很弱，在血液中停留2~3天后穿过毛细血管迁移入组织，转变为巨噬细胞（macrophage），其细胞体积增大，含有较多的溶酶体和线粒体，如酸性磷酸酶、葡萄糖苷酸酶、组织蛋白酶和溶菌酶等多种酶大量增加，吞噬能力大大增强，具有比中性粒细胞更强的吞噬能力，能吞噬和消灭细菌、病毒和原虫等大的致病物及颗粒以及衰老和损伤的红细胞和血小板等。另外，巨噬细胞溶酶体中还含有大量的脂酶，可消化某些细菌（如结核杆菌）的脂膜。当细菌入侵时，组织中巨噬细胞立即发挥抗感染作用。出生时因单核细胞和巨噬细胞的功能尚未充分发育，新生儿对病毒及细胞内致病菌的感染尤为敏感。由于单核细胞的趋化游走速度较中性粒细胞慢，外周血和骨髓中储存的单核细胞数目较少，需要数天至数周巨噬细胞才能成为炎症局部的主要吞噬细胞。此外，巨噬细胞还参与激活淋巴细胞的特异性免疫功能，识别和杀伤肿瘤细胞，激活的单核－巨噬细胞能合成和释放多种细胞因子，如肿瘤坏死因子、白介素、干扰素和集落刺激因子等，参与机体的防御反应。活化的单核－巨噬细胞对肿瘤和病毒感染的细胞具有强大的杀伤能力；单核－巨噬细胞还可有效地加工处理并呈递抗原，在特异性免疫应答的诱导和调节中起关键作用。此外，单核细胞还可在组织中发育成树突状细胞，树突状细胞仅有微弱的吞噬活性，不直接参与宿主的防御功能，是功能最强的抗原提呈细胞，参与机体特异性免疫应答的始动过程。

5. 淋巴细胞　淋巴细胞在免疫应答反应中起核心作用。根据细胞生长发育所处的过程、细胞表面标志和功能的不同，可将淋巴细胞分为T淋巴细胞、B淋巴细胞和自然杀伤细胞。T淋巴细胞占淋巴细胞总数的70%~80%，由造血干细胞在骨髓中生成后，其成熟有赖于胸腺的存在，主要参与机体的细胞免疫；B淋巴细胞由骨髓生成后，不直接依赖胸腺，而是在骨髓或肠道淋巴组织中发育成熟，主要执行体液免疫功能；自然杀伤细胞参与机体天然免疫过程。

（三）白细胞的生成与破坏

白细胞是由骨髓造血干细胞分化形成的，在细胞发育过程中经历定向祖细胞和可识别的前体细胞等阶段，然后成为具有多种细胞功能的成熟白细胞。目前对淋巴细胞生成的调节机制还不清楚。白细胞的生成与稳定受许多因素的调节。能促进白细胞分裂、分化和成熟的一系列因子，称为造血生长因子（hematopoietic growth factor），这些因子在体外刺激造血细胞形成集落，也称集落刺激因子（colony stimulating factor，CSF），分别由淋巴细胞、巨噬细胞、内皮细胞及间质细胞等释放产生。目前主要有粒－巨噬细胞集落刺激因子（GM-CSF），刺激中性粒细胞、单核细胞和嗜酸性粒细胞的生成；粒细胞集落刺激因子（G-CSF），主要促进粒细胞系的增殖和成熟；巨噬细胞集落刺激因子（M-CSF），可调节单核细胞前体细胞的增殖与分化。乳铁蛋白和转化生长因子-β（TGF-β）可抑制白细胞的生成。GM-CSF和G-CSF已经应用于临床治疗中性粒细胞减少症。

白细胞在血液中停留时间很短，主要在组织中发挥作用。中性粒细胞约4~8小时左右进入组织，在4~5天后衰老死亡，或经胃肠道排出；如有细菌入侵，中性粒细胞在吞噬过量细菌后，发生"自我溶解"，与破坏的细菌和组织碎片共同形成脓液。单核细胞在血液中停留2~3天，进入组织并发育成为巨噬细胞，在组织中可停留3个月。淋巴细胞可往返于血液、组织液及淋巴液之间，并能增殖与分化，其存活时间较难判断。

白细胞相关疾病包括：① 髓系肿瘤和淋系肿瘤；② 非恶性白细胞疾病：中性粒细胞疾病、单核－巨噬细胞系统异常疾病、淋巴细胞疾病和类白血病反应、传染性单核细胞增多症和传染性淋巴细胞增多症。

五、血小板生理

（一）血小板的形态和数量

血小板体积小，无细胞核，呈双面微凸的圆盘状，直径为 2～3μm。当血小板与玻片接触或受刺激时，可伸出伪足变成不规则形状。电镜下可见其内含致密体、α-颗粒和溶酶体等多种颗粒以及开放管道系统、致密管道系统和微管等（图 3-11）。血小板膜上有多种糖蛋白（glycoprotein，GP），它们具有受体功能。如 GP Ⅰb/Ⅸ/Ⅴ 是由 GP Ⅰb、GP Ⅸ 和 GP Ⅴ 通过非共价键组成的糖蛋白复合物可与 von Willebrand 因子（简称 vWF）结合。属于整合素家族的 GP Ⅱb/Ⅲa 复合物（整合素 αⅡb 合物），为血小板膜上含量最为丰富的糖蛋白，可与纤维蛋白原及 vWF 结合。GP Ⅰb/Ⅸ/Ⅴ 及 GP Ⅱb/Ⅲa 与相应配体的结合在引起血小板黏附、聚集及血小板内信号途径的活化过程中有重要作用。我国健康成年人血小板正常值为（100～300）×10⁹/L。血小板数量有波动：午后较清晨高，冬季较春季高，静脉血较毛细血管高，妇女月经期血小板减少，妊娠、进食、运动、缺氧和严重损伤等可使血小板增多。血小板数量超过 1000×10⁹/L，称为血小板过多，易发生血栓；血小板有助于维持血管壁的完整性。血小板数量低于 50×10⁹/L，称为血小板减少，毛细血管脆性增高，微小的创伤或血压升高即可出现毛细血管破裂而出现小的出血点，易产生出血倾向。血小板生成后，约有 10% 贮存于脾脏中，在机体需要时，可进入血液循环。循环血液中的血小板一般处于"静止"状态，当血管损伤时血小板可被激活，进而在生理止血（见本章第四节）过程中发挥重要作用。

（二）血小板的生理特性

1. 黏附　血小板与非血小板表面黏附在一起的现象称为血小板黏附（platelet adhesion）。血小板不能黏附于正常内皮细胞的表面；血小板黏附需要血小板膜上的糖蛋白 GP Ⅰb/Ⅸ/Ⅴ 复合物、内皮下组织成分（主要是胶原纤维）及血浆 von Willebrand 因子（简称 vWF）的参与。GP Ⅰb/Ⅸ/Ⅴ 复合物是血小板表面主要的黏附受体。当血管内皮损伤时暴露出其内膜下的胶原组织，通过血浆中的 vWF 因子与胶原纤维结合，引起 vWF 变构，血小板膜上的 GP Ⅰb 与变构的 vWF 因子结合，使血小板黏附于内皮下胶原纤维。黏附是血小板在止血过程和血栓形成中发挥作用的起始环节。在血小板糖蛋白 GP Ⅰb/Ⅸ/Ⅴ 复合物缺乏（巨大血小板综合征）、vWF 因子缺乏（von Willebrand 病）和胶原纤维变性等情况下，血小板的黏附功能受损，具有出血倾向。

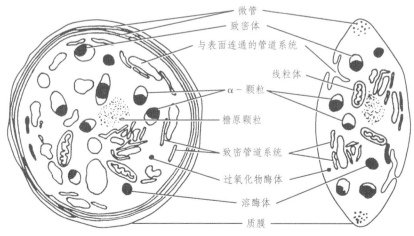

图 3-11　电镜下血小板形态示意图

虽然 GP Ⅱ b/ Ⅲ a 可与 vWF 结合，但在"静止"状态下的血小板，其膜上 GP Ⅱ b/ Ⅲ a 复合物处于低亲和力状态，不能与配体结合。当结合在胶原上的 vWF 与 GP Ⅰ b/ Ⅸ / Ⅴ复合物结合后，可激活血小板内信号途径，引起其胞质内 Ca^{2+} 浓度增高，使 GP Ⅱ b/ Ⅲ a 活化，进一步结合 vWF，参与血小板的黏附过程。另一方面，活化的 GP Ⅱ b/ Ⅲ a 还可与纤维蛋白原结合而引起血小板聚集。

2. **聚集** 血小板之间彼此黏附和聚合在一起称为血小板聚集（platelet aggregation），需要纤维蛋白原、Ca^{2+} 和血小板膜上 GP Ⅱ b/ Ⅲ a 参与。未受刺激的血小板膜上的 GP Ⅱ b/ Ⅲ a 不能与纤维蛋白原结合。当血小板黏附于血管破损处或在致聚剂的激活下，GP Ⅱ b/ Ⅲ a 活化，纤维蛋白原受体暴露，在 Ca^{2+} 作用下纤维蛋白原与之结合，连接相邻的血小板，纤维蛋白原聚集的桥梁使血小板聚集成团。GP Ⅱ b/ Ⅲ a 的异常（血小板无力症）或纤维蛋白原缺乏均可引起血小板聚集障碍。

体外实验中，在血小板悬液或富含血小板的血浆中加入致聚剂诱发血小板聚集，悬液光密度降低（透光度增强），可根据血小板悬液的光密度改变了解血小板的聚集动态（图 3-12）。血小板聚集时，由圆盘形变成球形，伸出一些小的伪足，释放活性物质。血小板聚集分为两个时相：发生迅速、可解聚的第一时相，称为可逆性聚集；发生缓慢、不可再解聚的第二时相，称为不可逆性聚集。能引起血小板聚集的因素有多种，包括生理性致聚剂，如 ADP、胶原、凝血酶、血栓烷 A_2、肾上腺素和 5- 羟色胺等和病理性致聚剂，如细菌、病毒和药物等。组织损伤、特别是由血小板释放的内源性 ADP 是促使血小板不可逆性聚集的主要因素。

另外，由血小板合成而释放的血栓烷 A_2（thromboxane A_2，TXA_2）具有强烈的促进血小板聚集和收缩血管作用。血小板内并无 TXA_2 的储存，当血小板受刺激而被激活时，血小板内的磷脂酶 A_2 被激活，裂解膜磷脂，游离出花生四烯酸，后者在环加氧酶的作用下生成前列腺素 G_2 和 H_2（PGG_2 和 PGH_2），进一步在血栓烷合成酶作用下生成 TXA_2。临床上可用阿司匹林抑制环加氧酶减少 TXA_2 的生成，抑制血小板聚集。此外，血管内皮细胞中含有前列环素合成酶，可使 PGH_2 转化为前列环素 I_2（PGI_2）（图 3-13），其作用与 TXA_2 作用相反，正常情况下，两者之间保持动态平衡，如血管内皮受损，局部 PGI_2 生成减少，将会促使血小板聚集。此外，血管内皮细胞还可释放

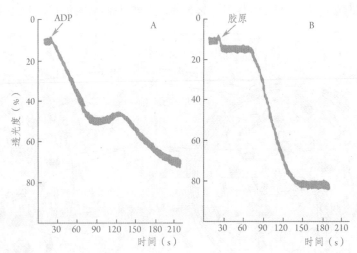

图 3-12 血小板的聚集曲线

A. 显示 ADP 引起血小板聚集时血小板悬液透光度的增加呈双相变化，表明血小板先迅速发生聚集，然后解聚，进而发生更强的不可逆性聚集；B. 显示胶原引起血小板聚集时血小板悬液透光度呈单相性持续增高，表明血小板呈单一的不可逆性聚集

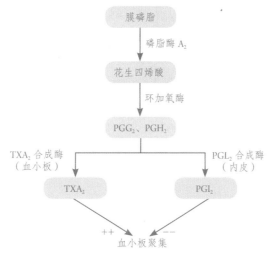

图 3-13 血小板和内皮细胞中前列腺素的代谢
TXA_2：血栓烷 A_2；PGI_2：前列环素；PGG_2：前列腺素 G_2；PGH_2：前列腺素 H_2；+ 表示促进；- 表示抑制

一氧化氮（NO）。NO 与 PGI_2 相似，可抑制血小板聚集，其效应是通过提高血小板内 cGMP 浓度而实现的。凝血酶引起的血小板聚集反应与 ADP 相似，也呈剂量依赖方式，引起单相或双相血小板聚集，聚集反应与释放反应同时发生，故胶原所诱发的血小板单相聚集与内源性 ADP 的释放和 TXA_2 的形成有关。

3．**释放**　血小板受刺激后，可将其内致密体、α- 颗粒和溶酶体中的活性物质向外排出的现象称为血小板释放（platelet release）。由血小板释放的活性物质主要有 ADP、ATP、5- 羟色胺、Ca^{2+}、β- 血小板巨球蛋白、血小板因子、vWF、纤维蛋白原、凝血因子、血小板源性生长因子和血管内皮生长因子等。血管内皮生长因子（vascular endothelial growth factor，VEGF）和血小板源生长因子（platelet derived growth factor，PDGF）可促进血管内皮细胞、平滑肌细胞和成纤维细胞的增殖，有利于受损血管的修复。另外，血小板释放的活性物质也包括血小板临时合成的 TXA_2 和前列腺素等。释放出的活性物质有助于小血管收缩、血小板活化和聚集，加速止血和凝血过程。临床上可通过测定血浆 β- 血小板巨球蛋白和血小板因子 4 的含量推断体内血小板活化的情况。

4．**吸附**　血小板能吸附血浆中的多种物质，特别是凝血因子。当血管破损时，血小板黏附和聚集于破损部位，可吸附大量凝血因子，如凝血因子 I 、V 、XI和X III 等，使局部的凝血因子浓度升高，有利于血液凝固和生理止血。

5．**收缩**　血小板内有类似肌肉收缩的蛋白系统，如肌动蛋白、肌凝蛋白、微管及相关蛋白等。血小板活化后，胞质内 Ca^{2+} 浓度增高，通过类似于肌肉收缩的机制引起血小板的收缩反应。血小板受刺激时这些蛋白质收缩，使血凝块回缩和血栓硬化，有利于止血。在血凝块中，血小板的伪足通过膜上活化的 GP II b/ III a 结合于纤维蛋白素上。当血凝块中的血小板发生收缩时，可使血凝块回缩。若血小板数量减少、功能降低或 GP II b/ III a 缺陷，可使血块回缩不良。临床上根据血块回缩状态评估血小板的数量或功能是否正常。

（三）血小板的生理功能

1．**参与生理性止血**　小血管损伤后，会刺激血小板黏附到破损周围，聚集形成血小板血栓，同时血小板吸附血液中的凝血因子，促进血液凝固，形成血凝块堵住破损，有效地进行止血。

2．**促进凝血**　血小板所含的因子称为血小板因子（platelet factor，PF），如 PF_2、PF_3、PF_4 和 PF_6

等。其中较为重要的因子是 PF_3，是血小板膜上的磷脂，能吸附血液中的凝血因子，参与凝血过程；PF_2 为纤维蛋白原激活因子；PF_4 为抗肝素因子；PF_6 为抗纤溶因子。

3. 维持血管内皮细胞完整性　血小板沉积血管壁，融合在血管内皮细胞，填补血管内皮破损处，修补血管壁，维持毛细血管壁的通透性。此外，血小板释放的血小板源生长因子能促进血管内皮细胞、平滑肌细胞以及成纤维细胞的增殖，利于修复受损血管。临床上，当血小板减少到 $50 \times 10^9/L$ 以下时，毛细血管壁的脆性增加，微小的创伤或血压升高即可使之破裂而出现小的出血点，称为血小板减少性紫癜（idiopathic thrombocytopenic purpura）。

（四）血小板的生成与破坏

血小板是由骨髓造血干细胞分化而来的，是由在骨髓中形成的成熟巨核细胞（megakaryocyte）的胞质脱落而形成的有生物活性的小块胞质。造血干细胞首先分化为巨核系祖细胞，然后再分化为原始巨核细胞，并经过幼巨核细胞而发育为成熟巨核细胞。一般人体的细胞均为二倍体（2N），而巨核细胞在进行核内有丝分裂时不伴随胞质的分裂，使细胞的染色体数成倍增加，形成 4N、8N、16N、32N 和少量的 64N 细胞，成为多倍体细胞。在巨核细胞发育过程中，细胞膜折入胞质，形成分界膜系统（demarcation membrane system，DMS）。随着细胞的成熟，最后发展成网状，使胞质被分割成许多小区。成熟巨核细胞紧靠骨髓血窦壁外，其胞质形成突起（即前血小板）穿过血窦壁进入窦腔，胞质突起脱落下来便成为血小板，进入血液。一个巨核细胞可形成 2000 ~ 5000 个血小板，从原始巨核细胞到释放血小板入血，大约需要 8 ~ 10 天，进入血液的血小板，一半以上在血液中循环，其余的贮存于脾脏。

骨髓中巨核细胞的增殖与分化和血小板的生成受一系列造血生长因子的调节。如血小板生成素（thrombopoietin，TPO）就是调节血小板生成的重要因子。TPO 是一种糖蛋白，主要由肝实质细胞产生，肾脏产生少量。TPO 是由 332 个氨基酸残基组成的糖蛋白，其分子量为 50 ~ 70 kD。TPO 能促进造血干细胞的存活和增殖，刺激造血干细胞向巨核系祖细胞分化，并特异地促进巨核祖细胞增殖、分化以及巨核细胞的成熟与释放血小板，是刺激巨核细胞增殖和分化作用最强的细胞因子。TPO 促进血小板生成的过程是通过其受体 Mpl 而实现的，Mpl 是原癌基因 c-mpl 表达的蛋白质产物。敲除小鼠 TPO 或 TPO 受体后，其巨核细胞和血小板的量将减少 90%。TPO 能刺激造血干细胞向巨核祖细胞分化并促进祖细胞的增殖、分化和巨核细胞的成熟与释放血小板等一系列过程。与 EPO 不同的是，TPO 的生成不受血小板数量影响。当外周血小板数量正常时，血浆中的 TPO 结合于血小板表面的 TPO 受体而被清除，当外周血小板数量降低时，血浆中 TPO 清除减少，使血浆中 TPO 增多，促进血小板生成。临床上，重组人血小板生成素可有效的促进血小板生成，可用于治疗血小板减少的相关性疾病。

血小板进入血液后，只在开始两天具有生理功能，但其平均寿命可有 7 ~ 14 天。用 ^{51}C 或 ^{32}P 标记血小板观察其破裂情况，证明血小板的破坏随血小板的日龄增高而增多。衰老的血小板在脾、肝和肺组织中被吞噬。此外，血小板在生理性止血过程中，可发生解体而被消耗。

血小板相关疾病根据血小板质和量异常而分为血小板功能异常性疾病和血小板数量异常性疾病。血小板功能异常包括先天性功能缺陷和获得性功能障碍，血小板数量异常包括血小板减少症和血小板增多症。先天性血小板功能缺陷性疾病与遗传因素有关；获得性血小板功能障碍是继发于某些疾病或服用药物后引起的血小板功能异常；血小板减少症分为先天性血小板减少和获得性血小板减少；血小板增多症分为原发性和继发性血小板增多症两类。

第四节 生理性止血

一、生理性止血的基本过程

正常情况下，小血管损伤后，血液从小血管内流出引起出血，数分钟后出血自行停止的现象称为生理性止血（physiological hemostasis）。临床上用针刺破耳垂或指尖使血液自然流出，测定出血延续的时间，称为出血时间（bleeding time），正常人约为 1 ~ 3 分钟。出血时间的长短可以反映生理性止血功能的状态。生理性止血功能是机体重要的保护机制之一。若生理性止血功能降低，易产生出血现象，且出血时间延长；而生理性止血功能过度增强时，易形成血栓。因此，机体在多种因子及机制相互作用、精细调节下，使生理性止血功能处于平衡状态，从而当血管受损伤时，一方面能迅速止血；另一方面使止血反应限制在损伤局部，保持血流正常进行。

生理性止血可分为三个步骤：①血管收缩：受损伤血管受刺激，引起血管反射性收缩以及血管局部的平滑肌收缩，血小板释放缩血管物质，如 5- 羟色胺和肾上腺素等，使血管进一步收缩；②形成血小板止血栓：血管内膜损伤，暴露内膜下胶原组织，激活血小板，使血小板黏附和聚集于破损部位，局部受损红细胞释放的 ADP 和局部凝血过程中发生的凝血酶均可使血小板活化而释放内源性 ADP 和 TXA_2，促使血小板发生不可逆聚集，受损血管内皮的 PGI_2 生成减少，有利于血小板的聚集，最后形成松软的血小板止血栓；③血液凝固：血管受损可启动凝血系统，局部迅速发生血液凝固，使血浆中可溶性的纤维蛋白原转变成不溶性的纤维蛋白，交织成网，加固止血栓，称二期止血（图 3-14）。最后，局部纤维组织增生，并长入血块，达到永久性止血。需要强调的是这三个过程是相继发生并相互重叠和相互促进；由于血小板与生理性止血密切相关，因此，血小板生成减少、破坏增多或功能异常时，可引起止血障碍，使出血时间延长。

二、血液凝固

将正常人体内血管中的血液抽出后，如果不加抗凝剂，血液会由流动的流体状态变为不能流动的胶冻状态，这个过程称为血液凝固（blood coagulation），简称凝血。它是系列酶促反应过程，

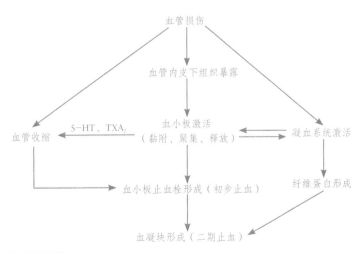

图 3-14 生理性止血过程示意图

其实质就是血浆中的可溶性纤维蛋白原转变成为不溶性的纤维蛋白的过程。正常人凝血块（图 3-15）形成的时间为 5 ~ 15 分钟（玻管法），称为凝血时间（clotting time，CT）。在血液凝固后，静止 1 ~ 2 小时，可见凝血块回缩，有淡黄色的液体析出，这种液体称为血清（blood serum）。由于在凝血过程中一些凝血因子被消耗，因此血清和血浆的主要区别是血清中没有纤维蛋白原和部分凝血因子，但增加了少量凝血过程中由血小板释放的物质。

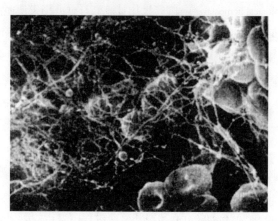

图 3-15　凝血块扫描电镜图

（一）凝血因子

血液和组织液中直接参与凝血的物质统称为凝血因子（blood coagulation factor 或 clotting factor）。目前已知的凝血因子有 14 种，其中根据国际命名法按发现的先后顺序用罗马数字编号的有 12 种，分别为凝血因子 I ~ XIII，其中因子 VI 是血清活化的因子 Va，已不再视为独立的凝血因子（表 3-3）。此外还有前激肽释放酶、高分子激肽原和血小板磷脂等也直接参与凝血过程。在这些因子中，除因子 IV 是 Ca^{2+} 外，其余均为蛋白质，正常情况下这些蛋白质大多数是以无活性的酶原形式存在，且必需通过其他酶的水解后才具有活性，这一过程称为凝血因子的激活。被激活的因子，习惯上在其右下角标 "a" 表示其 "活化型"，如因子 IIa、Xa 等。除因子 III 外，其他凝血因子均存在于新鲜血浆中，且多数在肝脏中合成，其中因子 II、VII、IX 和 X 的合成需要维生素 K 的参与，故又称为依赖维生素 K 的凝血因子。因此，当肝功能损害或维生素 K 缺乏时，可出现凝血功能障碍而发生出血倾向。

（二）凝血过程

1964 年由 Macfarlane、Davies 和 Ratnaff 提出并逐步完善的 "瀑布学说" 可解释血液凝固的机制和过程，即认为凝血过程是一系列凝血因子相继酶解激活的级联反应，最终形成纤维蛋白凝块，每步反应均有放大效应。凝血过程可分为凝血酶原酶复合物（prothrombinase complex）的形成、凝血酶（thrombin）的形成和纤维蛋白原转变为纤维蛋白（fibrin）的生成三个基本阶段（图 3-16）。

1. 凝血酶原酶复合物（prothrombinase complex）的形成　凝血酶原酶复合物（图 3-17）可通过内源性和外源性两条凝血途径形成。两条途径的主要区别在于启动方式和参与的凝血因子不同，但两条途径中的某些凝血因子可以相互激活，相互联系，并不完全独立。

（1）内源性凝血途径：内源性凝血途径（intrinsic pathway of blood coagulation）参与的凝血因子全部来自血液。通常当血液与带负电的异物表面如胶原纤维、玻璃和白陶土等接触时会启动凝血过程。在机体内，当血管损伤时，血浆中因子 XII 与血管内膜下的胶原纤维接触而被激活为 XIIa，随

表 3-3　按国际命名法编号的凝血因子

因子	同义名	合成部位	是否存在于血清中	主要功能
I	纤维蛋白原	肝细胞	无	形成纤维蛋白
II	凝血酶原	肝细胞（需要维生素 K）	几乎没有	促进纤维蛋白原转变为纤维蛋白
III	组织因子	内皮细胞和其他细胞	—	启动外源性凝血
IV	钙离子	—	存在	辅因子，参与多种过程
V	前加速素易变因子	内皮细胞和血小板	无	加速因子 Xa 对凝血酶原的激活
VII	前转变素稳定因子	肝细胞（需要维生素 K）	存在	与因子 III 形成复合物，参与外源性凝血过程
VIII	抗血友病因子	肝细胞	无	辅因子，加速因子 IXa 对因子 X 的激活
IX	血浆凝血活酶成分	肝细胞（需要维生素 K）	存在	与因子 IXa 及 VIII 形成复合物，激活因子 X
X	Stuart-Prower 因子	肝细胞（需要维生素 K）	存在	形成因子 X 复合物，激活凝血酶原
XI	血浆凝血活酶前质	肝细胞	存在	激活因子 IX
XII	接触因子或 Hageman 因子	肝细胞	存在	为内源性凝血的启动因子，激活因子 XI
XIII	纤维蛋白稳定因子	肝细胞和血小板	几乎没有	使纤维蛋白单体相互交联聚合形成纤维蛋白网

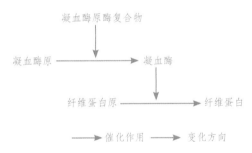

图 3-16　凝血过程的基本步骤

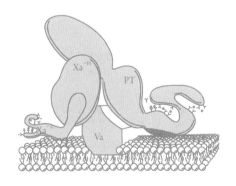

图 3-17　凝血酶原酶组装图

Va、Xa 和 PT 分别表示 FVa、FXa 和凝血酶原。凝血因子 Xa 由重链（Xa⁻ᴴ）和轻链（Xa⁻ᴸ）组成。FVa 为 FXa 的膜受体，并加速凝血酶原活化的速度。图中 Xa 和 PT 分子上的 "Y" 表示 γ-羧谷氨酸，与 Ca²⁺ 结合（图中以 "o" 表示）。当 γ-羧谷氨酸与 Ca²⁺ 结合后使 Xa 和 PT 暴露出膜结合位点

即Ⅻa激活因子Ⅺ形成Ⅺa。Ⅻa还可激活前激肽释放酶成为激肽释放酶，激肽释放酶反过来又能促进Ⅻa的激活，通过这一正反馈过程形成大量的Ⅻa。从因子Ⅻ接触异物表面到Ⅺ形成的过程称为表面激活，这阶段高分子激肽原也作为辅因子加速因子Ⅻa及Ⅻa对前激肽释放酶和因子Ⅺ的激活。表面激活阶段所形成的因子Ⅺa在Ca^{2+}存在下，激活因子Ⅸ生成Ⅸa，因子Ⅸa在Ca^{2+}的参与下与活化的因子Ⅷa结合在血小板磷脂表面（PF_3）形成复合物为因子Ⅹ酶复合物（tenase complex），使因子Ⅹ激活为因子Ⅹa，随即因子Ⅹa与活化的因子Ⅴa被Ca^{2+}连接在血小板磷脂表面（PF_3），形成Ⅹa—Ⅴa—Ca^{2+}—磷脂复合物，即凝血酶原复合物。

在凝血酶原复合物形成过程中因子Ⅷ对因子Ⅹ的激活有加速作用（可提高20万倍）。生理情况下，血浆中FⅧ与vWF以非共价形式结合成复合物，该复合物可避免FⅧ被活化的蛋白质C降解，提高其稳定性。vWF缺陷时血浆FⅧ水平降低。FⅧ活化成为FⅧa后就从vWF上释放出来。因此，缺乏凝血因子Ⅷ时病人凝血速度缓慢，微小的创伤也会出血不止，临床上称为血友病（hemophilia）A。而缺乏凝血因子Ⅸ的病人称为血友病B，缺乏凝血因子Ⅺ的病人过去也称为血友病C。血友病A和血友病B是性联隐性遗传性出血性疾病，是最常见的先天性出血性疾病之一。缺乏凝血因子Ⅷ或凝血因子Ⅸ都能引起凝血因子Ⅹ酶复合物生成障碍而发生出血性疾病。血浆中的vWF可保护血浆中的FⅧ不被降解。因此，vWF的缺陷常有血浆FⅧ降低，并将导致凝血功能障碍，称为血管性血友病。

（2）外源性凝血途径：外源性凝血途径（extrinsic pathway of blood coagulation）是指由来自血液之外的凝血因子Ⅲ，又称组织因子（tissue factor，TF）进入血液而启动的凝血过程。因子Ⅲ存在于大多数组织细胞中，是一种跨膜糖蛋白。生理情况下，直接与循环血液接触的血细胞和内皮细胞不表达组织因子。在组织损伤和血管破裂等情况下因子Ⅲ释放，与血浆中的因子Ⅶ结合并迅速激活，形成因子Ⅶa–因子Ⅲ复合物，后者在血小板磷脂和Ca^{2+}存在下，迅速激活因子Ⅹ为Ⅹa，其后的反应与内源性凝血途径完全相同。因子Ⅲ作为辅因子可使Ⅶa激活因子Ⅹ的效应提高1000倍，因子Ⅹa可反过来激活因子Ⅶ，使更多的因子Ⅹ被激活，形成外源性凝血的正反馈效应。另外，因子Ⅶa–因子Ⅲ复合物还可激活因子Ⅸ，而因子Ⅸa也能激活因子Ⅶa，从而将内源性与外源性凝血途径联系起来，相互促进，共同完成凝血过程。在病理状态下，细菌内毒素、补体C5a、免疫复合物和肿瘤坏死因子等均可刺激血管内皮细胞和单核细胞表达组织因子，从而启动凝血过程，引起弥散性血管内凝血（disseminated intravascular coagulation，DIC）。

在机体内，当组织损伤时，释放出的组织因子和暴露出的胶原可分别启动外源性和内源性凝血系统，即在生理性止血过程中，既有内源性凝血途径的激活，也有外源性凝血途径的参与。但临床观察发现，先天性缺乏因子Ⅻ及前激肽释放酶或高分子激肽原的病人，几乎没有出血症状，而因子Ⅶ缺乏的病人却会产生明显的出血症状。故目前认为，外源性凝血途径在体内生理性凝血反应的启动中起关键作用，通过外源性凝血形成的因子Ⅶa–因子Ⅲ复合物可有效地激活因子Ⅸ；另一方面由外源性凝血途径生成的少量凝血酶可促进因子Ⅴ、Ⅷ、Ⅺ和血小板的激活并且会产生放大效应，从而激活内源性凝血途径而形成大量的因子Ⅹ酶复合物，进而形成凝血酶原酶复合物（图3-17），激活凝血酶和纤维蛋白而完成凝血过程。因此，组织因子是生理性凝血反应的启动因子，而内源性凝血途径对凝血反应开始后的维持和巩固起非常重要的作用。临床上缺乏因子Ⅷ和因子Ⅺ的病人可有明显的出血症状。

2. 凝血酶的形成 凝血酶原（因子Ⅱ）在凝血酶原酶复合物的作用下激活成为凝血酶（Ⅱa）。其中复合物中的因子Ⅴa作为辅因子，可使因子Ⅹa激活凝血酶原的速度提高10 000倍。凝血酶是一种具有多种功能的凝血因子，其主要作用是分解纤维蛋白原成为纤维蛋白单体。具体功能如下：使纤维蛋白原（四聚体）从 N 端脱下四段小肽，即两个 A 肽和两个 B 肽，转变为纤维蛋白单体；激活 FXⅢ，生成 FXⅢa。在 Ca^{2+} 的作用下，FXⅢa 使纤维蛋白单体相互聚合，形成不溶于水的交联纤维蛋白多聚体凝块；激活 FⅤ、FⅧ和 FXI，形成凝血过程中的正反馈机制；使血小板活化，为凝血因子 X 酶复合物和凝血酶原酶复合物的形成提供有效的磷脂表面，加速凝血。在未激活的血小板，带负电荷的磷脂（如磷脂酰丝氨酸等）存在膜内表面。当血小板活化后，带负电荷的磷脂翻转到外表面，促进因子 X 酶复合物和凝血酶原复合物的形成。凝血酶还可激活因子 Ⅴ、Ⅷ、XI，同时可激活血小板提供有效的磷脂表面，成为凝血过程中的正反馈机制。

3．纤维蛋白的形成 凝血酶催化纤维蛋白原（因子 I）成为纤维蛋白单体（Ia）。同时在 Ca^{2+} 作用下，凝血酶激活因子 XⅢ 成为 XⅢa，在 Ca^{2+} 参与下，XⅢa 使纤维蛋白单体相互聚合，形成不溶于水的纤维蛋白多聚体（纤维蛋白丝），这种纤维蛋白丝交织成网，网罗血细胞，形成稳定的血凝块。

如图 3-18 所示，血液凝固是一复杂的酶促反应过程，每步酶促反应均有放大效应，某些环节存在正反馈调节。凝血过程一旦启动，迅速连续进行，形成"瀑布"样反应链，直到完成为止。若其中某个环节受阻，整个凝血过程终止。

三、血液凝固的调控

（一）血浆中生理性抗凝因素

生理情况下，机体内血管中不会发生血液凝固、血流不畅或出血不止的现象是因为血管壁光滑完整，血流较快不能激活凝血系统。机体在活动中常会有轻微的血管损伤，体内会有低水平的

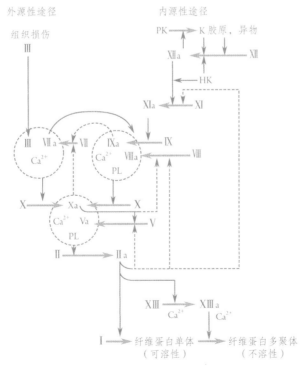

图 3-18　血液凝固过程示意图

PL：磷脂；PK：前激肽释放酶；K：激肽释放酶；HK：高分子激肽原；罗马数字表示相应凝血因子

凝血系统的激活,但循环血液并不发生凝固,仍保持流体状态。即使组织损伤引起了凝血现象,也仅限于病变部位某一小段血管,不延及未损部位。这主要是由于血液凝固受多种因素调控。血液循环流动而且速度较快,因此一些凝血因子不易被激活,即使激活后也易被血流冲走;血管内皮细胞可防止凝血因子、血小板与内皮下的成分接触,从而避免凝血系统的激活和血小板的活化,血管内皮还具有抗凝血和抗血小板的功能。血管内皮细胞能合成并在膜上表达硫酸乙酰肝素蛋白多糖,血液中的抗凝血酶与之结合后,可灭活凝血酶和 FXa 等多种活化的凝血因子。内皮细胞也能合成并在膜上表达凝血酶调节蛋白,通过蛋白质 C 系统灭活 FVa 和 FVⅢa。血管内皮细胞还能合成和分泌组织因子途径抑制物和抗凝血酶等抗凝物质,血管内皮细胞可合成和释放前列环素(PGI₂)和一氧化氮(NO),抑制血小板活化和聚集等,产生抗凝作用;血管内皮细胞还能合成和分泌组织型纤溶酶原激活物,后者可激活纤维蛋白溶解酶原为纤维蛋白溶解酶,降解已形成的纤维蛋白,保证血管通畅。

纤维蛋白吸附凝血酶以及其他凝血因子,在凝血过程中所形成的凝血酶,85%~90% 可被纤维蛋白吸附,这不仅有助于加速局部凝血反应的进行,也可避免凝血酶向周围扩散。单核巨噬细胞可吞噬活化的凝血因子。除了上述因素外,血液凝固的调控还与体内的生理性抗凝物质有关。血浆中重要的抗凝物质主要有丝氨酸蛋白酶抑制物、蛋白质 C 系统、组织因子途径抑制物和肝素等。

1. **丝氨酸蛋白酶抑制物**　血浆中含有多种丝氨酸蛋白酶抑制物,主要有抗凝血酶、肝素辅因子Ⅱ、C₁ 抑制物、α₁ 抗胰蛋白酶、α₂ 抗纤溶酶、α₂ 巨球蛋白等,其中最重要的是抗凝血酶,可灭活 60%~70% 的凝血酶,其次是肝素辅因子Ⅱ,可灭活 30% 的凝血酶。抗凝血酶(antithrombin)是由肝细胞和血管内皮细胞分泌的一种丝氨酸蛋白酶抑制物,能与凝血酶及凝血因子Ⅸa、Ⅹa、Ⅺa 和Ⅻa 等分子活性中心的丝氨酸残基结合而使其失去活性,进而阻断凝血过程。在正常情况下,抗凝血酶的直接作用弱而且慢,但它与肝素结合后,其抗凝作用可增强 2000 倍以上。在正常机体内,循环血液的血浆中肝素的含量很少,因此,抗凝血酶主要与内皮细胞表面的硫酸乙酰肝素结合而增强内皮细胞的抗凝作用。

2. **蛋白质 C 系统**　主要包括蛋白质 C(protein C,PC)、凝血酶调节蛋白(thrombomodulin,TM)、蛋白质 S 和蛋白质 C 的抑制物。蛋白质 C 由肝细胞合成的依赖于维生素 K 的因子,以酶原的形式存在于血浆中。凝血酶调节蛋白是凝血酶激活蛋白质 C 的辅因子,它可使凝血酶激活蛋白质 C 的速度提高 1000 倍,当凝血酶与血管内皮细胞上的凝血酶调节蛋白结合后,可激活蛋白质 C,后者可水解灭活因子Ⅴa 和Ⅷa,抑制因子Ⅹa 的活性,促进纤维蛋白的降解。蛋白质 S 可促进蛋白质 C 的活性,使其作用大大增强。

3. **组织因子途径抑制物**　组织因子途径抑制物(tissue factor pathway inhibitor,TFPI)是一种主要由小血管内皮细胞产生的糖蛋白,其分子量为 34 KD,是外源性凝血途径的特异性抑制剂。可抑制因子Ⅹa 的活性,在 Ca^{2+} 作用下,与因子Ⅶa–Ⅲ复合物及因子Ⅹa 结合形成因子Ⅶa–Ⅲ–TFPI–因子Ⅹa 四聚体,从而灭活因子Ⅶa–Ⅲ复合物,抑制外源性凝血途径。TFPI 是体内主要的生理性抗凝物质,可与内皮细胞表面的硫酸乙酰肝素结合,注射肝素可引起内皮细胞结合的 TFPI 释放,血浆 TFPI 水平可升高几倍。

4. **肝素**　肝素(heparin)主要由肥大细胞和嗜碱性粒细胞产生,是一种酸性黏多糖,几乎存在于所有组织中,尤其是肝和肺等组织中含量最多。肝素是一种很强的抗凝物质,在体内及体外均能发挥抗凝作用。肝素除通过增强抗凝血酶的活性而间接发挥抗凝作用外,还能抑制凝血酶原的激活,阻止血小板黏附、聚集和释放,促使血管内皮细胞释放抗凝物质和纤溶酶原激活物,刺激血管内皮细胞释放 TFPI,能增强蛋白质 C 的活性和刺激血管内皮细胞释放纤溶酶原激活物,增强纤维蛋白溶解。此外肝素还能激活血浆中的酯酶，加速血浆中乳糜微粒的清除，有助于防止与血脂有关的血栓形成。

（二）加速或延缓血液凝固的方法

在临床实际工作中，常需要加速、延缓或防止血液凝固。由于血液凝固是一系列酶促反应的结果，因此，在一定范围内改变温度可加速或延缓血液凝固的过程。如在临床手术中常用温热的生理盐水纱布压迫伤口止血，就是利用提高局部温度，增加酶的活性，同时提供粗糙表面利于因子Ⅻ的激活以及血小板黏附、聚集从而加速血液凝固的过程。反之，若把血液置于低温环境中或增加异物表面的光滑度（如涂有硅胶或液体石蜡的表面），血液凝固的过程将减慢。Ca^{2+} 作为一个重要的凝血因子，在多个环节上起促凝血作用，在临床上可用于添加 Ca^{2+} 或除去 Ca^{2+} 达到"促凝"或"抗凝"的目的。在临床化验或输血时常在血液中加入一定量的草酸盐或枸橼酸盐可以除去 Ca^{2+}，从而阻断凝血过程，起到抗凝作用。维生素 K 拮抗剂（如华法林）可抑制因子Ⅱ、Ⅶ、Ⅸ、Ⅹ等维生素 K 依赖性凝血因子的合成，因此在体内具有抗凝作用。肝素在体内、外均有较强的抗凝作用，在临床上广泛应用于体内或体外抗凝。天然肝素是一种分子量不均一（3～57 kD）的混合物。分子量在 7kD 以下的肝素（称为低分子量肝素）只能与抗凝血酶结合，对 FⅩa 的抑制大于对凝血酶的抑制，而天然肝素除能与抗凝血酶结合外，还能与血小板结合，不仅可抑制血小板表面凝血酶的形成，而且能抑制血小板的聚集与释放。因此，天然肝素的作用较复杂且能产生明显的出血倾向等不良反应；低分子量肝素不仅有较强的抗凝效果，且半衰期长，引起出血倾向等副作用少，更适于临床应用。

四、止血栓的溶解

在生理性止血过程中，凝血过程形成的止血栓会堵塞血管，使出血停止；伤口愈合后，形成止血栓的纤维蛋白被逐渐降解液化，使被堵塞的血管重新畅通。纤维蛋白在纤维蛋白溶解酶的作用下被降解液化的过程称为纤维蛋白溶解（fibrinolysis），简称纤溶。这一过程使血液由胶冻状态恢复为液态。纤溶对防止血管内凝血过程蔓延、血栓形成和保障血管内的血流通畅具有重要意义。

纤维蛋白溶解酶原（plasminogen，简称纤溶酶原，又称血浆素原）、纤维蛋白溶解酶（plasmin，简称纤溶酶，又称血浆素）、纤溶酶原激活物（plasminogen activator）与纤溶抑制物均参与纤溶过程。纤溶过程可分为纤溶酶原的激活与纤维蛋白（原）的降解两个阶段（图 3-19）。纤溶的激活物（纤溶酶原和纤溶酶）和抑制物以及纤溶的一系列酶促反应，总称为纤维蛋白溶解系统（fibrinolytic system），简称为纤溶系统。

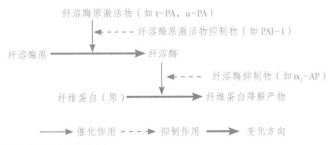

图 3-19　纤维蛋白溶解系统激活与抑制示意图

（一）纤溶酶原的激活

纤溶酶原是一种蛋白质，主要由肝、肾等多种组织合成，血浆中含量最高，无活性，正常为 100～200mg/L，婴儿较少，妇女妊娠晚期增多。纤溶酶原在激活物的作用下发生有限水解脱下一段肽链激活成纤溶酶。根据来源不同，可将纤溶酶原激活物分为三类：血管激活物、组织激活物和血浆激活物。①血管激活物由小血管内皮细胞合成和释放。当血管中出现血凝块时，可刺激血管内皮细胞大量释放这类激活物，并吸附于血凝块上，也称为组织型纤溶酶原激活物（tissue plasminogen activator，t-PA）。t-PA 是血液中主要的内源性纤溶酶原激活物。生理情况下，刚分泌的 t-PA 即具有较弱的纤溶酶原激活作用。在纤维蛋白存在的条件下，t-PA 对纤溶酶原的亲和力大大增加，激活纤溶酶原的效应可增强 1000 倍。t-PA 以非酶原的低活性单链形式分泌，且与纤维蛋白结合后活性增加，这些特性可能有利于将纤溶限制于血凝块局部，并增强局部的纤溶强度。重组人组织型纤溶酶激活剂已作为溶栓剂广泛应用于临床血栓栓塞的治疗；②组织激活物存在于许多组织中，尤其以子宫、前列腺和肺等组织较多，在组织损伤时可释放增多。因此，上述器官手术时易发生术后渗血。由于子宫含有这类激活物，因此月经血不凝固。肾脏合成和释放的尿激酶是一种活性很强的组织激活物，也称为尿激酶型纤溶酶原激活物（urine plasminogen activator，u-PA），已广泛应用于临床治疗血栓病。u-PA 是血液中活性仅次于 t-PA 的生理性纤溶酶原激活物，它对纤维蛋白的亲和力也低于 t-PA。u-PA 通过与多种靶细胞膜上相应受体，即尿激酶型纤溶酶原激活物受体（urine plasminogen activator receptor，u-PAR）结合，促进结合于靶细胞表面的纤溶酶原激活。u-PA 的主要功能是溶解血管外蛋白，如促进细胞迁移（排卵、着床和肿瘤转移等），其次才是清除血浆中的纤维蛋白；③血浆激活物也称为依赖于凝血因子Ⅻ的激活物。如前激肽释放酶被因子Ⅻa 激活后生成激肽释放酶可激活纤溶酶原。由于Ⅻa 既是内源性凝血途径的启动因子，又可间接导致纤溶酶原的激活，结果使凝血与纤溶形成对立统一体，以保持血液的流体状态。

（二）纤维蛋白与纤维蛋白原的降解

纤溶酶属于丝氨酸蛋白酶，其最敏感的底物是纤维蛋白和纤维蛋白原。在纤溶酶作用下，将纤维蛋白和纤维蛋白原逐步分解成可溶性的小肽，称为纤维蛋白降解产物，这些产物一般不会再凝固，而且一部分还有抗凝作用。纤溶酶是血浆中活性最强的蛋白水解酶，对凝血因子Ⅱ、Ⅴ、Ⅷ、Ⅹ 和Ⅻ等也有一定的降解作用。在正常情况下，血液中的抗纤溶酶的含量高于纤溶酶的含量，因而纤溶酶的作用不易发挥。但在血管受损发生血凝块或血栓后，由于纤维蛋白能吸附纤溶酶原和激活物而不吸附抑制物，因而纤溶酶大量形成和发挥作用，使血凝块或血栓发生溶解液化。纤溶活性异常增强，称为纤溶亢进（increased fibrinolytic activity）。纤溶亢进又分为原发性和继发性两类。原发性纤溶亢进是由于纤溶酶原激活剂增多导致纤溶酶活性增强，后者降解血浆中纤维蛋白原和多种凝血因子，使它们的血浆水平和活性下降。临床表现常见于 t-PA 和 u-PA 增多的疾病。原发性纤溶亢进症时，纤维蛋白原在没有大量转化成纤维蛋白之前即被降解，D-二聚体为阴性或不升高；继发性纤溶亢进症，如血栓性疾病和弥散性血管内凝血（DIC）等，由于疾病前期凝血机制增强，纤维蛋白大量生成，继而引起纤溶亢进，因此 D-二聚体阳性或显著升高。血浆 D-二聚体这是纤维蛋白降解后的特异性产物，测定血浆 D-二聚体可以判断是否生成纤维蛋白，是鉴别原发性和继发性纤溶亢进症的重要依据。

（三）纤溶抑制物

在体内还有多种物质可抑制纤溶系统的活性，称为纤溶抑制物。其中主要有两类：一类为 α_2 抗纤溶酶（α_2-antiplasmin，α_2-AP），是一种球蛋白。α_2-AP 主要由肝产生，血小板 α- 颗粒中也储有少量 α_2-AP。α_2-AP 通过与纤溶酶结合成复合物而迅速抑制纤溶酶的活性，因此纤溶酶的 T1/2

很短，仅 0.1 ~ 0.5 秒。血小板中所含的 α_2-AP 在血小板活化时被释放，防止纤维蛋白降解；在血凝块中，纤溶酶上 α_2-AP 的作用部位被纤维蛋白占据，不易被 α_2-AP 灭活。另一类为纤溶酶原激活物的抑制物，如纤溶酶原激活物抑制物 -1（plasminogen activator inhibitor type-1，PAI-1），主要由血管内皮细胞产生，能与组织型纤溶酶原激活物如尿激酶竞争而抑制纤溶酶的激活。

在正常安静状态下，由于血管内皮细胞分泌的纤溶酶原激活物的抑制物明显高于纤溶酶原激活物的量，加之抗纤溶酶对纤溶酶的灭活作用，所以，血液中的纤溶活性很低；而当血管壁上有纤维蛋白形成时，血管内皮分泌的纤溶酶原激活物会增多，从而增加纤溶系统的活性。在生理水平，机体内在纤溶与抗纤溶之间维持动态平衡状态，既可防止止血栓堵塞血管，保证血栓形成部位有适度的纤溶过程，又可防止全身性纤溶系统的亢进，血管破裂出血不止，从而维持血流正常运行。凝血过程与纤溶系统均能由因子Ⅻa 启动而激活，同时因子Ⅻa 还能激活补体系统。因此，因子Ⅻa 能将凝血、纤溶、激肽以及补体等系统有效地联系起来，从而维持血流正常运行，同时有效地保护机体、减轻创伤带来的危害。

当止血机制异常，包括血管壁、血小板和凝血 – 抗凝及纤溶亢进的异常都可引起出血性疾病，临床表现为不同部位的出血。一期止血缺陷是血管壁和血小板异常引起，以皮肤黏膜和内脏出血为主，创伤即刻发生渗血，持续时间长，压迫止血有效，输血和血制品效果差。二期止血缺陷是凝血因子缺陷或存在病理性抗凝物质，以深部组织和关节、肌肉或内脏出血难止为主，出血常呈延迟性，持续时间长，压迫止血效果不佳，对输血或特异性血制品效果佳。诊断出血性疾病的实验检查可分为简便、快速、低成本及较高灵敏度的筛查试验（screening test）和具有较高特异性的诊断试验（diagnostic test）。

第五节　血型与输血原则

一、血型与红细胞凝集

血型（blood group）是指血细胞上存在的特异抗原类型，是人类血液的主要特征之一。不同的血细胞有不同的血型，如：红细胞血型、白细胞血型和血小板血型等。自 1901 年 Landsteiner 发现第一个人类血型系统——ABO 血型系统以来，至今已发现 29 个不同的红细胞血型系统，如 Rh、MNSs 和 Lewis 等血型系统，有 400 多种抗原类型。人类白细胞抗原有 112 种，等位基因 503 个。血小板有特异性抗原 7 个系统，10 多种抗原。另外还有 20 多种血清蛋白、血清酶以及 30 多种抗原种类，共计在 600 种以上，将其进行排列组合，人类血型有数十亿种。除同卵双生子女外，没有两个血型完全相同的人。血型具有遗传特性，正常情况血型终身不变，但在某种特定情况下，血型抗原可发生改变。如干细胞移植后的病人有可能长期甚至终身改变成供者的血型；未发育成熟阶段的婴幼儿、肿瘤病人、经过输血、服用某些药物和接受放射性治疗的病人都有可能短期改变血型。

通常所说的血型是指红细胞膜上特异性抗原的类型。红细胞膜上特异性抗原又称为凝集原（agglutinogen），是指镶嵌于红细胞膜上能使红细胞发生凝集反应起抗原作用的特异性蛋白质、糖蛋白或糖脂。凝集素（agglutinin）是指能与红细胞膜上的凝集原起反应的特异性抗体。凝集素存在于血浆中，是一种 γ- 球蛋白。当凝集原与其对应的凝集素相遇时，使红细胞彼此聚集在一起，形成一簇簇不规则的红细胞团，称为红细胞凝集（agglutination）。其本质是抗原 - 抗体免疫反应。由于每个抗体上具有 2 ~ 10 个与抗原结合位点，抗体可在若干个带有相应抗原的红细胞之间形成桥梁，使红细胞聚集成簇。凝集反应一旦发生，在补体的参与下可出现红细胞破裂，发生溶血现象。临床上血型鉴定需要观察是否有凝集反应。

二、红细胞血型

红细胞血型中，ABO 血型和 Rh 血型系统与临床安全输血最为密切。

（一）ABO 血型系统

1. ABO 血型的分型 ABO 血型系统是根据红细胞膜上存在的 A 和 B 两种凝集原而分型。可将 ABO 血型分为四型：红细胞膜上只含有 A 凝集原者称 A 型血，只含 B 凝集原者称 B 型血，同时含 A 和 B 两种凝集原者称 AB 型血，无 A 和 B 凝集原者称 O 型血。ABO 血型系统存在与 A 和 B 凝集原相对应的天然凝集素。凝集素有 A 凝集素和 B 凝集素两种。四种血型均含有 H 凝集原，但其抗原性较弱，血清中检测不到 H 凝集素。不同血型的血清中不含对抗自身凝集原的凝集素。

ABO 血型系统还有几种亚型，其中与临床关系密切的亚型是 A 型中的 A_1 和 A_2 亚型。A_1 型红细胞上含有 A 和 A_1 凝集原，而其血清中含有 B 凝集素；A_2 型血的红细胞上含有 A 凝集原，而其血清中含有 B 和 A_1 凝集素。同样，AB 型血中也有 A_1B 和 A_2B 两种亚型。ABO 血型系统各型抗原与抗体的分布情况见表 3-4 和图 3-20。

表 3-4　ABO 血型系统的抗原和抗体

血型		红细胞上的抗原	血清中的抗体
A 型	A_1	$A+A_1$	抗 B
	A_2	A	抗 B+ 抗 A_1
B 型		B	抗 A+ 抗 A_1
AB 型	A_1B	$A+A_1+B$	无抗 A，无抗 A_1，无抗 B
	A_2B	A+B	抗 A_1
O 型		无 A，无 B	抗 A+ 抗 B+ 抗 A_1

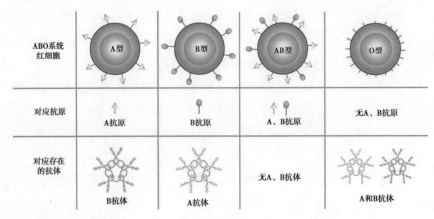

图 3-20　ABO 血型系统的抗原抗体

我国汉族人中 A₂ 型和 A₂B 型者分别只占 A 型和 AB 型人群的 1% 以下，而且 A₂ 型和 A₂B 红细胞比 A₁ 型和 A₁B 型红细胞抗原性弱很多，在用 A 凝集素作血型鉴定时，有时不易检测到，这样就容易将 A₂ 型和 A₂B 误定为 O 型和 B 型。由于 A₁ 型红细胞可与 A₂ 型血清中的 A₁ 凝集素发生凝集反应，因此，在输血时应注意 A₂ 和 A₂B 亚型的存在。

2. ABO 血型的抗原（凝集原）和抗体（凝集素） ABO 血型系统抗原的特异性取决于红细胞膜糖蛋白或糖脂上所含的糖链。这些糖链是由暴露在红细胞膜表面的少数糖基组成的寡糖链。ABO 血型系统的抗原的特异性取决于这些寡糖链的组成和连接顺序。A 和 B 抗原都是在 H 抗原的基础上形成的，H 抗原是在 H 基因编码的岩藻糖基转移酶的作用下，将岩藻糖连接到含四个糖基的前驱物质半乳糖的末端上形成。在 A 基因控制下细胞合成转糖基酶，使一个乙酰半乳糖胺基连接到 H 抗原上，形成 A 抗原；在 B 基因控制下合成转糖基酶，使一个半乳糖基连接到 H 抗原上，形成 B 抗原（图 3-21）。O 型血红细胞不含 A 和 B 抗原，但含有 H 抗原。

A、B 和 H 抗原还存在于淋巴细胞、血小板、多数上皮细胞和内皮细胞的膜上。一些个体的遗传基因决定其体液中包括唾液、泪液和尿液等内含有组织细胞分泌的可溶性 A、B 和 H 抗原的个体称为分泌型，这有助于血型的确定。

血型抗体有天然抗体和免疫抗体两种，ABO 血型系统的抗体属于天然抗体。新生儿血液中尚无 ABO 血型抗体，出生后 2～8 月开始产生，8～10 岁达到高峰。天然抗体多为 IgM，分子量大，不能通过胎盘。因此，孕妇与胎儿血型不合时，母亲体内的天然抗体一般不能通过胎盘到达胎儿体内，不会使胎儿的红细胞发生凝集反应。免疫抗体是机体接受了与自身红细胞抗原不同的抗原刺激而通过免疫反应产生。免疫抗体属于 IgG，分子量小，能通过胎盘进入胎儿体内。因此，若母亲过去因输血或妊娠接受过与自身抗原不同的外源性抗原时，通过免疫反应会产生免疫性抗体，在妊娠时，若孕妇与胎儿血型不合，可因母亲体内的免疫性抗体进入胎儿体内而引起胎儿红细胞破坏，发生新生儿溶血。

3. ABO 血型的遗传与分布 ABO 血型中控制 A、B 和 H 凝集原生成的基因位于 9 号染色体（9q34.1～9q34.2）等位基因上。在一对染色体上只可能出现 A、B 和 O 三个等位基因中的两个，一

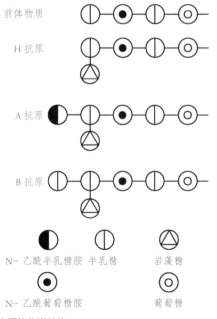

前体物质

H 抗原

A 抗原

B 抗原

N- 乙酰半乳糖胺　半乳糖　　　　岩藻糖

N- 乙酰葡萄糖胺　　　　葡萄糖

图 3-21　红细胞膜表面 ABH 抗原物质的化学结构

个来自父体，另一个来自母体，它们决定子代血型的基因型。这两种基因型决定生成转糖基酶的种类，转糖基酶则决定表现血型凝集原特异性的寡糖链组成，即血型的表现型。三个基因可组成六组基因型，由于 A 和 B 基因为显性基因，O 为隐性基因，故血型的表现仅有四种（表 3-5）。血型相同的人其基因型不一定相同。根据血型遗传规律，可从子女的血型表现型来推断亲子关系。如 A 型血或 B 型血的父母完全可能生下 O 型血的子女，而 O 型血的子女则不可能有 AB 型血的父母。必须注意到，法医学上根据血型来判断亲子关系，只能做出否定判断，不能做出肯定判断。

表 3-5 ABO 血型的基因型和表现型

基因型	表现型
OO	O
AA，AO	A
BB，BO	B
AB	AB

在 5~6 周龄的人胚胎红细胞膜上可检测到 A 和 B 凝集原，出生后的婴儿红细胞膜上的凝集原位点数仅为成人的 1/3，2~4 岁时才完全发育。血型抗原在人群中的分布因地域和民族不同而有差异。如在中欧地区人群中，40% 以上为 A 型，近 40% 以上为 O 型，10% 左右为 B 型，6% 左右为 AB 型；在美洲土著居民中，90% 为 O 型。在我国各民族中 A 型、B 型和 O 型分别各占 30% 左右，AB 型占 10% 左右（表 3-6）。

表 3-6 我国 16 个民族 ABO 血型的分布

调查对象	调查人数	A		B		O		AB	
		人数	%	人数	%	人数	%	人数	%
汉族	40980	12831	31.31	11501	28.06	12646	30.86	4002	9.77
维吾尔族	1513	442	29.22	483	31.92	416	27.50	172	11.36
壮族	1487	316	21.25	410	27.57	703	47.28	58	3.90
回族	1355	369	27.23	384	28.34	487	35.94	115	8.49
哈萨克族	885	202	22.82	264	29.83	336	37.97	83	9.38
锡伯族	344	86	25.00	138	40.12	84	24.42	36	10.46
乌孜别克族	129	33	25.58	50	38.76	33	25.58	13	10.08
柯尔克孜族	124	23	18.54	49	39.52	43	34.68	9	7.26
塔塔尔族	37	15	40.54	13	35.14	8	21.62	1	2.70
彝族	1007	288	28.60	303	30.09	334	33.17	82	8.14
白族	500	170	34.00	117	23.40	157	31.40	56	11.20
傣族	507	112	22.08	150	29.59	205	40.44	40	7.89
蒙古族	1112	251	22.57	356	32.01	379	34.08	124	11.15
景颇族	201	70	34.83	41	20.39	76	37.81	14	6.97
佤族	520	200	38.46	112	21.54	135	25.96	73	14.04
土家族	960	362	37.71	219	22.81	310	32.29	61	7.19

参阅：上海生物制品研究所血型组 . 血型与血库——湖南医学院生理教研组调查报告，1977

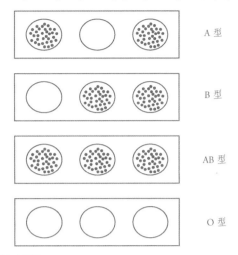

抗A血清　　抗B血清　抗A抗B血清　血型诊断

A型

B型

AB型

O型

图 3-22　ABO 血型的鉴定（正向定型）

4. ABO 血型的鉴定　临床上 ABO 血型鉴定的方法有多种，但原理是一致的，即用已知的标准血清（含有凝集素），检测未知的凝集原。即将被鉴定者的红细胞混悬液与标准血清相混合，根据凝集现象的有无，分析判断被测红细胞上的凝集原，然后确定其血型，也称为正向定型（forward typing）。具体的方法是：在玻片上分别滴加一滴抗 B、 一滴抗 A 和一滴抗 A- 抗 B 血清，在每一滴血清上再加一滴待测红细胞悬液，使红细胞和血清混匀，观察有无凝集现象。若待测红细胞与抗 A 血清和抗 A- 抗 B 血清发生凝集反应，为 A 型；红细胞与抗 B 血清和抗 A- 抗 B 血清发生凝集反应，为 B 型；红细胞与抗 A、抗 B 和抗 A- 抗 B 血清均发生凝集反应，为 AB 型；红细胞与抗 A、抗 B 和抗 A- 抗 B 血清均不发生凝集反应，为 O 型（图 3-22）。与上述方法类似的还有反向定型（reverse typing），即用已知血型的红细胞与待鉴定的血清反应后，根据是否出现凝集反应来判断鉴定的血清中所含的血型抗体。新生儿血液中的血型抗体来自母体，故新生儿血型鉴定时只进行正向定型。

（二）Rh 血型系统

1. Rh 血型的分型与分布　人类红细胞膜上还有另一类凝集原，即 Rh 凝集原。Rh 凝集原最早是在恒河猴（Rhesus monkey）的红细胞上发现，取其学名前两个字母，命名为 Rh 凝集原，现发现有 40 多种 Rh 凝集原，与临床关系密切的是 D、E、C、c、e 五种。从理论上推断，Rh 血型系统由 3 对等位基因 C、c、D 和 d、E、e 分别控制着 6 种凝集原，位于 1 号染色体，表达产物是分子量为 30 ~ 32 kD 的蛋白质。实际上 d 凝集原在红细胞膜表面并不表达，为"静止基因"。在五种凝集原中，以 D 凝集原的抗原性最强，所以凡是红细胞膜上有 D 凝集原的称为 Rh 阳性，没有 D 凝集原的称为 Rh 阴性。我国汉族人中有 99% 的人是 Rh 阳性。有些少数民族，Rh 阴性者比例较大，如苗族为 12.3%，塔塔尔族为 15.8%。

2. Rh 血型的特点与临床意义　与 ABO 血型系统不同，Rh 血型系统没有天然抗体，只有当 Rh 阴性者在接受 Rh 阳性的血液后，才会通过体液免疫而获得抗 Rh 的免疫性凝集素，输血后 2 ~ 4 个月血清中产生的抗 Rh 凝集素的水平达到高峰。Rh 血型系统的临床意义：①Rh 阴性的人第一次接受 Rh 阳性人的血液，由于其体内没有天然的抗 Rh 凝集素，不会发生凝集反应。在输入红细胞所含 Rh 凝集原的作用下，该 Rh 阴性的人体内将产生抗 Rh 凝集素，当他们再次接受 Rh 阳性输血时，发生抗原 - 抗体免疫反应，输入的红细胞将被破坏引起溶血。在临床上给病人重复输血

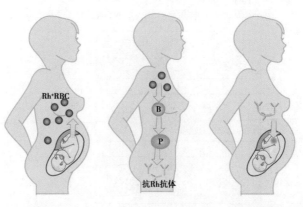

初次妊娠分娩时，胎儿 Rh⁺ 红细胞进入 Rh⁻ 的母亲体内；

胎儿 Rh⁺ 红细胞表面抗原刺激机体产生相应的抗 Rh 抗体（IgG）；

当母亲再次妊娠时，抗 Rh 抗体通胎盘进入胎儿体内，与 Rh⁺ 红细胞结合，导致红细胞破坏，发生新生儿溶血症。

图 3-23 新生儿溶血症发生机制
RBC：红细胞；B：B 淋巴细胞；P：浆细胞

时，即便是同一供血者的血液，也要做交叉配血试验，以避免因 Rh 血型不合而引起的输血反应；②当 Rh 阴性的妇女怀有 Rh 阳性的胎儿时，Rh 阳性胎儿的少量红细胞或 D 凝集原可以进入母体，使母体产生抗 Rh 凝集素，这种凝集素分子量较小，可以经过胎盘进入胎儿血液，使胎儿的红细胞发生溶血，严重时会导致流产或死胎。由于一般只有在妊娠晚期或分娩时才有一定量的红细胞进入母体，故 Rh 阴性母亲在怀第一胎 Rh 阳性胎儿时，对胎儿的影响较小，很少出现新生儿溶血现象（图 3-23），但在第二次妊娠时（或曾输入 Rh 阳性血液母亲在怀第一胎时），母体内产生的凝集素可进入胎儿体内引起严重的新生儿溶血。怀孕次数越多，症状越严重。对 Rh 阴性妇女妊娠，应予以高度重视。

三、白细胞和血小板血型

白细胞和血小板除了有与红细胞相同的血型外，还有自身特有的血型，如白细胞上最强的抗原是人类白细胞抗原（human leukocyte antigen，HLA），在体内广泛分布，是引起组织器官移植后发生免疫排斥反应的最重要的抗原。由于在无关个体间 HLA 表型完全相同的几率极低，所以 HLA 分型成为法医学上用于鉴定个体或亲子关系的重要手段之一。人类血小板上也有特异性的抗原系统，如 PI、Zw 和 Ko 等。血小板抗原可能与输血后发生血小板减少症有关。

○ **知识拓展**　　人类血型的发现

血型（blood group）是由血细胞上存在的特异抗原类型决定。不同血细胞有不同的血型。如：红细胞血型、白细胞血型和血小板血型。1667 年，法国 Denis 和 Emmerez 第一次将 250ml 羊羔血输给人。1818 年 Blundell 第一次完成了人与人之间的输血试验。1900 年奥地利 Landsteiner 发现根据红细胞表面的抗原可将血液分为 A、B 和 C 型，相应抗原可以与血清中相应抗体发生凝集反应，因此获 1930 年诺贝尔生理学或医学奖。一次大战期间，Ottenbers 第一次在输血前进行配血试验。20 世纪 50 年代，美国人 George Davis Snell 发现了组织相容性，法国人 Jean Dausset 发现了主要组织相容性复合体，即人类白细胞抗原（Human leukocyte antigen，HLA），美国人 Benacerraf 证明了 HLA 系统在免疫中的作用。他们三人因此获 1980 年诺贝尔生理学或医学奖。

四、输血的原则

输血已成为临床治疗某些疾病、抢救生命和保证一些手术顺利进行的重要手段。临床上常常会因输血不当对病人带来严重损害，甚至引起死亡。因此输血时必须遵守输血的原则，注意输血的安全、有效和节约。

（一）输血的基本原则

1. 在输血时首先必须鉴定血型　保证供血者与受血者的 ABO 血型相合，因为在输血反应中常容易发生且较严重的是因 ABO 血型不合引起的输血反应。为避免发生红细胞凝集反应和红细胞破裂溶血等严重输血反应，输血时应遵循基本原则：供血者红细胞膜上的凝集原不与受血者血浆中的凝集素发生凝集反应。在输血时：①首先输入同型血，受血者与供血者之间凝集原与凝集素不发生凝集现象；②在血源紧缺无法得到同型血液而又必须输血的紧急情况下，可适当输入异型血液，此时要保证供血者红细胞不被受血者血浆中凝集素所凝集，但输血量要少（一般少于200ml），输血速度要缓慢。这是因为虽然供血者红细胞膜上的凝集原不与受血者血浆中的凝集素发生凝集反应，但受血者红细胞膜上的凝集原会与供血者血浆中的凝集素发生反应。保证血清中抗体效价小于 1∶200，如果输血量过多或输血速度较快，则会因输入供血者血浆中凝集素过多或不能很快被稀释，使凝集素的效价过高，从而与受血者红细胞膜上凝集原发生凝集反应。在输血过程中密切观察受血者，如发生输血反应，立即停止输血。

以往曾称 O 型血的人为"万能供血者"，认为他们的血液可以输给其他任何 ABO 血型的人，这是不严谨的。因为虽然 O 型血红细胞膜上不含有 A 和 B 凝集原，不会被受血者血浆中凝集素所凝集，但 O 型血的血浆中含有 A 和 B 凝集素，能与其他血型受血者的红细胞发生凝集反应。也曾称 AB 型血的人为"万能受血者"，认为 AB 型的人可以接受其他任何 ABO 血型供血者的血液，这也是不严谨的（表 3-7）。

表 3-7　ABO 血型的凝集原与凝集素的凝集反应

红细胞上的凝集原	血清中的凝集素			
	O 型（抗 A 和抗 B）	A 型（抗 B）	B 型（抗 A）	AB 型（无）
O 型（无）	-	-	-	-
A 型（A）	+	-	+	-
B 型（B）	+	+	-	-
AB 型（A 和 B）	+	+	+	-

2. 对于生育年龄的妇女和需要反复输血的病人，还必须使供血者与受血者的 Rh 血型相合，以避免因 Rh 血型不合引起输血反应。

（二）交叉配血试验

临床上输血时，即使是输入同型血液，为了避免亚型或其他类型的血型系统不同，必须常规做交叉配血试验（cross-match test）。交叉配血试验的方法如图 3-24 所示：将供血者的红细胞与受

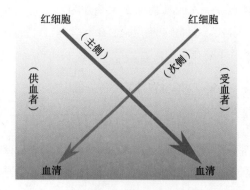

图 3-24 交叉配血试验示意图

血者的血清相配合，称为交叉配血的主侧；再将受血者红细胞与供血者血清相配合，称为交叉配血次侧。如果交叉配血的两侧均没有发生凝集反应，称为配血相合，可以进行输血，此即为同型输血；如果主侧发生凝集反应，不管次侧结果如何，均为配血不合，则绝对不能输血；如果主侧不发生凝集反应，而次侧发生凝集反应，则遵循异型输血原则。

（三）成分输血和自体输血

近年来，输血的方法已不局限于单纯输全血，还根据需要输入各种有效成分，如将红细胞、粒细胞、血小板和血浆等制备成高纯度或高浓度的制品输入体内，称为成分输血（transfusion of blood components）。如严重贫血病人因红细胞数量减少，血液总量不一定减少，故输注浓缩红细胞悬液为佳；而大面积烧伤的病人，由于创面渗出使血浆丢失严重，应输注血浆或其代用品如右旋糖酐溶液；对某些出血性疾病的病人，可输入浓缩血小板悬液或含凝血因子的新鲜血浆，以促进止血和凝血过程。因此，成分输血可提高疗效，减少不良反应和节约血源。另外，近年来在临床上自体输血（autologous transfusion）正在迅速发展。自体输血是指在手术前先抽取并保存病人自己的一部分血液，在以后进行手术时可按需要再将血液输给病人自己。自体输血可避免因异体输血带来的疾病传播和输注异体血细胞引起的并发症的发生。

（四）输血注意事项

作为一名护士，在临床上给病人输血是护理治疗的一项重要内容。因此，掌握输血的原则和注意事项尤为重要。在输血时应严格掌握和遵循输血原则；输血前应做血型鉴定和交叉配血试验，细心检查、核对避免血型不合引起输血反应；输血时严格遵守操作规则，注意输血的速度和数量，严密观察病人临床表现，如有输血反应，立即停止输血或采取必要的措施进行救治。另外长期储存的库存血由于细胞代谢和保存温度等因素的影响，不能完全具备新鲜血液的功能，需要在输血中注意监测相关指标，必要时采取相应补救措施。

（殷盛明　王　鹏）

◇ 思考题

1. 简述血量的临床意义。

2. 血浆渗透压的概念、分类、作用和临床意义有哪些？

3. 红细胞生成的部位、原料、成熟因子和调节因子有哪些？

4. 正常人体内红细胞是如何维持稳态的？临床上贫血有哪些类型及原因？

5. 血液凝固的基本过程有哪些？简述内、外源性凝血途径的异同点。

6. 在临床上给病人重复输血时，对于不同供血者，与受血者有相同血型要做交叉配血试验；即便是同一供血者的血液，也要做交叉配血试验，为什么？

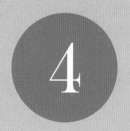

第四章
血液循环

学习目标

识记

1. 能正确概述循环系统是由心血管系统和淋巴系统两部分组成。
2. 能正确描述心肌细胞的生理特性和跨膜电位。
3. 能正确描述正常心电图的波形及其生理意义。
4. 能正确叙述心脏的泵血过程。
5. 能正确描述微循环的组成和通路及其生理意义。
6. 能简述心、脑和肺等重要器官的血液循环特点。

理解

1. 能正确解释心肌细胞跨膜电位的形成机制。
2. 能比较心肌细胞生理特性及影响因素，能比较心脏功能评定指标。
3. 能正确解释动脉血压形成及影响因素、中心静脉压、静脉血回流、微循环通路、组织液的生成。
4. 能举例说明神经系统和体液因素对心血管活动的调节作用。

运用

1. 能应用心脏的生物电活动相关知识解释不同类型心律失常的发病机制和治疗原理，并能思考心律失常的护理评估重点及护理措施。
2. 能运用心脏泵血功能相关知识解释心力衰竭的发病机制和临床表现，并能思考疾病的健康指导和护理措施。
3. 能运用动脉血压的影响因素解释高血压病人日常生活的注意事项和健康指导。
4. 能运用静脉回流、组织液生成和淋巴回流的影响因素解释水肿的发病机制。

04章

循环系统是封闭的管道系统，由心血管系统和淋巴系统组成。心血管系统主要由心脏（heart）和血管（vessels）组成。心脏是血液循环的动力器官，终生工作不息；血管是血液运行的管道和物质交换的场所，并具有分配血量的作用。血液在心血管系统内按一定方向周而复始地流动称为血液循环（blood circulation）。淋巴系统由淋巴管道和淋巴器官组成，淋巴液沿淋巴管道向心流动，最终汇入静脉，故淋巴管道在功能上等同于静脉的辅助管道。

循环系统的主要功能是运输并分配必要的营养物质到组织和器官，同时把组织和器官的代谢产物排出体外，从而保证机体能不断的进行新陈代谢；运输内分泌细胞分泌的各种激素及生物活性物质作用于相应的靶细胞，实现机体的体液调节；通过参与体温调节、体液量的维持以及不同生理状态下机体氧气和养分的供应等生理活动，从而对维持机体稳态起到重要作用；心血管系统还具有重要的内分泌功能，如心肌细胞可合成并分泌心房钠尿肽，血管内皮细胞能合成和分泌内皮素和内皮舒张因子等活性物质，这些激素及生物活性物质参与体内心血管系统及其他系统的功能调节；此外，血液还有防御功能。

第一节　心脏的生物电活动

心脏主要由心肌细胞（cardiac muscle cell）组成。与神经细胞和骨骼肌细胞相比，心肌细胞的生物电活动更为复杂，不同心肌细胞跨膜电位的形成机制不尽相同。根据其组织学特点、电生理特性及功能特征，心肌细胞可分为两类：一类是工作细胞（working cell），即普通的心肌细胞，包括心房肌细胞（atrial muscle）和心室肌细胞（ventricular muscle）。它们具有稳定的静息电位，主要执行收缩功能；另一类是特殊分化的心肌细胞，包括 P 细胞（pacemaker cell）和浦肯野细胞（Purkinje cell），组成心脏特殊传导系统（cardiac specialized conduction system），而这些特殊分化的心肌细胞多没有稳定的静息电位，可自动去极化而产生节律性兴奋。根据心肌细胞动作电位去极化的快慢及其产生机制，又可将心肌细胞分成快反应细胞（fast response cell）和慢反应细胞（slow response cell）。快反应细胞包括心房肌细胞、心室肌细胞和浦肯野细胞，这些细胞动作电位的特点是去极化速度快和幅度大，兴奋传导速度快，复极过程缓慢且复杂，可明确分成几个时相，因而动作电位时程较长。慢反应细胞包括窦房结细胞和房室结细胞，其动作电位特点是去极化速度慢和幅度小，兴奋传导速度慢，复极过程缓慢而没有明确的时相区分。

一、心肌细胞的跨膜电位及其形成机制

心肌细胞的跨膜电位存在明显的种属差异，即不同动物的同类心肌细胞动作电位形状及其形成机制有很大差异，人类与动物之间也存在明显差异。同一个体心脏各部位不同类型的心肌细胞的动作电位不仅幅值和持续时间不尽相同，而且形成的离子基础也有差别（图 4-1），其最显著的特点有：①细胞膜上普遍存在慢钙通道，形成复极化过程中的平台期，因而使其复极化过程明显长于其他可兴奋细胞；②构成心内特殊传导系统的自律细胞 4 期膜电位不稳定，产生 4 期自动去极化，是心肌细胞自律性活动的重要基础。

同前述的生物电基本知识一样，心肌细胞的跨膜电位变化也是由于细胞内外存在着离子浓度

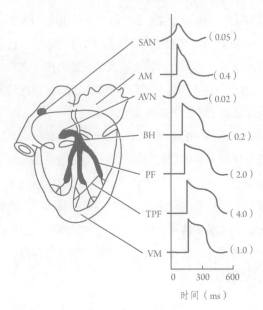

图 4-1 心肌细胞的跨膜电位和兴奋传导速度（括号内数字，m/s）
SAN：窦房结；AM：心房肌；AVN：结区；BH：房室束；PF：浦肯野纤维；TPF：末梢浦肯野纤维；VM：心室肌

梯度（表 4-1）和细胞膜在不同状态下对离子的通透性不同引起的。现分别介绍工作细胞和自律细胞的跨膜电位。

表 4-1　心肌细胞内液和外液中几种主要离子的分布

离子	浓度（mmol/L）		平衡电位（mV）
	细胞内液	细胞外液	
Na^+	10	145	+70
K^+	140	4	−94
Ca^{2+}	10^{-4}	2	+132
Cl^-	9	104	−65

（一）工作细胞的跨膜电位及其形成机制

1. **静息电位**　人和哺乳类动物工作细胞（包括心房肌和心室肌细胞）的静息电位约为 −80 ～ −90mV，其形成机制与神经细胞和骨骼肌细胞相似；即静息时，心肌细胞膜对 K^+ 的通透性较高，而对其他离子的通透性很低；主要表现为内向整流钾通道（inward rectifier K^+ channel，I_{K1} channel）开放，K^+ 顺其浓度梯度外流达到平衡电位，构成静息电位的主要成分。I_{K1} 通道属于非门控通道，不受电压或化学信号的控制，是内向整流钾通道（见后文）中最常见的一种。实际上，静息时细胞膜对 Na^+ 也有一定的通透性，少量 Na^+ 向细胞内扩散表现为钠背景电流，使静息电位稍低于 K^+ 平衡电位；此外，膜上的生电性 Na^+-K^+ 泵对 Na^+ 和 K^+ 的不对等转运活动，可使静息电位的数值略微增大。故心肌细胞的静息电位是三方面因素综合活动的结果。

2. **心室肌细胞动作电位**　心室肌细胞的动作电位明显不同于神经纤维和骨骼肌细胞。其特点是复极过程复杂，持续时间长，升降支不对称。它可分为去极化和复极化两个过程，并可进一步分为 0、1、2、3 和 4 五个时期（图 4-2）。

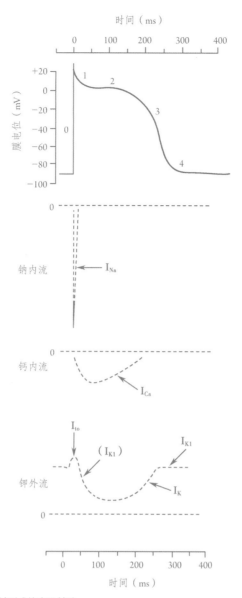

图 4-2　心室肌细胞跨膜电位及其形成的离子基础

（1）0 期（快速去极期）：0 期去极化主要由 Na^+ 内流产生的内向电流而引起。在静息电位基础上，心室肌细胞膜受到刺激而兴奋，部分 Na^+ 通道激活开放，引起少量 Na^+ 内流，膜电位从 $-90mV$ 去极化达到 $-70mV$ 的阈电位水平，引起 Na^+ 通道开放概率和开放数量明显增加，大量 Na^+ 顺浓度梯度和电位梯度快速流入细胞（0mV 以上的膜内正电位转化为 Na^+ 内流的阻力），直至接近约 $+30mV$ 的钠平衡电位。0 期的持续时间短，仅 $1 \sim 2ms$；幅度大，约 $120mV$；去极化速度快，最大速率（V_{max}）可达 $100 \sim 200V/s$。Na^+ 通道属快通道，它激活快，失活也快，故开放时间很短（约 $1ms$）。在心脏电生理学中，通常将快 Na^+ 通道开放引起快速去极化的心肌细胞称为快反应细胞，如心房肌、心室肌及浦肯野细胞等；它们的动作电位称为快反应动作电位（fast response action potential）。快钠通道可被河豚毒素（tetrodotoxin，TTX）选择性阻断。

（2）1 期（快速复极初期）：当心室肌细胞去极化达到顶峰后，由于 Na^+ 通道的失活关闭，立即开始复极。首先进入 1 期，引起 1 期快速复极的主要跨膜电流是瞬时外向电流（transient outward current，I_{to}），引发一过性外向电流，膜电位从 $+30mV$ 迅速降至 0mV 左右，历时 10ms。I_{to} 通道在膜

电位去极化至约 –30mV 时被激活，开放 5 ~ 10ms。因 0 期和 1 期的膜电位变化速度都很快，构成动作电位的尖锋，故常把这两部分合称为锋电位。

左心室壁外膜和中层心肌细胞动作电位有明显的 1 期切迹（phase 1 notch），但是内膜心肌细胞动作电位几乎没有 1 期切迹（图 4-3）。

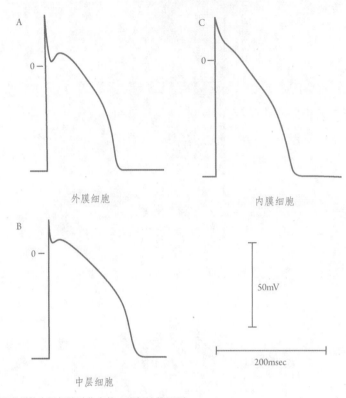

外膜细胞

内膜细胞

中层细胞

50mV

200msec

图 4-3 犬左心室不同部位心肌细胞动作电位 1 期切迹的区别

（3）2 期（平台期）：平台期的产生是因为主要由 Ca^{2+} 内流介导的内向电流和主要由 K^+ 外流介导的外向电流基本处于平衡状态，从而使膜电位稳定在 0mV 水平，记录的动作电位图形比较平坦，故称为平台期（plateau），历时 100 ~ 150ms，是心室肌细胞动作电位区别于神经和骨骼肌细胞动作电位的主要特征。内向电流中，主要是 L 型 Ca^{2+} 电流（L-type calcium current，Ica-L），当细胞膜去极化至 –40mV 时，钙通道缓慢激活，0 期后表现为持续开放，细胞外的 Ca^{2+} 在浓度梯度驱使下缓慢内流，并伴有少量 Na^+ 内流。心室肌细胞的 L 型 Ca^{2+} 通道为电压门控通道，它激活、失活及复活所需的时间均比 Na^+ 通道长，故又称慢通道。Ca^{2+} 缓慢而持久的内流是形成平台期的主要原因。Ca^{2+} 通道活动的改变可明显影响动作电位的形状。该通道可被 Mn^{2+} 和多种 Ca^{2+} 通道阻断剂如维拉帕米等阻断，从而改变动作电位时程和心肌收缩力；外向电流中，包括延迟整流钾电流（delayed rectifier K^+ current，I_K）和内向整流钾电流（inward rectifier K^+ current，I_{K1}）。在平台期初期，Ca^{2+}、Na^+ 内流引起的内向电流和 K^+ 外流引起的外向电流两者处于平衡状态；随着时间的推移，Ca^{2+} 通道逐渐失活，内向电流减弱，而 I_K 引起的外向电流随时间而逐渐增强，结果膜内电位逐渐下降，形成平台期的晚期。此外，I_{K1} 具有内向整流（inward rectification）特性，即 I_{K1} 通道对 K^+ 的通透性因膜的去极化而降低的现象，阻碍了平台期 K^+ 外流，使膜电位难以快速复极化，也是造成平台期持续时间较长的重要原因。

◆ Ca²⁺ 通道抑制剂在循环系统的临床应用

> Ca²⁺ 通道抑制剂，也称 Ca²⁺ 通道阻断剂，是一类可以阻断钙通道的物质，如维拉帕米（verapamil）和地尔硫卓（diltiazem）等药物。这类药物能够通过降低 Ca²⁺ 通道电导，从而抑制心肌细胞 Ca²⁺ 内流，缩短心肌细胞动作电位平台期时程，减弱心肌收缩力。尽管 Ca²⁺ 通道抑制剂能够使心肌收缩力下降，但是它们广泛用于治疗充血性心力衰竭。因为充血性心力衰竭时，由于心肌收缩力下降，使心脏不能射出足够的血量满足组织和器官的需要。Ca²⁺ 通道抑制剂可以减弱心肌收缩力，但同时它能够降低血管平滑肌收缩力，使血管舒张，血压降低，从而使心脏泵血阻力降低（降低后负荷），最终的结果使心输出量增加。

（4）3 期（快速复极末期）：复极 3 期主要是由于 Ca²⁺ 内流逐渐减弱至失活，而 K⁺ 外流进行性增强所致。此期的复极速度加快，膜内电位从 2 期的 0mV 左右下降至 −90mV，完成复极过程，历时约 100 ~ 150ms。2 期与 3 期无明显界限，2 期末，L 型 Ca²⁺ 通道失活，Ca²⁺ 内流逐渐停止，K⁺ 再生性外流，即 K⁺ 外流促使膜电位复极，膜内电位转向负电位，膜内电位越负，K⁺ 电流越大，这种正反馈过程导致膜的复极速度越来越快，直至复极到静息膜电位水平。3 期的 K⁺ 外流主要有赖于 I_K 通道。I_K 通道在动作电位 0 期去极化到 −40mV 时激活，其激活开启和失活关闭速率都很慢，I_K 离子流呈轻度内向整流现象，故称延迟整流钾电流。3 期早期，I_K 通道继续开放，直到膜内电位复极至 −50mV 左右时关闭；而膜内电位由 −20mV 变化到 −60mV 时，I_{K1} 的内向整流作用减弱而导致 I_{K1} 通道开放概率增多，导致 K⁺ 再生性外流，结果复极加速。故 I_K 与 3 期的早中期、I_{K1} 与 3 期的中晚期有关。以上各种电流受到影响都能改变复极化速率，使 3 期复极时程发生改变。例如，Ⅲ 类抗心律失常药就是通过抑制 I_K 而使动作电位时程和不应期（见后文）延长。

从 0 期去极化开始到 3 期复极化完毕所经历的时间，称为动作电位时程（action potential duration，APD）。心室肌细胞的动作电位时程为 200 ~ 300ms。

（5）4 期（恢复期，静息期）：4 期是膜复极化完毕，膜内电位恢复到静息电位的时期，又称静息期。动作电位完成复极但是各种离子流并未停止，因为在动作电位期间进入细胞的 Na⁺、Ca²⁺ 和流出细胞的 K⁺ 所造成的细胞内外离子分布的变化并未恢复，所以此期有活跃的离子转运，以恢复细胞内外离子的正常浓度梯度，从而保持心肌细胞的正常兴奋性。钠泵工作，每次运转可泵出 3 个 Na⁺ 并泵入 2 个 K⁺，因而是生电性的（外向电流）。Ca²⁺ 的主动外运主要通过细胞膜的 Na⁺-Ca²⁺ 交换体（Na⁺-Ca²⁺ exchanger）进行，膜外 3 个 Na⁺ 内流可交换膜内 1 个 Ca²⁺ 外流，所以 Na⁺-Ca²⁺ 交换也是生电性的（内向电流）；进入细胞的 Na⁺ 再由钠泵的活动排出细胞，可见 Na⁺ 内流的浓度梯度是由钠泵活动建立的，故 Na⁺-Ca²⁺ 交换是一种继发性主动转运。此外，膜上少量的钙泵也可主动排出 Ca²⁺。

综上所述，在心室肌细胞一次动作电位过程中，不同时期生物膜对不同离子的通透性不同，即不同离子通道的开放和关闭，由此产生各种离子电流而引起膜电位的变化，从而产生动作电位。

3. 心房肌细胞动作电位 心房肌细胞膜上 I_{K1} 通道密度稍低于心室肌，Na⁺ 内漏对静息电位的影响较大，因此其静息电位绝对值较心室肌小，约为 −80mV。心房肌细胞动作电位的形成机制与心室肌细胞的大致相同，但心房肌细胞没有明显的 2 期，复极速度较快，动作电位时程较短，约 150～200ms，主要原因是心房肌细胞膜对 K^+ 的通透性较大，导致 2 期提前结束所致。

（二）自律细胞的跨膜电位及其形成机制

特殊传导系统的心肌细胞具有自动节律性，属于自律细胞（autorhythmic cell）。工作细胞的 4 期膜电位基本稳定，但自律细胞复极化到最大极化状态时，4 期膜电位并不稳定，而是在这一水平立即开始自动去极化达到阈电位，从而引发新的动作电位。这种 4 期自动去极化的过程具有随时间而递增的特点，但其速度远较 0 期速度慢。可见，自律细胞与非自律细胞（工作细胞）跨膜电位的最大区别在于 4 期是否能够自动去极化。自律细胞没有稳定的静息电位。自律细胞的动作电位复极化到最大极化状态时的膜电位，称为最大复极（舒张）电位。不同类型的自律细胞，4 期自动除极化的速度和离子基础各不相同。

1. 浦肯野细胞动作电位　浦肯野细胞是一种快反应自律细胞，其动作电位的波形、幅度及其形成机制与心室肌细胞相似，也分为 0 期、1 期、2 期、3 期和 4 期五个时相。不同的是，浦肯野细胞动作电位 0 期去极化速率比心室肌细胞快，可达 500～1000V/s；1 期较心室肌细胞更明显；2 期较长；3 期复极末期最大复极电位较心室肌细胞静息电位更负；最大差别在于它有 4 期自动去极化。自动去极化的主要机制包括递增性的内向电流（I_f）和递减性的外向电流（I_K），以前者为主。超极化激活的内向离子流（hyperpolarization-activated inward ion current，I_h/I_f）是一种主要由 Na^+ 负载的内向电流，可被 Ca^{2+} 选择性阻断。I_f 通道在动作电位 3 期复极化至 −60mV 左右时开始激活开放，其激活开放程度随膜内负电位的加大和时间的推移而增加，至膜内电位 −100mV 左右时充分开放，I_f 电流达到最大值。I_f 电流在浦肯野细胞中的作用大于其在 P 细胞中的作用。I_K 通道在复极化至约 −50mV 时开始关闭，I_K 电流逐渐减小，至最大复极电位时接近完全关闭。

2. 窦房结 P 细胞动作电位　窦房结（sino-atrial node，SAN）内的 P 细胞是一种慢反应自律细胞。通常将慢 Ca^{2+} 通道开放引起缓慢去极化的心肌细胞称为慢反应细胞，如窦房结的 P 细胞和房室交界的结区细胞等，它们的动作电位称为慢反应动作电位（slow response action potential）。与心室肌快反应工作细胞和浦肯野快反应自律细胞相比，P 细胞的跨膜电位具有以下特点：①最大复极电位（−70mV）和阈电位（−40mV）的绝对值均小于快反应细胞；②动作电位去极化的幅度较小（约 70mV），时程较长（约 7ms），速度较慢（约 10V/s）；③复极过程无明显的复极 1 期和平台期；④ 4 期自动去极化速度（约 0.1V/s）快于浦肯野细胞（约 0.02V/s）。0 期去极化到 0mV 左右，无明显超射。

P 细胞跨膜电位的形成机制：P 细胞 4 期膜电位不稳定，当膜电位由最大复极电位自动除极达到阈电位（约 −40mV）时，P 细胞膜上的 L 型 Ca^{2+} 通道激活，Ca^{2+} 缓慢内流引起时程较长的 0 期。因 P 细胞缺乏 I_{Na}，故 P 细胞的 0 期去极化主要由 Ca^{2+} 缓慢内流引起。此后，Ca^{2+} 内流减少，激活的 I_K 通道导致 K^+ 外流增加，形成 3 期复极化。4 期自动去极化的机制比较复杂，有多种离子电流的参与，通常认为，P 细胞复极化接近最大复极电位时，I_K 通道逐渐失活而关闭，导致 K^+ 外流逐渐减少。因正常情况下 P 细胞的最大复极电位约为 −70mV，此时 I_f 通道激活十分缓慢，电流强度也较小，故 I_K 进行性衰减是 P 细胞 4 期自动去极化的主要原因；少量 Ca^{2+} 内流以及一种递增性 Na^+ 内流（I_f）使内向电流超过外向电流而引起 4 期自动去极化。当局部去极化到 −50mV 左右，膜上 T 型 Ca^{2+} 通道（transient calcium channel，$Ica−T$）被激活，少量 Ca^{2+} 内流而参与 4 期自动去极化后期的形成（图 4-4）。T 型 Ca^{2+} 通道的阈电位为 −50～−60mV，较 L 型 Ca^{2+} 通道低，一般 Ca^{2+} 通道的阻断剂对其无阻滞作用，也不受儿茶酚胺调控，但可被 Ni^{2+} 阻断。

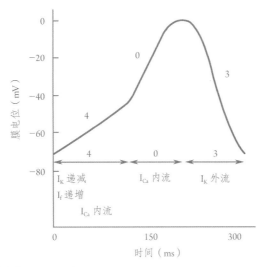

图 4-4 窦房结 P 细胞的动作电位

二、心肌的生理特性

心肌细胞的生理特性包括兴奋性、自律性、传导性和收缩性。其中，前三种属电生理特性，而收缩性为机械特性。

（一）兴奋性

兴奋性（excitability）是指组织或细胞接受刺激产生动作电位的能力。衡量兴奋性的指标主要用阈值来表示。阈值高表示兴奋性低，阈值低则表示兴奋性高。所有心肌细胞都具有兴奋性。

1. **影响兴奋性的因素**　心肌细胞兴奋的产生包括两个环节，一是细胞膜去极化达到阈电位水平，二是引起 0 期去极化的离子通道激活。任何能影响这两个环节的因素均可改变心肌细胞的兴奋性。

（1）静息电位（或最大复极电位）与阈电位之间差值：静息电位（或最大复极电位）绝对值变小，或阈电位绝对值增大，两者之间的差值减小，引起兴奋所需的刺激阈值变小，兴奋性增高。反之，兴奋性降低。需注意的是，如静息电位绝对值过低，因 Na$^+$ 通道部分失活反而使兴奋性降低。例如，轻度血钾升高，细胞膜内外两侧的钾离子浓度梯度下降，K$^+$ 外流减少，静息电位绝对值变小，兴奋性增高；但重度高钾时，静息电位绝对值显著减小，Na$^+$ 通道部分失活，兴奋性降低。此外，乙酰胆碱因增加细胞膜对 K$^+$ 的通透性，K$^+$ 外流增多，静息电位绝对值变大，兴奋性降低。阈电位发生变化的情况较少见，如奎尼丁可抑制 Na$^+$ 通道的激活，阈电位上移，需要更强的刺激才能引发动作电位，兴奋性下降。

（2）引起 0 期去极化的离子通道的状态：Na$^+$ 通道或 Ca^{2+} 通道均有关闭、激活和失活三种功能状态。通道处于哪种状态取决于当时膜电位的水平及产生动作电位后的时间进程。当膜电位处于静息电位时，Na$^+$ 通道处于关闭状态，随时可被激活而开放。当膜电位局部去极化达阈电位时，Na$^+$ 通道大量开放，处于激活状态，Na$^+$ 内流。Na$^+$ 通道激活后迅速关闭，进入失活状态，此时任何刺激均不可能引起通道再次开放。当膜电位复极化到 −60mV 或更负时，Na$^+$ 通道才开始复活。通道复活需要一个时间过程，只有当膜电位恢复到静息电位水平时，Na$^+$ 通道才能全部恢复到关闭状态。Ca^{2+} 通道状态的变化过程与 Na$^+$ 通道相似，只是激活、失活及复活的速度较慢，且最大复极电位及激活电位均较小而已。细胞膜上大部分 Na$^+$ 通道处于关闭状态时，兴奋性良好。

2. 兴奋性的周期性变化 心肌细胞发生一次兴奋时，其兴奋性将发生周期性的变化（图4-5）。

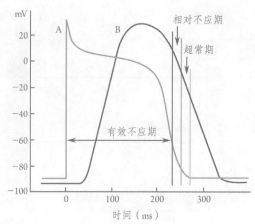

图4-5　心室肌动作电位期间兴奋性的变化及其与机械收缩的关系
A. 动作电位；B. 机械收缩

（1）有效不应期：心肌细胞发生一次兴奋后，从0期开始到复极3期膜电位达到 -55mV 的时期内，兴奋性为零，心肌细胞对任何刺激均不反应，此期称绝对不应期（absolute refractory period，ARP）。复极化膜电位从 -55mV 到 -60mV 这段时间内，若给予阈上刺激可引起局部反应，但是仍不会产生新的动作电位，称为局部反应期（local response period）。所以，从0期开始到复极达到 -60mV 这一不能产生动作电位的时期，统称为有效不应期（effective refractory period，ERP）。此期是由于膜电位绝对值过低，Na^+ 通道完全失活或复活的数量太少所致。

（2）相对不应期：从复极化 -60mV 到 -80mV 这段时间内，需阈上刺激才能引发动作电位，此期称为相对不应期（relative refractory period，RRP）。在此期内，大部分 Na^+ 通道逐渐复活，但开放能力尚未恢复正常。所以，心肌兴奋性虽逐渐恢复但仍低于正常。

（3）超常期：从复极化 -80mV 到 -90mV 这一时间内，阈下刺激即可引发动作电位，此期称为超常期（supranormal period，SNP）。由于此期 Na^+ 通道已基本复活，且膜电位绝对值小于静息电位值，兴奋性高于正常，故阈下刺激即可引起兴奋。

在相对不应期和超常期发生的动作电位，其0期的速度和幅度均低于正常。这是由于 Na^+ 通道尚未完全复活所致。这样的动作电位在传播时产生的局部电流较小，故兴奋的传播速度减慢，容易导致心律失常或形成折返。

3. 兴奋性的周期性变化与心肌收缩活动的关系

（1）不发生完全强直收缩：与骨骼肌细胞相比，心肌细胞的有效不应期特别长，从心肌收缩期一直延续到舒张早期。在心肌细胞的有效不应期内任何刺激均不能引起新的动作电位和收缩，故心肌不会出现骨骼肌那样的完全强直收缩。这就确保了心脏必须以收缩和舒张交替的形式进行活动，使心脏能有效地充盈和射血，实现泵血功能。

（2）期前收缩与代偿间歇：正常心脏是按窦房结的节律而产生兴奋，如果在心室肌有效不应期之后，下一次窦房结正常冲动传来之前，心肌受到一次外来刺激可提前产生一次兴奋和收缩，分别称为期前兴奋（premature excitation）和期前收缩（premature systole）。期前兴奋也有自己的有效不应期，紧接期前收缩后的一次窦性兴奋传到心室时，刚好落在期前兴奋的有效不应期内，故不能引起心室的兴奋和收缩，形成一次兴奋和收缩的"脱失"（图4-6）。因此，在一次期前收缩后往往有一段较长的心室舒张期，称为代偿性间歇（compensatory pause）。

（二）自动节律性

细胞、组织在无外来刺激的作用下能够自动发生节律性兴奋的特性称为自动节律性（autorhythmicity），简称自律性。具有自律性的细胞或组织称为自律细胞或自律组织。自律性高低的衡量指标为自动兴奋的频率。在正常情况下，只有小部分心脏细胞具有自律性。

1．**心脏起搏点**　自律细胞广泛存在于心脏特殊传导系统。窦房结P细胞、房室交界（结区除外）、房室束和末梢浦肯野细胞的自动兴奋频率分别约为每分钟100、50、40和25次左右。可见，在心脏自律组织中，以窦房结P细胞的自律性为最高，由于受心迷走神经紧张性的影响，窦房结的自律性表现为每分钟70次左右。主导心脏正常兴奋和跳动的部位称为正常起搏点（normal pacemaker）。正常生理情况下，以自律性最高的窦房结为正常起搏点。以窦房结为起搏点的心脏节律称为窦性心律（sinus rhythm）。窦房结之外的自律组织在正常情况下不表现本身自律性，称为潜在起搏点（latent pacemaker）。异常情况下，潜在起搏点可控制部分或整个心脏的活动，称为异位起搏点（ectopic pacemaker）。异位起搏点控制的心脏活动节律称为异位心律（ectopic rhythm）。窦房结通过两种方式实现对潜在起搏点的控制：①抢先占领：潜在起搏点4期自动去极化尚未达到阈电位时，它受自律性最高的窦房结传来的冲动作用而产生动作电位，其自身的自律性不能表现出来；②超速驱动压抑：当更高频率的外来超速驱动停止后，低频率的自律组织不能立即表现其自律性活动，心脏停搏一段时间后才按潜在起搏点的节律发生兴奋和跳动，这种现象称为超速驱动压抑（overdrive suppression）。超速驱动压抑具有频率依赖性，潜在起搏点与窦房结的频率差别愈大，压抑效应愈强，驱动中断后停止活动的时间也愈长。此事实提示，在心脏人工起搏的情况下，如需暂时中断起搏器工作，则需先逐步减慢起搏器工作频率，让潜在起搏点接替工作以避免发生心脏停搏。

2．**影响自律性的因素**　影响自律性的因素包括4期自动去极化的速度以及最大复极电位与阈电位之间的差值（图4-7），其中以4期自动去极化速度最为重要。

（1）4期自动去极化的速度：在最大复极电位和阈电位水平不变的情况下，4期自动去极化速度越快，达到阈电位所需的时间越短，单位时间内产生兴奋的次数越多，自律性越高；反之，自

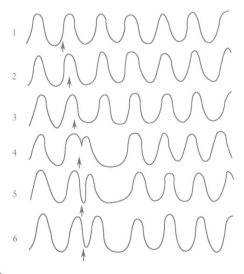

图4-6　期前收缩与代偿性间歇
箭头示刺激，曲线1～3，刺激落在有效不应期内，无反应。曲线4～6，刺激落在有效不应期之后，引起期前收缩与代偿间歇

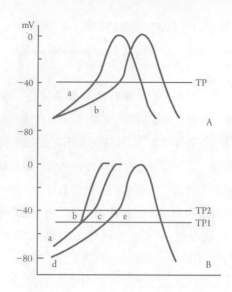

图 4-7　影响自律性的因素
A. 4 期自动去极化的速度由 b 增大到 a 时，自律性增高；
B. 最大复极电位绝对值变大（a→b），自律性降低（e 慢于 c）；或阈电位绝对值变小（TP1→TP2）时，自律性也降低（c 慢于 b）；TP：阈电位

律性降低。4 期自动去极化时，外向电流失活加速或内向电流激活加速的因素都可使 4 期自动去极化加速；反之，则去极化速度减慢。例如，交感神经释放的去甲肾上腺素能够使 T 型 Ca^{2+} 电流和 I_f 增加，从而加快 4 期去极化速度，使自律性增高，Ach 则可增加外向钾电流而降低内向电流，从而使自律性降低。

（2）最大复极（舒张）电位与阈电位之间的差值：在 4 期自动去极化速度不变的情况下，当最大复极电位下移（绝对值变大）或阈电位上移（绝对值变小），两者之间的差值增大，到达阈电位所需时间延长，自律性降低；反之，自律性增高。迷走神经释放的 Ach 可增加细胞膜对 K^+ 的通透性，最大复极电位更负，导致心率减慢。

（三）传导性

细胞传导兴奋的能力称为传导性（conductivity）。传导性的高低可用动作电位传播的速度来衡量。同其他可兴奋细胞一样，心肌兴奋也是以局部电流的原理传至邻近未兴奋膜，进而引起邻近膜发生动作电位的。连接相邻心肌细胞之间的闰盘处肌膜存在较多的低电阻缝隙连接，有利于局部电流的通过，使兴奋能在细胞之间迅速传播，实现心房或心室的同步活动，从而构成功能性合胞体（functional syncytium）。

1. 兴奋在心脏传导的特点及意义

（1）兴奋在心脏各部位传导的速度不同：心房肌的传导速度约为 0.4m/s，仅需 0.06s 窦房结的兴奋就可几乎同时到达左、右心房，使之产生同步收缩。房室交界处传导速度很慢，特别是结区最慢（0.02m/s），兴奋经房室交界区传播所需时间较长，约 0.1s，称为房 - 室延搁（atrioventricular delay）。正常情况下，房室交界是兴奋由心房传至心室的唯一通路。由于房 - 室延搁的存在，心室的收缩总是出现在心房收缩完毕之后，不会产生房室收缩的重叠现象，从而有利于心脏泵血功能的有序进行。但由于传导速度慢，房室交界处较易发生传导阻滞（conduction block）。产生房 - 室延搁有两个主要原因：①该处细胞为慢反应细胞，动作电位的 0 期幅度小，速度慢，产生的局部电流较小；②该处细胞的直径小，细胞间缝隙连接的数量少，不利于局部电流的传播。特殊传导系统中传导速度最快的是浦肯野纤维网，约为 4m/s，兴奋可快速传遍左、右两侧心室，使其产

生同步兴奋和收缩，保证心室射血功能的完成。

（2）兴奋在心肌细胞间直接传递：心肌细胞间存在闰盘，兴奋在细胞间迅速传播实现同步性活动，所以心肌的收缩表现为"全或无"。

（3）心脏通过特殊传导系统有序传导兴奋：在生物进化和个体发育过程中，心脏分化出特殊传导系统，包括窦房结、房室结、房室束、左右束支和浦肯野纤维网。正常心脏兴奋由窦房结产生，一方面经心房肌直接传导到整个心房，另一方面通过由心房肌构成的"优势传导通路"经房室交界再传至左、右心室。即窦房结→左、右心房肌（包括优势传导通路）→房室交界→房室束及左、右束支→浦肯野纤维网→左、右心室肌。

2．影响传导性的因素

（1）结构因素：心肌细胞的直径愈大，其内阻愈小，局部电流传播的距离愈远，传导速度愈快；反之，传导速度则慢。例如，末梢浦肯野细胞的直径最大（羊的末梢浦肯野细胞的直径约为70μm），传导速度最快；而结区的细胞直径最小（仅3μm），传导速度最慢。另外，细胞间缝隙连接的数量和功能状态对传导速度也有明显的影响。在窦房结和房室交界处，细胞间缝隙连接数量少，传导速度较慢。心肌细胞受损或细胞内 H^+ 浓度过高可导致细胞间缝隙连接关闭，传导速度减慢。

（2）生理因素：心肌细胞的电生理特性是影响心肌传导的主要因素。心脏内兴奋（即动作电位）的传导过程受到以下因素的影响。

1）0 期去极化的速度和幅度：动作电位的 0 期是产生局部电流的动力。去极化速度愈快及幅度愈大，产生的局部电流也就愈大，传播距离愈远，达到阈电位的速度也愈快，导致传导速度加快；反之，传导减慢。任何生理、病理或药物因素，凡能减慢动作电位 0 期最大去极化速率和动作电位幅度者，都能减慢心内传导速度。例如，苯妥英钠、奎尼丁和静息膜电位水平。苯妥英钠或一定范围内静息电位绝对值增大可使 Na^+ 通道开放的速度增快及开放数量增多，从而提高传导性；而奎尼丁或一定范围内静息电位绝对值减小，降低传导性。此外，快反应细胞与慢反应细胞的传导速度差异也是由于 0 期去极化的速度和幅度不同引起的。动作电位 0 期去极化的速度和幅度是影响心肌传导速度的最重要的因素。

2）邻近部位膜的兴奋性：兴奋的传导是因局部电流从已兴奋膜传至未兴奋膜而引起的。因此，邻近未兴奋部位膜的兴奋性必然影响兴奋的传导。如前所述，兴奋性与 Na^+ 通道所处的状态、静息电位和阈电位的差值等有关。静息电位和阈电位的差值增大，兴奋性降低，传导速度减慢；反之，传导速度加快。 Na^+ 通道若处在静息状态，传导速度快；若处于失活状态，则传导受阻。

○ **知识拓展**　心律失常及其健康护理指导

　　心律失常（arrhythmia）是指心脏冲动的频率、节律、起源部位、传导速度与激动次序的异常。心律失常是心血管疾病中重要的一组疾病，它可单独发病，亦可与其他心血管病伴发。根据其发生原理可分为冲动形成异常和冲动传导异常两大类。前者包括窦性心律失常和异位心律，后者主要包括窦房传导阻滞、房内传导阻滞、房室传导阻滞以及室内阻滞等。

　　心律失常病人的健康护理指导：

　　1. 知识指导　通过讲解心律失常的常见病因、诱因及防治知识，说明按医嘱服用抗心律失常药物的重要性，不可自行减量、停药或擅自改用其他药物等。

2. 避免诱因　嘱病人注意劳逸结合、生活规律、保证充足的休息、睡眠和情绪稳定、避免摄入刺激性食物和保持体重等。

3. 家庭护理　指导病人学会自测脉搏的方法以利于自我检测病情；嘱病人发病时，注意体位与休息。发作时，采取高枕卧位或半卧位，避免左侧卧位；教会家属心肺复苏术以备应急处理。

（四）收缩性

心脏工作细胞与骨骼肌细胞的收缩机制相似，都是由动作电位触发，通过兴奋-收缩耦联使肌丝滑行而引起心肌收缩。但由于心肌细胞的结构及电生理特性与骨骼肌细胞不完全相同，所以心肌收缩又有其自身特点：

1. **对细胞外液 Ca^{2+} 的依赖性较大**　与骨骼肌相比，心肌细胞的肌质网较不发达，储存的 Ca^{2+} 量较少，兴奋-收缩耦联过程高度依赖细胞外 Ca^{2+} 的内流。心肌兴奋时，经 L-Ca^{2+} 通道进入心肌细胞，使胞质内 Ca^{2+} 浓度升高，其再触发肌质网释放大量的 Ca^{2+}，从而发动心肌收缩。当细胞外液中 Ca^{2+} 浓度很低甚至无钙时，虽然心肌细胞能产生动作电位，但却不能引起收缩，这一现象称为"兴奋-收缩脱耦联"或"电-机械分离"。

2. **"全或无"式收缩**　缝隙连接使兴奋在心肌细胞之间迅速直接传播，同时心房和心室内的特殊传导系统传导兴奋的速度很快，窦房结的兴奋几乎可以同时到达所有的心房肌或心室肌，引起心房和心室的各自"全或无"式收缩，表现为功能合胞体的活动，而骨骼肌收缩时参与活动的肌纤维数目可因兴奋的神经纤维数目不同而异。

3. **不发生完全强直收缩**　心室肌细胞的有效不应期相当于心室的整个收缩期和舒张早期，此期内不会引发新的兴奋和收缩活动，使心室肌不发生完全强直收缩，确保了心脏的舒缩活动交替进行。

三、体表心电图

在一个心动周期中，由窦房结产生的兴奋，按一定的途径和时程，依次传向心房和心室，引起心脏发生一系列的生物电变化。由于人体是一个导电性能良好的容积导体，心脏的生物电活动可传播到机体的任何部位。若将引导电极安置在体表的特定部位，借助于心电图机就能记录到心脏电活动的波形，即体表心电图（electrocardiogram，ECG）（图4-8）。心电图在心脏疾病的诊断中具有重要意义。需要指出的是，心电图反映的是整个心脏的心肌在每个心动周期中从兴奋的产生、传导到恢复过程的综合向量变化，与心脏的机械收缩舒张活动无直接关系。

心肌细胞的生物电变化是心电图的来源，但心电图曲线和单个心肌细胞的动作电位有很大区别（图4-9），其主要原因是：①单个心肌细胞电变化是用细胞内记录方法测得的，即一个测量电极放在细胞外表面，另一个电极插入细胞内，所测得的电变化是一个细胞的膜内外的电位差；而心电图的记录方法属细胞外记录法，即两个记录电极都置于体表，测到的是心脏兴奋部位与未兴奋部位或已复极部位膜外两点之间的电位差在容积导体中形成的规则的电位变化；②心肌细胞电变化曲线是单个细胞的膜电位变化，而心电图是整个心脏所有细胞在心动周期中每一瞬间的综合电位变化；③细胞内记录方法在同一细胞记录到的图形是恒定的，而在记录心电图时，所得到

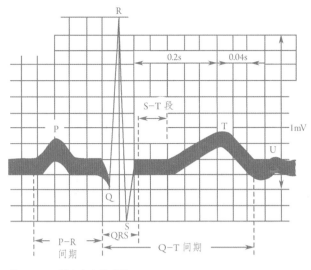

图 4-8　正常人心电模式图

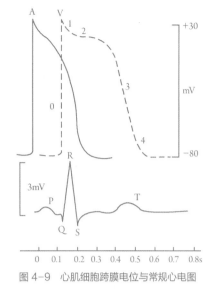

图 4-9　心肌细胞跨膜电位与常规心电图

的心电图的图形则因记录电极位置的不同而不同。

心电图各波是由 Einthoven 命名的，分别由 P 波、QRS 波群和 T 波构成，有时在 T 波之后还可出现一个小的 U 波。因所用导联方式的不同，心电图各波的形态和幅度亦有所不同。

正常心电图波形及其生理意义（表 4-2）：

表 4-2　心电图各波和段（期）的意义及正常值

波段名称	意义	波幅（mV）	时间（s）
P 波	两心房的除极化。起点标志心房兴奋的开始，终点标志心房已全部兴奋	0.05 ~ 0.25	0.08 ~ 0.11
PR 间期	由窦房结产生的兴奋到达心室并引起心室肌开始兴奋所需的时间		0.12 ~ 0.20
QRS 波群	两心室去极化。起点标志心室兴奋的开始，终点表示左、右心室已全部兴奋	变化较大	0.06 ~ 0.10
QT 间期	两心室兴奋到完全复极化的总时程		<0.40
ST 段	心室肌细胞全部处于除极化状态，各引导电极之间不存在电位差	基线水平	0.05 ~ 0.15
T 波	两心室肌复极化。起点标志心室肌复极开始，终点表示左、右心室复极过程完成	0.1 ~ 0.8	0.05 ~ 0.25

1. P 波　代表两心房的去极化过程，小而圆钝，时程约为 0.08 ~ 0.11 秒，波幅不超过 0.25mV。其时程反映去极化在整个心房传播所需的时间。虽然窦房结的去极化发生在心房之前，但是由于窦房结很小，兴奋时产生的综合电位很小，在体表心电图上不能记录到。两心房在复极时也产生电位差，称为心房的复极波（Ta 波），因幅值较小，在一般的心电图描记中不易看到。

2. QRS 波群　代表两心室的去极化过程，表示心室肌兴奋扩布所需的时间，正常 QRS 波群历时 0.06 ~ 0.10 秒。典型的 QRS 波群包括三个紧密相连的电位波动：第一个向下的 Q 波，随后第一个向上的 R 波，紧接 R 波之后的向下的 S 波。QRS 综合波幅度远较 P 波大，这是因为心室的体积大于心房。在不同导联中，这三个波幅度变化较大，且不一定都同时出现。

3. **T 波** 反映心室复极化过程中的电位变化，历时 0.05 ~ 0.25 秒，其方向与 QRS 波群主波的方向一致，在 R 波波幅较高的导联中不低于 R 波的 1/10。

4. **U 波** 见于 T 波之后 0.02 ~ 0.04 秒，小而低宽，其方向与 T 波一致，其成因及意义尚不清楚，一般推测 U 波可能与浦肯野纤维网的复极化有关。

5. **PR 间期（或 PQ 间期）** 是指从 P 波起点到 QRS 波起点之间的时程，代表去极化从窦房结产生并经心房、房室交界和房室束传到心室并引起心室肌兴奋所需的时间，一般为 0.12 ~ 0.20 秒。其中很大一部分时间用于房室交界区内的传导，也称为房室传导时间。房室传导阻滞时，PR 间期延长。PR 段指从 P 波终点到 QRS 波起点之间的线段，反映去极化通过房室交界、房室束、左右束支及浦肯野纤维网需要的时间，因此时综合电位很小，难以记录，表现为基线水平。

6. **QT 间期** 是指 QRS 波起点到 T 波终点的时程，代表心室开始兴奋到完全复极的时间。QT 间期的长短与心率成反变关系，心率愈快，QT 间期愈短。

7. **ST 段** 指从 QRS 波群终点到 T 波起点之间的线段，相当于平台期的时程。正常时它与基线平齐；代表心室各部分已全部进入去极化状态，此时尚未开始复极化，心室各部位之间没有电位差存在。ST 段的异常压低或抬高表示心肌缺血或损伤。

在上述心电图波形的描述中，没有反映心房肌复极化过程的波形，这是由于心房复极化电位变化很弱，被 P-R 段和 QRS 波群等所掩盖，因此心电图上看不到心房复极化的波形。

第二节　心脏的泵血功能

心脏是一个由心肌组织构成、具有瓣膜结构的空腔器官，它的节律性舒缩活动引起心腔内压的周期性变化，由此导致心脏瓣膜规律的开启和关闭，使血液沿单一方向循环流动。心脏的这种活动形式类似于水泵，故常把心脏视为实现泵血功能的肌器官。心脏由左、右两个心泵构成，而每侧心脏均包括心房和心室。心房收缩力较弱，起初级泵作用，将心房内血液泵入心室。心室收缩力强，左心室将血液泵入体循环，右心室将血液泵入肺循环。

一、心动周期

心脏的一次收缩和舒张构成一个机械活动周期，称为心动周期（cardiac cycle）。在一个心动周期中，心房和心室的机械活动均可分为收缩期（systole）和舒张期（diastole）（图 4-10）。由于心室在心脏泵血活动中起主要作用，故心动周期通常是指心室的活动周期。心房和心室的心动周期在发生顺序上有差别，但周期的长短相同。心动周期的长短与心率有关。以心率 75 次 / 分计算，一个心动周期占时约 0.8 秒。在一个心动周期中，心房和心室活动依次进行，左右两侧心房或心室的活动几乎同步。两心房首先收缩，持续 0.1 秒，然后心房舒张 0.7 秒。当心房进入舒张期不久，心室开始收缩，持续 0.3 秒，随后心室进入舒张期。在一个心动周期中约有 0.4 秒为心房和心室都处于舒张状态，称为全心舒张期。心率加快时，心动周期缩短，收缩期和舒张期均相应缩短，但舒张期缩短更明显。这使心肌收缩的时间相对延长，休息时间相对缩短，不利于心脏的持久活动。

二、心脏的泵血过程和心音

（一）心脏的泵血过程

在心脏的泵血活动中，心室起主导作用，左、右心室的活动几乎同步，其射血和充盈过程基本相似。根据心室内压力和容积的变化、瓣膜开关及血流情况，可将心室泵血过程分为收缩期和舒张期。现以左心室为例说明心室的泵血过程（图 4-11，4-12 和表 4-3）。

1. 心室收缩期　心室收缩期（period of ventricular systole）分为等容收缩期和射血期，其中射血期又可分为快速射血期和减慢射血期。

（1）等容收缩：心室充分充盈（心房收缩结束）后立即开始收缩，室内压升高并超过房内压时，房室瓣关闭；此时，室内压尚低于主动脉压，动脉瓣仍处于关闭状态，心室成为一个封闭腔。从房室瓣关闭到主动脉瓣开启前的这段时期，心室收缩不改变心室容积，使室内压急剧上升，故称等容收缩期（period of isovolumic contraction），历时约 0.05 秒。在主动脉压升高或心肌收缩力减弱时，等容收缩期将延长。

（2）射血期：心室继续收缩，室内压升高超过主动脉压，血液冲开动脉瓣射入主动脉，这一时期称为射血期（period of ventricular ejection）。根据射血速度的快慢，将射血期分为快速射血期和

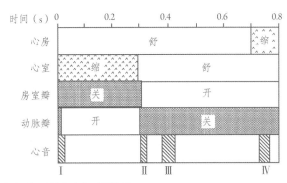

图 4-10　心动周期中心房和心室活动的顺序和时间关系

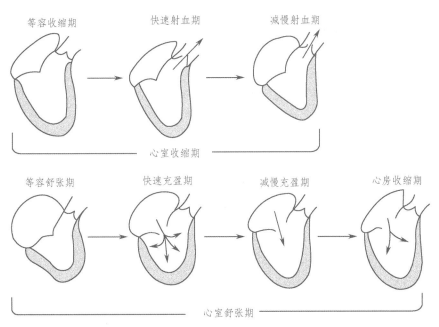

图 4-11　心室收缩和舒张时心瓣膜和血流方向的变化

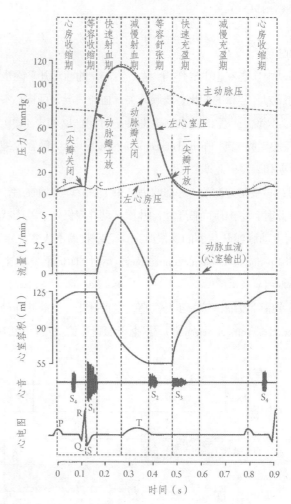

图4-12　犬心动周期各时相中左心内压力、容积和瓣膜等的变化

表4-3　心动周期中的压力、瓣膜、容积和血流方向变化

心动周期		室内压	房室瓣	半月瓣	心室容积	血流方向
心室收缩期	等容收缩期（0.05秒）	急剧升高，心房压＜室内压＜主动脉压	关	关	不变	—
	快速射血期（0.10秒）	继续升高达峰值，心房压＜室内压＞主动脉压	关	开	迅速减小	心室→动脉
	减慢射血期（0.15秒）	从峰值逐渐下降，心房压＜室内压＜主动脉压	关	开	继续减小	心室→动脉
心室舒张期	等容舒张期（0.07秒）	急剧下降，心房压＜室内压＜主动脉压	关	关	不变	—
	快速充盈期（0.11秒）	继续小幅度下降，心房压＞室内压＜主动脉压	开	关	迅速增大	心房→心室
	减慢充盈期（0.22秒）	开始升高，心房压＞室内压＜主动脉压	开	关	继续增大	心房→心室
	心房收缩期（0.10秒）	心房压＞室内压＜主动脉压	开	关	进一步增大	心房→心室

减慢射血期。

1）快速射血期：在射血期的早期，心室内血液快速射入主动脉，射血量大，流速快，故称快速射血期（period of rapid ejection），历时约0.1秒。此期射血量约占总射血量的70%，心室容积明显缩小，室内压可因心室持续收缩而继续升高达到峰值。

2）减慢射血期：快速射血期之后，由于大量血液已射入主动脉，心室收缩力量和室内压开始减小，射血速度减慢，称减慢射血期（period of reduced ejection），历时约 0.15 秒。此期射血量约占总射血量的 30%，心室容积继续缩小至最低值。应该指出的是，心室内压在快速射血期的后期及减慢射血期已低于主动脉压，这时的继续射血动力源于此前血液获得的动能。

2. 心室舒张期 心室舒张期（period of ventricular diastole）可分为等容舒张期和心室充盈期，其中心室充盈期又可分为快速充盈期、减慢充盈期和心房收缩期。

（1）等容舒张期：心室开始舒张，室内压下降，主动脉血液回流导致动脉瓣关闭；此时室内压仍高于房内压，房室瓣处于关闭状态，心室再度成为一个封闭腔，心室肌舒张使室内压急剧下降，但心室容积不变，故称等容舒张期（period of isovolumic relaxation），历时约 0.07 秒。

（2）充盈期：随着心室继续舒张和室内压的下降，房室瓣开启，心房内血液冲入心室，称为充盈期（period of ventricular filling）：

1）快速充盈期：在充盈期初期，心房内的血液被心室"抽吸"而快速流向心室腔，称为快速充盈期（period of rapid filling），历时约 0.11 秒。此期充盈量约占总充盈量的 2/3，心室容积明显增加。

2）减慢充盈期：快速充盈期后，随着心室内血液的充盈，心房与心室之间的压力差减小，血液流入心室的速度减慢，故将心室舒张期的这段时间称为减慢充盈期（period of reduced filling），历时约 0.22 秒。

3）心房收缩期：在心室舒张的最后 0.1 秒，心房收缩使心房内压升高，将心房内血液射入心室，使心室充盈达最大值，称心房收缩期（atrial systole）。此期的充盈量占总充盈量的 10% ~ 30%。

心房在心动周期的大部分时间里都处于舒张状态，其主要作用是接纳、储存从静脉不断回流的血液。由于其收缩力量小、时间短，其收缩对心室的充盈仅起辅助作用。然而，心房的收缩可使心室舒张末期容积进一步增大，即心室肌收缩前的初长度增加，从而使心肌的收缩力加大，提高心室的泵血功能。如果心房不能有效的收缩，房内压将增高，不利于静脉回流，并间接影响心室射血功能。因此，心房的收缩起着初级泵的作用，有利于心脏的射血和静脉回流。

右心室的泵血活动与左心室的相同，但因肺动脉压仅为主动脉压的约 1/6，故右心室所做的功比左心室的要小得多。

○ **知识拓展**　　心动周期中心房压力的变化

每一心动周期中，心房压力曲线依次出现 a 波、c 波和 v 波等三个正波和 x、y 两个下降波。心房收缩，房内压力升高，形成 a 波。一般情况下，心房收缩时，右心房房内压升高 4 ~ 6mmHg，左心房房内压升高 7 ~ 8mmHg。随着血液流入心室和心房舒张，压力回落。接着心室收缩，室内压升高，推动房室瓣关闭并向心房腔凸起，导致房内压升高形成 c 波。由于心室射血，房室瓣上移，房内压下降，形成 x 降波。此后，静脉血回流，房内压再度升高，形成 v 波。最后，心室舒张，心房血液迅速进入心室，房内压下降，形成 y 降波。其中，a 波是心房收缩的标志。一般情况下，心房压力波动的幅度较小。心房的压力波可沿着静脉管壁传到大静脉，用脉搏描记仪可在颈外静脉记录到，具有一定临床应用价值。

（二）心音

心动周期中，由于心肌活动、瓣膜启闭和血液冲击心室壁及大动脉壁引起振动等导致声音产生。此时用听诊器在胸壁一定部位听到的这种与心搏相关联的声音，称为心音（heart sound）。如用换能器将声音振动能量转换成电信号记录下来，即可得到心音图（phonocardiogram）。

正常心脏在一次搏动过程中可产生四个心音，即第一、第二、第三和第四心音（图4-10，图4-12）。多数情况下只能听到第一和第二心音。在某些健康儿童和青年也可听到第三心音。40岁以上的健康人可能出现第四心音。心脏的某些异常活动可以产生杂音或其他异常的心音。因此，听取心音或记录心音图对于心脏疾病的诊断有一定意义。

1. **第一心音**　是由于房室瓣关闭和心室收缩时血流冲击房室瓣引起心室振动以及射血时血流撞击动脉壁引起振动而产生，其声音较大、音调较低、持续时间较长，在心尖搏动处（左第五肋间锁骨中线上）听诊时能听得最清楚。第一心音标志着心室收缩的开始，反映房室瓣的功能。

2. **第二心音**　是因动脉瓣关闭，血流冲击大动脉根部及心室内壁振动而产生，其声音较小，音调较高，持续时间较短，在心底部听得最清楚。第二心音标志着心室舒张的开始，反映动脉瓣的功能。

3. **第三心音**　出现在心室舒张早期，是一种低频和低振幅的振动。其发生可能与血液从心房突然冲入心室，使心室肌和乳头肌等发生振动有关。

4. **第四心音**　出现在心室舒张晚期，是由于心房收缩使血液进入心室，引起心室壁振动而产生，故又称心房音（atrial sound）。正常心房收缩时一般不产生声音，但异常强烈的心房收缩和在左心室壁顺应性下降时，可产生第四心音。

三、心脏泵血功能的评定

心脏的主要功能是泵血。其泵功能是否正常是临床医疗实践和科学研究中经常遇到的问题。对心脏泵血功能的评定，通常用单位时间内心脏射出的血量和心脏做的功作为指标。

（一）每搏输出量和射血分数

一侧心室一次收缩射出的血量称为每搏输出量（stroke volume），简称搏出量。成年人安静状态下的每搏输出量约为60～80ml。心室舒张末期由于连续的血液充盈，其容量可达到约125ml，称为心室舒张末期容积（end-diastolic volume）。在收缩期末，心室内仍剩余有一部分血液，称为心室收缩末期容积（end-systolic volume），约为55ml。搏出量占心室舒张末期容积的百分比称为射血分数（ejection fraction）。安静状态时的射血分数约为55%～65%。心交感神经兴奋时，心脏收缩加强，搏出量增多，射血分数增加。但在心室功能减退、心室异常扩大的情况下，搏出量可能与正常人没有明显差别，但实际上射血分数已明显下降。故若单纯依据搏出量来评定心泵功能是不全面的，可能会做出错误的判断。

（二）每分输出量和心指数

一侧心室每分钟射出的血量称为每分输出量（minute volume），简称心输出量（cardiac output）。它等于搏出量乘以心率。健康成年男性在静息状态下，若心率为每分钟75次，则心输出量约为5.0L/min（4.5～6.0L/min）。实际上，心输出量与机体代谢水平相适应。女性的心输出量比同体重男性的约低10%；青年人的心输出量大于老年人；剧烈运动时，心输出量可高达25～35L/min。

心输出量是以个体为单位计算的。身材高大者和身材矮小者的新陈代谢水平不同，对心输出量的需求也不同。若以心输出量的绝对值直接评价不同个体的心功能，就可能做出错误的判断。

调查资料表明，心输出量与体表面积成正比。心指数（cardiac index）是指以每平方米体表面积计算的心输出量。在空腹和静息状态下测定的心指数称为静息心指数（resting cardiac index）。中等身材成年人的体表面积约为 1.6～1.7m^2，安静时心输出量约为 5～6L/min，故静息心指数约为 3.0～3.5L/（min·m^2）。不同年龄的人，由于代谢水平的变化，心指数也不同。10 岁左右的少年，其静息心指数最大，可达 4L/（min·m^2）以上，以后随年龄增长而逐渐下降，到 80 岁时静息心指数仅约为 2L/（min·m^2）。活动、激动、妊娠和进食等可引起心指数的增高。

（三）心脏做功量

血液在心血管内流动过程中所消耗的能量是由心脏做功供给的。心脏做功所释放的能量，一方面表现为压强能，将静脉内较低的血压提升为动脉内较高的血压；另一方面表现为动能，驱使血液向前流动。每搏功（搏功，stroke work）是指心室一次收缩所作的功，它包含压力-容积功（pressure-volume work）和动力功（dynamic work）。压力-容积功是将一定容积的血液提升到一定的压力水平而增加势能。动力功是使一定容积的血液以较快的速度向前流动而增加的血流动能。动能在整个搏出功中占的比例很小，可以忽略不计。所以，可以用简化公式计算搏功：

$$每搏功（J）= 搏出量（L）× 血液比重 ×（平均动脉压-平均心房压）（mmHg）×$$
$$13.6 × 9.807 ×（1/1000）$$

上式中每搏功单位为焦耳（J），搏出量单位为升（L），血液比重为 1.055，汞（Hg）的密度单位为 kg/L，乘以 9.807 是将力的单位由 kg 换算为牛顿（N），乘以 1/1000 将高度单位由毫米（mm）换算为米（m）。假设搏出量为 70ml，平均动脉压为 92mmHg，平均心房压为 6mmHg，则每搏功为 0.847J。

心室每分钟做的功称为每分功（minute work）。

$$每分功（J/min）= 搏功（J）× 心率（次/分）$$

正常情况下左、右心室的输出量基本相等，但肺动脉平均压仅为主动脉压的 1/6 左右，故右心室做功量也只有左心室的 1/6。

心脏做功量是一较好的评价心泵功能的指标。因为心脏泵血不仅要排出一定量的血液，而且要使这部分血液具有较高的压强能和较快的流速。动脉压升高，导致心肌收缩增强和心脏做功增大，这样才能维持正常的搏出量及心输出量。可见，心脏做功量在评价心泵功能方面优于心输出量。

四、心脏泵血功能的储备

心输出量随机体代谢需要而增加的能力，称心力储备（cardiac reserve），又称心泵功能储备。健康成年人安静状态下心输出量约为 5L/min 左右，剧烈体力活动时心排出量可增加 5～6 倍，达 25～30L/min。可见，心脏有很好的工作潜力。心脏每分钟能够射出的最大血量称最大输出量，它反映心脏的健康程度。体育锻炼可提高心力储备，但某些心脏病病人的心力储备明显降低。心力储备主要取决于搏出量和心率可能发生的最大和最适宜的变化，即取决于搏出量储备和心率储备的大小和匹配程度。

（一）心率储备

充分动用心率储备可使心输出量大大增加。在正常成人，能使心输出量增加的最高心率为 160～180 次/分，故心率的最大变化约为静息时的 2～2.5 倍。当心率超过 160～180 次/分，因每搏输出量明显减少而导致心输出量减少。

（二）搏出量储备

搏出量是心室舒张末期容积与收缩末期容积之差。搏出量储备包括收缩期储备和舒张期储备。静息状态下，心室舒张末期容积约为125ml，由于心肌的伸展性较小，加之心包的限制，心室不能过分扩大，一般只能达到140ml左右，因此舒张期储备只有15ml。而当心肌作最大收缩时，心室剩余血量可不足20ml，使搏出量增加35～40ml。

交感神经兴奋或去甲肾上腺素可加快心率，增强心肌收缩和舒张的能力，故可同时通过增加心率储备和收缩期储备与舒张期储备而使心输出量增加。经常参加体育锻炼可使心肌纤维变粗，心肌收缩能力增强，故收缩期储备增加；同时，心率储备也增加，表现为心率增快至200～220次/分才开始出现心输出量的下降。

○ 知识拓展　　　　　心力衰竭

心力衰竭（heart failure）是由于心脏器质性或功能性疾病损害心室充盈和射血能力而引起的一组临床综合征，简称心衰。心力衰竭是一种渐进性疾病，主要临床表现是呼吸困难、疲乏和体液潴留，但不一定以上症状同时出现。心力衰竭按发展速度可分为急性心衰和慢性心衰，以慢性居多；按发生的部位可分为左心、右心和全心衰竭。按左室射血分数是否正常可分为射血分数降低和射血分数正常两类，替代了以往收缩性心力衰竭和舒张性心力衰竭的概念。

心力衰竭是各种病因致心脏病变的严重阶段，是由于收缩期或舒张期心室负荷过重和（或）心肌细胞数量和质量的变化，引起心室和（或）心房肥大和扩张，心室重塑，继而心室舒缩功能低下，逐渐发展而成。心瓣膜疾病、冠状动脉硬化、高血压、肺气肿或其他慢性肺脏疾患等均可引起心力衰竭。妊娠、劳累、静脉内迅速大量补液等均可加重病患心脏的负担，从而诱发心力衰竭。

五、影响心输出量的因素

心输出量等于心率与搏出量的乘积。故凡影响心率和搏出量的因素均可影响心输出量。在心率恒定的情况下，心室每次收缩的搏出量取决于心肌纤维缩短的程度和速度。

（一）搏出量

1. 前负荷　心室肌在收缩前所承受的负荷，称前负荷（preload）。前负荷决定心室肌在收缩前的初长度。对整体心脏而言，心室肌的初长度取决于心室舒张末期容积。由于测量心室内压力比测定心室容积方便，故在实践中常用心室舒张末期压力来表示前负荷。但需注意的是，心室舒张末期容积变化与心室舒张末期压力变化需在呈直线相关范围时才可靠，否则可能引起错误判断。由于正常人的心室舒张末期心房内压力与心室舒张末期压力几乎相等，且心房内压力的检测更为方便，故也可用心室舒张末期心房内压力来代表心室的前负荷。所以，在一定意义上，前负荷、初长度、心室舒张末期容积、心室舒张末期压力和心室舒张末期心房内压力是同义词。

为了说明前负荷对搏出量的影响，可通过心室功能曲线（ventricular function curve）的测定来说明。即在实验中逐步改变心室舒张末期压力或容积（相当于前负荷或初长度），测量搏出量或搏功，然后以心室舒张末期压力或容积为横坐标，心室搏出量或搏功为纵坐标绘制曲线，即为心室功能曲线（图4-13）。心室功能曲线大致可分为三段：①充盈压在不足15mmHg时，曲线处于升支阶段，表明搏功随初长度的增加而增加。其中，12～15mmHg的充盈压是人体心室的最适前负荷；②充盈压在 15 ~ 20mmHg 范围内，曲线渐趋平坦，提示此时充盈压的改变对心泵功能影响不大；③充盈压高于 20 mmHg 后，曲线平坦或轻度下倾，说明随着充盈压的增加，搏功基本不变或仅轻度减少。

与骨骼肌相似，心肌肌小节的最适初长度为 2.0 ~ 2.2μm。在一般情况下，左心室的充盈压约为 5 ~ 6mmHg，远低于其最适前负荷，表明心室具有较大的工作潜力。此时左心室活动在心室功能曲线的升支阶段。随着前负荷的增加，左心室肌纤维初长度增长，收缩力量增大，搏出量增多。这种通过心肌本身初长度的改变引起心肌收缩强度变化继而影响搏出量的调节，称为异长自身调节（heterometric autoregulation），又称 Starling 机制（Starling mechanism）。

心室功能曲线表明，当心室充盈增多时，初长度增长，心肌细胞肌小节中粗、细肌丝有效重叠的程度增加，形成横桥联结数目增多，引起心肌收缩的强度增加。这是心室能自动泵出额外增加的回心血量和心功能曲线上升支产生的主要原因。但因心肌细胞之间含有大量的胶原纤维和心肌纤维的多种走向及排列方向，致使心肌的伸展性较小。当心肌达到最适初长度时，产生的静息张力很大，从而阻止心肌细胞被继续拉长（图 4-14）。实验表明，心肌肌小节的初长度一般不会超过 2.25 ~ 2.30μm。因此，心脏不致于在前负荷明显增加时发生搏出量和搏功的下降，这对其完成正常泵血功能具有重要意义。但当心肌发生病理变化时，心室功能曲线可出现明显的降支。

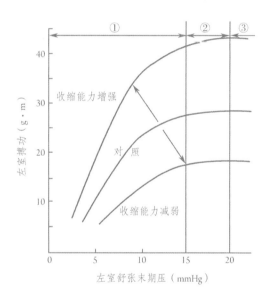

图 4-13　心室功能曲线

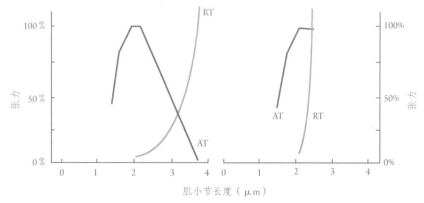

图 4-14　长度-张力曲线
左图：骨骼肌；右图：心肌；AT：主动张力；RT:静息张力

影响前负荷的因素有：①心室充盈时间：心率减慢，充盈时间延长，回心血量增多；心率增快，充盈时间缩短，回心血量减少；②静脉回流速度：静脉回流速度取决于外周静脉压与心房、心室压之差，压差大，回流速度快，回心血量增多。心室射血后剩余血量与心室收缩力有关。心肌收缩减弱，射血量减少，射血后剩余血量增多，如果此时静脉回心血量保持不变，则心室充盈量增大。但因心室内剩余血量增加可引起心室舒张期压力的增高，静脉回心血量将有所减少，故心室充盈量不一定增加。静脉回心血量和（或）心室射血后剩余血量增多均可导致心室充盈量增大，结果心肌前负荷及初长度增加，心室收缩力量增强，搏出量增多；③心室舒张功能：心室舒张是一个耗能的过程，与收缩末期的心肌细胞内升高的 Ca^{2+} 回降速率有关。舒张期 Ca^{2+} 回降速率越快，心肌舒张速率越快。这样，快速充盈期产生的心室负压就越大，抽吸作用也越强。在相同的外周静脉压条件下，心室抽吸作用越强，静脉回心血量越多，心室能充盈的血量越多；④心室顺应性：心室顺应性（ventricular compliance，C_V）是指心室壁受外力作用时能产生变形的难易程度。心室顺应性是一个被动的过程，取决于左心室的几何形状、质量和黏弹特性以及心包。心室顺应性高时，在相同的心室充盈压条件下能容纳更多的血量；反之，则心室充盈量减少。当发生心肌纤维化或心肌肥厚时，心室顺应性降低，使舒张期的心室充盈量降低，以减慢充盈期和心房收缩期最为明显。

异长自身调节的主要作用在于精细地调节搏出量，以维持心输出量和静脉回心血量的平衡。当某种原因导致静脉回心血量增加或心室射血后剩余血量增加时，心室充盈量和充盈压增高，通过异长自身调节增加搏出量。但对持续和剧烈的循环功能变化，如肌肉运动时的循环功能改变，这种调节机制已不足以使心泵功能满足机体当时的需要。在这种情况下，需要心肌收缩力的加入来进一步加强心泵的功能。

2. 后负荷　心室肌的后负荷（afterload）是指心室肌开始收缩时才遇到的负荷，即动脉血压。在心率、心肌初长度及收缩能力不变的情况下，动脉血压升高，等容收缩期室内压峰值升高，故等容收缩期延长而射血期缩短；同时，心室肌缩短的程度及速度均减小，射血速度减慢，搏出量减少。反之，动脉血压降低，则搏出量增加。但实验表明，在整体情况下，正常成人主动脉血压变动于 80～170mmHg 时，心输出量无明显改变（图 4-15）。这与体内多种调节机制的活动有关。一方面，当动脉血压升高导致搏出量减少时，由于心室内剩余血量增加，通过 Starling 机制可使搏出量恢复正常。另一方面，如动脉血压稳定在较高水平，可通过增强心肌收缩能力来维持正常的搏出量。但是，若动脉血压长期持续升高，心室肌将因长期加强活动而表现出心肌肥厚等病理变化，导致心泵功能减退。当动脉血压过高，如超过 170mmHg 以上时，心输出量将显著减少。这是由于后负荷不断增大，射血时需克服的阻力越来越大所致。

当动脉血压降低时，若其他条件不变，则心输出量将增加。这就是临床上用扩血管药物降低后负荷以提高心输出量的原因。

3. 心肌收缩能力　心肌收缩能力（myocardial contractility）是指心肌不依赖于前、后负荷而能改变其力学活动的一种内在特性。交感神经兴奋或血液中儿茶酚胺增多时，心室功能曲线向左上方移位（图 4-13），张力－速度曲线向右上方移位（图 4-16）。前者表明，在同一前负荷条件下，搏出量及搏功增加；后者表明，在同一后负荷条件下，心肌缩短的速度增快，也导致搏出量及搏功增加。这种通过改变心肌收缩能力而实现的心脏泵血功能的调节，与心肌初长度无关，故称等长调节（homometric regulation）。

心肌收缩能力受多种因素的影响，尤其是兴奋－收缩耦联过程中的各个环节。如胞质内 Ca^{2+} 浓度、横桥活动各步骤的速率、活化横桥数目和 ATP 酶的活性等。儿茶酚胺通过激活 β 肾上腺素

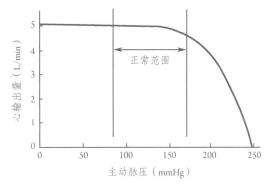

图 4-15 后负荷与心输出量的关系

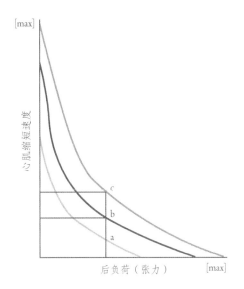

图 4-16 张力－速度曲线
a：乙酰胆碱；b：正常；c：去甲肾上腺素

能受体，可增加胞质内 cAMP 的浓度，增加 L 型 Ca^{2+} 通道的通透性，促进 Ca^{2+} 内流，进而诱导肌质网释放更多的 Ca^{2+}，使胞质内 Ca^{2+} 浓度增大，心肌收缩能力增强。某些钙增敏剂如茶碱可增加肌钙蛋白对 Ca^{2+} 的亲和力，使活化横桥数目增多，收缩能力增强。甲状腺激素和体育锻炼可提高横桥的 ATP 酶活性，导致心肌收缩能力增强。

（二）心率

安静状态下，正常成年人的心率为 60～100 次／分。在不同生理条件下，心率可以发生较大的变动。新生儿的心率较快，随着年龄的增长，心率逐渐减慢，至青春期接近成人的心率。成年女性的心率比同龄男性的稍快。经常进行体育运动和体力劳动的人，平时心率较慢。在同一个体，安静或睡眠时心率较慢，运动或激动时心率则较快。

在一定范围内，心率增快可使心输出量随之增多，但心率超过 160～180 次／分或低于 40 次／分时，心输出量将明显降低。如前所述，心动周期的时间与心率成反比的关系。心率在低于 160～180 次／分的范围内增加时，心室充盈量减少不多，加之心率的增快，故心输出量增加，但心率过快，超过 160～180 次／分，则心动周期缩短，尤其是舒张期明显缩短，充盈量及搏出量大大减少，心输出量下降。当心率太慢时，尽管舒张期延长，但因心室充盈已接近最大值，此时增加的充盈量及搏出量很有限，心输出量减少。

心率变化也可影响心肌的收缩能力。等长收缩的实验表明，心室肌的收缩张力随着刺激频率的增加而逐渐增大，当频率增至 150～180 次 / 分时，心肌收缩张力达到峰值；而频率进一步增加则导致心肌收缩力下降。心率增快或刺激频率增高引起心肌收缩力增强的现象称为阶梯现象。其机制可能与心率增快导致 Ca^{2+} 来不及被转运至肌质网或细胞外而不断在胞质中蓄积有关。

生理条件下的正常心率主要取决于窦房结活动的节律性，后者受神经、体液、温度、代谢和环境等多种因素的调节。交感神经兴奋、血液中肾上腺素、去甲肾上腺素和甲状腺激素水平增高等，均可使心率加快。迷走神经兴奋或乙酰胆碱可使心率减慢。此外，体温升高也可影响心率，体温每升高 1℃，心率将增加 12～18 次 / 分。

第三节　血管生理

一、各类血管的结构和功能特点

血管系统中动脉、毛细血管和静脉三者依次串联，形成一套连续和封闭的管道系统，由心血管系统和淋巴管系统两部分组成。血管不仅为血液的流动提供了通道，而且在推动血液流动、调节血压、调节器官血流量、进行物质交换、生成组织液以及分泌活性物质等多方面发挥重要作用。按照其结构和功能特点，可将血管分为以下几类：

1. **弹性储器血管**　弹性储器血管（windkessel vessel）是指主动脉和肺动脉主干及其发出的最大分支。这类血管口径粗，管壁厚，弹性纤维成分较多，有明显的可扩张性和弹性。心室射血时主动脉和大动脉被动扩张，容积增大，把一部分血液暂时储存起来。射血停止后主动脉和大动脉弹性回缩，驱使储存的血液向前流动。故主动脉和大动脉起"弹性储器"的作用，它可以使心脏的间断射血变成血管系统中的连续血流。

2. **分配血管**　分配血管（distribution vessel）是指中动脉，即从弹性储器血管以后到分支为小动脉前的动脉血管。这类血管管壁收缩性较强，其收缩和舒张可以调节分配到身体各部位组织器官的血流量。

3. **毛细血管前阻力血管**　毛细血管前阻力血管（precapillary resistance vessel）是指小动脉和微动脉（arteriole）。这类血管管径细，血流阻力大，管壁富含平滑肌。平滑肌收缩则血管管径变小，外周阻力增大；平滑肌舒张则血管管径变大，外周阻力减小。所以，这些血管活动形成的血管外周阻力对于维持一定的动脉血压起着重要的作用。血液在血管中流动时受到的外周阻力大部分发生在微动脉，微动脉的收缩与舒张活动可明显改变所灌流的器官和组织的血流量及其后的毛细血管内的压力。

4. **毛细血管前括约肌**　环绕在真毛细血管起始部的平滑肌，称为毛细血管前括约肌（precapillary sphincter），功能上可归属于毛细血管前阻力血管的一部分。它的收缩和舒张可影响其后的真毛细血管开放的数量和毛细血管血压，从而影响毛细血管床中血液和组织液之间进行物质交换的面积、有效滤过压及组织液的生成与回流量。

5. **交换血管**　交换血管（exchange vessel）是指真毛细血管（true capillary）。其管壁仅由一层扁平内皮细胞构成，外面包裹一薄层基膜，故通透性很高，是血液和组织液之间进行物质交换的场所。

6. 容量血管　容量血管（capacitance vessel）是指静脉系统。其口径大，管壁薄，可扩张性较大，容积大。在安静状态下，整个静脉系统容纳了约60%～70%的循环血液，起血液储存库的作用。另外，微静脉（venule）和小静脉管壁平滑肌的舒缩对血流也产生一定的阻力，故称毛细血管后阻力血管（postcapillary resistance vessel）。它们的舒缩活动可改变毛细血管前、后阻力的比值，进而影响毛细血管血压及组织液的生成与回流量。

7. 短路血管　短路血管（shunt vessel）是指小动脉和小静脉之间的吻合支。主要分布于手指、足趾和耳郭等处的皮肤，在功能上与体温调节有关。

二、血流动力学基础

血流动力学应用物理流体力学理论，研究血流量、血流阻力和血压以及它们之间的关系（图4-17）。

（一）血流量和血流速度

1. 血流量和血流速度　单位时间内流过血管某一截面的血量称血流量（blood flow），又称容积速度，单位为 ml/min 或 L/min。血液中的一个质点在血管内移动的线速度称血流速度（velocity of blood flow），单位为 cm/s。血液在血管内流动时，血流速度与血流量成正比，与血管的横截面积成反比。按照流体力学的一般原理，在一段管道中，单位时间的液体流量与该段管道两端的压力差成正比，与管道内的阻力成反比。这一关系也适用于血流量与血压、血流阻力之间的关系，即血流量（Q）与血管两端的压力差（ΔP）成正比，与血流阻力（R）成反比，即：

$$Q=\Delta P/R$$

对一个器官而言，Q 为该器官的血流量，ΔP 为该器官的灌注平均动脉压与该器官静脉压之差，R 为该器官的血流阻力。在一般情况下，不同器官的动脉血压基本相等，故某器官的血流量主要取决于该器官对血流的阻力。在循环系统中，动脉、静脉和毛细血管各段总的血流量都是相

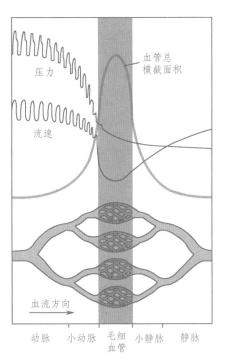

图4-17　血管系统中压力、流速和总横截面积的关系

等的，即 Q 都等于心输出量。在体循环中，ΔP 是主动脉压与右心房压的压力差。右心房压基本上为零，故 ΔP 可写成 P_A，即 $Q=P_A/R$。P_A 指平均动脉压，R 为体循环的总阻力，即外周阻力。

2. 层流和湍流 血液在血管内流动的方式可分为层流（laminar flow）和湍流（turbulence）两类（图 4-18）。层流是指液体中每个质点的流动方向一致且与血管的长轴平行，但各质点的流速不同，以血管轴心处流速最快，越靠近血管壁流速越慢。湍流是指血液的流速加快到一定程度后发生的血流方式，此时血液中各个质点的流动方向不一致，出现旋涡。因此，在血流速度快，血管口径大，血液黏滞度低的情况下，容易产生湍流。病理情况下，血流因房室瓣、主动脉瓣狭窄易形成湍流而产生杂音，后者可被用于临床心血管异常的诊断。

（二）血流阻力

血液在血管内流动时所遇到的阻力称血流阻力（resistance of blood flow）。血液流动时，血液内部的摩擦、血液与血管壁之间的磨擦产生阻力，消耗的能量通常表现为热能。这部分热能不能再转换成动能，故压力在驱动血液流动时，因不断克服阻力而逐渐降低。

根据泊肃叶定律，单位时间内液体的流量（Q）与管道两端的压力差（ΔP）及管道半径（r）的 4 次方成正比，与管道长度（L）成反比，用方程式表示为：

$$Q=K（ΔP）r^4/L$$

方程式中 K 为常数，等于 π/（8η），其中 η 为液体黏滞度。则此方程式可写为：

$$Q=（ΔP）πr^4/（8ηL）$$

结合血流量的计算公式 Q=P/R，则可得出计算血流阻力的方程式：

$$R=8ηL/（πr^4）$$

可见，血流阻力与血管的长度和血液的黏滞度成正比，与血管半径的 4 次方成反比。在生理条件下，血管长度和血液黏滞度的变化很小，但血管的口径易受神经 - 体液因素的影响而改变，特别是富含平滑肌纤维的小动脉和微动脉（形成外周阻力的主要血管）。机体主要通过控制各血管的口径而改变外周阻力，从而有效地调节各器官的血流量。

（三）血压

血压（blood pressure）是指血管内的血液对单位面积血管壁的侧压力（即压强）。依照国际标准计量单位规定，压强的单位为帕（Pa），即牛顿 / 米²（N/m²），血压数值常用千帕（kPa）表示。

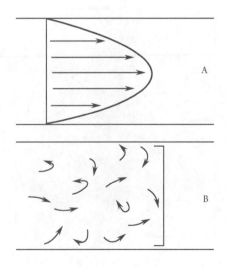

图 4-18 层流和湍流示意图
A. 层流；B. 湍流

但习惯上仍常用毫米汞柱（mmHg）为单位（1mmHg=0.133kPa 或 1kPa=7.5mmHg）。心房压和大静脉的压力较低，常以厘米水柱（cmH$_2$O）为单位（1cmH$_2$O=98Pa）。

三、动脉血压和动脉脉搏

（一）动脉血压

1. 动脉血压的形成 动脉血压（arterial blood pressure）是指血液对单位面积动脉管壁的侧压力。动脉血压一般指主动脉压，通常用肱动脉压来代表。形成动脉血压的主要因素有以下几点：

（1）心血管系统内有足够的血液充盈：这是形成动脉血压的前提。即使心脏停搏，血液流动停止，血管内的压力仍高于大气压约 7mmHg，此为循环系统平均充盈压。其大小取决于血量与循环系统容积之间的相对关系。

（2）心脏射血：这是形成动脉血压的原动力。心室收缩时所释放的能量一部分作为血液流动的动能，推动血液向前流动；另一部分则转化为大动脉扩张所储存的势能，即压强能。在心室舒张时，大动脉弹性回缩，将储存的势能转变为动能，继续推动血液向前流动。由于心脏射血是间断的，因此在心动周期中动脉血压将发生周期性变化，心室收缩时动脉血压升高，舒张时动脉血压则降低。

（3）外周阻力：主要指小动脉和微动脉对血流的阻力，是形成动脉血压的必要条件。在射血期，由于外周阻力的存在和主动脉、大动脉具有较大的可扩张性，搏出量中仅约有 1/3 流向外周，而 2/3 暂时储存于主动脉和大动脉内，心室收缩时释放的部分能量以势能形式储存于大动脉管壁。因此，动脉接纳的血量多于从动脉流走的血量，动脉内血量增多，导致动脉压升高（收缩期血压）。在心室舒张期，心室停止射血，此时大动脉弹性回缩，势能转变为动能，迫使射血期暂存于大动脉的血液继续流入毛细血管，动脉内血量减少，动脉压降低（舒张期血压）。

（4）主动脉和大动脉的弹性：当心室收缩射血时主、大动脉的被动扩张及心室舒张时主动脉和大动脉的弹性回缩，一方面使左心室的间断射血变为动脉内的连续血流，另一方面还使每个心动周期中动脉血压的波动幅度远小于心室内压的波动幅度（图 4-19）。故主动脉和大动脉的弹性起缓冲动脉血压的作用。

2. 动脉血压的测量方法 如无特别说明，一般所说的血压指的是动脉血压，而且指的是主动脉压。因为在大动脉中血压降落很小，故通常将肱动脉压代表主动脉压。动脉血压的测量方法可分为直接测量法和间接测量法。前者一般用于动物实验，经典方法是将导管一端插入动脉，而另一端连于 U 形水银测压计，这样便可读出被测部位的血压值。由于水银比重高，导致水银柱降落惯性大，所以该方法只能测出平均动脉压。后者在临床上常用 Korotkoff 听诊法，可间接测量肱

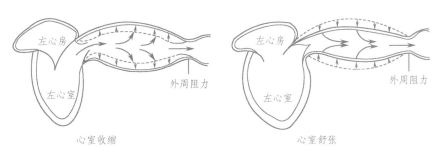

图 4-19　大动脉管壁弹性储器作用示意图

动脉的收缩压和舒张压（图4-20）。具体方法是让受试者平静心情，放松手臂肌肉，前臂支撑使肘窝平心脏水平。将袖带缠绕上臂，袖带下缘在肘窝横纹上2～3cm，听诊器胸件置于肘窝肱动脉搏动处。给袖带气囊迅速充气直到脉搏声（听诊音）消失后血压计继续上升约20～30mmHg，然后以大约2mmHg/s的速度缓慢放气，使袖带压力逐渐降低。当袖带压力高于收缩压时，肱动脉的血流完全被阻，听诊器听不到脉搏声。当袖带压力刚刚低于收缩压时，收缩压突破袖带压，每一心动周期中有少量血液冲过肱动脉的压迫区并在其远端形成湍流而产生血管杂音，故听到的第一个脉搏声所对应的压力读数即为收缩压。当袖带压力降至舒张压以下时，血流完全恢复畅通，血管杂音突然变小并最后消失。在儿童中测定血压时，通常以听诊音由强突然变弱的瞬间压力读数作为舒张压；在成人则以听诊音消失时的压力读数作为舒张压。放气减压至0后休息30秒以上，再测一遍。两次读数的平均值即所测的血压。由于右侧肱动脉起自于主动脉弓的第一大分支——无名动脉（头臂干动脉），而左侧肱动脉来源于主动脉第三大分支——左锁骨下动脉，故约25%的正常人右上臂血压较左上臂偏高，一般不超过10mmHg。但如果两上臂血压相差大于20mmHg，应视为不正常。首次就诊者需测左、右上臂血压，以后可固定测量较高一侧的上臂血压，但习惯上常测定右上臂血压。

3. 动脉血压的正常值 心室收缩中期时，主动脉压上升所达到的最高值称为收缩压（systolic pressure）。心室舒张末期时，主动脉压下降所达到的最低值称为舒张压（diastolic pressure）。收缩压与舒张压的差值称为脉搏压（pulse pressure），简称脉压。一个心动周期中，各瞬时动脉血压的平均值称为平均动脉压（mean arterial pressure），约等于舒张压加1/3脉压。我国健康青年人在安静状态时的收缩压为100～120mmHg，舒张压为60～80mmHg，脉压为30～40mmHg。

健康人在安静状态时的动脉血压是比较稳定的。但有个体、性别和时间的差异，还受到体重、能量代谢和情绪等许多因素的影响。女性在更年期前的动脉血压较同龄男性的略低，更年期后动脉血压则较高；肥胖者动脉血压略高于中等体型者；在正常生理状态下，人体24小时血压波动呈现"双峰双谷"特点：一般清晨醒来后血压开始升高，上午6～8时达第一次高峰；在下午4～6时为第二次高峰；晚上8时后缓慢下降，凌晨2～3时血压降至最低谷。这种白昼升高、夜间降低的血压特征曲线，称为勺型曲线；血压随季节变化也有差异，夏季的血压值偏低，冬季的血压值偏高。

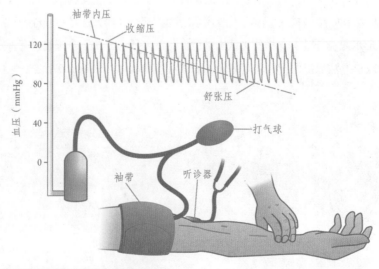

图4-20 Korotkoff听诊法间接测量肱动脉血压示意图

当血液从主动脉流向外周时，由于不断克服阻力而消耗能量，血压逐渐降低。动脉血压降落的幅度与其经过的某段血管的阻力大小成正比。主动脉和大动脉的血流阻力小，血压在该段降落较小（图4-21）。例如，主动脉平均压为100mmHg，在直径为3mm的动脉处，血压仍为95 mmHg。而小动脉和微动脉的血流阻力大，血压在该段降落也就大。例如，血流从微动脉起始端流经微动脉后，平均压可从85mmHg降到55mmHg，当血流到达毛细血管起始端时，平均压只有30mmHg。

4．影响动脉血压的因素 凡是与动脉血压形成有关的因素都能影响动脉血压。

（1）每搏输出量：当搏出量增加时，心室收缩期射入主动脉的血量增多，动脉管壁所承受的张力增大，因而收缩压升高明显。由于动脉血压升高，血流速度随之加快，心室舒张期流向外周的血量也有所增多，心舒末期存留在大动脉的血量增加不多，故舒张压升高不多，而脉压增大。反之，搏出量减少，血压降低，脉压减小。故在一般情况下，收缩压的高低主要反映心脏每搏输出量的多少。

（2）心率：心率加快，心舒张期明显缩短，此期间流向外周的血液减少，故心舒期末存留在大动脉的血量增多，舒张压升高。由于动脉血压升高，血流速度随之加快，在心缩期有较多的血液流向外周，留在大动脉内的血量增加不多，故收缩压升高不如舒张压的升高显著，结果脉压减小。反之，心率减慢，舒张压降低的幅度比收缩压降低的幅度大，脉压增大。

（3）外周阻力：外周阻力增加，心舒期中流向外周的血量减少，心舒期末存留在大动脉的血量增多，舒张压明显升高。由于动脉血压升高使血流速度加快，心缩期内较多的血液流向外周，留在大动脉内的血量增加不多，因此收缩压升高的幅度较小，脉压变小。相反，当外周阻力降低时，舒张压降低的幅度比收缩压降低的幅度大，脉压变大。所以，舒张压的高低主要反映外周阻力的大小和心率的快慢，尤其是前者。

（4）主动脉和大动脉的弹性储器作用：主动脉和大动脉的弹性可缓冲动脉血压的波动。老年人的动脉管壁发生硬化，管壁弹性纤维减少而胶原纤维增多，血管顺应性降低，对血压的缓冲作用减弱，导致收缩压升高而舒张压降低，脉压明显增大。因此，脉压主要反映动脉弹性。

（5）循环血量与循环系统容积的比值：循环血量与循环系统容积的比值决定了循环系统平均充盈压的高低。正常时，循环血量和血管容积是相适应的，循环系统平均充盈压变化不大。如果

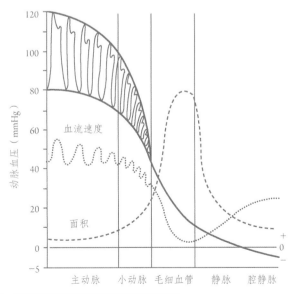

图4-21　各段血管的血压、血流速度和血管总横截面积关系示意图

循环血量减少（如大出血）而血管系统的容积改变不大，或循环血量不变而血管系统的容积增加（如大量毛细血管扩张），则循环血量与血管容积的比值减小，循环系统平均充盈压必然降低，导致动脉血压降低。

○ 知识拓展　　　原发性高血压及其健康护理指导

原发性高血压（primary hypertension）是以血压升高为主要临床表现的综合征，通常简称为高血压。高血压是多种心、脑血管疾病的重要病因和危险因素，常引起心脏、血管、脑和肾脏等重要组织器官的进行性损害，最终可导致这些器官的功能或器质性病变甚至功能衰竭，是心血管疾病死亡的主要原因之一。

高血压初期大部分病人没有明显的临床症状，只有少部分病人感觉疲乏、时有眩晕、耳鸣、记忆力减退。血压明显升高时，可出现头晕加重，头痛，心悸气短，甚至恶心、呕吐，尤其在劳累或情绪激动等引起血压迅速升高时，症状更为明显。

对高血压病人的健康护理指导：

1. 疾病知识指导　让病人了解病情；指导病人和家属要掌握正确的测量血压的方法；指导病人学会自我心理调节，避免情绪激动等。

2. 饮食指导　限制钠盐摄入，每天低于6g；保证充足的钾和钙的摄入；减少脂肪摄入，补充适量蛋白质；戒烟限酒；控制体重。

3. 运动指导　选择适宜的运动方式；注意劳逸结合，运动强度、时间和频度以不出现不适反应为宜；避免竞技性和力量型运动。

4. 服药指导　强调长期药物治疗的重要性；遵医嘱按时按量服药；不能擅自停药。

（二）动脉脉搏

1. **动脉脉搏的产生及传播**　心脏的舒缩活动导致动脉压发生周期性变化，这种变化引起动脉管壁搏动，称为动脉脉搏（arterial pulse），简称脉搏。脉搏波可沿动脉管壁传播，手术暴露动脉可直接看到动脉随心跳而搏动，用手指也可触到浅表动脉的搏动。动脉脉搏的传导速度要比血流速度快得多。脉搏传导速度与动脉管壁的弹性有关，管壁的顺应性愈大（弹性愈好），传导速度愈慢。脉搏传导速度在主动脉约为 3～5m/s，在大动脉约为 7～10m/s，在小动脉是 15～35m/s。血管硬化时，脉搏的传导速度加快。由于小动脉和微动脉对血流的阻力很大，故在微动脉以后脉搏波动大大减弱，到毛细血管，脉搏已基本消失。

2. **脉搏的波形**　用脉搏描记仪将脉搏搏动记录下来，所得的曲线称为脉搏图（图 4-22）。典型的脉搏波包括：

（1）上升支：在心室快速射血期，动脉血压迅速上升，管壁突然扩张形成脉搏波的上升支。其上升速度和幅度受心输出量、射血速度、血流阻力和动脉弹性等因素的影响。如果心室射血遇到的阻力大，心输出量少，射血速度慢，脉搏波形中上升支的速率小，幅度也低；反之，射血所遇的阻力小，心输出量大，射血速度快，则上升支较陡，幅度也较大。

（2）下降支：前半段由减慢射血期形成，由于射血速度减慢，进入主动脉的血量少于流向外周的血量，被扩张的大动脉开始回缩。然后心室舒张，主动脉的血液向心室方向返流，返流的血

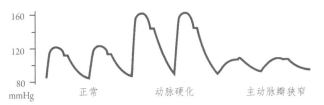

图 4-22　不同情况下主动脉的脉搏图

液使主动脉根部的容积增大，并受到闭合的主动脉瓣阻挡，形成降支的再度轻微升高，构成一个降中波，其前面的小切迹为降中峡。降中峡发生在主动脉瓣关闭的瞬间。以后血液继续流向外周，扩张的动脉回位，后半段呈平台样缓慢下降。下降支的形状，大致反映外周阻力的大小。

四、静脉血压和静脉回心血量

静脉是血液返回心脏的通道，它易被扩张，又能收缩，起着储血库的作用并可有效地调节回心血量和心输出量，使血液循环能够适应不同生理条件下的需求。

（一）静脉血压

体循环的血液经动脉和毛细血管到达微静脉时，血压降到 15～20mmHg，到腔静脉时血压更低，到右心房时血压接近于零。通常将右心房和胸腔内大静脉的血压称为中心静脉压（central venous pressure），正常值为 4～12cmH$_2$O，而各器官静脉的血压称为外周静脉压（peripheral venous pressure）。中心静脉压的高低取决于心脏射血能力和静脉回心血量之间的相互关系。如心脏射血能力较强，能及时将回流入心脏的血液射入动脉，则中心静脉压较低；反之，心脏射血能力减弱（如心力衰竭），右心房和腔静脉淤血，则中心静脉压升高。另一方面，如果静脉回流量增多（如静脉回流速度加快或心室舒张期延长），中心静脉压也将升高。因此，中心静脉压在临床上可用作判断心功能和指导输液的指标。

（二）重力对静脉压的影响

血管内的血液因受地球引力的影响而产生一定的静水压。因此，各部分血管的血压除由于心脏射血做功形成外，还要加上该部分血管的静水压（图 4-23）。各部位血管静水压的高低取决于人体的体位，即该部位血管所处位置与右心房水平之间的垂直距离。平卧时，身体各部分血管大致与心脏处在同一水平，故静水压大致相同。但直立时，足部血管内的血压比卧位时高，其增高的部分相当于从足至心脏这段血柱高度形成的静水压，约 90mmHg。而在心脏水平以上的部分，血管内的压力较平卧时低，如颅顶脑膜矢状窦内压可降至 −10mmHg。静脉充盈程度受跨壁压的影响较大，跨壁压是指血液对血管壁的压力与血管外组织对管壁的压力之差。一定的跨壁压是保持血管充盈膨胀的必要条件。静脉的管壁薄，当跨壁压减小到一定程度时，静脉就不能保持膨胀而塌陷，此时静脉的横截面积减小，对血流的阻力增大。当跨壁压增大时，静脉因充盈而扩张，截面成为圆型，容积增大。当人体直立不动时，由于身体绝大部分容量血管都处于心脏水平以下，受静水压的影响，导致其跨壁压增大，静脉充盈，容积增大，因此比平卧时多容纳 400～600ml 的血液，导致回心血量减少。

（三）静脉血流

1. 静脉对血流的阻力　在静脉系统中，微静脉与右心房之间的压力落差仅约 15mmHg。由此可见静脉对血流的阻力很小，约占整个体循环总阻力的 15%。

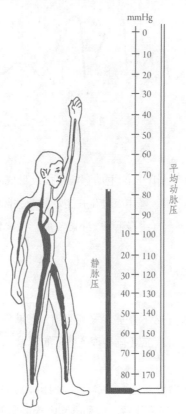

图 4-23　直立体位对肢体动脉和静脉血压的影响

　　上面提到了静脉的跨壁压变化对静脉扩张状态的影响。大静脉处于扩张状态时，对血流的阻力很小，但当管壁塌陷时，其横截面由圆型变为椭圆型而使管腔截面积减小，对血流的阻力增大。另外，血管周围组织对静脉的压迫也可增加静脉对血流的阻力。

　　微静脉在功能上属毛细血管后阻力血管，毛细血管后阻力的改变可影响毛细血管血压。如果毛细血管前阻力不变，则微静脉收缩可引起毛细血管后阻力增大，毛细血管前后阻力的比值变小，于是毛细血管血压升高，组织液的生成增多。因此，机体可通过调节微静脉的舒缩活动来调控血液和组织液间的液体交换，并间接地调节循环血量。

　　2. 影响静脉回心血量的因素　单位时间内静脉回心血量（venous return）的多少取决于周围静脉压与中心静脉压之差以及静脉对血流的阻力。凡影响外周静脉压、中心静脉压及静脉对血流阻力的因素都可影响静脉回心血量。

　　（1）体循环平均充盈压：循环系统平均充盈压是反映循环系统充盈程度的指标。当血量增加或容量血管收缩时，体循环平均充盈压升高，静脉回心血量增多；反之，血量减少或容量血管舒张时，体循环平均充盈压降低，静脉回心血量减少。

　　（2）心脏收缩力量：心脏收缩时将血液射入动脉，舒张时则可从静脉抽吸血液。如果心脏收缩力量强，射血时心室排空较完全，在心舒期心室内压就较低，对心房和大静脉内血液的抽吸力量较大，静脉回心血量增多。反之，射血力量显著减弱（如右心衰竭时），心舒期心室内压就较高，血液淤积在右心房和大静脉内，回心血量减少。此时可见病人出现颈外静脉怒张、肝淤血肿大、下肢浮肿等体征。左心衰竭时，左心房压和肺静脉压升高，可引起肺淤血和肺水肿。

　　（3）体位改变：静脉可扩张性大，受重力作用，心脏水平以下的静脉较充盈，而头颈部静脉几乎是塌陷的。故体位发生变化时，重力作用对静脉回流有较大的影响。从卧位变为直立位时，心脏水平以下的静脉可多容纳约500ml血液，回心血量减少；反之，从立位变为卧位时，回心血量增多。正常人有时候从蹲位突然变为直立位时，出现眼前发黑甚至晕倒的现象，就是由于体位的影响导致回心血量减少，心输出量减少和血压暂时性下降所致。

（4）骨骼肌的挤压作用：肌肉收缩可挤压肌内和肌间的静脉，使静脉回流加快；此外，静脉瓣的开启方向确保血液只能单向流回心脏。这样，骨骼肌和静脉瓣膜的周期性活动对静脉回流起着"泵"的作用，称为"肌肉泵"。当肌肉收缩时，可将静脉内的血液挤向心脏，当肌肉舒张时，静脉内的压力降低，有利于微静脉和毛细血管内的血液流入静脉，使静脉充盈。因此，肌肉有节奏的收缩舒张可使回心血量增加。

（5）呼吸运动：由于胸膜腔内压通常为负压，使胸腔内大静脉跨壁压加大，静脉处于扩张状态。吸气时，胸腔容积增大，胸膜腔内负压值进一步增大，使胸腔内的大静脉和右心房更加扩张，中心静脉压降低，右心的回心血量增多。反之，呼气时胸膜腔内负压值减小，右心的回心血量减少。因此，呼吸运动对静脉回流也起着"呼吸泵"的作用。但是应当注意，呼吸运动对左心及右心的回心血量影响不同。吸气时，随着肺的扩张，肺部血管被牵拉扩张，容积增大，能储存较多的血液，因而由肺静脉回流至左心房的血量减少；呼气时的情况则相反。

五、微循环

微循环（microcirculation）是指微动脉和微静脉之间的血液循环。微循环最根本的功能是进行血液和组织之间的物质交换。微循环的血流量调节，主要是通过毛细血管前后阻力血管的舒缩活动，改变阻力的大小而实现的，以保证组织代谢活动的正常进行。

（一）微循环的组成

典型的微循环由微动脉、后微动脉（metarteriole）、毛细血管前括约肌、真毛细血管、通血毛细血管、动－静脉吻合支（arteriovenous shount）和微静脉等部分组成（图4-24）。

微动脉管壁有较丰富的平滑肌，接受神经体液因素的控制而舒缩，是控制微循环血流的"总闸门"。后微动脉是微动脉的直接延续分支，管壁只有单层平滑肌，接受神经体液因素的调节。

毛细血管的管壁由单层内皮细胞构成，外面包裹基膜，总厚度约为0.5μm；内皮细胞之间有细微的裂隙，成为沟通毛细血管内外的孔道；故真毛细血管通透性大，是完成物质交换功能的有效部位（图4-25）。它的起始端通常有稀疏的平滑肌缠绕，构成毛细血管前括约肌。该括约肌易受局部代谢产物调控，控制进入真毛细血管的血流量，在微循环中起"分闸门"的作用。

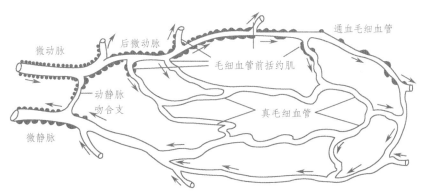

图4-24　微循环组成模式图

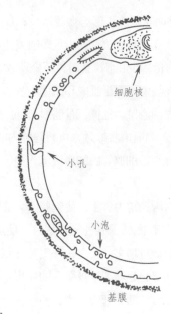

细胞核

小孔

小泡

基膜

图 4-25　毛细血管壁亚显微结构示意图

通血毛细血管是后微动脉的直接延伸，其管壁平滑肌很少。

动 – 静脉吻合支是吻合微动脉和微静脉的通道。

微静脉起始段有物质交换功能，后段管壁含有平滑肌。在功能上，微静脉是微循环的后阻力血管，构成控制微循环血流的"后闸门"。故微静脉的舒缩状态可影响毛细血管血压，从而影响组织液的生成与回流和静脉回心血量。

（二）微循环的通路

1. 迂回通路　由微动脉、后微动脉、毛细血管前括约肌、真毛细血管和微静脉构成。通路中真毛细血管数量多，横截面积大，血流速度慢；其管壁很薄，通透性大；迂回曲折，吻合成网，穿行于组织细胞之间。迂回通路是物质交换的主要场所，又称营养性通路。

2. 直捷通路　由微动脉、后微动脉、通血毛细血管和微静脉组成。直捷通路多见于骨骼肌的微循环，经常处于开放状态，血流速度较快，其主要功能在于使一部分血液能快速回心，保证心脏有足够的前负荷。

3. 动 – 静脉短路　由微动脉、动 – 静脉吻合支和微静脉构成。动 – 静脉短路多见于皮肤微循环，主要参与调节体温。环境温度升高时，动 – 静脉短路开放增多，皮肤血流量增大，皮肤温度上升，散热增多；反之，散热减少。

（三）微循环的血流动力学

微循环的血流一般为层流。血液在流经微循环血管网时血压逐渐降低。微动脉对血流的阻力最大，血压降落也最大。毛细血管动脉端的血压约为 30～40mmHg，毛细血管中段血压约为25mmHg，其静脉端约为 10～15mmHg。毛细血管血压的高低取决于毛细血管前阻力和后阻力的比值。当比值为 5∶1 时，毛细血管平均血压约为 20mmHg。该比值增大，毛细血管血压降低；反之，毛细血管血压升高。

（四）微循环血流量的调节

微循环血流量取决于血管的舒缩活动。交感神经支配微动脉、后微动脉和微静脉，以影响微动脉为主。交感神经紧张性增高，微循环的"总闸门"和"后闸门"趋于关闭，微循环的流入量和流出量均减少，尤以前者为甚，故毛细血管血压降低。全身体液性因素如肾上腺素

（epinephrine，E）、去甲肾上腺素（norepinephrine，NE）和血管紧张素（angiotensin，Ang）等可引起微循环血管收缩，但这些激素水平一般变化不大；而局部代谢产物如 CO_2、乳酸、腺苷和 H^+ 等可使后微动脉和毛细血管前括约肌（"分闸门"）舒张。实际上，在神经体液因素的共同作用下，后微动脉和毛细血管前括约肌不断地发生每分钟 5 ~ 10 次的交替性收缩和舒张。后微动脉和毛细血管前括约肌收缩时，其后的真毛细血管网关闭，舒张时真毛细血管网开放。安静状态下，每一瞬间只有约 20% ~ 35% 的真毛细血管开放。某一处的真毛细血管网关闭一段时间后，代谢产物聚积，血氧分压降低，引起后微动脉和毛细血管前括约肌舒张，结果该真毛细血管网开放。接着，因血液稀释并带走局部代谢产物，神经因素和缩血管体液因素发挥作用而使真毛细血管网重新关闭。当组织代谢活动增强时，代谢产物普遍聚积，引起更多的真毛细血管网开放，微循环血流量增加，物质交换的面积增大，以满足组织代谢的需要。

（五）血液和组织液之间的物质交换

组织细胞之间的空隙称为组织间隙，其中充满组织液。组织液是组织细胞所处的环境，组织细胞通过细胞膜与组织液发生物质交换。组织液与血液之间通过毛细血管壁进行物质交换，组织细胞和血液之间的物质交换以组织液为中介。血液和组织液之间进行物质交换的主要方式有：

1. **扩散** 扩散（diffusion）是血液和组织液之间进行溶质交换的最主要方式。溶质分子在单位时间内通过毛细血管壁进行扩散的速率与该溶质分子在血浆和组织液中的浓度差、毛细血管壁对该溶质分子的通透性、毛细血管的有效交换面积等因素成正比，与毛细血管壁的厚度（扩散距离）成反比。非脂溶性物质如 Na^+、Cl^- 和葡萄糖等经毛细血管壁孔隙进行扩散。毛细血管壁孔隙的总面积虽仅占毛细血管壁总面积的约千分之一，但由于分子热运动的速度非常快，高于毛细血管血流速度数十倍，因此血液在流经毛细血管时，血浆与组织液中的溶质分子仍有充分的时间进行扩散交换。脂溶性物质如 CO_2 和 O_2 等可经毛细血管的细胞膜和毛细血管壁孔隙以极快的速率进行扩散。

2. **滤过和重吸收** 当毛细血管内外的静水压不等时，水分子从压力高的一侧向压力低的一侧转移，血浆中的一些小分子溶质也可随水分子一同滤过，但大分子胶体物质如血浆蛋白较难通过毛细血管壁的孔隙，故血浆胶体渗透压能吸引水分子进入毛细血管；而组织液胶体渗透压则吸引水分子向毛细血管外移动。生理学上，一般把由静水压和胶体渗透压的不等所造成的液体（主要是水分）从毛细血管内向毛细血管外的移动称为滤过（filtration）；将液体从毛细血管外向毛细血管内的移动称为重吸收（reabsorption）。滤过和重吸收在组织液的生成中起着重要作用。

3. **吞饮** 吞饮（pinocytosis）是一种耗能的物质交换过程。一些大分子物质如血浆蛋白，可通过这种方式进行交换。这些物质首先被毛细血管内皮细胞膜包围并吞入细胞内形成吞饮囊泡，囊泡被转运到内皮细胞的另一侧以出胞方式排至细胞外，实现物质转运。

六、组织液的生成及其影响因素

组织液存在于组织和细胞的间隙中，绝大部分不能自由流动，呈凝胶状态；极小一部分呈液态，可自由流动。组织液中各种离子成分与血浆相同，其中也存在各种血浆蛋白质，但其浓度明显低于血浆。

（一）组织液的生成与回流

组织液是血浆滤过毛细血管壁形成的，其滤过和回流取决于有效滤过压（effective filtration pressure）。毛细血管血压和组织液胶体渗透压是促使液体由毛细血管内向血管外滤过的力量，而血浆胶体渗透压和组织液静水压是使液体从血管外回流入毛细血管内的力量。滤过力量与回流力量的代数和，称为有效滤过压。

有效滤过压 =（毛细血管血压 + 组织液胶体渗透压）-（血浆胶体渗透压 + 组织液静水压）

在正常情况下，血液由毛细血管动脉端流向静脉端时，血压逐渐降低，动脉端毛细血管血压约为 30mmHg，至静脉端降至 10mmHg；而血浆胶体渗透压、组织液胶体渗透压、组织液静水压一般变化不大（分别为 25、8 和 1mmHg）。因此，毛细血管动脉端的有效滤过压为 +12mmHg，液体滤出毛细血管而生成组织液；而在毛细血管静脉端，有效滤过压为 -8mmHg，组织液回流（图 4-26）。总的说来，流经毛细血管的血浆，约有 0.5% ~ 2% 在毛细血管动脉端以滤过的方式进入组织间隙，其中约 90% 在静脉端被重吸收回血液，其余约 10% 进入毛细淋巴管，成为淋巴液。

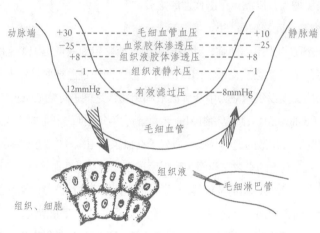

图 4-26　组织液生成与回流示意图

（二）影响组织液生成的因素

在正常情况下，组织液不断生成，又不断回流，两者之间保持动态平衡，故血量和组织液量能维持相对稳定。一旦这种平衡被破坏，发生组织液生成过多或回流减少，组织间隙中就会有过多的液体潴留，形成组织水肿（edema）。

1. 毛细血管血压　毛细血管血压取决于毛细血管前、后阻力的比值。比值增大，如微动脉收缩加强或微静脉紧张性降低时，毛细血管血压降低，组织液生成减少；反之，比值变小，毛细血管血压升高，组织液生成增多。右心衰竭导致静脉回流受阻，毛细血管血压逆行升高，组织液生成也会增加，严重时产生水肿。

2. 血浆胶体渗透压　血浆胶体渗透压降低，如肝功能不佳，严重营养不良或蛋白尿时，有效滤过压增大，组织液生成增多，出现水肿。

3. 毛细血管壁的通透性　毛细血管壁的通透性增加，部分血浆蛋白质滤出，组织液胶体渗透压升高，组织液生成增多，产生水肿。如过敏反应时的组胺效应。

4. 淋巴回流　淋巴回流受阻，组织液积聚，也可导致水肿，如丝虫病。

七、淋巴液的生成和回流

（一）淋巴液的生成和回流

未被毛细血管重吸收的组织液进入淋巴管即成为淋巴液（lymph）。毛细淋巴管的盲端始于组织间隙，其管壁由单层内皮细胞组成，管壁外无基质，故通透性极高；内皮细胞边缘呈叠瓦状互相覆盖，形成只向管内开放的单向活瓣（图4-27）。因此，组织液及悬浮于其中的微粒可自由进入毛细淋巴管但不能倒流。组织液和淋巴液的压力差是淋巴液生成的动力。因此，凡是能增加组织液压力的因素都能增加淋巴液的生成。如毛细血管血压升高，毛细血管壁通透性增加，血浆胶体渗透压降低和组织液胶体渗透压升高等可导致淋巴液生成增多；肌肉活动及邻近组织的压迫和按摩可促进淋巴液回流。正常成年人安静状态下每小时约有120ml淋巴液进入血液循环。来自右侧头颈部、右臂和右胸部淋巴液约20ml，经由右淋巴导管入静脉，约100ml淋巴液通过胸导管返回循环系统。

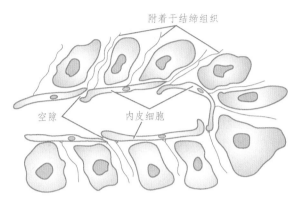

图4-27　毛细淋巴管起始端结构示意图

（二）淋巴液回流的生理意义

1. **回收蛋白质**　由毛细血管滤出的少量血浆蛋白，只能经淋巴管运回血液。每天由淋巴液带回到血液的蛋白质约为195g，这对于维持血浆和组织液中蛋白质的正常浓度非常重要。

2. **运输脂肪及其他营养物质**　消化后的营养物质，如食物中约80%～90%的脂肪，经小肠黏膜吸收入淋巴液。少量胆固醇和磷脂也经淋巴管吸收。

3. **防御和免疫功能**　当组织受损伤时，红细胞、异物和细菌等可进入组织液、淋巴液，被淋巴结的巨噬细胞清除掉。此外，淋巴结还能产生具有免疫功能的淋巴细胞，参与机体的免疫反应。

第四节　心血管活动的调节

人体在复杂多变的环境中从事各项活动，各组织和器官对血量的需求不断变化。机体通过神经、体液和自身等因素对心血管的功能活动进行调节，使心输出量和各组织器官的供血量能满足不同情况下机体代谢的需要。

一、神经调节

心肌和血管平滑肌均接受自主神经支配。机体对心血管活动的神经调节是通过各种心血管反射实现的。

（一）心脏和血管的神经支配

1. 心脏的神经支配　支配心脏的传出神经主要为心交感神经（cardiac sympathetic nerve）和心迷走神经（vagus nerve）。

（1）心交感神经及其作用：心交感神经的节前纤维来自位于第 1～5 胸段脊髓中间外侧柱的神经元，其轴突末梢释放的递质为乙酰胆碱，后者激活节后神经元膜上的 N_1 胆碱能受体。心交感神经节后神经元位于星状神经节或颈交感神经节内，其节后纤维支配心脏各个部分，包括窦房结、房室交界、房室束、心房肌和心室肌。动物实验发现，两侧心交感神经对心脏的支配有差别，右侧心交感神经主要影响窦房结，左侧心交感神经主要影响房室交界。

心交感神经节后纤维末梢释放去甲肾上腺素，兴奋心肌细胞膜上的 β_1 受体，激活腺苷酸环化酶，使细胞内 cAMP 浓度升高，提高细胞膜和肌质网对 Ca^{2+} 的通透性，导致 Ca^{2+} 内流和肌质网的 Ca^{2+} 释放增多，结果心率增快、收缩能力增强和传导速度加快，这些效应分别称为正性变时作用、正性变力作用和正性变传导作用。正性变时作用的机制：去甲肾上腺素能加强窦房结 P 细胞的 4 期内向电流 I_f，使自动去极速度加快，自律性变高，心率加快。正性变传导作用的机制：在房室交界，去甲肾上腺素能增加细胞膜上 Ca^{2+} 通道开放的概率和 Ca^{2+} 内流，使慢反应细胞 0 期去极化的幅度及速度均增大，传导加快。正性变力作用的机制：①平台期 Ca^{2+} 内流增加，肌质网释放 Ca^{2+} 也增加，心肌收缩增强；②去甲肾上腺素促进肌钙蛋白释放 Ca^{2+}，并加速肌质网对 Ca^{2+} 的摄取，故能加速心肌舒张；③去甲肾上腺素促进糖原分解，提供更多能量，有利于心肌活动；④交感神经兴奋引起的正性变传导作用可使心肌纤维的收缩更趋同步化，有利于心肌收缩力的加强。

（2）心迷走神经及其作用：支配心脏的副交感神经节前纤维起源于延髓的迷走神经背核和疑核，行走于迷走神经干中，进入心脏后与心内神经节发生突触联系，释放的递质为乙酰胆碱。心迷走神经节后纤维支配窦房结、心房肌、房室交界、房室束及其分支，也有少量纤维支配心室肌。两侧心迷走神经对心脏的支配也有差别，但不如两侧心交感神经支配的差别显著。右侧迷走神经主要影响窦房结，左侧迷走神经主要影响房室交界。

心迷走神经节后纤维末梢释放乙酰胆碱，兴奋心肌细胞膜的 M 型胆碱能受体，抑制腺苷酸环化酶，使细胞内 cAMP 浓度降低，增加 K^+ 外流，导致心率减慢、收缩力减弱和传导速度减慢，分别称为负性变时作用、负性变力作用和负性变传导作用。负性变时作用的机制：①窦房结细胞 3 期 K^+ 外流增多，最大舒张电位变得更负，自律性降低，心率减慢；②4 期 K^+ 外流递减的速度变慢，此外，乙酰胆碱尚能抑制 4 期的内向电流 I_f，故去极速度较慢，心率减慢。负性变力作用的机制：①K^+ 外流增加，2 期缩短，Ca^{2+} 内流减少；②乙酰胆碱直接抑制 Ca^{2+} 通道，Ca^{2+} 内流减少；③M 受体兴奋，抑制腺苷酸环化酶，细胞内 cAMP 水平降低，肌质网释放 Ca^{2+} 减少；细胞外的 Ca^{2+} 内流减少，也可导致钙诱导的钙释放减少。结果，肌质 Ca^{2+} 浓度降低，收缩力下降。负性变传导作用的机制：乙酰胆碱抑制 Ca^{2+} 通道，Ca^{2+} 内流减少，房室交界处慢反应细胞的 0 期去极化速度和幅度均下降，故房室传导速度减慢。

（3）支配心脏的肽能神经元：心脏中存在多种肽能神经纤维，它们释放的递质有神经肽 Y、血管活性肠肽、降钙素基因相关肽和阿片肽等。目前对于分布在心脏的肽能神经元的生理功能还不很清楚。

2. 血管的神经支配　除真毛细血管外，血管壁都有平滑肌分布，小动脉和微动脉较多。绝大多数血管平滑肌都接受自主神经的支配。支配血管平滑肌的神经纤维称为血管运动神经纤维，又可分为缩血管神经纤维（vasoconstrictor fiber）和舒血管神经纤维（vasodilator fiber）两大类。

（1）缩血管神经纤维：缩血管神经纤维都是交感神经纤维，故一般称为交感缩血管神经纤维。其节前神经元位于脊髓胸$_1$至腰$_3$节段灰质的中间外侧柱，末梢释放的递质为乙酰胆碱，它与节后神经元膜上的 N$_1$ 受体结合可引起节后神经元兴奋；节后神经元位于椎旁和椎前神经节内，末梢释放的递质为去甲肾上腺素。血管平滑肌细胞有 α 和 β$_2$ 两类肾上腺素能受体。α 受体兴奋，血管平滑肌收缩；β$_2$ 受体兴奋，则血管平滑肌舒张。在分布上，α 受体比 β$_2$ 受体要广泛得多，且去甲肾上腺素与 α 受体结合的能力比与 β$_2$ 受体结合的能力强得多，故缩血管神经纤维兴奋时主要引起缩血管效应。体内几乎所有的血管平滑肌都受交感缩血管神经纤维支配，但不同部位的血管，其缩血管神经纤维分布的密度不同。皮肤血管中缩血管神经纤维分布最密，骨骼肌和内脏的血管分布次之，冠状血管和脑血管中分布较少。这一分布特点对机体在紧急状态下的血液重新分配有重要生理意义。在同一器官中，动脉中缩血管神经纤维的密度高于静脉；微动脉分布密度最高，毛细血管前括约肌则无神经纤维支配。

人体内多数血管只接受交感缩血管神经纤维的单一支配。在安静状态下，交感缩血管神经纤维持续发放约 1～3 次 / 秒的低频冲动，称为交感缩血管紧张（sympathetic vasomotor tone）。这种紧张性活动使血管平滑肌保持一定程度的收缩状态。当交感缩血管紧张增强时，血管平滑肌进一步收缩；交感缩血管紧张减弱时，血管平滑肌收缩程度减低，血管舒张。在不同的生理状况下，交感缩血管神经纤维的放电频率在低于 1 次 / 秒至 8～10 次 / 秒的范围内变动，随之引起血管口径在很大范围内发生变化，从而调节不同器官的血流阻力和血流量。当支配某一器官血管床的交感缩血管纤维兴奋时，可引起该器官三方面的效应：①血管床的血流阻力增高，血流量减少；②毛细血管前阻力和毛细血管后阻力的比值增大，使毛细血管血压降低，组织液生成减少而有利于重吸收；③容量血管收缩，静脉回流量增加。

（2）舒血管神经纤维：体内有少部分血管除接受交感缩血管纤维的支配外，还接受舒血管纤维的支配。舒血管神经纤维主要有以下几种：

1）交感舒血管神经纤维：在动物实验中发现，支配骨骼肌微动脉的交感神经中除有缩血管纤维外，还有舒血管神经纤维。此系统起自大脑皮层运动区，在下丘脑前端和中脑分别换神经元，行至脊髓灰质侧角再次换神经元，其神经纤维加入交感神经，最后到达骨骼肌血管。节后纤维末梢释放乙酰胆碱，作用于 M 受体，引起血管舒张，阿托品可阻断其效应。这类纤维平时没有紧张性活动，只有在动物处于激动和发生防御反应时才发放冲动，使骨骼肌血管舒张，血流量增多。在人体内可能也有此类纤维的存在。

2）副交感舒血管神经纤维：软脑膜血管接受来自面神经的副交感神经纤维支配，肝血管有来自于迷走神经的副交感神经纤维，盆腔器官和外生殖器的血管有来自盆神经的副交感神经纤维。副交感神经纤维末梢释放乙酰胆碱，兴奋 M 受体，引起血管舒张，阿托品可阻断其效应。这类纤维的分布只限于少数器官，因此只具有调节局部血流的作用，对循环系统总外周阻力的影响很小。

3）脊髓背根舒血管纤维：皮肤伤害性感觉传入纤维在外周末梢处可发出分支。当皮肤受到伤害性刺激时，感觉冲动一方面沿传入纤维向中枢传导，另一方面可在末梢分叉处沿其他分支到达受刺激部位邻近的微动脉，使微动脉舒张，局部皮肤出现红晕。这种仅通过轴突外周部位完成的反应，称为轴突反射（axon reflex）。实际上它并不符合反射须有中枢参与这一定义的要求。这类纤维末梢释放的递质还不清楚，可能是组胺、ATP、P 物质或降钙素基因相关肽。

4）血管活性肠肽神经元：有些自主神经元内有血管活性肠肽（vasoactive intestinal polypeptide，VIP）和乙酰胆碱共存。这些神经元兴奋时，其末梢一方面释放乙酰胆碱，引起腺细胞分泌；另一方面释放血管活性肠肽，引起舒血管效应，使局部组织血流增加。故在功能上对汗腺分泌起协同作用。

（二）心血管中枢

神经系统对心血管活动的调节是通过各种神经反射来实现的。心血管中枢（cardiovasculaar center）是指与心血管活动有关的神经元胞体集中的部位。控制心血管活动的神经元分布于中枢各级水平，它们各有不同功能，又互相密切联系，使心血管系统的活动协调一致，以适应整体功能活动的需要。

1. **延髓心血管中枢**　动物实验中，在延髓上缘横断脑干后，动物的血压并无明显的变化，刺激坐骨神经引起的升压反射也仍存在；而在延髓和脊髓之间横断，动物血压则降低至 40mmHg。可见，延髓是调节心血管活动的基本中枢。

延髓心血管神经元是指位于延髓内的心迷走神经元以及控制心交感神经和交感缩血管神经活动的神经元。它们平时都有紧张性活动，分别称为心迷走紧张、心交感紧张和交感缩血管紧张性活动。一般认为，延髓心血管中枢至少可包括以下四个部位（图 4-28）：

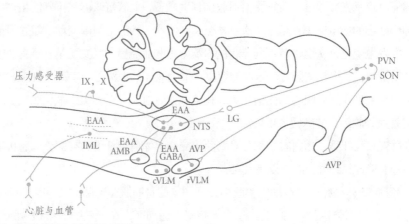

图 4-28　压力感受性反射的主要途径与递质示意图

rVLM：延髓头端腹外侧区；cVLM：延髓尾端腹外侧区；NTS：孤束核；AMB：疑核；IML：脊髓中间外侧柱；SON：视上核；PVN：室旁核；LC：蓝斑；IX：舌咽神经；X：迷走神经；EAA：兴奋性氨基酸；GABA：γ-氨基丁酸；AVP：血管升压素

（1）缩血管区：位于延髓头端腹外侧部，这些神经元的轴突下行到脊髓中间外侧柱，末梢释放兴奋性氨基酸兴奋交感节前神经元，是心交感紧张和交感缩血管紧张的起源处。下丘脑、中脑防御反应区引起升压等心血管反应，经此接替换元下传。

（2）舒血管区：位于延髓尾端腹外侧部。孤束核的轴突末梢释放兴奋性氨基酸使此区的神经元兴奋，后者的轴突直接投射到缩血管区，其末梢释放抑制性氨基酸（γ-氨基丁酸），抑制缩血管区神经元的活动，导致交感缩血管紧张降低，血管舒张。

（3）传入神经接替站：指延髓孤束核，它接受来自颈动脉窦、主动脉弓和心脏感受器经舌咽神经和迷走神经传入的信息，然后发出纤维至延髓的缩血管区、舒血管区、心抑制区和中枢神经系统其他部位的神经元，继而影响心血管的活动。

（4）心抑制区：延髓的迷走神经背核和疑核是迷走神经节前纤维的起源处。

2. **延髓以上的心血管中枢**　在延髓以上的脑干部分以及大脑和小脑中，都存在与心血管活动有关的神经元。它们在心血管活动调节中所起的作用更加高级，表现为对心血管活动和机体其他功能之间的复杂整合（integration）作用。下丘脑在调节体温、摄食、水平衡和情绪反应等活动中，都包含有相应的心血管活动的变化。如电刺激下丘脑的"防御反应区"，立即引起动物的警觉状态，同时出现一系列心血管活动的变化，主要是心率加快、心搏加强、心输出量增加、皮肤和内脏血管收缩以及骨骼肌血管舒张。这些反应显然与机体所处的状态相协调，以适应防御、搏斗或逃跑等行为的需要。一些边缘系统的结构，如颞极、额叶的眶面、扣带回的前部、杏仁、隔和海马等部位，能影响下丘脑和脑干其他部位的心血管神经元活动，并和机体各种行为的改变相协调。大脑新皮层的运动区兴奋时，除引起相应的骨骼肌收缩外，还能引起该骨骼肌的血管舒张。刺激小脑的一些部位也可引起心血管活动的反应。如刺激小脑顶核可引起血压升高和心率加快。顶核的这种效应可能与姿势和体位改变时伴随的心血管活动变化有关。

（三）心血管反射

当机体处于不同的生理状态或内、外环境发生变化时，可引起各种心血管反射，使心输出量和各器官血管收缩状况发生相应的改变，以适应当时机体所处的状态或环境变化。

1. 颈动脉窦和主动脉弓压力感受性反射 血压变化经压力感受器等反射弧活动而维持血压于稳态的反射称压力感受性反射（baroreceptor reflex）。即当动脉血压升高时，可引起心率减慢，心肌收缩力降低，心输出量减少，总外周阻力降低，血压降低；反之，血压升高。

（1）压力感受器：压力感受性反射的感受装置是位于颈动脉窦和主动脉弓血管外膜下的感觉神经末梢（图4-29）。它属于牵张感受器，直接感受血管壁的机械牵张刺激，对波动的压力变化刺激尤为敏感。当动脉血压升高时，动脉管壁被牵张的程度升高，感受器发放神经冲动增多。在一定范围内，压力感受器的传入冲动频率与动脉管壁的扩张程度成正比（图4-30）。

（2）传入神经及其与中枢的联系：颈动脉窦压力感受器的传入神经纤维组成颈动脉窦神经；窦神经合并入舌咽神经，进入延髓，和孤束核的神经元发生突触联系。主动脉弓压力感受器的传入神经纤维加入迷走神经干，同样进入延髓，到达孤束核。但家兔的主动脉弓压力感受器传入纤维自成一束，称为主动脉神经（aortic nerve）或降压神经（depressor nerve），在颈部与迷走神经并行，在进入颅腔前加入迷走神经干。

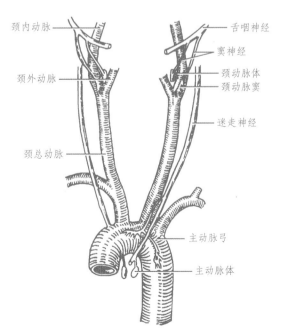

图4-29　颈动脉窦区和主动脉弓区的压力感受器与化学感受器

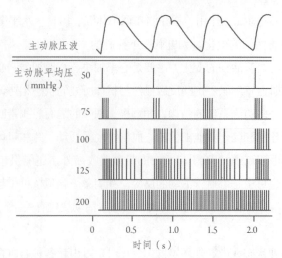

图 4-30　单根窦神经压力感受器传入纤维在不同动脉压时的放电

孤束核接受压力感受器等的传入冲动,通过神经通路:①兴奋迷走中枢,使迷走紧张增强;②经舒血管区(延髓尾端腹外侧部)抑制缩血管区(延髓头端腹外侧部)神经元的活动,同时可与延髓内其他神经核团以及脑干其他部位的神经核团发生联系,使交感紧张减弱。

(3)反射效应:动脉血压升高时,压力感受器传入冲动增多,通过中枢机制使心交感紧张和交感缩血管紧张减弱,心迷走紧张加强,结果心率减慢,搏出量及心输出量减少,外周血管阻力降低,血压回降;反之,血压降低导致反射减弱,血压回升。因此,压力感受性反射的意义在于维持血压稳态。

在动物实验中可隔离颈动脉窦区与体循环,保留颈动脉窦区与中枢的神经联系。改变颈动脉窦区的灌注压时,体循环动脉血压随之呈反比变化,其关系构成压力感受性反射功能曲线(图4-31)。该曲线中间部分斜率较陡,向两端渐趋平坦。表明当窦内压在 80 ~ 160mmHg 范围内变动时,反射敏感,通过负反馈纠偏的作用强;窦内压过低或过高时,反射不起明显作用。

(4)压力感受性反射的生理意义:压力感受性反射是一种典型的负反馈调节机制。它在心输出量、外周血管阻力和血量等发生忽然变化时,对动脉血压进行快速调节的过程中起重要作用,以维持机体血压稳态。因此,生理学将动脉压力感受器的传入神经称为缓冲神经(buffer nerves)。在动物实验中观察到,狗在正常生理状态下,24 小时内动脉血压波动不大(一般在平均动脉压上下约 10 ~ 15mmHg 以内);而在切除两侧缓冲神经的狗,血压经常出现很大的波动,其范围可超过平均动脉压上下各 50mmHg,但一天中动脉血压的平均值并不明显高于正常水平。因此认为,

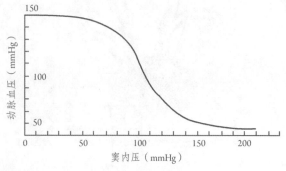

图 4-31　压力感受性反射功能曲线

压力感受性反射在动脉血压的长期调节中并不起重要作用。

在压力感受性反射功能曲线上可以找到一个点，在该点时窦内压和平均动脉压相等。这就是压力感受性反射对动脉血压的调节设置的调定点（set point），作为调节动脉血压的参照水平。正常情况下，调定点的水平就是平均动脉压正常值的水平。在慢性高血压或低血压病人中，因这个点变动导致压力感受性反射功能曲线右上或左下移位的现象，称为压力感受性反射的重调定（resetting）。这不是压力感受性反射不起作用，而是压力感受性反射在比正常水平高或低的血压水平上进行工作。

2．心肺感受器引起的心血管反射　在心房、心室和肺循环大血管壁存在许多调节心血管活动的心肺感受器（cardiopulmonary receptor），其传入神经纤维走行于迷走神经干内，也有少数经交感神经进入中枢。引起心肺感受器兴奋的适宜刺激包括：①牵张刺激，如心房、心室或肺循环大血管中压力升高或血容量增多而使心脏或血管壁受到牵拉时，这些感受器就兴奋。在生理情况下，心房壁的牵张主要是由血容量增多而引起的，故心房壁的牵张感受器又称容量感受器（volume receptor）；②化学物质，如前列腺素和缓激肽等可使心肺感受器兴奋。

大多数心肺感受器受刺激时引起的效应是交感紧张减弱，心迷走紧张加强，导致心率减慢、心输出量减少和总外周阻力降低，故动脉血压下降；另外，还能抑制肾交感神经导致肾血流量增加，减少血管升压素释放而引起肾排水和排钠量增多，血量减少，血压下降。

3．颈动脉体和主动脉体化学感受性反射　颈动脉分叉处和主动脉弓区域存在有颈动脉体（carotid body）和主动脉体（aortic body）。这些小体有丰富的血液循环，当动脉血液缺氧，CO_2 分压过高和 H^+ 离子浓度过高时，感受器兴奋，其感觉信号分别经窦神经（合并入舌咽神经）和迷走神经传入延髓孤束核，然后使延髓内呼吸神经元和心血管活动神经元的活动发生改变。

化学感受性反射的效应主要是使呼吸加深加快。在动物实验中，如果人为地维持呼吸频率和深度不变，则化学感受器（chemoreceptor）传入冲动可引起心率减慢，心输出量减少，冠状动脉舒张，骨骼肌和内脏的血管收缩以及肾上腺髓质分泌活动增强。由于外周血管阻力增大的作用超过心输出量减少的作用，所以仍表现为动脉血压升高。但在自然呼吸情况下，该反射活动引起的呼吸加深加快可间接地引起心率加快，心输出量增加，外周阻力增大，血压升高更明显。实际上，化学感受性反射只在低氧、窒息、失血、动脉血压过低和酸中毒等情况下才明显调节心血管的活动，此时的主要意义在于重新分配血流量，优先保证重要器官的供血。因此，一般认为这个反射属于移缓济急的应急反应。但最近有研究资料表明，不能排除化学感受性传入冲动在维持交感缩血管中枢紧张性中的作用，故此反射有可能在防止睡眠时血压下降及脑缺血中有重要意义。

此外，刺激躯体传入神经，扩张肺、胃、肠和膀胱等空腔器官以及脑缺血等亦可通过各自的反射途径引起心血管反射。

二、体液调节

心血管活动的体液调节是指血液和组织液中一些化学物质对心血管活动的调节作用。这些体液因素中，有些是通过血液携带的，可广泛作用于心血管系统，属于全身性体液调节；有些则在组织中生成，主要作用于局部的血管，对局部组织的血流起调节作用，属于局部性体液调节。

（一）肾素 - 血管紧张素系统

肾素（renin）是由肾近球细胞合成和分泌的一种酸性蛋白酶。肾素可使血浆中来自肝脏的血管紧张素原水解而产生一个十肽，称为血管紧张素 I 。在血浆和组织中，特别是在肺循环血管内皮表面，存在有血管紧张素转换酶，可使血管紧张素 I 水解而产生一个八肽，即血管紧张素 II。血管紧张素 II 在血浆和组织中的血管紧张素酶 A 的作用下，成为七肽的血管紧张素 III。

一般而言，血管紧张素 I 作用不明显。血管紧张素 II 有广泛的作用：①兴奋血管平滑肌血管紧张素 II 受体，使全身微动脉收缩，外周阻力增高；使静脉收缩，回心血量增加，心输出量增多，故动脉血压升高；②作用于脑的某些部位，加强交感缩血管中枢紧张；③作用于交感神经末梢，促进去甲肾上腺素的释放；④刺激肾上腺皮质球状带细胞合成和释放醛固酮，引起保钠保水，血量增多；⑤增强动物渴觉，导致饮水行为，血量增多。总之，血管紧张素 II 的效应均与血压升高有关，是目前已知的最强的缩血管活性物质之一。血管紧张素 III 的缩血管效应仅为血管紧张素 II 的 10% ~ 20%，但其刺激肾上腺皮质球状带合成和释放醛固酮的作用则较强。

（二）肾上腺素和去甲肾上腺素

肾上腺素和去甲肾上腺素在化学结构上都属于儿茶酚胺（catecholamine）。循环血液中的肾上腺素和去甲肾上腺素主要由肾上腺髓质分泌，其中肾上腺素约占 80%，去甲肾上腺素约占 20%。交感神经末梢释放的递质去甲肾上腺素也有一小部分进入血液循环。

肾上腺素和去甲肾上腺素对心血管的作用取决于它们与相应受体的结合能力和受体的分布。肾上腺素能激活 α 受体和 β 受体。对心脏，肾上腺素兴奋 β_1 受体，产生正性变时变力变传导作用，心输出量增加，故临床上常用作强心药；对血管，肾上腺素引起 β_2 受体占优势的冠状血管、脑血管和骨骼肌血管舒张，但使 α 受体占优势的皮肤、肾脏和胃肠道等处的血管收缩，故有重新分配血流量的作用，尤其是运动时优先保证骨骼肌的供血。由于血管的 β_2 受体比 α 受体对低浓度的肾上腺素更为敏感，所以小剂量的肾上腺素以兴奋 β_2 受体为主，引起骨骼肌等处血管舒张；这种舒血管作用超过肾上腺素对其他部位血管的缩血管作用，故全身总外周阻力降低。而大剂量的肾上腺素对 α 受体的作用明显加强（特别在骨骼肌血管），使总外周阻力升高，血压升高。

去甲肾上腺素主要激活 α 受体，也可激活 β_1 受体，但对 β_2 受体的作用较弱。静脉滴注去甲肾上腺素，可使全身血管广泛收缩，血压明显升高，故临床上常用作升压药。因血压升高引起的降压反射掩盖了去甲肾上腺素对心脏的直接正性变时变力变传导效应，使心率减慢。

（三）血管升压素

血管升压素（vasopressin，VP）由下丘脑视上核和室旁核的神经元合成，经下丘脑-垂体束运送至神经垂体储存，平时有少量释放进入血液循环。

血管升压素具有 V_1 和 V_2 两种类型受体。V_1 受体主要分布在血管平滑肌上，V_2 受体主要分布在肾小管上。血管升压素作用于肾脏远曲小管和集合管上皮细胞的 V_2 受体，促进水的重吸收，故又称抗利尿激素（详见第八章）；也可作用于血管平滑肌的 V_1 受体，引起血管收缩，血压升高。但在完整机体中，生理剂量的血管升压素的主要作用是抗利尿效应；只有当其血浆浓度明显高于正常时，才引起血压升高。这是因为血管升压素能提高压力感受性反射的敏感性，使压力感受性反射纠正异常血压的能力增强；如切断该反射的传入神经，则给予少量的血管升压素就可以引起血压升高。在禁水、失水和失血等情况下，心肺容量感受器的传入冲动减少，血管升压素释放增加；血浆渗透压升高时，可刺激脑渗透压感受器，也使血管升压素释放增加。反之，血管升压素释放减少。可见，血管升压素对于保持体内细胞外液量、血浆渗透压和动脉血压的稳态均起重要作用。

（四）血管内皮生成的血管活性物质

血管内皮细胞可以合成和释放多种血管活性物质，引起血管平滑肌舒张或收缩。

1. **舒血管物质** 血管内皮合成的舒血管物质主要有前列环素和内皮舒张因子。内皮细胞内的前列环素合成酶可以合成前列环素（prostacyclin，也称前列腺素 I_2，即 PGI_2），PGI_2 降低平滑肌细胞内 Ca^{2+} 浓度，使血管舒张。多数人认为，内皮舒张因子（endothelium-derived relaxing factor，EDRF）就是一氧化氮（nitric oxide，NO）。L-精氨酸在一氧化氮合酶的作用下合成 NO。NO 可使血管平滑肌内的鸟苷酸环化酶激活，cGMP 浓度升高，Ca^{2+} 浓度降低，血管舒张。血流对血管内皮的切应力、低氧和一些缩血管物质如去甲肾上腺素、血管升压素、血管紧张素等可使内皮释放 NO，此外，ATP、ADP、P 物质、组胺和乙酰胆碱等也可使内皮释放 NO。

2．缩血管物质　内皮细胞可生成多种缩血管物质，使血管收缩。其中，内皮素（endothelin，ET）有三种异构体即 ET_1、ET_2 和 ET_3，均由 21 个氨基酸残基构成，是已知最强烈的缩血管物质之一。在生理情况下，血流对血管壁的切应力可促进内皮素的合成和释放。

（五）激肽

激肽是一类具有舒血管活性的多肽类物质，最常见的有血管舒张素（kallidin）和缓激肽（bradykinin）。激肽释放酶可分为：①血浆激肽释放酶，使高分子量激肽原水解成为九肽的缓激肽；②组织激肽释放酶，使低分子量激肽原水解成为十肽的血管舒张素，后者可在氨基肽酶作用下脱去一个氨基酸而成为缓激肽。激肽可通过内皮释放 NO 而使血管平滑肌舒张，并能增加毛细血管通透性，参与对血压和局部组织血流的调节，是已知最强烈的舒血管物质；但激肽对其他平滑肌的作用则是引起收缩。

（六）心房钠尿肽

心房钠尿肽（atrial natriuretic peptide，ANP）是由心房肌等多种组织合成和释放的一类多肽。心房壁受牵拉可引起 ANP 释放。ANP 主要作用于肾脏，抑制 Na^+ 的重吸收，具有强大的利钠和利尿作用；ANP 可使血管舒张，外周阻力降低，还可使每搏输出量减少，心率减慢，故心输出量减少；此外，ANP 还能抑制肾素、血管紧张素、醛固酮和血管升压素的释放。这些作用都可导致体内细胞外液量减少，血压降低。

（七）其他

前列腺素（prostaglandin，PG）是一族活性强和种类多的二十碳不饱和脂肪酸。全身各部的组织细胞几乎都含有合成前列腺素的前体及酶，因此都能产生前列腺素。前列腺素按其分子结构的差别，可分为多种类型。前列腺素 E_2（PGE_2）和前列环素 I_2（PGI_2）具有强烈的舒血管作用，而前列腺素 $F_2\alpha$（$PGF_2\alpha$）则使静脉收缩。

体内的阿片肽（opioid peptide）有 β-内啡肽、脑啡肽和强啡肽三类。垂体释放的 β-内啡肽和促肾上腺皮质激素一起被释放入血液。β-内啡肽进入脑内，作用于与心血管活动有关的核团，使交感紧张减弱，心迷走紧张增强，血压降低。内毒素和失血等可引起 β-内啡肽释放，并可能成为引起循环休克的原因之一。脑啡肽也可作用于外周血管壁的阿片受体，引起血管舒张。此外，阿片肽还可作用于交感缩血管神经纤维末梢-血管平滑肌接头前阿片受体，使去甲肾上腺素释放减少。

组胺（histamine）是由脱羧酶催化组氨酸生成的。许多组织，特别是皮肤、肺和肠黏膜的肥大细胞中含有大量的组胺。当组织受到损伤或发生炎症和过敏反应时，都可释放组胺。组胺有强烈的舒血管作用，并能使毛细血管和微静脉管壁的通透性增加，组织液生成增多，导致局部水肿。

三、自身调节

心脏的自身调节已于前述。同理，在没有外来神经和体液因素的作用下，局部血管依赖自身舒缩活动而实现对局部血流量的调节，称为血管的自身调节，一般认为主要有以下两类：

（一）代谢性自身调节机制

局部组织中，多种代谢产物（如 CO_2、H^+、腺苷、ATP 和 K^+ 等）积聚或氧分压降低，舒血管作用超过缩血管作用，结果局部血管舒张，血流量增多。由此，组织获取了较多的氧，代谢产物被血流带走，舒血管作用减弱，局部血管又在恒定强度的全身性缩血管体液因素的作用下产生收缩。如此周而复始，形成负反馈自身调节。这种效应不仅决定了局部组织在同一时间处在开放状态的真毛细血管占其总数的百分比值，还决定了局部组织的血液灌流量。各组织器官代谢活动愈强，耗氧愈多，血流量也就愈多。

（二）肌源性自身调节机制

许多血管平滑肌本身经常保持一定的紧张性收缩，称为肌源性活动。血管平滑肌还有一个特性，即当被牵张时其肌源性活动加强。因此，当供应某一器官的血液灌注压突然升高时，由于血管跨壁压增大，血管平滑肌受到牵张刺激而使其收缩活动增强。这种现象在毛细血管前阻力血管特别明显，其结果是增大器官的血流阻力，使器官的血流量不至于因灌注压升高而增多，以保持器官血流量的相对稳定。肌源性自身调节在肾血管表现得最为明显，在脑、心、肝、肠系膜和骨骼肌的血管也能看到，但在皮肤血管一般没有这种表现。在实验中用罂粟碱、水合氯醛或氰化钠等药物抑制血管平滑肌的活动后，肌源性自身调节现象也随之消失。

四、动脉血压的长期调节

对动脉血压的长期调节，需要体液因素和交感神经系统的共同作用。另外，肾脏在动脉血压的长期调节中起重要作用，即通过对体内细胞外液量的调节来调控血压。有人将这种机制称为肾－体液控制系统（renal-body fluid mechanism）。该机制认为当体内细胞外液量增多时，血量随之增多，动脉血压增高，可直接导致肾脏排水和排钠增加，降低细胞外液总量，从而恢复动脉血压。反之，当体内细胞外液量减少时，发生相反的过程，即肾脏排水和排钠减少，使体液量和动脉血压恢复。

肾－体液控制系统的活动也受体内一些因素的影响，其中较重要的是血管升压素和肾素－血管紧张素－醛固酮系统。如前所述，血管升压素在调节体内细胞外液量中起重要作用。而肾素－血管紧张素－醛固酮系统则通过血管紧张素 Ⅱ 的直接升压效应和醛固酮的保钠保水作用提高细胞外液量，引起血压升高（详见第八章）。

○ **知识拓展**　　　　社会心理因素对心血管活动的影响

现代社会发展过程中引起的社会经济急骤变化导致人类各种心理变化，人类复杂的心理活动源于社会，有明确的物质基础。同任何世间事物具有两重性一样，心理活动有正性作用，促使人类社会向前发展；也有负性作用，导致各种社会问题和疾病。1999 年，Rozanski 教授指出：心血管疾病的发生发展与焦虑、抑郁、某些人格特征、社会孤立以及慢性的生活应激等五种心理社会因素密切相关。社会心理因素对心血管活动的影响包括：

1. 诱发高血压　负性生活刺激事件与高血压呈正相关。这是因为负性生活刺激事件导致一定心理刺激，引起机体紧张和应激反应。当心理应激达一定程度时，神经内分泌系统处于激活状态，自主神经系统功能明显改变，交感神经活动加剧，血中儿茶酚胺浓度增高，心率增快，血压持续升高而不能恢复，最后导致高血压。心理健康状况越差，越易发生高血压；良好的社会支持总伴随着良好的身心状况，故保持良好的心境可使人们免受或少受压力事件的影响，进而减少高血压的发生。

2. 诱导心肌缺血　现代实验室采用敏感的影像学技术测定脑力活动负荷引起的心肌缺血严重程度时，脑力活动负荷采用数学计算，用引起愤怒的回忆或对自己的过失进行辩护等方法产生心理压力，同时测定心脏射血分数、血压、心率和心电图。研究发现，愤怒是一种很强的心理压力因素，导致射血分数值明显降低，全身血管阻力增加，心率增加以及心肌耗氧量升高。进一步研究认为脑力活动负荷诱导心肌缺血的机制为心肌耗氧量增加，冠脉收缩以及冠脉微循环扩张功能障碍。

3. 诱发心律失常　与精神压力有关的急性诱发因素或慢性、持续性的强烈的不良心理状态（抑郁和无望感）可引起交感神经兴奋性增高，导致心脏生物电活动出现不稳定，从而促发心律失常，尤其是室性心律失常。

4. 损害血小板功能　负性心理因素可损害血小板功能，包括增加血小板反应度和促进血小板活性物质如血小板因子4等的释放，这两种机制的结合构成了抑郁症致动脉粥样硬化的病理生理机制的基础。

5. 破坏血管内皮功能　社会因素通过不良的生活方式和行为习惯，如吸烟、酗酒、久坐不动、熬夜、持久紧张、高负荷工作压力、生活节奏快和A型行为（type A behaviour，其基本行为特征为竞争意识强，对他人敌意，过分抱负，易紧张和冲动等，是由美国加州心脏病专家 Meyer Friedman 和 Rosenman RH 于1970年提出）等，激活神经内分泌机制、交感神经和血小板的活性，引起冠脉内皮的功能损伤，促进粥样斑块形成，促使冠脉狭窄，心肌缺血，从而引发冠脉痉挛和严重的心血管事件。其对心血管事件的促发作用不亚于高血压和高血脂等传统危险因素。进行急性情绪应激实验的结果证实，情绪应激可以促使人与猴的颈动脉粥样斑块数量与大小均有显著的增加，而给予各种行为干预，如改变饮食结构、适当运动、心理放松和戒烟限酒等措施，可以明显减少颈动脉粥样斑块的数量与大小。

总之，在医学模式转变的今天，这些问题都包含在护理工作职责范围内，需要护理工作者积极采取措施帮助解决。

第五节　器官循环

体内各器官的血流量，一般与该器官的动、静脉压之间的压力差成正比，与该器官的血流阻力成反比。不同的器官有各自不同的生理特征和结构特点，因而调节机制也各具特色。下面主要讨论冠脉循环（coronary circulation）、肺循环（pulmonary circulation）和脑循环（cerebral circulation）的特征。

一、冠脉循环

（一）冠脉循环的解剖特点

1. 心脏的血液供应来自左、右冠状动脉。左、右冠状动脉及其分支的走向可有多种变异。大多数人左心室前部接受左冠状动脉供血，左心室后部和右心室接受右冠状动脉供血。

2. 冠状动脉主干走行于心脏的表面，其小分支常以垂直于心脏表面的方向穿入心肌，并在心内膜下层分支成网。这种分支方式使冠脉血管容易在心肌收缩时受到压迫。

3. 心肌的毛细血管网极为丰富，毛细血管数和心肌纤维数的比例为1∶1，有利于心肌与冠脉血液进行物质交换。如心肌肥厚，毛细血管数目不能相应增加，则容易导致心肌供血不足。

4. 吻合冠状动脉之间的侧支较细小，血流量很少，因而当冠脉突然阻塞时，不易很快建立侧支循环，可导致心肌梗死。但如为慢性阻塞，可有较好的侧支代偿。

（二）冠脉循环的血流特点

1. **途径短，血压高** 冠状动脉直接开口于主动脉根部，且冠脉循环的途径短，故血压高，血流快，循环周期只需几秒钟即可完成。

2. **血流量大** 在安静状态下，人冠脉血流量约为每百克心肌每分钟60～80ml，总的冠脉血流量约为225ml/min，占心输出量的4%～5%。当心肌活动加强，冠脉达到最大舒张状态时，冠脉血流量可增加到静息时的5倍。

3. **心肌摄氧能力强** 心肌摄氧率比骨骼肌摄氧率高约一倍。动脉血流经心脏后，其中65%～70%的氧被心肌摄取。心肌靠提高从单位血液中摄取氧的潜力较小，故心肌需要更多的O_2时主要依赖增加血流量。

4. **血流量易受心肌收缩的影响** 由于冠脉循环的阻力血管主要分布在心肌纤维之间，心肌收缩时，冠脉受压，血流量减少；心肌舒张时，冠脉受到的压迫解除，血流量增加。这样就形成了心舒期冠脉血流量大于心缩期冠脉血流量的特点。另外，由于左、右心室肌厚度的不同和压力的差异，左、右冠状动脉所受的挤压程度也不同。在左心室等容收缩期，由于心肌收缩的强烈压迫，左冠状动脉血流急剧减少，甚至出现血液倒流；在左心室射血时，主动脉压升高，冠脉血压随着升高，冠脉血流量增加；到减慢射血期，冠脉血流量开始下降；在等容舒张期，冠脉血流量突然增加，到舒张早期达到高峰，然后逐渐回降（图4-32）。一般说来，左心室在收缩期血流量大约只有舒张期血流量的20%～30%。可见，主动脉舒张期血压的高低和心脏舒张期时间的长短是决定冠脉血流量的重要因素。

（三）冠脉血流量的调节

影响冠脉血流量的因素主要是心肌代谢水平。交感和副交感神经也支配冠脉，但它们的调节作用是次要的。

1. **心肌代谢水平对冠脉血流量的影响** 心肌收缩的能量来源几乎完全依靠有氧代谢。心肌因连续不断地进行舒缩活动，故耗氧量较大。如前所述，心肌需要更多的O_2时主要依赖增加血流量。在肌肉运动和精神紧张等情况下，心肌代谢增强，耗氧量增加，局部组织中氧分压降低，ATP分解为ADP和AMP，后者在5'-核苷酸酶的作用下进一步分解产生腺苷。腺苷可强烈地舒张

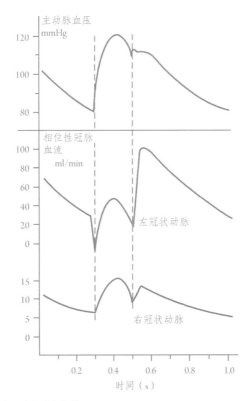

图 4-32　一个心动周期中左、右冠脉血流变化情况

小动脉，它可能起到了最重要的作用。其他代谢产物如 H^+、CO_2、乳酸、缓激肽和 PGE 等也有舒张冠脉的作用。因此，冠脉血流量和心肌代谢水平成正比。

2．神经调节　冠状动脉受迷走神经和交感神经支配。迷走神经兴奋引起冠脉舒张；但同时使心率减慢，心肌代谢减弱，抵消其直接舒张冠脉的作用。心交感神经兴奋，可激活冠脉平滑肌的 α 受体，但对 β_2 受体的激动一般不很明显，以血管收缩占优势；但此时心率加快，心肌收缩加强，耗氧量增加，故总的作用表现为冠脉舒张，冠脉血流量增加。

3．体液调节　肾上腺素、去甲肾上腺素和甲状腺激素等可增强心肌代谢，耗氧量增加，使冠脉舒张，冠脉血流量增加。肾上腺素和去甲肾上腺素也可直接作用于冠脉血管的 α 和 β 肾上腺素能受体，引起冠脉血管收缩或舒张。大剂量血管升压素可使冠脉收缩，冠脉血流量减少。血管紧张素 Ⅱ 也能使冠脉收缩，冠脉血流量减少。

二、肺循环

肺循环的功能是使血液在流经肺泡时与肺泡气之间进行气体交换。呼吸性小支气管以上的呼吸道由体循环的支气管动脉供血。肺循环与支气管动脉末梢之间有吻合支沟通，一部分支气管静脉血可经吻合支直接进入肺静脉和左心房，从而使主动脉血中混入 1%～2% 的未经气体交换的静脉血。

（一）肺循环的生理特点

1．血流阻力小、血压低　肺动脉的分支短而粗，管壁薄，易于扩张，总横截面积大，且肺血管全部被胸内负压所包绕，故肺循环的血流阻力很小。右心室的收缩力远较左心室的弱，肺动脉压约为主动脉压的 1/6～1/5，平均肺动脉压约为 13mmHg。由于肺毛细血管的压力（7mmHg）

低于血浆胶体渗透压，故肺组织基本上没有组织液。左心衰竭时，肺静脉压及肺毛细血管压升高，组织液生成增多而形成肺水肿。

2. 肺血容量变化大 肺部平静时的血容量约为450ml，约占全身血量的9%。由于肺组织和肺血管的可扩张性大，故肺部血管容量变动较大，有"储血库"的作用。肺血容量在用力呼气时可减少至约200ml，而在深吸气时可增加到约1000ml。在每一个呼吸周期中，肺循环的血容量发生周期性变化，并对左心室输出量和动脉血压发生影响。

（二）肺循环血流量的调节

1. 神经调节 肺循环血管受交感神经和迷走神经控制。刺激交感神经直接引起肺血管收缩和血流阻力增大；但在整体情况下，因体循环的血管收缩，将一部分血液挤入肺循环，肺循环血容量增加。刺激迷走神经可使肺血管轻度舒张，肺血流阻力稍下降。

2. 肺泡气的氧分压 肺泡气氧分压可显著地影响肺血管的舒缩活动。当一部分肺泡气的氧分压降低时，肺泡周围的微动脉收缩，CO_2有协同作用。低氧的这种效应使肺泡血流量得到有效的分配，即通气不好的肺泡血流量减少，而通气好和氧分压高的肺泡血流量增加，提高肺换气效率。当吸入气中氧分压过低时，如在高海拔地区，可引起肺循环微动脉广泛收缩，肺血流阻力加大，肺动脉压明显升高，常引发肺动脉高压甚至右心肥厚。

3. 血管活性物质对血管的影响 肾上腺素、去甲肾上腺素、血管紧张素 II、血栓素 A_2、组胺、5-羟色胺和前列腺素 $F_2\alpha$ 等能使肺循环的微动脉收缩；而前列环素和乙酰胆碱等可引起肺血管舒张。

三、脑循环

（一）脑循环的特点

1. 血流量大，耗氧量多 脑的重量虽仅占体重的2%，但其血流量却占心输出量的15%左右，约达到750ml/min；脑组织耗氧量占整个机体耗氧量的20%。脑组织代谢水平高，耗氧量大，但脑的能量储存极为有限，必须依赖血中的葡萄糖供能，因此对血流的依赖程度大。脑对缺氧或缺血极为敏感，脑血流中断10秒可导致意识丧失，中断5分钟将引起不可逆性脑损伤。

2. 血流量变化较小 脑组织位于坚硬的颅腔内，容积较为固定。因脑组织的不可压缩性，脑血管的舒缩程度受到相当大的限制，血流量的变化较小。

3. 许多物质不易进入脑组织 这是由于血-脑脊液屏障和血-脑屏障存在的缘故。

（二）脑血流的调节

1. 自身调节 脑血流量与脑动、静脉之间的压力差成正比，与脑血管阻力成反比。影响脑血流量的主要因素是颈动脉压。动脉血压降低或颅内占位性病变等引起的颅内压升高，都可引起脑血流量减少。通常，当平均动脉压变动于 60～140mmHg 范围时，通过脑血管的自身调节即可保持脑血流量的相对恒定。平均动脉压低于 60mmHg 时，脑血流量明显减少，引起脑功能障碍。平均动脉压高于 140mmHg 时，脑血流量显著增加，容易导致脑水肿。

2. CO_2 和 O_2 分压对脑血流量的影响 血液 CO_2 分压升高时，使细胞外液 H^+ 浓度升高而引起脑血管扩张，血流量增加。过度通气时，CO_2 呼出过多，动脉血 CO_2 分压过低，脑血流量减少，可引起头晕等症状。脑血管对 O_2 分压很敏感，低氧能使脑血管舒张，而 O_2 分压升高可引起脑血管收缩。

3. 脑的代谢对脑血流的影响 在同一时间内，脑不同部位的血流量不尽相同。各部分的血流量与该部分组织的代谢活动成正比。如脑某一部位活动加强时，该部分的血流量就增多。这可能是通过代谢产物如 H^+、K^+、腺苷的聚积以及氧分压降低等，引起脑血管舒张。

4．神经调节 脑血管接受去甲肾上腺素能神经、胆碱能神经和血管活性肠肽神经纤维的支配，但神经对脑血管活动的调节作用很小。在多种心血管反射中，脑血流量一般变化都很小。

（三）脑脊液的生成与吸收

在脑室和蛛网膜下隙中充满脑脊液，相当于脑和脊髓的组织液。正常成人脑脊液总量约有150ml，主要是由脑室脉络丛上皮细胞和室管膜细胞分泌产生，亦有少量来自软脑膜血管和脑毛细血管滤出的液体。脑脊液主要通过蛛网膜绒毛吸收进入硬脑膜静脉窦的血液中，完成循环。正常成人每天生成与吸收的脑脊液量约为800ml。正常人取卧位时，脑脊液压平均为10mmHg。当脑脊液吸收发生障碍时，脑脊液压升高，可影响脑血流和脑的功能。

脑脊液的功能主要有：①保护作用，当脑受到外力冲击时，可因脑脊液的缓冲而大大减少脑的震荡；②作为脑和血液之间进行物质交换的媒介；③浸泡着脑，因浮力作用而使脑的重量减轻到仅50g左右，减轻了脑对颅底部神经及血管的压迫；④回收蛋白质。由于脑组织中无淋巴管，毛细血管漏出的少量蛋白质可随脑脊液回流至血液。

（四）血 – 脑脊液屏障和血 – 脑屏障

1．血 – 脑脊液屏障 脑脊液的成分不同于血浆，其蛋白质含量极少，葡萄糖、K^+、HCO_3^- 和 Ca^{2+} 含量也较血浆低，Na^+ 和 Mg^{2+} 浓度则较血浆高。可见血液与脑脊液之间的物质交换不是被动转移过程，而是主动运输过程，即在血液和脑脊液之间存在着一种特殊屏障，称为血 – 脑脊液屏障（blood-cerebrospinal fluid barrier）。这种屏障对不同物质通透性不同，如 O_2 和 CO_2 等脂溶性物质很易通过屏障，而许多离子的通透性则较低。血–脑脊液屏障的基础是无孔毛细血管壁和脉络丛细胞中运输各种物质的特殊载体系统。

2．血 – 脑屏障 血液和脑组织之间也存在着类似的屏障，可限制物质在血液和脑组织之间的自由交换，称为血 – 脑屏障（blood-brain barrier，BBB）。脂溶性物质如 O_2、CO_2、乙醇及某些麻醉药易于通过血–脑屏障，而青霉素、胆盐、H^+、HCO_3^- 和非脂溶性物质则不易透入脑组织。其通透性大小并不完全与分子大小有关，如葡萄糖和氨基酸的通透性较高，而甘露醇、蔗糖和许多离子的通透性则很低，甚至不能通透，说明脑内毛细血管处的物质交换和身体其他部分的毛细血管并不相同，也是一种主动转运过程。毛细血管的内皮、基膜和星状胶质细胞伸出的血管周足等结构可能是血 – 脑屏障的形态学基础。此外，毛细血管壁对各种物质特殊的通透性也与这种屏障作用有重要关系。

血 – 脑脊液屏障和血 – 脑屏障的存在，可防止血液中有害物质侵入脑组织。对保持脑组织周围化学环境的稳定有重要意义。循环血液中的乙酰胆碱、去甲肾上腺素、多巴胺和甘氨酸等物质不易进入脑，有利于保证脑内神经元的正常活动。脑损伤和脑肿瘤等可导致毛细血管的通透性增高，引起脑脊液的理化性质、血清学和细胞学特性的改变。

在脑室系统，脑脊液和脑组织之间被室管膜所分隔；在脑的表面，脑脊液和脑组织之间被软脑膜所分隔。室管膜和软脑膜的通透性都很高，脑脊液中物质很容易通过室管膜或软脑膜进入脑组织。因此，临床用药时，应考虑这些屏障的存在，可将不易通过血–脑屏障的药物直接注入脑脊液，使之能较快地进入脑组织。

（曲丽辉　王　鹏）

1. 心脏发生期前收缩时，会有哪些症状？为什么？

2. 心肌细胞兴奋后，其兴奋性将发生哪些变化？有何生理意义？

3. 在发生心力衰竭时，心脏的泵血过程有何变化？机体会有哪些表现？

4. 举例说明神经系统和体液因素对心血管功能活动的影响。

5. 举例说明当机体血压升高时，可以采取什么措施使血压恢复正常？

第五章
呼　吸

05章

在新陈代谢过程中，机体需要不断地从外界环境中摄取 O_2，并排出所产生的 CO_2。机体与外界环境之间的气体交换过程称为呼吸（respiration）。呼吸是维持机体新陈代谢和生命活动所必需的基本生理过程之一。呼吸一旦停止，将导致机体缺 O_2 和 CO_2 潴留，进而危及生命。

人和高等动物呼吸的全过程包括相互衔接并同时进行的三个环节（图 5-1）：①外呼吸（external respiration），包括肺通气（即肺与外界环境之间的气体交换过程）和肺换气（即肺泡与肺毛细血管血液之间的气体交换过程）；②气体在血液中的运输；③内呼吸（internal respiration）或组织呼吸（即组织细胞与组织毛细血管血液之间的气体交换以及组织细胞内的生物氧化过程）。因此，呼吸的全过程是通过呼吸系统和循环系统共同完成的。本章着重讨论前两个环节。

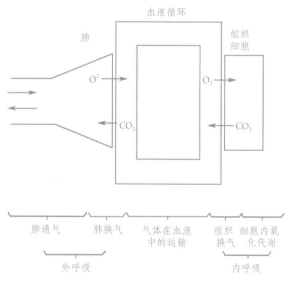

图 5-1　呼吸全过程的示意图

第一节　呼吸器官的结构和功能特点

一、呼吸道

呼吸道是气体进出肺的通道，包括鼻、咽、喉、气管和各级细支气管。通常称鼻、咽、喉为上呼吸道，气管和各级细支气管为下呼吸道。随着呼吸道的不断分支，气道数目愈来愈多，管径愈来愈小，管壁愈来愈薄，总横切面积愈来愈大。到呼吸性细支气管时管壁明显变薄而且管壁上开始有肺泡，能发生气体交换，具有传导气体和气体交换两大功能，而呼吸性细支气管以上的气道不具备交换气体功能，只是气体进出肺的通道。图 5-2 是从气管到肺泡囊 23 级分支示意图。

呼吸道黏膜具有丰富的血管网，对吸入气体具有加温、加湿作用；呼吸道黏膜还能分泌黏液，将吸入气中的异物颗粒黏着、SO_2 等有毒气体溶解；呼吸道黏膜上皮细胞的纤毛向咽喉部作快速协调性摆动，可将黏液及其黏附的尘埃、细菌等推向咽部咳出，净化吸入的空气。此外，呼吸道的巨噬细胞和分泌型免疫球蛋白，对防止感染和保护黏膜的完整性，也具有重要意义。

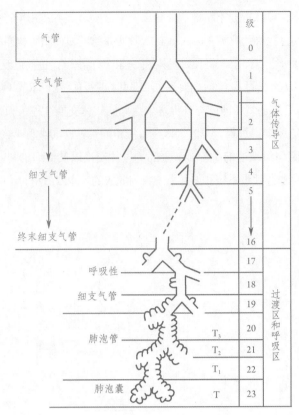

	级	
气管	0	
支气管	1	
	2	气体传导区
	3	
细支气管	4	
	5	
终末细支气管	16	
呼吸性	17	
	18	过渡区和呼吸区
细支气管	19	
肺泡管	T₃ 20	
	T₂ 21	
	T₁ 22	
肺泡囊	T 23	

图 5-2　气管与支气管分级示意图

　　呼吸道平滑肌的舒缩状态调节气道阻力。呼吸道平滑肌受神经、体液因素的调节。副交感神经兴奋时，节后纤维末梢释放乙酰胆碱与呼吸道平滑肌上 M 型胆碱能受体结合，使呼吸道平滑肌收缩，管径变小，气道阻力增大；交感神经兴奋，节后纤维末梢释放去甲肾上腺素，作用于平滑肌细胞 β_2 肾上腺素能受体，使呼吸道平滑肌舒张，管径变大，气道阻力减小。一些体液因子和炎症介质如组胺、5- 羟色胺（5-HT）、缓激肽、内皮素、白三烯等，可引起呼吸道平滑肌强烈收缩；而儿茶酚胺类、前列腺素 E_2、氨茶碱等，特别是异丙肾上腺素则可引起呼吸道平滑肌舒张。许多致敏原作用于机体或呼吸道炎症时，可通过释放一些炎症介质而诱发哮喘。临床上常用拟肾上腺素能药物兴奋 β_2 受体使呼吸道平滑肌舒张，解除支气管痉挛，缓解呼吸困难。

二、肺　泡

　　肺泡是进行气体交换的场所。肺泡为半球形小囊，直径约 200μm，开口于肺泡囊、肺泡管或呼吸性细支气管，肺泡壁很薄，由单层肺泡上皮细胞组成，包括 I 型细胞（扁平细胞）和 II 型细胞（分泌细胞）。 I 型细胞覆盖了肺泡约 95% 的表面积，是气体交换的部位；II 型细胞散在于 I 型细胞间，覆盖肺泡约 5% 的表面积，其作用则是分泌肺表面活性物质（pulmonary surfactant）。肺泡上皮间以紧密连接和桥粒方式相连，可防止组织液向肺泡内渗入。相邻肺泡之间的薄层结缔组织为肺泡隔（alveolar septum），其中有密集的毛细血管和丰富的弹性纤维，后者可使肺泡回缩。肺泡孔（alveolar pore）是实现相邻肺泡间气体流通的通道。正常成年人约有 3 亿～4 亿个大小不等的肺泡，吸气时总面积可达 140m²。

三、胸廓

胸廓由脊柱、肋骨、胸骨以及肋间肌等胸壁软组织共同构成，底部由膈肌封闭。胸廓富有弹性，当呼吸肌舒缩时，可改变胸廓的前后、左右和上下径，进而改变胸廓和肺的容积，产生吸气和呼气动作。

第二节 肺通气

肺通气（pulmonary ventilation）是指肺与外界环境之间的气体交换过程。气体进出肺取决于推动气体流动的动力与阻碍气体流动的阻力之间的相互作用。动力必须克服阻力，方能实现肺通气。

一、肺通气的动力

气体进出肺取决于肺内压与大气压之间的压力差，压力差的方向即是气体流动的方向。通常情况下，大气压是个常数，压力差只能来自于肺内压的变化。由于肺本身不具有主动舒缩的能力，因而它的扩大和缩小是由胸廓的扩大和缩小引起的，而胸廓的扩大和缩小又是通过呼吸肌的收缩和舒张实现的。可见，肺内压与大气压之间的压力差是实现肺通气的直接动力，呼吸肌收缩和舒张引起的呼吸运动是肺通气的原动力。

（一）呼吸运动

呼吸肌收缩和舒张引起的胸廓节律性扩大和缩小称为呼吸运动（respiratory movement）。呼吸运动包括吸气和呼气两个过程。使胸廓扩大产生吸气动作的呼吸肌称为吸气肌，包括膈肌和肋间外肌。使胸廓缩小产生呼气动作的呼吸肌称为呼气肌，主要有肋间内肌和腹壁肌。此外，还有一些辅助呼吸肌，如胸锁乳突肌、斜角肌等。

1. **吸气运动** 膈肌和肋间外肌收缩共同使胸廓和肺容积增大，肺内压低于大气压，气体入肺的过程称为吸气（inspiration）（图5-3）。膈肌位于胸、腹腔之间，构成胸腔的底部，腹腔的顶部，静息时向上隆起形成钟罩状。成年人膈肌每下降1cm，胸腔容积增大约250ml。平静吸气时，膈顶下移1~2cm，深吸气时，膈顶可下移7~10cm，胸腔容积可增大约1500ml。据测定，因膈肌收缩而增加的胸腔容积相当于肺通气总量的4/5，所以膈肌是最主要的吸气肌。肋间外肌起自上一肋骨的下缘，斜向前下方走行，止于下一肋骨的上缘。当肋间外肌收缩时，因脊柱位置相对固定，肋骨和胸骨被上提，肋骨下缘向外侧偏转，使胸腔前后径和左右径均增大。

2. **呼气运动** 平静呼吸时，膈肌和肋间外肌舒张，胸廓和肺依其自身的回缩力而回位，使胸腔和肺容积减小，肺内压高于大气压，气体出肺，此过程称为呼气（expiration）。（图5-3）。因呼气过程由吸气肌舒张形成而没有呼气肌的收缩，所以通常说平静呼吸时吸气是主动过程，呼气则是被动过程。

3. **呼吸运动型式** 呼吸运动按其深度可分为平静呼吸和用力呼吸；按参与呼吸运动的主要肌群不同，分为腹式呼吸和胸式呼吸。

（1）平静呼吸和用力呼吸：人体在安静时，平稳而均匀的自然呼吸，称为平静呼吸（quiet

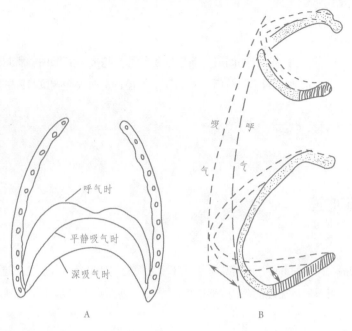

图 5-3 呼吸肌活动引起的胸腔容积变化示意图
A. 膈肌收缩和舒张时的胸腔容积变化；B. 肋间外肌收缩和舒张时的胸腔容积变化

respiration），每分钟约 12 ~ 18 次。在平静呼吸时，吸气肌收缩对外作功，因此吸气是主动过程。平静呼气则是由吸气肌舒张所致，肌肉不需要对外作功，所以是被动过程。当机体运动时，或者当吸入气中 CO_2 含量增加或 O_2 含量减少时，呼吸运动将加深、加快，这种形式的呼吸运动称为用力呼吸（forced breathing）或深呼吸（deep breathing）。用力吸气时，除膈肌与肋间外肌加强收缩外，胸锁乳突肌、斜角肌等辅助呼吸肌参与收缩，后者可将胸骨柄和第一对肋骨向外向上提起，扩大胸廓上部，从而使胸腔容积与肺容积进一步扩大，肺内压比平静吸气时更低，与大气压之间差值更大，在呼吸道通畅的前提下，吸入气体也就更多。用力呼气时，吸气肌群舒张的同时肋间内肌（其纤维走向与肋间外肌相反）和腹壁肌等呼气肌群收缩，使胸腔容积和肺容积进一步缩小，肺内压比平静呼气时更高，呼出的气体更多。由此可见，用力呼吸时，除吸气肌群加强收缩、增大作功外，呼气肌和许多辅助呼吸肌也参与了呼吸活动，所以吸气和呼气过程都有对外做功，都是主动过程，消耗的能量也更多。由于辅助呼吸肌的收缩，临床上可出现鼻翼扇动、"三凹征"等表现。在某些病理情况下，即使用力呼吸，仍不能满足机体需要，病人除有用力呼吸的客观表现外，还伴有喘不过气的主观感觉，临床上称为呼吸困难（dyspnea）。

（2）腹式呼吸和胸式呼吸　通常将以膈肌舒缩活动为主的呼吸运动，称为腹式呼吸（abdominal breathing）；以肋间外肌舒缩活动为主的呼吸运动，称为胸式呼吸（thoracic breathing）。一般情况下，正常人呈胸式和腹式并存的混合式呼吸，只有在胸廓或腹部活动受限时才会出现某种单一的呼吸形式。如妊娠妇女或腹膜炎、腹水、腹腔内肿瘤等病人，因膈肌下降受限，所以胸式呼吸明显；相反，胸膜炎、胸腔积液病人，则以腹式呼吸为主。婴幼儿因胸廓尚未发育完善，肋骨与脊柱几乎垂直，倾斜度小而不易提起，胸廓和肺容积的变化主要依赖膈肌的升降，故以腹式呼吸为主。

（二）呼吸时肺内压和胸膜腔内压的变化

1. 肺内压　肺内压（intrapulmonary pressure）是指肺泡内的压力。肺内压在呼吸过程中呈周期性变化。在平静呼吸过程中，肺内压随胸廓容积的变化而改变。平静吸气初，肺容积随胸廓逐渐扩大而相应增大，肺内压下降，低于大气压 1 ~ 2mmHg，外界气体经呼吸道进入肺泡。随着肺内气体逐渐增加，肺内压也逐渐升高，至吸气末与大气压相等，气流停止。在呼气初，肺容积随胸廓的逐渐缩小而相应减小，肺内压升高并高于大气压 1～2mmHg，肺泡内气体经呼吸道呼出体外，肺内气体逐渐减少使肺内压逐渐下降，至呼气末，肺内压与大气压相等，气流又停止（图 5-4）。在呼吸过程中，肺内压变化的幅度与呼吸运动的缓急、深浅和呼吸道通畅程度有关。在平静呼吸时，肺内压变化幅度较小，一般只在 1～2mmHg 之间；但在用力呼吸或呼吸道不够通畅时，则肺内压变化幅度显著增大。如紧闭声门并尽力吸气时，肺内压达 −30～−100mmHg，呼气时可达 +60～+140mmHg。

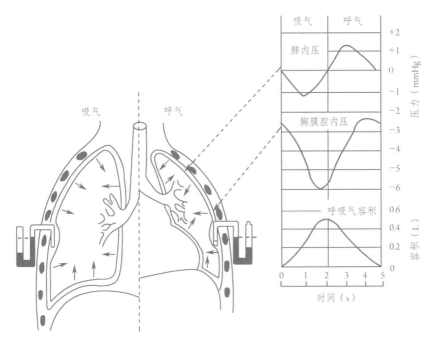

图 5-4　胸膜腔内压的直接测量（左）和呼吸过程中肺内压、胸腔内压及呼吸气容积的变化过程（右）示意图

由此可见，在呼吸过程中，肺内压的周期性变化形成了肺内压与大气压之间的压力差，进而推动气体进出肺。根据这一原理，临床上对于呼吸停止的病人可采用人为的方法造成肺内压与大气压之间的压力差来维持肺通气，这就是人工呼吸（artificial respiration）。人工呼吸方法很多，如用人工呼吸机和简便易行的口对口的正压通气，以及节律性地举臂压背或挤压胸廓的负压通气等。在施行人工呼吸时，首先要及时清除呼吸道内的痰液或异物，保持呼吸道通畅，否则，对肺通气而言，操作将是无效的。

　　2．胸膜腔内压　前已述及在呼吸运动过程中，肺容积随胸廓容积的变化而改变，产生肺内压与大气压之间压力差，从而实现肺通气。但肺与胸廓在结构上并不相连，那么，肺为什么会随胸廓的运动而张缩？这是由胸膜腔的结构特征和胸膜腔内压决定的。

　　胸膜腔（pleural cavity）是由覆盖于肺表面的脏层胸膜和紧贴于胸廓内表面的壁层胸膜相延续形成的密闭的潜在腔隙，左右各一。胸膜腔内无气体，只有少量浆液，因此，依靠浆液分子的内聚力能使脏、壁两层胸膜紧贴在一起而不易分开，就像两层玻璃（或塑料膜）间若只含少量水份而无空气一样，两层玻璃（或塑料膜）间作平行移动较容易，而把两层分开却很难。浆液分子的内聚力将肺与胸廓两个弹性体耦联在一起，使不具有主动张缩能力的肺可以自如地随着胸廓的容积变化而扩大和缩小。此外，浆液在两层胸膜间还具有润滑作用。

胸膜腔内的压力称为胸膜腔内压（intrapleural pressure），简称为胸内压。胸膜腔内压的测定方法有两种：一是直接法，即将与检压计相连的针头刺入胸膜腔内，直接测定胸膜腔内的压力（图5-4）。直接法有刺破胸膜脏层和肺的危险，一般用于动物实验中。二是间接法，即让受试者将一带有薄壁气囊的导管吞下至下胸段食管，测量呼吸过程中食管内压，因食管上端经常处于关闭状态，且管壁薄、软，所以，食管内压与胸膜腔内压非常接近，可间接反映胸膜腔内压的变化。此法简单、安全，适用于人体。

平静呼吸过程中，胸膜腔内压始终低于大气压（即为负压），并随呼吸过程发生周期性变化。平静吸气末胸膜腔内压为 −10 ~ −5mmHg，平静呼气末为 −5 ~ −3mmHg。肺通气阻力增大时，胸膜腔内压波动幅度明显增大，且呼气时可高于大气压。例如紧闭声门用力吸气时，胸膜腔内压可降至 −90mmHg；紧闭声门用力呼气时，胸膜腔内压可高达 110mmHg。

胸膜腔内负压是人出生后形成的，与胸廓和肺的自然容积不同有关。人在生长发育过程中，胸廓的发育比肺快，胸廓的自然容积比肺的自然容积大，但因脏层胸膜和壁层胸膜紧紧贴在一起，导致肺容积在呼气相和吸气相都大于其自然容积，即肺总是处于被动扩张状态，只是呼气时被动扩张的程度比吸气时略小而已。因此，胸膜腔主要受到两种方向相反的力的作用，一是肺内压；二是肺的回缩力。这两种力的代数和形成了胸膜腔内压，即

$$胸膜腔内压 = 肺内压 − 肺回缩力$$

由于在吸气末或呼气末，呼吸道内气流停止，此时肺内压等于大气压，因而：

$$胸膜腔内压 = 大气压 − 肺回缩力$$

若以大气压为零，则：

$$胸膜腔内压 = − 肺回缩力$$

在呼吸过程中，胸膜腔内压随着肺扩张程度的改变而变化。吸气时，肺扩大，肺的回缩力增大，胸膜腔负压增大；呼气时则相反，胸膜腔负压随着肺缩小而减小（图5-4）。因病理因素使胸壁或肺泡破裂时，胸膜腔密闭性遭到破坏，空气将顺压力差进入胸膜腔内，形成气胸（pneumothorax）。气胸时，脏层胸膜和壁层胸膜分开，肺靠自身回缩力而塌陷，造成肺不张，不再具有通气功能。

胸膜腔负压的生理意义主要是维持肺泡的扩张状态，此外，可使胸腔内静脉的跨壁压增大，导致壁薄而扩张性大的腔静脉扩张，从而促进静脉血和淋巴液的回流。气胸时，不仅肺通气功能发生障碍，而且血液和淋巴液回流受阻，甚至危及生命。

综上所述，肺内压与大气压之间的压力差，是推动气体进出肺的直接动力，而呼吸肌的收缩和舒张是实现肺通气的原动力。胸膜腔的密闭性是形成胸膜腔负压的前提条件，胸膜腔负压则保证了肺始终处于一定的扩张状态并随胸廓的运动而张缩，是使原动力转化为直接动力的关键。

二、肺通气的阻力

在肺通气过程中遇到的总阻力，称为肺通气的阻力，分为弹性阻力和非弹性阻力。弹性阻力包括肺弹性阻力和胸廓弹性阻力，弹性阻力在气流停止的静息状态下仍然存在，属于静态阻力，约占总通气阻力的 70%。非弹性阻力包括气道阻力、惯性阻力和黏滞阻力，它们只在气体流动时才会发生，故称为动态阻力，约占总通气阻力的 30%，其中又以气道阻力为主。

（一）弹性阻力与顺应性

物体对抗外力作用所引起变形的力称为弹性阻力（elastic resistance，R）。弹性阻力的大小可用

顺应性（compliance，C）来表示，顺应性是指弹性组织在外力作用下的可扩张性。顺应性的大小可用单位压力变化（ΔP）所引起的容积变化（ΔV）来表示，其常用单位是 L/cmH₂O。即：

$$顺应性（C）= \frac{容积变化（\Delta V）}{压力变化（\Delta P）} \, L/cmH_2O$$

它表示弹性组织在外力作用下发生变形的难易程度，容易扩张，则顺应性大，表明弹性阻力小；反之，不易扩张，则顺应性小，其弹性阻力大。可见，顺应性与弹性阻力成反比关系：C=1/R。

1. 肺的弹性阻力与顺应性 吸气时由于肺扩张变形所产生的回缩力，称为肺弹性阻力。其回缩力方向与肺扩张的方向相反，肺的弹性阻力是吸气的阻力、呼气的动力。肺的弹性阻力可用肺顺应性（lung compliance，C_L）表示，即：

$$肺顺应性（C_L）= \frac{肺容积变化（\Delta V）}{跨肺压的变化（\Delta P）} \, L/cmH_2O$$

式中跨肺压是指肺内压与胸膜腔内压之差。正常成年人在平静呼吸时，肺的顺应性约为 0.2L/cmH₂O。

肺弹性阻力来自肺组织本身的弹性成分所产生的回缩力和肺泡内液－气界面的表面张力，前者约占肺总弹性阻力的三分之一，后者约占三分之二。

（1）肺泡表面张力和肺表面活性物质：肺泡的内表面覆盖着一薄层液体，它与肺泡内气体形成液－气界面。由于液体分子之间的引力大于液体与气体分子间的引力，使液体表面积趋于缩小的力，即肺泡表面张力（surface tension）。用离体猫肺做实验得到证实，向肺内充气使其扩张比向肺内充生理盐水使其扩张所需的压力（跨肺压）要大得多，前者约为后者的 3 倍。这是因为充气时不仅需要克服肺组织弹性成分产生的回缩力，而且还需要克服液－气界面产生的使肺泡趋于缩小的肺泡表面张力；而充生理盐水时，肺泡内的液－气界面及其表面张力消失，只需克服肺组织弹性成分所产生的弹性阻力即可。可见，肺泡表面张力是肺弹性阻力的主要成分。根据 Laplace 定律可计算出肺泡的回缩压（P），即 P=2T/r 其中 T 为表面张力系数，r 为肺泡半径，因为大小肺泡液－气界面的表面张力系数相同，所以小肺泡的回缩压高于大肺泡，小肺泡中的气体就会从肺泡孔顺压力差流向大肺泡，致使大肺泡更大甚至破裂，小肺泡更小甚至萎陷（图 5-5），对呼吸产生不利的影响。生理条件下上述情况不会发生，因为肺泡内还存在着肺表面活性物质。

肺表面活性物质是由肺泡 II 型上皮细胞合成并释放的一种复杂的脂蛋白混合物，其中脂质占 85% ~ 90%，蛋白成分约占 10%。脂质的主要成分为二棕榈酰卵磷脂（dipalmitoyl phosphatidyl choline，DPPC），其分子结构一端为亲水端（插在肺泡液中），另一端为疏水端（伸向肺泡腔的空气中）。DPPC 以单分子层的形式垂直排列，悬浮于肺泡液的液－气界面上，其密度随肺泡的张缩而变化。由于肺表面活性物质可减弱液体分子之间的相互吸引力，从而降低肺泡的表面张力，使后者下降至原来的 1/7 ~ 1/4。虽然 DPPC 是降低表面张力的主要成分，但单纯的 DPPC 在体内并不能有效发挥作用，必须有特异性肺表面活性物质结合蛋白（surfactant-associated proteins，SPs）共同参与才能有效降低表面张力。肺表面活性物质结合蛋白主要有四种：SP-A、SP-B、SP-C 和 SP-D，它们在肺表面活性物质的清除及再循环、肺泡周期性扩大和缩小过程中肺表面活性物质分布密度的动态变化、肺的免疫调节等方面起着重要作用。

肺表面活性物质具有重要的生理意义：①降低肺泡的表面张力、减小吸气阻力，增加肺的顺

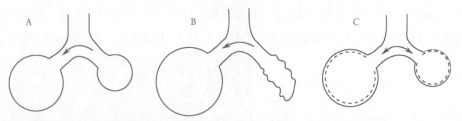

图 5-5 肺表面活性物质稳定大小肺泡容积作用示意图
A 和 B. 在无肺表面活性物质时相连通的大小肺泡间气流方向及肺泡容积变化；C. 有肺表面活性物质时大小肺泡的容积维持相对稳定

应性，有利于肺的扩张；②维持大小肺泡容积的稳定性。因肺表面活性物质呈单分子层分布，其密度可随肺泡的半径减小而增大，随肺泡的半径增大而减小。因此，在肺泡缩小或呼气时，表面活性物质密度增大，降低表面张力的作用强，肺泡回缩压小，肺泡不至于塌陷；而肺泡增大或吸气时，表面活性物质密度减小，降低表面张力的作用弱，肺泡回缩压大，肺泡不至于过度膨胀，从而使大小肺泡内压及其容积保持相对稳定；③减少肺组织液的生成，防止肺水肿。这是因为肺表面活性物质可降低肺泡表面张力，从而减弱肺泡表面张力对肺毛细血管内液体的吸引力，阻止液体渗入肺间质和肺泡，防止肺水肿的发生。

正常情况下，胎儿发育至 6～7 个月左右Ⅱ型细胞开始分泌肺表面活性物质，随后分泌量逐渐增多，出生时达高峰。早产儿常因肺泡Ⅱ型细胞发育尚未成熟，肺表面活性物质缺乏，导致肺泡表面张力增大，缺 O_2 使肺毛细血管通透性增大，血浆中蛋白质和液体透出毛细血管，在肺泡表面沉淀形成透明样物质，发生新生儿呼吸窘迫综合征（neonatal respiratory distress syndrome，NRDS），临床表现为进行性呼吸困难，严重时导致死亡。通过抽取羊水可检测肺表面活性物质含量，预测新生儿发生这种疾病的可能性。当肺表面活性物质过低时，可通过延长妊娠时间或用药物（糖皮质激素）促进其合成，也可采用外源性肺表面活性物质替代治疗。当肺或肺外器官损伤时，可继发性产生急性呼吸窘迫综合征（acute respiratory distress syndrome，ARDS），但应用外源性肺表面活性物质替代治疗，疗效并不确切，可能由于 ARDS 时，主要由于肺表面活性物质的灭活异常所致。

（2）肺弹性回缩力：肺弹性回缩力主要来自肺组织本身所含的弹性纤维和胶原纤维等弹性成分。在一定范围内，肺扩张愈大，肺弹性回缩力也愈大，即弹性阻力愈大。肺气肿病人，弹性纤维被大量破坏，弹性阻力减小，肺顺应性增大，呼气动力减小，常出现呼气性呼吸困难；而肺充血、肺组织纤维化或肺表面活性物质减少时，肺的弹性阻力增大，肺顺应性降低，病人表现吸气性呼吸困难；上述情况都使肺通气效率降低。

2．胸廓弹性阻力和顺应性 胸廓弹性阻力来自胸廓弹性成分，它与肺的弹性阻力不同，肺的弹性阻力总是吸气的阻力，而胸廓弹性回缩力的方向视胸廓所处位置而定。当胸廓处于自然位置时（平静吸气末，肺容量约为肺总量的 67% 左右），此时胸廓弹性回缩力为零，不表现出弹性阻力；当胸廓小于其自然容积时（平静呼气末，肺容量小于肺总量的 67%），胸廓被牵引而向内缩小，其弹性阻力向外，形成吸气的动力，呼气的阻力；而当胸廓大于其自然容积时（深吸气时，肺容量大于肺总量的 67%），胸廓被牵拉向外扩大，其弹性阻力向内，成为吸气的阻力，呼气的动力。胸廓的弹性阻力可用胸廓顺应性（compliance of chest wall，C_{chw}）来表示，即：

$$胸廓的顺应性（C_{chw}）= \frac{胸腔容积的变化（\Delta V）}{跨胸壁压变化（\Delta P）} L/cmH_2O$$

式中跨胸壁压为胸膜腔内压与大气压之差。正常成年人胸廓顺应性约为 0.2L/cmH₂O。在肥胖、胸廓畸形、胸膜增厚和腹腔内占位性病变等情况下，胸廓顺应性降低，但因此引起肺通气障碍的情况较少见，临床意义相对较小。

肺和胸廓是相互串联的两个弹性体，其总弹性阻力为两者弹性阻力之和，而顺应性是弹性阻力的倒数，所以两者的总顺应性为：

$$\frac{1}{C_{L+chw}} = \frac{1}{C_L} + \frac{1}{C_{chw}} = \frac{1}{0.2} + \frac{1}{0.2}$$

已知肺和胸廓的顺应性约为 0.2L/cmH₂O，则正常成年人平静呼吸时，肺和胸廓的总顺应性为 0.1L/cmH₂O。

（二）非弹性阻力

非弹性阻力（non-elastic resistance）包括惯性阻力、黏滞阻力和气道阻力。惯性阻力（inertial resistance）是指气流在产生、变速和换向时，由气流和组织的惯性所产生的阻止肺通气的力。黏滞阻力（viscous resistance）来自呼吸时组织相对位移所产生的摩擦力。通常情况下，惯性阻力和黏滞阻力均很小，可忽略不计。气道阻力（airway resistance）来自气体流经呼吸道时，气体分子间以及气体分子与气道管壁之间的摩擦，约占非弹性阻力的 80%～90%。气道阻力增加是临床上通气障碍最常见的病因。

影响气道阻力的主要因素有气流速度、气流形式和气道管径。气流速度与气道阻力呈正变关系，如其他条件不变，气流速度愈快，阻力愈大，否则反之。气流形式有层流和湍流，层流阻力小，湍流阻力大。气流速度过快或气道内有黏液、渗出物、肿瘤或异物造成气道不规则时，以及在气流突然换向的部位，容易发生湍流，增加通气阻力。气道口径的大小是影响气道阻力的主要因素，在层流时，气道阻力（R）与气道半径（r）的 4 次方呈反比。在气道管径 >2mm 的大气道，特别是主支气管以上的气道（鼻、咽、喉和气管），由于总横截面积小，气流速度快，且管道弯曲而不规则，易形成湍流，因此是产生气道阻力的主要部位，约占总气道阻力的 80%～90%。故对某些严重通气不良病人作气管切开术，可大大减小气道阻力，从而有效地改善肺通气；小气道（气道口径 <2mm）总横截面积约为大气道的 30 倍，且以层流为主，气流速度缓慢，其阻力仅占总气道阻力的 10% 左右。气道管径受自主神经和化学因素的影响，副交感神经使气道平滑肌收缩，管径变小；而交感神经使之舒张，管径变大；儿茶酚胺、PGE₂ 使气道平滑肌舒张；组胺、白三烯、内皮素等则使之收缩，它们可能参与过敏反应及哮喘的病理生理过程。

三、肺通气功能的评价

采用肺量计测定肺容积和肺容量，可明确是否存在肺通气功能障碍及肺通气功能障碍的类型、程度等。

（一）肺容积

肺容积（pulmonary volume）是指在不同状态下肺所容纳的气体量，包括潮气量、补吸气量、补呼气量和残气量四种互不重叠的基本肺容积（图 5-6）。

1. 潮气量　每次呼吸时吸入或呼出的气体量称为潮气量（tidal volume，TV）。潮气量可随呼吸强弱而变。正常成年人平静呼吸时为 400～600ml，平均约为 500ml，因潮气量还受年龄、性别、身材和活动强度的影响，故单独测定潮气量不能反映肺通气功能的好坏。

2．补吸气量或吸气贮备量　平静吸气末再尽力吸气所能吸入的气体量称为补吸气量（inspiratory reserve volume，IRV）或吸气贮备量。正常成年人约为 1500～2000ml。补吸气量可反映吸气贮备的能力。

3．补呼气量或呼气贮备量　平静呼气末再尽力呼气所能呼出的气体量称为补呼气量（expiratory reserve volume，ERV）或呼气贮备量。正常成年人补呼气量约为 900～1200ml。补呼气量可反映呼气的贮备量。

4．残气量或余气量　最大呼气末存留于肺内不能再呼出的气体量称为残气量（residual volume，RV）或余气量。正常成年人约为 1000～1500ml。残气量过多表示肺通气功能不良。支气管哮喘和肺气肿病人，残气量增加。

（二）肺容量

肺容量（pulmonary capacity）指肺容积中两项或两项以上的联合气体量，包括深吸气量、功能残气量、肺活量和肺总量四种指标（图 5-6）。

1．深吸气量　平静呼气末作最大吸气时所能吸入的气体量称为深吸气量（inspiratory capacity，IC）。深吸气量等于潮气量与补吸气量之和，是衡量最大通气潜力的重要指标。深吸气量大，表明吸气贮备能力大。胸廓、胸膜、肺组织和呼吸肌等发生病变时，可使深吸气量减少，从而降低最大通气潜力。

2．功能残气量　平静呼气末存于肺内的气体量称为功能残气量（functional residual capacity，FRC）。功能残气量等于残气量与补呼气量之和。在正常成年人约为 2500ml。肺气肿病人的功能残气量增加，肺纤维变性时功能残气量减小。功能残气量能缓冲呼吸过程中肺泡内 O_2 分压和 CO_2 分压的过度变化，从而使肺泡内和血液中 O_2 和 CO_2 分压，不会随着呼吸运动而出现大幅度的波动，有利于气体交换。

3．肺活量和用力呼气量　最大吸气后再尽力呼气，所能呼出的最大气体量称为肺活量（vital capacity，VC）。肺活量是潮气量、补吸气量和补呼气量三者之和。肺活量与身材、性别、年龄、体位及呼吸的强弱等因素有关。正常成年男性约为 3500ml，女性约为 2500ml。肺活量的大小反映一次呼吸时肺的最大通气能力，是测定肺通气功能的常用指标。但由于测定肺活量时不限制呼气时间，某些肺组织弹性降低（如肺气肿）或呼吸道狭窄（如哮喘病）的病人，肺通气功能已受到明显损害，但若任意延长呼气时间，其肺活量仍可能在正常范围。因此，肺活量不能充分反映通气功能的状况。若在测定肺活量时要求被试者做最大深吸气后再作尽力尽快地呼气，所能呼出的最大气体量称为用力肺活量（forced vital capacity，FVC）。在正常情况下，用力肺活量与肺活量相近。

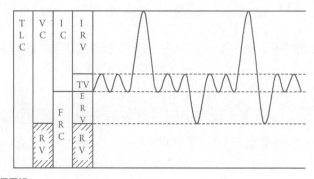

图 5-6　肺容积和肺容量图解

ERV 补呼气量；FRC 功能余气量；IC 深吸气量；IRV 补吸气量；RV 余气量；TLC 肺总量；TV 潮气量；VC 肺活量

但在气道阻力增加时，用力肺活量低于肺活量。若在最大吸气后以最快速度尽力呼气，在一定时间内所能呼出的气体量称为用力呼气量（forced expiratory volume，FEV），通常以它们所占用力肺活量的百分数表示。正常成年人第 1 秒末（FEV_1）、第 2 秒末（FEV_2）、第 3 秒末（FEV_3）呼出的气体量分别占用力肺活量的 83%、96% 和 99%。其中 FEV_1 最有意义。用力呼气量是一种动态指标，它不仅反映了肺活量的大小，因其同时限制了呼气时间，故还能反映呼吸阻力的变化。用力呼气量测定方法简单，已为临床广泛采用，是评价肺通气功能的一项较为理想的指标。

4. 肺总量 肺总量（total lung capacity，TLC）是指肺所能容纳的最大气体量，等于肺活量与残气量之和。其大小可因性别、年龄、身材、运动锻炼情况和体位的改变等因素而异，正常成年男性约为 5000ml，女性约为 3500ml。

（三）肺通气量

1. 每分通气量 每分通气量（minute ventilation volume，V_E）是指每分钟吸入或呼出肺的气体总量。每分通气量等于潮气量与呼吸频率的乘积。平静呼吸时，正常成年人呼吸频率 12 ～ 18 次/分，潮气量 500ml，故每分通气量约为 6 ～ 9L。每分通气量可随性别、年龄、身材和活动量的不同而有差异。

最大随意通气量（maximal voluntary ventilation，M_V）又称最大通气量，是指被测者尽力做深而快的呼吸时，每分钟吸入或呼出的最大气体量。它反映单位时间内充分发挥全部通气能力所能达到的通气量，是评价个体最大劳动强度的生理指标之一。在测定最大随意通气量时，通常只测 10 ～ 15 秒的最深最快的呼出或吸入的气体量，再换算成每分钟的最大通气量。健康成年人一般可达 70 ～ 120L/min。比较平静呼吸时的每分通气量与最大通气量的差异，可以了解通气功能的储备能力。常用通气贮量百分比表示，即：

$$通气贮量百分比 = \frac{最大通气量 - 每分平静通气量}{最大通气量} \times 100\%$$

通气贮量百分比的正常值等于或大于 93%。比值小表示通气不良。因此，任何原因导致的肺或胸廓顺应性减小、呼吸道阻力增大、呼吸肌收缩力降低或呼吸中枢病变，均可使最大通气量减小。

2. 肺泡通气量 呼吸性细支气管之前的气道没有气体交换能力，其容积称为解剖无效腔（anatomical dead space）或死腔。在正常成年人约为 150ml。进入肺泡内的气体也可因血液在肺内分布不均而未能与血液进行气体交换，未能发生气体交换的这部分肺泡容量称为肺泡无效腔（alveolar dead space）。解剖无效腔与肺泡无效腔合称为生理无效腔（physiological dead space）。健康人平卧时生理无效腔等于或接近于解剖无效腔。由于无效腔的存在，每次吸入的新鲜空气不能全部进入肺泡与血液进行气体交换。因此，为了计算真正有效的气体交换量，应以肺泡通气量为准。肺泡通气量（alveolar ventilation）是指每分钟吸入肺泡的气体量，即：

肺泡通气量 =（潮气量 - 无效腔气量）× 呼吸频率

平静呼吸时，潮气量为 500ml，无效腔气量为 150ml，每次进入肺泡的气体是 350ml，相当于潮气量的 70%。若功能残气量为 2500ml，则每次呼吸时肺泡内气体的更新率为 1/7 左右。如表 5-1 所示，当潮气量减半和呼吸频率加倍，或潮气量加倍而呼吸频率减半时，每分通气量虽保持不变，但肺泡通气量却发生明显的变化。可见，在一定范围内，深而慢的呼吸比浅而快的呼吸更有利于气体交换。

表 5-1 不同呼吸频率和潮气量时的肺通气量和肺泡通气量

呼吸形式	呼吸频率（次／分）	潮气量（ml）	肺通气量（ml/min）	肺泡通气量（ml/min）
平静呼吸	16	500	500×16=8000	（500-150）×16=5600
浅快呼吸	32	250	250×32=8000	（250-150）×32=3200
深慢呼吸	8	1000	1000×8=8000	（1000-150）×8=6800

○ **知识拓展**　　　　高频通气

　　在临床麻醉、重症（如呼吸衰竭）监测治疗和复苏中，常采用一种特殊的人工通气，即高频通气。高频喷射通气是最常用的一种。高频喷射通气是用接近或低于解剖无效腔的脉动气流以高速通过细套管（针）向病人气道内喷射气流的方法，通气频率为 60～150 次／分。虽然潮气量小于解剖无效腔，频率远大于正常呼吸频率，但仍能获得有效的肺通气和肺换气，这似乎与上述浅快呼吸对肺换气不利的观点相矛盾。高频通气时的气体运输机制和正常肺通气时不尽相同，高频通气的原理目前还不完全清楚。有人认为主要是通过加快气道内气体的对流和弥散速度而使肺泡中气体得到更新。其机制尚待进一步阐明。

第三节　呼吸气体的交换

　　呼吸气体的交换包括肺泡与肺毛细血管内血液之间 O_2 和 CO_2 的交换及组织细胞和组织毛细血管血液之间的 O_2 和 CO_2 的交换。前者称为肺换气（pulmonary gas exchange），后者称为组织换气（tissue gas exchange）（图 5-7）。

一、气体交换的原理

　　肺换气和组织换气都是以单纯扩散的方式进行的。气体分子顺着分压差从分压高的一侧向分压低的一侧净移动，称为气体扩散。单位时间内气体的扩散量称为气体扩散速率（diffusion rate，D）。气体扩散速率受气体分压差（ΔP）、气体分子量（MW）、溶解度（S）、温度（T）、扩散面积（A）和距离（d）等多种因素的影响：

$$D \propto \frac{\Delta P \cdot T \cdot A \cdot S}{d \cdot \sqrt{MW}}$$

（一）气体分压差

温度恒定时，混合气体中，每一气体的分压取决于它自身的浓度和混合气体的总压力。即：

气体分压 = 混合气体的总压力 × 该气体所占的容积百分比

例如：大气压是 760mmHg，其中 O_2 和 CO_2 的容积百分比分别约为 21% 和 0.04%，则大气中的

O_2 分压（PO_2）为 $760 \times 21\% = 159$mmHg，CO_2 分压（PCO_2）为 $760 \times 0.04\% = 0.3$mmHg（表 5-2）。分压差越大，气体扩散速率越大，否则，气体扩散速率越小。

表 5-2　海平面上空气、肺泡气、血液及组织中各气体的分压 mmHg

	空气	肺泡气	动脉血	混合静脉血	组织
PO_2	159	104	100	40	30
PCO_2	0.3	40	40	46	50

（二）气体的分子量与溶解度

其他条件不变时，气体扩散速率与该气体分子量的平方根成反比。如果扩散发生在气相和液相之间，则气体扩散速率还与气体在溶液中的溶解度（S）成正比。溶解度是单位分压下溶解于单位容积溶液中的气体量。一般以 1 个大气压、37℃时，每 100ml 液体中溶解气体的毫升（ml）数来表示气体的溶解度。溶解度与分子量平方根之比为扩散系数。它取决于气体分子本身的特性。O_2 和 CO_2 的分子量分别为 32 和 44，在血浆中的溶解度分别是 2.14ml/100ml 和 51.5ml/100ml，按此计算 CO_2 的扩散系数是 O_2 的 20 倍。这也是在临床上缺 O_2 比 CO_2 潴留更为常见的原因之一。

（三）扩散的面积和距离

气体扩散的速率与扩散面积（A）成正比，与扩散距离（d）成反比。扩散面积大，扩散距离短，气体扩散速率就大，反之，则气体扩散速率就小。

（四）温度

气体扩散速率与温度成正比。在人体体温相对恒定的情况下，温度因素可忽略不计。

二、肺换气

（一）肺换气过程

如表 5-2 所示，肺泡气的 PO_2（104mmHg）高于混合静脉血的 PO_2（40mmHg），而肺泡气的 PCO_2（40mmHg）低于混合静脉血的 PCO_2（46mmHg），因此，来自肺动脉的混合静脉血流经肺毛细血管时，在气体分压差的推动下，O_2 由肺泡扩散入血液，CO_2 则由血液扩散入肺泡，完成肺换气过程（图 5-7）。其结果是使静脉血变成含 O_2 较多、CO_2 较少的动脉血。由于 O_2 和 CO_2 为脂溶性物质，扩散速度极快，通常情况下，血液流经肺毛细血管的时间约为 0.75 秒，而与肺泡之间的气体交换仅需 0.3 秒即可完成。可见，当血液流经肺毛细血管全长的三分之一时，气体交换的过程基本完成，这表明肺换气具有较大的扩散贮备能力。

（二）影响肺换气的因素

前已述及，气体分压差、扩散面积、扩散距离、温度等因素均可影响气体扩散速率。以下重点讨论呼吸膜及通气 / 血流比值对肺换气的影响。

1. **呼吸膜的厚度**　肺泡与毛细血管血液之间进行气体交换时，必须通过肺泡与毛细血管之间的气 - 血屏障，即呼吸膜（respiratory membrane）。在电镜下，呼吸膜由 6 层结构组成（图 5-8）：含有肺表面活性物质的极薄的液体层、肺泡上皮细胞层、肺泡上皮基底膜层、组织间隙、毛细血管基膜层和毛细血管内皮细胞层。呼吸膜的平均厚度不到 1μm，有的部位仅 0.2μm，通透性极好，气体易于扩散通过。任何使呼吸膜增厚或扩散距离增加的疾病，如肺纤维化、肺水肿，都会降低

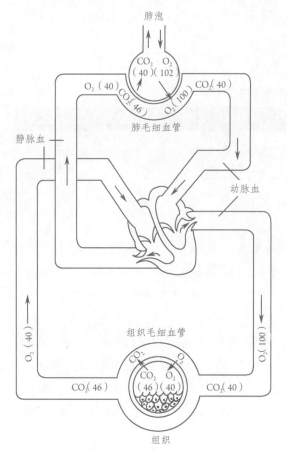

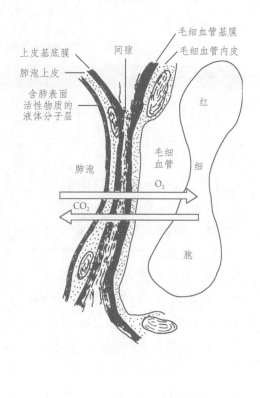

图 5-7　肺换气和组织换气示意图
图中数字为气体分压（mmHg）

图 5-8　呼吸膜结构示意图

气体扩散速率，减少扩散量。

2. 呼吸膜的面积　气体扩散速率与呼吸膜面积成正比。正常成年人约有3亿～4亿个肺泡，吸气时总面积可达$140m^2$。在安静状态下，呼吸膜的使用面积约$40m^2$，足以完成气体交换。运动时，肺毛细血管开放的数量和开放程度增加，呼吸膜扩散面积由安静时的$40m^2$增大至$140m^2$。在某些病理情况下，如肺不张、肺实变、肺气肿或肺毛细血管关闭和阻塞等均使呼吸膜扩散面积减小，导致气体扩散量减少。

3. 通气/血流比值　通气/血流比值（ventilation/perfusion ratio，V_A/Q）指每分肺泡通气量（V_A）与每分肺血流量（Q）之间的比值（V_A/Q）。正常成年人在安静时，肺泡通气量约为4.2L/min，每分肺血流量相当于心输出量，约为5.0L/min，$V_A/Q=4.2/5.0=0.84$。这表明此时的肺泡通气量与肺血流量之间相互匹配，气体交换的效率最高，混合静脉血流经肺毛细血管时，全部氧合（oxygenation）为动脉血。如V_A/Q比值增大，意味着肺泡无效腔增大，可能是由于通气过度或肺血流量不足，如肺血管栓塞，致使部分肺泡气未能与血液进行充分的气体交换；反之，V_A/Q比值减小，意味着形成了功能性动-静脉短路，可能由于肺通气不足或肺血流量相对过多，例如支气管痉挛时，部分静脉血流经通气不良的肺泡，未能得到充分的气体更新便流回心脏。由此可见，无论V_A/Q比值增大或减小，都将降低气体交换的效率，导致机体缺O_2和CO_2潴留，以缺O_2更为显著。

正常成年人在安静时肺总的V_A/Q比值为0.84，但肺泡通气量与肺血流量在肺内的分布并不均匀，因此各部分的V_A/Q比值并不相同。例如人在直立位时，由于重力作用，肺尖部的通气量和血流量均小于肺底部，而以血流量的减少更为显著，所以肺尖部 V_A/Q 比值较大，可达 3.0 以上，肺底部 V_A/Q 比值较小，约为 0.6（图 5-9）。尽管正常情况下，存在着肺泡通气量和血流量的不均匀分布，导致肺不同部位的 V_A/Q 比值不一致，但总体上讲，由于呼吸膜的面积远远超过肺换气的实际需要，因而并不影响正常的气体交换。

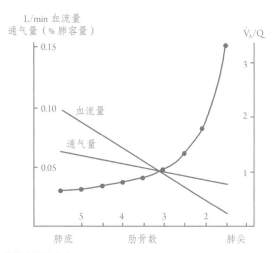

图 5-9　正常人直立时肺通气和肺血流的分布

三、组织换气

组织换气是指体循环毛细血管中的血液、组织液与组织细胞之间的气体交换，其交换原理与肺换气相同。所不同的是气体交换发生在液相之间。组织细胞的有氧代谢不断消耗 O_2 并产生 CO_2，致使细胞内的 PO_2 可低至 30mmHg 以下，PCO_2 可高达 50mmHg 以上（表 5-2），当动脉血流经组织时，血液中的 O_2 顺其分压差向组织液和细胞内扩散，而细胞内的 CO_2 则向组织液和毛细血管内扩散，从而完成组织换气过程（图 5-7），结果使流经组织的动脉血释放 O_2 并获得 CO_2 而转变为静脉血。

影响组织换气的因素，主要有毛细血管血流量、组织代谢水平、毛细血管壁通透性及其开放数量和气体扩散距离等。这些因素既可直接改变换气动力，又彼此间相互作用，影响换气过程。例如，组织细胞代谢增强时，血液与细胞内液之间的 PO_2 差和 PCO_2 差加大，同时，组织代谢产物腺苷和 H^+ 增多，使毛细血管开放数量增多，局部血流量增加，减小气体扩散距离，促进气体交换。组织水肿时，毛细血管与组织细胞之间距离加大，气体扩散距离增大，同时，组织毛细血管受压，血流量减少，均可妨碍气体交换。

○ **知识拓展**　血气分析

血气分析是医学上常用于判断机体是否存在酸碱平衡失调以及缺氧和缺氧程度等的检验手段。常用指标有酸碱度（pH）、二氧化碳分压（PCO_2）、二氧化碳总量（TCO_2）、氧分压（PO_2）、氧饱和度（$SatO_2$）、实际碳酸氢根（AB）、剩余碱（BE）和阴离子间隙（AG）等。血气分析的最佳标本是动脉血，能真实地反映体内的氧化代谢和酸碱平衡状态，常取部位是肱动脉、股动脉、前臂动脉等，采集标本时应注意：

（1）抗凝剂的选择：因需测定全血血气，所以必须抗凝，一般用肝素抗凝（最适用肝素锂，浓度为 500～1000U/ml）。

（2）注意防止血标本与空气接触，应处于隔绝空气的状态。与空气接触后可使 PO_2 升高，PCO_2 降低，并污染血标本。

（3）标本放置时间：宜在 30 分钟之内检测，否则，会因为全血中有活性的 RBC 代谢，不断地消耗 O_2，并产生 CO_2，而影响结果的准确性。如 30 分钟内不能检测，应将标本置于冰水中保存，最多不超过 2 小时。

（4）采血前应让病人在安定舒适状态，避免非静息状态造成的误差。

第四节　气体在血液中的运输

通过血液循环，将肺换气摄取的 O_2 运输到机体各组织器官，供细胞利用，同时将组织换气进入血液的 CO_2 运输到肺泡。O_2 和 CO_2 在血液中运输的形式有两种：即物理溶解和化学结合。从表 5-3 可见，O_2 和 CO_2 在血液中物理溶解的量很少，主要以化学结合形式存在。虽然物理溶解的气体量很少，但它是化学结合的必经阶段，气体必须先溶解于血液中提高分压才能进行化学结合；而化学结合的气体解离后，也必须先溶解于血液中，才能从血液中逸出，进行气体交换。物理溶解和化学结合两者之间处于动态平衡。

表 5-3　血液中 O_2 和 CO_2 的含量（ml/100ml 血液）

	动脉血			混合静脉血		
	物理溶解	化学结合	合计	物理溶解	化学结合	合计
O_2	0.31	20.00	20.31	0.11	15.20	15.31
CO_2	2.53	46.40	48.93	2.91	50.00	52.91

一、氧的运输

（一）物理溶解

动脉血的 PO_2 为 100mmHg 时，血液中以物理溶解形式存在的 O_2 很少，仅占血液总 O_2 含量的 1.5%，即每 100ml 血液只溶解 0.3ml 的 O_2。

（二）化学结合

在血液中，绝大部分 O_2（约 98.5%）与红细胞内的血红蛋白（hemoglobin，Hb）结合，形成氧合血红蛋白（oxyhemoglobin，HbO_2），这是 O_2 的主要运输形式。

1. O_2 与 Hb 结合的特征

（1）O_2 与 Hb 的结合是可逆的，反应迅速，不需要酶的催化，反应的方向取决于 PO_2 的高低。

当血液流经肺部时，由于P_{O_2}高，促使 Hb 与 O_2 结合形成 HbO_2，将 O_2 由肺运输到组织；当血液流经组织时，在组织处 P_{O_2} 低，HbO_2 迅速解离释放出 O_2，成为去氧血红蛋白（Hb）。其反应式为：

$$Hb+O_2 \quad \overset{P_{O_2} \text{高}}{\underset{P_{O_2} \text{低}}{\rightleftharpoons}} \quad HbO_2$$

（2）O_2 与 Hb 的结合是氧合，而不是氧化（oxidation）。其原因是：O_2 与 Hb 的 Fe^{2+} 结合形成 HbO_2 后，其中的铁仍然是 Fe^{2+}，无电子转移，离子价不变。

（3）1 分子 Hb 可结合 4 分子 O_2。Hb 分子由 1 个珠蛋白（globin）和 4 个血红素（亚铁原卟啉）组成。珠蛋白分子含有 4 条多肽链，每条多肽链与 1 个血红素相连，构成 Hb 的 4 个亚单位。每个血红素含一个 Fe^{2+}，一个 Fe^{2+} 可结合 1 分子 O_2，因此，1 分子 Hb 可结合 4 分子 O_2，即 1gHb 可结合约 1.34 ~ 1.39ml 的 O_2，通常按 1.34ml 计算。将 100ml 血液中 Hb 所能结合的最大 O_2 量称为 Hb 氧容量（oxygen capacity of Hb）。而 100ml 血液中 Hb 实际结合的 O_2 量称为 Hb 氧含量（oxygen content of Hb）。Hb 氧含量占 Hb 氧容量的百分比称为 Hb 氧饱和度（oxygen saturation of Hb）。正常人，动脉血 P_{O_2} 较高（100mmHg），Hb 结合 O_2 量多，氧含量接近氧容量，Hb 的氧饱和度约为 98%。静脉血 P_{O_2} 较低（40mmHg），Hb 结合 O_2 量少，Hb 的氧饱和度约为 75%。由于血液中物理溶解的 O_2 量极少（1.5%），可忽略不计，因此 Hb 氧容量、Hb 氧含量和 Hb 氧饱和度分别可视为血氧容量、血氧含量和血氧饱和度。

HbO_2 呈鲜红色，去氧 Hb 呈蓝紫色。动脉血因含 HbO_2 较多而呈鲜红色，静脉血因含去氧 Hb 较多而呈暗紫色。通常当血液中的去氧 Hb 含量达 5g/100ml 血液以上时，皮肤、甲床和黏膜等处呈暗紫色，这种现象称为紫绀（cyanosis）或发绀。一般来说，发绀说明机体缺 O_2，但也有例外，如：红细胞增多的人（如高原性红细胞增多症病人），血液中去氧 Hb 含量可达 5g/100ml 以上而出现紫绀，但机体不一定缺 O_2；相反，严重贫血病人，总血红蛋白量减少，虽机体缺 O_2，但因去氧 Hb 达不到 5g/100ml，所以不会出现紫绀；此外，一氧化碳（CO）与 O_2 在 Hb 有相同的结合位点，但其与 Hb 的亲和力是 O_2 的 210 ~ 240 倍，所以，吸入气中 CO 浓度稍增高，CO 便抢先与 Hb 结合形成一氧化碳血红蛋白（carboxyhemoglobin，HbCO），而使 Hb 失去结合 O_2 的能力，所以，CO 中毒时，病人虽有严重缺 O_2，但皮肤、黏膜不会表现紫绀，而是呈现 HbCO 特有的樱桃红色。

（4）Hb 在结合或解离 O_2 过程中发生变构效应，决定了氧解离曲线呈 S 形。Hb 有两种构型：去氧 Hb 为紧密型（tense form，T 型），氧合 Hb 为疏松型（relaxed form，R 型）。R 型 Hb 对 O_2 的亲和力为 T 型的数百倍。一旦 O_2 与 Hb 中的一个 Fe^{2+} 结合后，Hb 分子中的盐键就逐步断裂，其分子结构由 T 型变为 R 型，对 O_2 的亲和力逐步增加；反之，在 Hb 的分子构型逐步由 R 型变为 T 型时，对 O_2 的亲和力逐步降低。也就是说，Hb 的 4 个亚单位无论在结合或释放 O_2 时，彼此间有协同效应，即 Hb 的 1 个亚单位与 O_2 结合后，由于变构效应，使其他亚单位更易与 O_2 结合；反之，当 HbO_2 的 1 个亚单位释出 O_2 后，其他亚单位也更易释放 O_2。这一特点决定 Hb 氧解离曲线呈特殊的"S"形。

2. 氧解离曲线　表示血液 P_{O_2} 与 Hb 氧饱和度关系的曲线，称为氧解离曲线（oxygen dissociation curve）或氧离曲线（图 5-10）。该曲线表示在不同 P_{O_2} 下，O_2 与 Hb 的解离或结合的特点。在一定范围内，Hb 氧饱和度与血液中 O_2 分压呈正相关，但并非完全的线性关系，而是近似 S 形的曲线，这一特点具有重要的生物学意义，各段的特点及意义如下：

（1）氧解离曲线的上段：相当于血液中 P_{O_2} 为 60 ~ 100mmHg，反映了 Hb 与 O_2 结合的特点，该段曲线较平坦，即 P_{O_2} 在这个范围内变化时，对 Hb 氧饱和度或血氧含量的影响不大。例如，

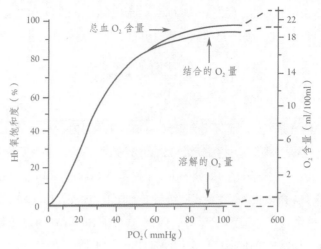

图 5-10　氧解离曲线

在 pH7.4，P_{CO_2} 为 40mmHg，温度为 37℃，Hb 浓度为 15g/100ml 血液时的测定值

PO_2 为 100mmHg 时，相当于动脉血的 PO_2，Hb 氧饱和度为 97.4%，血氧含量约为 19.4ml/100ml。如果将吸入气的 PO_2 提高到 150mmHg，Hb 氧饱和度为 100%，只增加了 2.6%，血氧含量约为 20.0ml/100ml，增加不到 1ml。反之，当 PO_2 从 100mmHg 下降到 60mmHg 时，Hb 氧饱和度仍保持在 90%，血氧含量约为 18.0ml/100ml，减少不到 2ml。因此，在高原、高空环境或某些呼吸系统疾病时，只要 PO_2 不低于 60mmHg，Hb 氧饱和度仍可能维持在 90% 以上，血液仍能携带足够的 O_2，不致于发生明显的低 O_2 血症。但这一特点也不利于早期发现呼吸系统和心血管系统疾病。

（2）氧解离曲线的中段：相当于血液的 PO_2 为 40～60mmHg，反映了 HbO_2 释放 O_2 的特点，该段曲线较陡直，即 PO_2 在这个范围内稍有降低，Hb 氧饱和度较明显下降，释放出的 O_2 供组织代谢利用。例如 PO_2 为 40mmHg 时，相当于混合静脉血的 PO_2，此时 Hb 氧饱和度为 75%，血氧含量约为 14.4ml/100ml。即每 100ml 动脉血流经组织时，释放出 5ml 的 O_2 供组织利用。血液流经组织时释放出的 O_2 容积占动脉血氧含量的百分数称为氧的利用系数（utilization coefficient of oxygen），安静时为 25% 左右。以心输出量 5L 和每 100ml 血液流经组织时释放 5ml 的 O_2 计算，安静状态下人体每分钟耗 O_2 量约为 250ml。

（3）氧解离曲线的下段：相当于血液的 PO_2 为 15～40mmHg，也反映 HbO_2 与 O_2 解离特点，该段曲线最陡，表明 PO_2 稍有降低，Hb 氧饱和度将大幅度下降，从而促使 HbO_2 进一步解离，释放出更多 O_2，以维持组织 O_2 的供需平衡。正常机体在安静状态下，PO_2 一般不会降至此段，但在组织活动加强（如运动）时，耗 O_2 量增多，血 PO_2 可降至 15mmHg，HbO_2 便进一步解离，Hb 氧饱和度可降至 20% 以下，血氧含量只有 4.4ml/100ml，即每 100ml 血液可释放 15ml 的 O_2 供组织利用。氧的利用系数可提高到 75%，是安静时的 3 倍。由此可认为该段反映了血液的 O_2 贮备能力。

3．影响氧解离曲线的因素　Hb 与 O_2 的亲和力通常用 P_{50} 表示。P_{50} 指 Hb 氧饱和度为 50% 时的 PO_2 值，正常为 26.5mmHg。P_{50} 增大表明 Hb 对 O_2 的亲和力降低，氧解离曲线右移；P_{50} 降低表明 Hb 对 O_2 的亲和力增加，氧解离曲线左移。影响氧解离曲线的因素主要有（图 5-11）：

（1）pH 和 PCO_2 的影响：血液 pH 降低或 PCO_2 升高时，Hb 对 O_2 的亲和力降低，P_{50} 增大，氧解离曲线右移，促使 HbO_2 释放 O_2；反之，血液 pH 升高或 PCO_2 降低时，Hb 对 O_2 的亲和力增加，P_{50} 降低，氧解离曲线左移（图 5-11），有利于 Hb 与 O_2 结合。pH 和 PCO_2 对 Hb 氧亲和力的这种

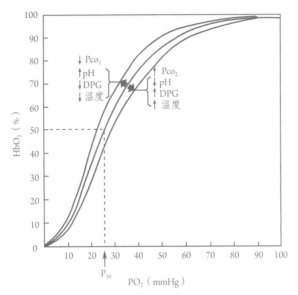

图 5-11　影响氧解离曲线的主要因素

影响称为波尔效应（Bohr effect）。波尔效应的机制与 pH 改变时 Hb 发生构型变化有关。酸度增加时，H^+ 与 Hb 多肽链中的某些氨基酸残基结合，促进盐键的形成，Hb 分子转变为 T 型，从而降低了 Hb 对 O_2 的亲和力；酸度降低时，则促使盐键断裂并释放出 H^+，Hb 分子向 R 型转变，从而增加 Hb 对 O_2 的亲和力。

　　波尔效应具有重要的生理意义，它既可促进肺毛细血管血液中 Hb 的氧合，又有利于组织毛细血管血液中 HbO_2 释放 O_2。当血液流经肺部时，CO_2 扩散入肺泡，血液 PCO_2 下降，H^+ 浓度也随之降低，两者均使氧解离曲线左移，增大 Hb 对 O_2 的亲和力，血氧含量增多。而当血液流经组织时，组织中的 CO_2 扩散入血液，血液 PCO_2 和 H^+ 浓度随之升高，使氧解离曲线右移，Hb 对 O_2 的亲和力降低，促进 HbO_2 解离，为组织提供 O_2。

　　（2）温度的影响：温度升高时，Hb 对 O_2 的亲和力下降，P_{50} 增大，氧解离曲线右移，促进 HbO_2 释放 O_2，供组织利用；温度降低时则相反，氧解离曲线左移（图 5-11），不利于 O_2 的释放。在恒温动物，温度的这种效应生物学意义不大。但在某些特殊情况下，如在运动时，肌肉的温度升高可促进 HbO_2 释放 O_2，以适应组织代谢增加的需要；临床上进行低温麻醉手术时，低温有利于降低组织的耗 O_2 量，但是温度降低至 20℃时，PO_2 在 60mmHg 水平，Hb 被 O_2 完全饱和；组织 PO_2 在 40mmHg 水平时，Hb 氧饱和度仍维持在 90% 以上，此时 O_2 释放量减少，可导致组织低 O_2 和细胞损害。

　　（3）2，3- 二磷酸甘油酸的影响：2，3- 二磷酸甘油酸（2，3-diphosphoglycerate，2，3-DPG）是红细胞无氧糖酵解的产物。2，3-DPG 在调节 Hb 与 O_2 的亲和力中具有重要作用。2，3-DPG 浓度升高时，Hb 对 O_2 的亲和力降低，P_{50} 增大，氧解离曲线右移，有利于血液向组织释放更多的 O_2；反之，2，3-DPG 浓度降低时，Hb 对 O_2 的亲和力增加，氧解离曲线左移（图 5-11），不利于 O_2 的释放。在慢性缺 O_2、贫血、高原低 O_2 的情况下，糖酵解加强，红细胞内 2，3-DPG 增加，使氧解离曲线右移，有利于 HbO_2 释放较多的 O_2，从而改善组织的缺 O_2 状态。在血库中用抗凝剂枸橼酸 - 葡萄糖液保存三周后的血液，由于糖酵解停止，红细胞内 2，3-DPG 的含量逐渐减少，导致 Hb 与 O_2 的亲和力增加，而不易解离。所以，在临床上给病人输入大量经过长期贮存的血液时，应考虑到这种血液供 O_2 功能较差的因素。

（4）其他因素：Hb 与 O_2 的结合还受其自身性质的影响。Hb 分子中的 Fe^{2+} 氧化成 Fe^{3+}，而形成高铁 Hb，便失去运 O_2 的能力。胎儿 Hb 与 O_2 的亲和力大，有助于血液流经胎盘时从母体摄取 O_2。CO 中毒时，Hb 与 O_2 的结合位点被 CO 占据，血氧含量降低。

○ 知识拓展　　　　氧中毒和氮气麻醉

超过一定压力和时间的氧气吸入，会对机体起有害作用，称为氧中毒。氧中毒临床表现为肺型、惊厥型（脑型）和眼型。当环境压力为 3 个大气压、吸入纯氧 1 小时以上时，常可引起急性氧中毒，以神经系统症状为主。表现为：①面部肌肉抽搐，最常见，主要为面肌及口唇颤动；②自主神经症状：有出汗、流涎、恶心、呕吐、眩晕、心悸和面色苍白等；③感觉异常：可有视野缩小、幻视、幻听、幻嗅、口腔异味和肢端发麻等；④情绪异常：烦躁、忧虑或欣快等；⑤极度疲劳和呼吸困难，少数情况下可能有虚脱发生，甚至出现无任何前驱症状的惊厥，继而昏迷。长时间吸入 0.6 个大气压以上的氧气，可引起肺型氧中毒。最初表现为类似上呼吸道感染引起的气管刺激症状，如胸骨后不适（刺激或烧灼感）伴轻度干咳，并缓慢加重；然后出现胸骨后疼痛，且疼痛逐渐沿支气管树向整个胸部蔓延，吸气时为甚；疼痛逐渐加剧，出现不可控制的咳嗽；休息时也伴有呼吸困难。在症状出现的早期阶段结束暴露，胸疼和咳嗽可在数小时内减轻。长时间吸入 $0.7 \sim 0.8$ 个大气压的 O_2 可引发眼型氧中毒，发病缓慢，主要表现为视网膜萎缩。不成熟的组织对高分压氧特别敏感，早产婴儿在恒温箱内吸高分压氧时间过长，可导致视网膜血管广泛阻塞、成纤维组织浸润、晶体后纤维增生，从而致盲。吸入 $0.9 \sim 1$ 个大气压的 O_2 约 72 小时后，可出现视网膜剥离、萎缩，视觉细胞破坏。当吸入气中氧分压不超过安全值时，一般不会出现氧中毒。

氮气是惰性气体，而且在脂质中的溶解度较高，当分压增高到一定程度时，便产生麻醉效应。表现为注意力分散，记忆力减退，思维和判断力降低，肌肉运动协调性降低，严重时可出现嗜睡，甚至神智丧失。氮气的作用机制主要是影响细胞膜上的离子通道，改变细胞兴奋性和突触传递。

二、二氧化碳的运输

（一）运输形式

血液运输的 CO_2 中，5% 是以物理溶解的形式，其余 95% 是以化学结合的形式。

（二）化学结合

化学结合的形式主要有碳酸氢盐和氨基甲酸血红蛋白两种。其中，碳酸氢盐形式约占 CO_2 总运输量的 88%，氨基甲酸血红蛋白形式约占 7%。

1. **碳酸氢盐**　当血液流经组织时，从组织扩散入血的 CO_2 首先溶解在血浆中，绝大部分又迅速扩散入红细胞，在碳酸酐酶（carbonic anhydrase，CA）的催化下，CO_2 与 H_2O 结合生成 H_2CO_3，

H_2CO_3 解离成 HCO_3^- 和 H^+，使红细胞内 HCO_3^- 浓度升高（图 5-12）。红细胞内的碳酸酐酶含量丰富，其反应的速度较快。由于红细胞膜对负离子的通透性较高，因此，所生成的 HCO_3^- 除少量与细胞内的 K^+ 结合形成 $KHCO_3$ 外，大部分顺其浓度梯度通过红细胞膜扩散进入血浆，并与血浆中的 Na^+ 结合成 $NaHCO_3$，与此同时，血浆中的 Cl^- 扩散进入红细胞，以维持膜两侧电荷的平衡，这一现象称为氯转移（chloride shift）。在红细胞膜上有特异的 $HCO_3^- - Cl^-$ 载体，HCO_3^- 和 Cl^- 的跨膜交换是由红细胞膜上的特异性载体实现的。氯转移过程速度很快，大约在 1 秒钟内完成，这样不会使 HCO_3^- 在细胞内堆积，有利于 CO_2 的运输。因为红细胞膜不允许正离子自由通过，在上述反应中 H_2CO_3 解离出的 H^+ 不能伴随 HCO_3^- 外移，则与 HbO_2 结合，形成 HHb 同时释放出 O_2（图 5-12）。由此可见，进入血浆的 CO_2 主要以 $NaHCO_3$ 形式在血浆中运输。

在红细胞内上述反应过程是迅速、可逆的。在肺部，当静脉血流经肺部时，因肺泡气的 PCO_2 低于静脉血，以上反应向相反方向进行，即血浆中溶解的 CO_2 首先扩散入肺泡，红细胞内的 HCO_3^- 与 H^+ 生成 H_2CO_3，H_2CO_3 又在碳酸酐酶的催化下分解成 CO_2 和 H_2O，CO_2 从红细胞内扩散入血浆，而血浆中的 HCO_3^- 便进入红细胞以补充消耗了的 HCO_3^-，Cl^- 则扩散出红细胞。这样，以 HCO_3^- 形式运输的 CO_2，在肺部被释放出来，进入肺泡而排出体外（图 5-12）。

2. 氨基甲酸血红蛋白　进入红细胞的 CO_2 除大部分形成 HCO_3^- 外，还有少部分直接与 Hb 的氨基结合，生成氨基甲酸血红蛋白（carbaminohemoglobin），化学式 $HHbNHCOOH$（图 5-12），这一反应无需酶催化，而且迅速、可逆，两者的结合量主要受氧合作用的影响。由于 HbO_2 与 CO_2 结合的能力小于去氧 Hb，所以在组织中 HbO_2 解离释放出 O_2，部分 HbO_2 变成去氧 Hb，它与 CO_2 结合生成 $HHbNHCOOH$，将 CO_2 由组织运输到肺部。在肺部，PO_2 较高，Hb 与 O_2 结合生成 HbO_2，促使 $HHbNHCOOH$ 解离，释放 CO_2 并扩散入肺泡，反应向左进行。虽以 $HHbNHCOOH$ 形式运输的 CO_2 仅占总运输量的 7%，但其反应迅速，在肺部排出的 CO_2 中，由 $HHbNHCOOH$ 释放的可占到 17.5%，可见此运输形式有利于体内 CO_2 及时排出体外。

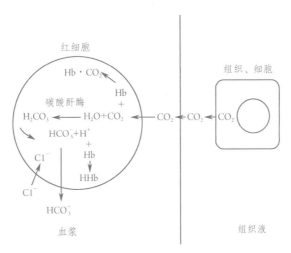

图 5-12　CO_2 在血液中的运输示意图

（三）CO_2 解离曲线

表示血液中 CO_2 含量与 PCO_2 关系的曲线称为 CO_2 解离曲线（carbon dioxide dissociation curve）。如图 5-13 所示，在正常的 PCO_2 变动范围内，该曲线接近线性而不是呈 S 形，而且没有饱和点。因此，CO_2 解离曲线的纵坐标不用饱和度而用浓度表示。

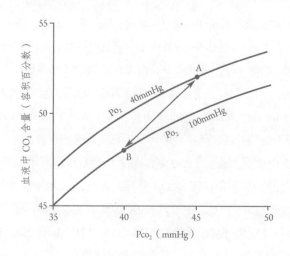

图 5-13　CO_2 解离曲线
A. 静脉血；B. 动脉血

另外，静脉血与动脉血的 CO_2 解离曲线也有区别。图 5-13 中的 A 点是 PO_2 为 40mmHg、PCO_2 为 45mmHg 的静脉血液中 CO_2 的含量，约为 52ml/100ml；B 点是 PO_2 为 100mmHg、PCO_2 为 40mmHg 的动脉血液中 CO_2 的含量，约为 48ml/100ml。可见，血液流经肺部时，每 100ml 血液释放出 4ml 的 CO_2。运动时，组织代谢活跃，需 O_2 量增加，更多的 HbO_2 释放出 O_2 成为 Hb，从而增加了血液结合 CO_2 的量，经肺部排出的 CO_2 也增多。

（四）O_2 与 Hb 的结合对 CO_2 运输的影响

O_2 与 Hb 的结合可促使 CO_2 的释放，而去氧 Hb 则容易与 CO_2 结合，这一现象称为霍尔登效应（Haldane effect）。从图 5-14 可以看出，在相同的 PCO_2 下，动脉血（HbO_2 多）携带的 CO_2 比静脉血少。因为 HbO_2 酸性较强，而去氧 Hb 酸性较弱，所以去氧 Hb 容易与 CO_2 结合，生成 HHbNHCOOH，也容易与 H^+ 结合，使 H_2CO_3 解离过程中产生的 H^+ 被及时中和，有利于提高血液运输 CO_2 的量。因此，在组织中，由于 HbO_2 释出 O_2 而成为去氧 Hb，霍尔登效应可促使血液摄取并结合 CO_2；在肺部，则因 Hb 与 O_2 结合，促进 CO_2 释放。可见，O_2 和 CO_2 的运输不是孤立进行的，而是相互影响的。CO_2 通过波尔效应影响 O_2 与 Hb 的结合和释放，O_2 又通过霍尔登效应影响 CO_2 与 Hb 的结合和释放。

○ 知识拓展　　　　　CO_2 中毒原理

低浓度的 CO_2 可以兴奋呼吸中枢，使呼吸加深加快。高浓度 CO_2 可以抑制和麻痹呼吸中枢。由于 CO_2 的弥散能力比 O_2 强 25 倍，故 CO_2 很容易从肺泡弥散到血液造成呼吸性酸中毒。

临床上很少见单纯的 CO_2 中毒，由于空气中 CO_2 增多，常伴随 O_2 浓度降低。比如：地窖中储存的蔬菜、水果呼吸作用时产生 CO_2，同时消耗了 O_2。无防护措施进入地窖发生的中毒，是高浓度 CO_2 和缺 O_2 造成的。试验证明 O_2 充足的空气中 CO_2 浓度为 5% 时对人尚无害；但是，O_2 浓度为 17% 以下的空气中含 4%CO_2，即可使人中毒。

急性 CO_2 中毒主要发生在密闭和通风不好的地窖、矿井、下水道、枯井、粮仓、发酵室等处，以及在密闭的狭小的厨房、浴室使用煤气热水器时。

第五节 呼吸运动的调节

呼吸运动是一种节律性运动，其幅度和频率随机体内外环境的改变而改变，从而满足机体在不同状态下的代谢需要。呼吸节律的产生和呼吸运动的变化是在神经系统的调节和控制下实现的。

一、呼吸中枢与呼吸节律的形成

（一）呼吸中枢

在中枢神经系统内，产生和调节呼吸运动的神经细胞群称为呼吸中枢（respiratory center）。呼吸中枢广泛分布在大脑皮层、间脑、脑桥、延髓和脊髓等各级部位，它们在呼吸节律的产生和调节中所起的作用和地位有所不同。正常节律性呼吸运动是在各级呼吸中枢的相互协调、相互配合下实现的。

1923 年，英国的生理学家 Lumsden 对猫的脑干进行分段横切实验（图 5-14），该实验观察到，在动物中脑与脑桥之间横断脑干（图 5-14，A 平面），呼吸节律无明显变化。在延髓与脊髓间横断（图 5-14，D 平面），则呼吸运动停止。结果表明基本的呼吸节律产生于低位脑干，而高位脑不是产生节律性呼吸的必需部位。如果在脑桥上、中部之间横断（图 5-14，B 平面），呼吸变慢变深，如再切断双侧颈迷走神经，吸气便大大延长，仅偶尔为短暂的呼气所中断，这种形式的呼吸称为长吸式呼吸（apneusis）。如果再在脑桥与延髓之间横断（图 5-14，C 平面），不论迷走神经是否完整，长吸式呼吸都消失，出现喘息样呼吸（gasping），表现为不规则的呼吸节律。根据这些结果，Lumsden 提出三级呼吸中枢理论：基本呼吸节律产生于延髓，是呼吸基本中枢，脑桥中下部可能存在有兴奋吸气活动的长吸中枢，脑桥上部有抑制吸气活动的中枢，称为呼吸调整中枢（pneumotaxic center，PC）；来自肺部的迷走神经传入冲动也有抑制吸气的作用。后来的研究肯定了关于延髓有呼吸节律的基本中枢和脑桥上部有呼吸调整中枢的结论，但未能证实桥脑中下部存在长吸中枢。

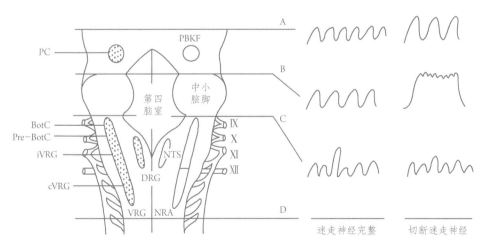

图 5-14 脑干呼吸神经核团（左）和在不同平面横切脑干后呼吸的变化（右）示意图
BotC 包钦格复合体；cVRG 尾段腹侧呼吸组；DRG 背侧呼吸组；
iVRG 中段腹侧呼吸组；PC 呼吸调整中枢；pre-BotC 前包钦格复合体；
NRA 后疑核；NTS 孤束核；PBKF 臂旁内侧核和 KF 核；VRG 腹侧呼吸组；
IX、X、XI、XII 分别为第 9、10、11、12 对脑神经；
A、B、C、D 为在脑干不同平面横切

用微电极记录等技术进行研究发现，在中枢神经系统内有的神经元呈节律性自发放电，其节律性与呼吸周期相关，这些神经元被称为呼吸相关神经元或呼吸神经元。呼吸神经元有不同的类型，就其自发放电相对于呼吸的时相而言，在吸气相放电的神经元为吸气神经元；在呼气相放电的神经元为呼气神经元；从吸气相开始放电并延续到呼气相的神经元为吸气 – 呼气神经元；从呼气相开始放电并延续到吸气相的神经元为呼气 – 吸气神经元，后两类神经元均被称为跨时相神经元。

1. 脊髓　脊髓不能自动产生节律性呼吸，但支配呼吸肌的运动神经元（膈神经和肋间神经）位于脊髓。脊髓是联系高位脑和呼吸肌的中继站，也是整合某些呼吸反射的初级中枢。

2. 延髓呼吸中枢　延髓内呼吸相关神经元群呈双侧对称分布，相对集中，分为两组：①背侧呼吸组（dorsal respiratory group，DRG）。神经元分布在延髓的背内侧区，相当于孤束核腹外侧部，主要为吸气神经元，兴奋时使脊髓前角内支配膈肌的神经元发出冲动、膈肌收缩，引起吸气；②腹侧呼吸组（ventral respiratory group，VRG）。神经元分布在延髓的腹外侧区，从尾端到头端相当于后疑核、疑核和面神经后核以及它们邻近的区域，其中后疑核平面的尾端主要含呼气神经元，兴奋时引起主动呼气；疑核平面的中段主要含吸气神经元，兴奋时引起吸气动作；面神经后核平面头段的包钦格复合体（Bötzinger complex）主要含呼气神经元，抑制吸气神经元的活动。在平静呼吸时，VRG 的上述神经元没有明显作用，机体代谢水平提高时，这些神经元的兴奋可产生用力呼吸（吸气和呼气均为主动），使肺通气量增加。20 世纪 90 年代以来的研究结果表明，在 VRG 中，相当于疑核头端平面的区域，被称为前包钦格复合体（pre-Bötzinger complex），该区可能是哺乳动物呼吸节律起源的关键部位。

3. 脑桥呼吸调整中枢　呼吸调整中枢是指集中于臂旁内侧核（NPBM）和与其相邻的Kölliker-Fuse（KF）核的呼吸神经元群，合称为 PB-KF 核群。PB-KF 核群主要含呼气神经元，与延髓的呼吸神经核团之间存在双向联系，组成调控呼吸运动的神经元网络。呼吸调整中枢的作用是限制吸气，促使吸气向呼气转换。

4. 高位脑　脑桥以上的高位中枢，如大脑皮层、边缘系统、下丘脑等也对呼吸运动具有调控作用，特别是大脑皮层。大脑皮层对呼吸运动的调节系统是随意的呼吸调节系统，如随意改变呼吸频率和深度，以及日常的说话、唱歌、咳嗽、吞咽等生理过程中的呼吸活动；低位脑干的呼吸运动调节系统则为不随意的自主呼吸节律调节系统。大脑皮层对呼吸运动的调节是通过两条途径实现的，一是通过皮质脊髓束或皮质红核脊髓束，直接改变呼吸肌运动神经元的活动；二是通过对脑桥和延髓呼吸中枢的作用，调节呼吸节律。临床上有时可观察到自主呼吸和随意呼吸分离的现象。

（二）呼吸节律的形成

呼吸节律（respiratory rhythm）的形成机制迄今尚未完全阐明，目前主要有起步细胞学说和神经元网络学说。起步细胞学说认为，呼吸节律的产生是中枢神经系统中能自发产生节律性兴奋的呼吸神经元的作用所致，这些神经元可认为是呼吸的起搏细胞，其所在部位可能就是前述的前包钦格复合体。神经元网络学说认为，呼吸节律的产生依赖于延髓内呼吸神经元之间复杂的相互联系和相互作用。虽然有学者在大量实验研究的基础上提出了多种模型，但均不能很好解释呼吸节律的产生原理，其中最有影响的是 20 世纪 70 年代提出的中枢吸气活动发生器和吸气切断机制模型（图 5-15），该模型认为延髓内存在一些起着中枢吸气活动发生器（central inspiratory activity generator）和吸气切断机制（inspiratory off-switch mechanism）作用的神经元。中枢吸气活动发生器的活动使延髓吸气神经元兴奋，继而使脊髓吸气肌运动神经元兴奋，吸气肌收缩，产生吸气；中枢吸气活动发生器的活动还能增强脑桥 PB-KF 核和延髓吸气切断机制神经元的放电。吸气切断机制神经元接受来自吸气神经元、脑桥呼吸调整中枢和肺牵张感受器（冲动沿迷走神经传入）三方面的传入冲动而兴奋，从而抑制中枢吸气活动发生器神经元的活动，使吸气活动及时终止，即吸气被切断，转为呼气（图 5-15）。如此周而复始，形成正常呼吸节律。

目前，多数学者认为，上述两种机制在呼吸节律形成中都起作用，只是在动物的不同发育阶段各自的地位不同，新生期以起步细胞活动为主，到成年期转为神经元网络发挥主导作用。

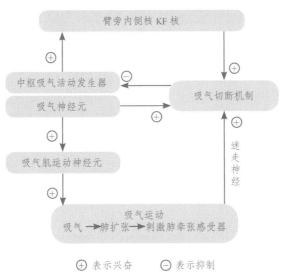

⊕ 表示兴奋　　⊖ 表示抑制

图 5-15　呼吸节律形成（神经元网络学说）机制示意图

○ **知识拓展**　　　睡眠呼吸暂停综合征

睡眠呼吸暂停综合征（sleep apnea syndrome），又称睡眠呼吸暂停低通气综合征，是指每晚睡眠过程中呼吸暂停反复发作 30 次以上或睡眠呼吸暂停低通气指数（AHI）≥ 5 次 / 小时并伴有嗜睡等临床症状。呼吸暂停是指睡眠过程中口鼻呼吸气流完全停止 10 秒以上；低通气是指睡眠过程中呼吸气流强度（幅度）较基础水平降低 50% 以上，并伴有血氧饱和度较基础水平下降 ≥ 4% 或微醒觉；睡眠呼吸暂停低通气指数是指每小时睡眠时间内呼吸暂停加低通气的次数。

临床上根据病因不同将此类疾病分为三型：中枢性睡眠呼吸暂停综合征（central sleep apnea syndrome，CSAS），阻塞性睡眠呼吸暂停综合征（obstructive sleep apnea syndrome，OSAS）和混合性睡眠呼吸暂停综合征（mixed sleep apnea syndrome，MSAS）。CSAS 表现为睡眠过程中口鼻呼吸气流和胸腹呼吸运动同时停止，其病因主要为呼吸中枢调控功能障碍或因支配呼吸肌的神经病变，导致睡眠时呼吸肌不能正常收缩和舒张而呼吸暂停。其可能的发病机制为睡眠时呼吸中枢对刺激的反应性降低；中枢神经系统对二氧化碳浓度变化及低氧血症引起的反馈调节不稳定；呼气与吸气的转换机制异常等。呼吸暂停可造成心肌缺血、缺氧和胸腔内压力改变。OSAS 表现为口鼻呼吸气流停止而胸腹呼吸运动尚有，是因睡眠过程中上气道阻塞或狭窄而引起。MSAS 即上述两者并存。

发生在新生儿和婴儿的睡眠呼吸暂停综合征是造成新生儿和婴儿猝死的原因之一，因为新生儿和婴儿的临床症状往往不典型，嗜睡少见，打鼾不明显，常常表现为睡眠时呼吸时断时续，手脚乱动，发出异常声响，口唇、指端青紫等，容易被家长忽视。

二、呼吸的反射性调节

中枢神经系统接受各种感受器传入冲动，实现对呼吸运动调节的过程，称为呼吸的反射性调节。

（一）化学感受性反射

1. 化学感受器 按其所在部位分为外周化学感受器和中枢化学感受器两种。

（1）外周化学感受器：外周化学感受器（peripheral chemoreceptor）指的是颈动脉体和主动脉体，它们的适宜刺激是血液中 PO_2 降低、PCO_2 升高及 H^+ 浓度升高。外周化学感受器产生的兴奋分别由窦神经（行走于舌咽神经中）和主动脉神经（行走于迷走神经干内）传入延髓呼吸中枢，反射性地引起呼吸运动加深加快和心血管活动的变化。在呼吸运动调节中颈动脉体的作用大于主动脉体。

（2）中枢化学感受器：中枢化学感受器（central chemoreceptor）位于延髓腹外侧浅表部位，左、右对称，分为头、中、尾三个区（图 5-16）。头端区和尾端区具有化学感受性；中间区不具有化学感受性，但它可能是头端区和尾端区传入冲动向脑干呼吸中枢投射的中继站。中枢化学感受器的有效刺激是脑脊液和局部细胞外液中 H^+ 浓度升高。血液中的 CO_2 易通过血 - 脑屏障，在脑脊液中碳酸酐酶的作用下，CO_2 与 H_2O 结合成 H_2CO_3，继而解离出 H^+ 和 HCO_3^-，H^+ 刺激中枢化学感受器，引起呼吸中枢兴奋（图 5-16），由于脑脊液中碳酸酐酶含量少，CO_2 与 H_2O 结合成 H_2CO_3 的水合反应很慢，因此，中枢化学感受器对 CO_2 的反应潜伏期较长。血液中的 H^+ 不易通过血 - 脑屏障，故血液 pH 的变化对中枢化学感受器的直接作用较弱、也较缓慢。中枢化学感受器不感受缺 O_2 的刺激，但对 H^+ 的敏感性比外周化学感受器高。中枢化学感受器的生理功能可能是调节脑脊液的 H^+ 浓度，使中枢神经系统有一稳定的 pH 环境。

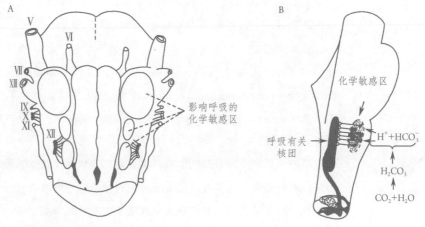

图 5-16 中枢化学感受器示意图
A. 延髓腹外侧浅表部位的中枢化学感受区；B. 血液或脑脊液 PCO_2 升高刺激呼吸运动的中枢机制
V、VI、VII、VIII、IX、X、XI、XII 分别为第 5、6、7、8、9、10、11、12 对脑神经

2．CO_2、H^+和低O_2对呼吸运动的调节

（1）CO_2对呼吸运动的调节：CO_2对呼吸具有很强的刺激作用，它是调节呼吸运动最重要的生理性因素。实验证明，一定水平的PCO_2是维持呼吸中枢正常兴奋性的必要条件。人在过度通气后，由于CO_2排出较多，使血液中PCO_2下降，以致对呼吸中枢的刺激减弱而发生呼吸暂停。吸入气中CO_2含量适当增加，可引起呼吸运动加深、加快，肺通气量增加（图5-17）。当吸入气中CO_2含量由正常的0.04%增加到1%时，呼吸开始加深；吸入气中CO_2含量增加到4%时，呼吸频率也增加，肺通气量增加一倍；当吸入气中CO_2含量超过7%时，肺通气量不能再相应增加，致使肺泡气和动脉血PCO_2显著升高，中枢神经系统的活动受到抑制，引起头痛、头昏、呼吸困难，甚至昏迷，出现CO_2麻醉。

CO_2刺激呼吸是通过两条途径实现的：一是通过刺激中枢化学感受器兴奋呼吸中枢；二是刺激外周化学感受器，冲动经窦神经和迷走神经传入延髓，两者均反射性地使呼吸运动加深、加快，肺通气量增加。切断颈动脉体和主动脉体化学感受器的传入神经后，CO_2对呼吸运动的刺激作用变化不大。可见，中枢化学感受器在CO_2引起的通气反应中起主要作用。但由于CO_2对中枢化学感受器的作用较慢，因此，当动脉血PCO_2突然升高时，主要是CO_2刺激外周化学感受器引起呼吸运动的快速变化。

（2）H^+对呼吸运动的调节：血液中H^+浓度升高时，呼吸运动加深、加快，肺通气量增加；H^+浓度降低时，呼吸运动受到抑制，肺通气量减少（图5-17）。H^+对呼吸运动的调节也是通过外周化学感受器和中枢化学感受器实现的。中枢化学感受器对H^+的敏感性约为外周化学感受器的25倍，但由于H^+不易透过血-脑屏障，从而限制了它对中枢化学感受器的作用。因此，血液中H^+对呼吸运动的调节主要是通过刺激外周化学感受器而实现的。

（3）低O_2对呼吸运动的调节：吸入气中PO_2降低时，肺泡气和动脉血PO_2随之降低，反射性地引起呼吸运动加深、加快，肺通气量增加（图5-17）。通常在PO_2降至80mmHg以下时肺通气量才出现明显的变化，可见血液中PO_2对正常呼吸的调节作用不大。仅在某些特殊情况下，如严重肺气肿或肺心病病人，因肺换气功能障碍而导致低O_2和CO_2潴留，长时间的CO_2潴留使中枢化学感受器对CO_2的刺激作用产生适应，而外周化学感受器对低O_2刺激适应很慢，此时低O_2

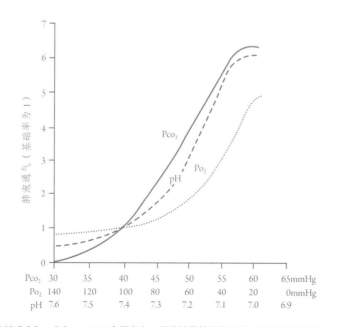

图5-17 改变动脉血液PCO_2、PO_2、pH三个因素之一而维持另外两个因素正常时的肺泡通气反应

对外周化学感受器的刺激成为兴奋呼吸中枢的主要刺激因素。因此，如果在慢性通气或换气功能低下而引起低 O_2 的情况下，给病人吸入纯 O_2，将会解除低 O_2 对外周化学感受器的刺激作用而引起呼吸暂停，采用低浓度、低流量、持续给氧才能有效改善低氧血症。

切断动物外周化学感受器的传入神经（窦神经）后，低 O_2 对呼吸运动的刺激效应完全消失。这表明低 O_2 对呼吸的刺激作用完全是通过外周化学感受器实现的，其中颈动脉体起主要作用。低 O_2 对呼吸中枢的直接作用是抑制性的，并且这种抑制作用可随低 O_2 程度加重而加强。通常在轻、中度低 O_2 的情况下，来自外周化学感受器传入冲动，对呼吸中枢的兴奋作用，在一定程度上能抵消低 O_2 对呼吸中枢的直接抑制作用，使呼吸中枢兴奋，呼吸运动加强，肺通气量增加。但在严重低 O_2 时，来自外周化学感受器的兴奋作用不足以抵消低 O_2 对呼吸中枢的直接抑制作用时，则导致呼吸减弱甚至停止。

如图 5-17 所示，只改变 PCO_2、PO_2 和 pH 三个因素中一个因素，而其他两个因素保持不变时，它们各自对肺泡通气反应的影响都是很明显的。但在自然呼吸情况下，一个因素发生变化时往往会引起另外一种或两种因素相继改变或几种因素同时改变，此时的肺泡通气反应是它们综合影响的结果（图 5-18）。例如，当血液中 CO_2 增加时，H^+ 浓度也随之升高，两者对呼吸的刺激产生协同效应，使肺泡通气反应比 CO_2 增多单因素的作用更明显；当 H^+ 浓度增加时，刺激呼吸运动引起肺通气量增大，增加 CO_2 的排出，血液中 CO_2 减少，从而部分抵消 H^+ 的刺激作用，使肺泡通气反应比 H^+ 浓度增高单因素的作用小；血液 PO_2 降低时，可因肺通气量增加排出较多的 CO_2，导致血液 PCO_2 和 H^+ 浓度降低，从而减弱低 O_2 对呼吸的刺激效应。

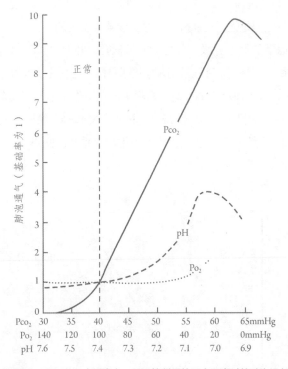

图 5-18　改变动脉血液 PCO_2、PO_2、pH 三个因素之一而不控制另外两个因素时的肺泡通气反应

（二）机械感受性反射

1. 肺牵张反射　由肺扩张引起的吸气抑制或由肺萎陷引起吸气兴奋的反射，称为肺牵张反射（pulmonary stretch reflex），也称为黑-伯反射（Hering-Breuer reflex）。肺牵张反射包括肺扩张反射和肺萎陷反射两种形式。

（1）肺扩张反射：肺充气或扩张时引起吸气抑制的反射称为肺扩张反射（pulmonary inflation reflex）。肺扩张反射的感受器位于气管到细支气管的平滑肌中，其阈值低、适应慢。当吸入肺内气量达到一定容积（正常成年人约为800ml）时，牵张感受器兴奋，冲动沿迷走神经传入延髓，在延髓内通过一定的神经联系，使吸气切断机制兴奋，吸气终止转入呼气。肺扩张反射的生理意义在于阻止吸气过深过长、加速吸气向呼气转换，与脑桥呼吸调整中枢共同调节着呼吸频率与深度。在动物实验中，若切断动物双侧迷走神经，则吸气延长、呼吸变深、变慢。

肺扩张反射有明显的种属差异。兔的肺扩张反射最敏感，人类该反射的敏感性最低。正常平静呼吸时，肺扩张反射一般不参与人的呼吸运动调节。但在某些病理情况下，如肺炎、肺充血、肺水肿及肺栓塞等，由于肺的顺应性降低，肺不易扩张，吸气时对牵张感受器的刺激作用增强，传入冲动增多，可通过这一反射，使呼吸变浅变快。在新生儿，这一反射也较为明显，大约在出生4～5天后肺扩张反射的敏感性显著减弱。

（2）肺萎陷反射：肺萎陷到一定程度时反射性地引起吸气，称为肺萎陷反射（pulmonary deflation reflex）。肺萎陷反射的感受器位于气道平滑肌内，该反射在平静呼吸的调节中意义不大，但对防止过深的呼气以及肺不张等可能有一定的作用。

2. 呼吸肌本体感受性反射　呼吸肌是骨骼肌，其本体感受器是肌梭。当肌梭受到牵张刺激而兴奋时，冲动经背根传入脊髓中枢，反射性地引起受牵拉的肌肉收缩，呼吸运动增强，称为呼吸肌本体感受性反射。该反射在维持正常呼吸运动中起一定的作用，尤其在运动状态或气道阻力加大时，可反射性地加强呼吸肌的收缩力，克服气道阻力，以维持正常肺通气功能。

（三）防御性呼吸反射

呼吸道黏膜受刺激时所引起的一系列保护性呼吸反射，称为防御性呼吸反射，其主要有咳嗽反射和喷嚏反射。

1. 咳嗽反射　咳嗽反射（cough reflex）是常见的重要的防御性呼吸反射。系因喉、气管和支气管的黏膜受到物理、化学性刺激时而引起的一系列协调、有序的反射性效应。感受器受刺激发生的兴奋经迷走神经传入延髓呼吸中枢，反射性地引起深吸气，继而紧闭声门，呼气肌强烈收缩，使肺内压迅速升高，然后突然开启声门，气体快速由肺内冲出，同时将肺及呼吸道内异物或分泌物排出。

2. 喷嚏反射　喷嚏反射（sneeze reflex）类似于咳嗽反射，不同的是刺激作用于鼻黏膜的感受器，冲动由三叉神经传入中枢，反射性地引起腭垂（悬雍垂）下降，舌根压向软腭，并产生爆发性呼气，使肺内气体由鼻腔急促喷出，以清除鼻腔内的刺激物。

三、周期性呼吸

正常呼吸运动是一种深度和频率保持相对稳定的、规律的节律性活动，清醒状态下，还受大脑皮层的随意控制。但在某些病理状态下，会出现许多异常呼吸形式，周期性呼吸（periodic breathing）便是其中之一，最常见的有陈-施呼吸和比奥呼吸等。

（一）陈-施呼吸

陈-施呼吸（Cheyne-Stokes breathing）又称为潮式呼吸，其特点是呼吸运动逐渐增强增快再逐渐减弱减慢，直至呼吸暂停，随后又重复上述过程，如此周而复始（图5-19）。

陈-施呼吸产生的机制是某种因素使呼吸受到刺激，呼吸加深加快，肺通气量增加，呼出过多的CO_2，从而导致血液PCO_2下降，减弱CO_2对呼吸中枢的有效刺激，于是呼吸抑制，表现

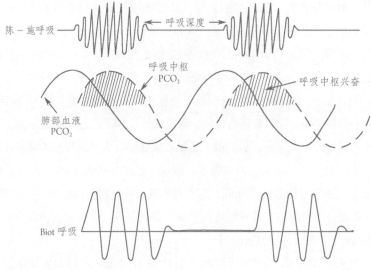

陈－施呼吸

呼吸深度

呼吸中枢
PCO_2

呼吸中枢兴奋

肺部血液
PCO_2

Biot 呼吸

图 5-19　周期性呼吸形式示意图

为呼吸减弱、减慢，甚至暂停。呼吸的抑制又使 CO_2 排出减少，血液 PCO_2 升高，从而又刺激呼吸中枢兴奋，引起呼吸运动加深、加快，再次使 PCO_2 下降，呼吸再次受到抑制。如此周而复始，形成陈－施呼吸。

陈－施呼吸是中枢性呼吸障碍的象征，常见于缺 O_2、尿毒症、脑干损伤或心脏病病人脑血流速度缓慢时，也可见于正常人过度通气或登山时，以及新生儿（特别早产儿）睡眠时。

（二）比奥呼吸

比奥呼吸（Biot breathing）的特点是一次或多次强呼吸后，出现一次长时间呼吸暂停，之后又再次出现数次强的呼吸，如此周而复始（图 5-19）。周期持续时间变动较大，短的仅 10 秒，长的可达 1 分钟。比奥呼吸见于脑损伤、颅内压升高或脑膜炎等疾病，常是病情危重或濒死的征兆。其发生机制不明，可能是病变侵犯延髓呼吸中枢所致。

四、环境对呼吸的影响

（一）高海拔对呼吸的影响

海平面的空气压力为一个大气压，相当于 760mmHg。离海平面的海拔高度愈高，空气密度愈低，压力也愈低，在海平面 5500m 高度时压力减为海平面的一半，即约 380mmHg。O_2 和 N_2 在干燥空气中的容积百分比分别约为 21% 和 79%，此比值不因海拔高度而改变，因此，当上升至 5500m 时，吸入气的氧分压仅占 380mmHg 的 21%，即 80mmHg，肺泡中更低，仅为 45mmHg，动脉血和组织内随即也出现氧分压降低。

高海拔低大气压环境对人体的影响主要是低氧因素的作用，而其低压作用则不明显。一般以突然施加的短时间低氧条件为急性低氧，如实验中吸入低氧气体、乘飞机到高原等；以缓慢加强、持续经受的低氧条件为慢性低氧，如乘汽车去高原或久居高原。急性低氧主要影响通气功能，稍长持续几天还明显影响血红蛋白的载氧功能。慢性低氧的影响要广泛得多，除呼吸功能外，还涉及造血、心血管、内分泌、代谢等方面。

1. **低氧对机体的急性作用**　当突然上升到约 3600m 的高度时，机体开始出现一些重要的急性缺氧症状（也称为急性高山病），嗜睡、精神疲倦、无力、头痛、偶有恶心、欣快感、呼吸急促、心率加快（由缺 O_2 触发的代偿机制以增加循环运送至组织的可利用氧）、思维障碍（判断力和记忆力下降）、运动失调；上升到约 5500m 时发展到抽搐，到 7000m 以上时，最终昏迷，很快死亡。有资料显示，一个未习服的飞行员在 4500m 高度停留 1 小时，思维可降至正常的 50%，若停留 18 小时，则降至 20%。急性高山病产生的机制是急性缺氧和由之引起的通气过度所致的低碳酸血症。

2. 低氧环境下的通气反应　低氧引起的通气反应不仅与低氧程度有关，而且与其持续时间有关。急性低氧时最早的生理反应是过度通气，其机制是低氧刺激颈动脉体化学感受器反射性使通气增强。急性低氧反应仅持续 2 ~ 3 分钟，在随后的数十分钟，通气反应随低氧的延续而下降，称为持续低氧下的通气衰减，这种现象的机制可能包括：①持续低氧下颈动脉体的敏感性降低；②处理颈动脉体传入信息的中枢受抑制；③过度通气使动脉血 PCO_2 降低，对中枢化学感受器的刺激降低；④低氧的中枢抑制作用。

3. 长期低氧下的习服　人们停留在高海拔数天、数周或数年后，将会逐渐适应，在低氧环境中机体仍能维持正常生活和工作。平原人进入低氧环境后对于持续性低氧刺激产生的适应性生理活动过程和达到的生理适应状态，称为低氧习服（acclimatization to hypoxia）。低氧习服的机制有：①肺通气增加。突然上升到高海拔的前几秒内，通过颈动脉体化学感受器可使肺通气达正常时的 1.65 倍，但之后这种快速代偿反应减弱；若继续停留在高海拔几天，化学感受性的肺通气量逐渐增加，可达正常时的 5 倍，这种逐渐增加可能是由于颈动脉体化学感受器的敏感性增加所致；②红细胞数增加。缺氧引起肾脏释放促红细胞生成素从而使红细胞数增加。习服后，血细胞比容可从正常时的 40% ~ 45% 上升到 60%，血红蛋白浓度从正常时的 15g/dl 上升到 20g/dl，血细胞体积也增加 20% ~ 30%，但血红蛋白和血细胞体积增加是一个缓慢过程，通常 2 周后才会出现，1 个月时增加到峰值的一半，数月后才能达峰值；③肺扩散容量增加。习服后，肺扩散容量可增加 3 倍，其原因是肺毛细血管血容量增加，血管扩张，气体扩散面积增加；肺容积增加使肺泡膜表面积加大；肺动脉压增高使肺毛细血管灌流量增大；④组织毛细血管数量增加，运送到组织的氧增多；⑤组织细胞内线粒体数量增加、氧化酶系统更加丰富使细胞利用氧的能力增强。

（二）高气压（潜水）对呼吸的影响

潜水时，机体暴露于高压环境中。在海水中每下潜 10m，压力约上升 1 个大气压，即若下潜至 20m 的海水中，环境压力约为 3 个大气压。高气压引起机体的反应，可以是适应性的生理反应，也可以是损伤性的病理反应。高气压对神经系统、循环系统和呼吸系统均有较大影响。对神经系统的影响主要表现为肢体或全身性震颤、恶心、呕吐、眩晕以及思维障碍，脑电图出现 θ 波和 δ 波；对循环系统主要影响血流分配，减少静脉回流从而使心输出量减少；对呼吸系统的影响是随着下潜时压力的升高，吸入气的密度加大，呼吸阻力增加，呼吸因而变慢、变深，严重时可使呼吸肌疲劳而导致呼吸衰竭，同时，压力升高使血液溶解过多的 O_2 和 N_2，引起急性氧中毒和氮气麻醉；相反，上升时由于环境压力逐渐减小，肺泡气膨胀，使跨肺压增大，当气体膨胀产生的跨肺压高于 80mmHg，可对肺组织造成压力性损伤，使肺泡和血管撕裂，气体自撕裂处进入肺循环和胸膜腔，产生气体栓塞和气胸，同时，环境压力减小后，血液中逸出的氮气不能及时排出，也易造成气体栓塞。因环境压力减小而对机体造成的有害作用称为减压病。上升过程中采取适当措施（如减缓上升速度或加压舱）可减慢组织中的氮气向血液释放的速度，从而预防和减轻减压病。

（张翠英　李　晨）

◇ 思考题 ....

    1. 临床上诊断呼吸衰竭的主要血气标准是 PaO_2 低于 60mmHg，伴有或不伴有 $PaCO_2$ 高于 50mmHg。请根据所学知识，分析产生呼吸衰竭的可能原因。对慢性呼吸功能衰竭（缺 O_2 并 CO_2 潴留）的病人应如何补氧？为什么？

    2. 临床上气胸、液气胸对病人有哪些影响？应如何恢复胸膜腔的密闭性？

    3. 从海平面到高原，乘火车或汽车比乘飞机对机体更有利，为什么？

第六章
消化与吸收

第一节 概 述

人体进行正常的生命活动，不仅需要足够的氧气，还必须从外界摄取营养物质，以供组织细胞更新和完成各种生命活动的物质和能量需要。人体所需的物质有六大类，包括蛋白质、脂肪、糖类、水、无机盐和维生素。除了水、无机盐和大多数维生素可以直接被人体吸收利用外，蛋白质、脂肪和糖类这些结构复杂的大分子有机物，必须先在消化道内分解成结构简单、易溶于水的小分子物质如氨基酸、甘油、脂肪和葡萄糖等，才能透过消化道黏膜进入血液和淋巴循环，供人体组织利用。食物在消化道内加工分解成可以被吸收的小分子物质的过程称为消化（digestion）。食物的消化包括两种方式：一是机械性消化（mechanical digestion），即通过消化道肌肉的运动，将食物研磨，并使之与消化液充分混合，同时将食物不断向消化道远端推送。二是化学性消化（chemical digestion），即通过消化液中各种消化酶的作用，将食物中的大分子物质分解成可以被吸收的小分子物质的过程。在整个消化过程中，这两种消化方式同时进行，密切配合，为机体新陈代谢不断提供养料和能量。

经消化分解后的小分子物质以及水、无机盐和维生素等透过消化道黏膜进入血液和淋巴液的过程，称为吸收（absorption）。消化和吸收是两个相辅相成、紧密联系的过程，未被消化和吸收的食物残渣，最后形成粪便排出体外。消化和吸收过程受到神经和体液的调节以及社会、心理因素等多方面的影响，如果出现消化或吸收功能障碍，将导致消化系统疾病的发生。

一、消化道平滑肌的生理特性

消化系统由长 8 ~ 10m 的消化道和消化腺组成，消化道是一条起自口腔延续为咽、食管、胃、小肠、大肠，终于肛门的肌性管道；消化腺包括大消化腺和小消化腺两种。大消化腺是实质性器官，指位于消化管壁以外的大唾液腺，胰腺和肝脏，它们均借助导管将分泌物排入消化道内，对食物进行化学性消化。小消化腺则散在分布于消化道各部的管壁内。

在整个消化道中，除了口、咽、食管上端和肛门外括约肌是骨骼肌外，其余部分都是由平滑肌组成。消化道平滑肌除了具有肌组织的共同特性外，还有其自身特点。

（一）消化道平滑肌的一般生理特性

1. 兴奋性低，收缩缓慢 消化道平滑肌与其他的肌组织一样，具有兴奋性、传导性和收缩性，但由于其结构和功能不同又具有其自身的特点。与骨骼肌和心肌相比，消化道平滑肌的兴奋性较低，收缩的潜伏期、收缩期和舒张期均较长。

2. 富有伸展性 消化道平滑肌能根据需要作很大程度的伸展。这一特性对于中空容纳性器官（特别是胃）来说，具有重要的生理意义。它能使消化道容纳数倍于原初体积的食物，而消化道内压力却不会发生明显改变。

3. 自动节律性 消化道平滑肌离体后，置于适宜的环境中，仍能发生自动节律性收缩，但其频率缓慢，远不如心肌规则。

4. 紧张性 消化道平滑肌经常处于微弱的持续收缩状态，称为紧张性或紧张性收缩。这种特性能使消化道内经常保持一定的基础压力，维持胃、肠等脏器的形态和位置。消化道平滑肌的各种收缩活动都是在紧张性收缩的基础上进行的。

5. 对不同刺激的敏感性不同 消化道平滑肌对电刺激和切割刺激不敏感，而对化学、温度、机械牵张刺激特别敏感。如微量的乙酰胆碱可引起平滑肌强烈收缩，而微量的肾上腺素则使其舒张。消化道平滑肌的这一特性与它所处的生理环境密切相关，当消化道内容物的机械扩张刺激、温度改变等可引起消化腺的分泌和消化道的运动，从而有助于食物的消化。

○ **知识拓展**　　　　婴儿肠绞痛

　　　　　　　　　　　婴儿肠绞痛是 2～7 周婴儿的常见病，发生率为 16%～26%。典型的表现为突然发作的、剧烈的、不易安抚的哭闹，可持续 2～3 小时，也可阵发性发作。哭时婴儿面部渐红，口周苍白，腹部胀而紧张，双腿向上蜷起，双足发凉，双手紧握，抱哄喂奶都不能缓解，最终以哭得力竭、排气或排便而停止。主要是由于婴儿肠壁平滑肌强烈收缩或肠胀气引起的疼痛，是小儿急性腹痛中最常见的一种。当婴儿肠绞痛发作时，应将婴儿竖抱头伏于肩上，轻拍背部排出胃内过多的空气，并用手轻轻按摩婴儿腹部，亦可用布包着热水袋放置婴儿腹部使肠痉挛缓解，如婴儿腹胀厉害，则用小儿开塞露进行通便排气，并密切观察婴儿，如有发热、脸色苍白、反复呕吐、便血等则应立即就医。

（二）消化道平滑肌的电生理特性

　　与骨骼肌和心肌一样，消化道平滑肌的活动也伴有电现象，但平滑肌的电活动较骨骼肌和心肌复杂得多，其电生理变化主要有静息电位、慢波电位和动作电位。

　　1. 静息电位　消化道平滑肌的静息电位幅值较低，且不稳定、波动性较大，实测值为 $-60\sim-50mV$。静息电位产生的机制比较复杂，主要由 K^+ 外流形成，此外，Na^+、Cl^- 和生电性钠泵的活动也参与了静息电位的形成。

　　2. 慢波电位　许多消化道平滑肌细胞的静息电位不稳定，可在静息电位基础上自动产生节律性的去极化和复极化电位波动，由于其频率较慢，故称慢波（slow wave）。因慢波决定平滑肌收缩的节律，故又称为基本电节律（basic electrical rhythm，BER）。其波幅约为 10～15mV，持续时间由数秒至十几秒，不同部位消化道平滑肌的慢波频率不同：胃体约为 3 次 / 分，十二指肠为 11～12 次 / 分，回肠末端为 8～9 次 / 分。

　　目前研究表明，慢波起源于消化道环行肌与纵行肌之间的 Cajal 间质细胞（interstitial cajal cell，ICC）。ICC 既不是神经细胞又不是平滑肌细胞，而是一种兼有成纤维细胞和平滑肌细胞特性的间质细胞，它与纵、环两层平滑肌细胞的突起距离很近，在许多部位形成缝隙连接。由于 ICC 能产生节律性电活动（慢波），并通过缝隙连接将电活动很快扩布到平滑肌细胞，进而启动节律性电活动。因此，目前认为 ICC 是胃肠活动的起搏细胞。ICC 数量及功能异常与胃肠动力障碍性疾病有关，如糖尿病性胃轻瘫、结肠动力迟缓等与 ICC 数量减少有关。

　　实验证明，切断支配胃肠平滑肌的神经纤维或用药物阻断神经冲动后，慢波依然出现，说明慢波的产生不依赖于神经的支配，但慢波的活动受自主神经的调节。交感神经活动增强时，慢波的幅度变小；副交感神经活动增强时，其幅度增加。关于慢波产生的具体机制尚未完全阐明，可能是由于细胞膜上生电性 Na^+ 泵活动的周期性改变所致。当钠泵活动暂时受抑制时，平滑肌细胞膜发生去极化；当钠泵活动恢复时，膜电位便又回到原来的静息水平。如使用药物哇巴因抑制钠泵运转后，胃肠平滑肌的慢波电位消失。

　　慢波电位本身一般不能引起平滑肌收缩，但它的去极化可使膜电位更接近于阈电位水平，一旦达到阈电位，就可触发动作电位并引起平滑肌的收缩。

3. 动作电位　当消化道平滑肌的慢波去极化达到阈电位水平（约 −40mV）时，便可在慢波的基础上引发一个或多个动作电位。与慢波比较，消化道平滑肌的动作电位持续时间很短（约为 10～20ms），故又称快波。平滑肌动作电位常叠加在慢波的峰顶上，可以是单个，也可以成簇出现，其去极相产生的机制主要是 Ca^{2+} 内流，内流的 Ca^{2+} 又可引起平滑肌收缩，因此，在每个慢波电位上出现的动作电位数目越多，平滑肌收缩产生的张力和幅度也就越大。平滑肌动作电位复极相产生机制与骨骼肌相同，主要与 K^+ 外流有关，不同的是，平滑肌的 K^+ 外流与 Ca^{2+} 几乎同时进行，因此，动作电位的幅值较低，且大小不等。

综上所述，消化道平滑肌的慢波、动作电位和肌肉收缩三者之间是紧密联系的。平滑肌的收缩是继动作电位之后产生的，而动作电位则是在慢波去极化基础上产生的，动作电位数目越多引起平滑肌收缩产生的张力就越强（图 6-1），因此，慢波上动作电位的数目可作为平滑肌收缩力大小的指标。慢波本身虽不能直接触发平滑肌收缩，但它决定肌肉蠕动的方向、节律和传播速度。

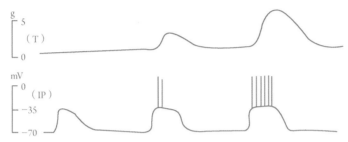

图 6-1　消化道平滑肌的电活动

下面的曲线为细胞内记录的电位变化，在第二和第三个慢波的去极化期，出现数目不同的动作电位，上面的曲线为肌肉收缩张力曲线，收缩波只出现在有动作电位时，动作电位数目越多，收缩的幅度也越大

T：张力；IP：细胞内电位

二、消化腺的分泌功能

消化道的不同部位都存在消化腺，包括消化道黏膜内许多散在的腺体（如胃腺、肠腺等）和位于消化道附近的唾液腺、胰腺和肝脏等。成人每天由各种消化腺分泌的消化液总量约为 6～8L，其主要成分有水、无机物和多种有机物，后者包括各种消化酶、黏液和抗体等。消化液中最重要的是多种消化酶，且消化酶的类型随食物的变化而变化，从而对不同食物成分进行相应的化学性消化（表 6-1）。

消化液的主要功能有：①稀释食物，使其渗透压与血浆渗透压相等，有利于营养物质的吸收；②通过淀粉酶、蛋白酶、脂肪酶等各种消化酶分解食物中的复杂成分使之便于吸收；③改变消化道内的 pH，为各种消化酶提供最适的 pH 环境；④消化液中的黏液、抗体和大量液体具有保

表 6-1　消化液的成分

消化液	分泌量（L/d）	pH	主要成分
唾液	1.0～1.5	6.6～7.1	唾液淀粉酶
胃液	1.5～2.5	0.9～1.5	胃蛋白酶、HCl、黏液、内因子
胰液	1.0～2.0	7.8～8.4	HCO_3^-、胰淀粉酶、胰脂肪酶、胰蛋白酶
胆汁	0.8～1.0	6.8～7.4	胆盐、胆固醇、胆色素、磷脂
小肠液	1.0～3.0	7.6～8.0	肠激酶、二糖酶、黏液
大肠液	0.6～0.8	8.3～8.4	黏液、碳酸氢盐

护消化道黏膜的作用，防止理化因素对消化道造成的损伤。

消化液的分泌是腺细胞主动活动的过程，包括从血液中摄取原料、细胞内合成分泌物并经浓缩、以酶原颗粒和囊泡等形式存储于细胞内，需要时将分泌物以出胞方式排出。

三、消化道活动的调节

（一）消化道活动的神经调节

除口腔、咽、食管上段及肛门外括约肌受躯体运动神经支配外，其余大部分消化道受交感和副交感神经（统称外来神经系统）的双重支配，它们与消化道的内在神经系统（肠神经系统）构成一个完整的调节系统，共同调节消化道平滑肌的运动、腺体分泌和血管运动。

1. 内在神经系统　胃肠道内在神经系统（intrinsic nervous system）又称肠神经系统（enteric nervous system），是存在于胃肠道壁内的神经元和神经纤维组成的复杂神经网络，分为位于环形肌与黏膜层之间的黏膜下神经丛（submucosal plexus）和环形肌与纵行肌之间的肌间神经丛（myenteric plexus），两者合称壁内神经丛（intramural plexus）。这些神经丛由无数神经元（包括感觉神经元、运动神经元及中间神经元）和大量神经纤维（包括内在神经纤维和进入壁内的外来神经纤维）组成。神经丛内部以及不同神经丛之间都有神经纤维互相联系，使感受器、效应器与神经元互相连接在一起，共同组成消化道内在神经系统，起着感知、启动和调控胃肠运动和分泌功能（图 6-2）。切断支配胃肠道的外来神经后，内在神经系统仍能完成局部的反射活动，表明内在神经系统是一个相对独立于外来神经系统的完整的整合系统。

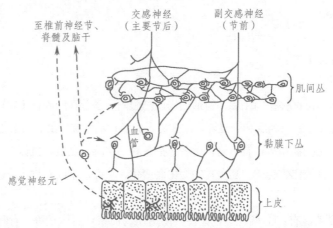

图 6-2　胃肠壁内的神经丛

内在神经系统可释放多种神经递质和调质，如一氧化氮（NO）、乙酰胆碱（ACh）、5-羟色胺（5-HT）、多巴胺（DA）、r-氨基丁酸（GABA）及许多肽类物质，如脑啡肽（encephalin）、血管活性肠肽（vasoactive intestinal peptide，VIP）、P 物质（substance，P）等。总之，黏膜下神经丛主要参与消化道腺体和内分泌细胞的分泌、肠内物质的吸收以及局部血液的调节，肌间神经丛则主要参与消化道运动的控制。虽然内在神经系统能独立行使其功能，但在整个机体内，其活动受外来神经的调控和中枢神经系统活动的调节（图 6-3）。内在神经系统功能异常或缺乏将导致胃肠道功能紊乱。

2. 外来神经系统　支配胃肠道的外来神经系统主要包括交感神经和副交感神经。交感神经起自脊髓胸腰段的灰质侧角，在腹腔神经节、肠系膜神经节或腹下神经节中更换神经元后，节后纤维分别终止于内在神经系统中的胆碱能神经元（抑制其释放 ACh）或胃肠道平滑肌、腺体细胞及血管平滑肌。交感神经兴奋时，节后纤维末梢释放去甲肾上腺素，引起胃肠道运动减弱，血管收缩、血

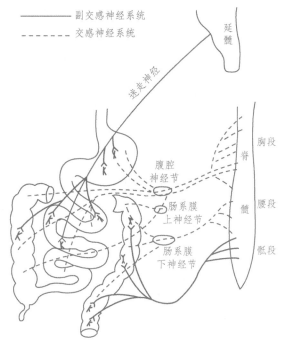

图 6-3　胃肠的神经支配示意图

流量减少，腺体分泌抑制。当机体处于紧张状态时，交感神经强烈兴奋，消化活动明显受到抑制。

　　支配消化道的副交感神经主要是迷走神经和盆神经，前者分布至横结肠及其以上的消化道，后者则分布至降结肠及其以下的消化道（图6-3）。

　　副交感神经的节前纤维进入消化道壁后，主要与壁内神经丛的神经元形成突触，再发出节后纤维支配胃肠道平滑肌、腺体细胞及血管平滑肌。大部分副交感神经的节后纤维为胆碱能纤维，末梢释放乙酰胆碱，引起胃肠运动增强、腺体分泌增加；也有少量的副交感神经节后纤维末梢，释放的递质既非去甲肾上腺素也非乙酰胆碱，称为肽能神经纤维，其末梢释放的递质可能是肽类物质，如P物质、血管活性肠肽、脑啡肽和生长抑素等，对胃肠的运动和消化腺的分泌产生抑制作用。

　　一般来说，交感神经与副交感神经对同一器官的调节表现为相互拮抗，即副交感神经兴奋可使消化道运动加强、消化液分泌增加，但消化道括约肌松弛；交感神经兴奋时则抑制消化道的运动和消化液分泌，但消化道括约肌收缩。此外，自主神经对消化道平滑肌的作用还受消化管平滑肌原有紧张性的影响，如原有紧张性较低时，则刺激两种神经均引起兴奋效应；相反，原有紧张性较高时，则刺激两种神经均可引起抑制效应。

　　（二）消化道活动的体液调节

　　消化道的功能活动除受神经调节外，还受激素的调节。现已发现，胃肠黏膜下存在着40多种内分泌细胞，其数量远大于体内所有内分泌腺所含的细胞总和。因此，消化道不仅是体内的消化器官，也是迄今已知的体内最大、最复杂的内分泌器官。由胃肠道黏膜内分泌细胞合成和分泌的具有生物活性的化学物质，统称为胃肠激素（gastrointestinal hormone）。迄今已发现和鉴定的胃肠激素几乎都是肽类，故又称胃肠肽（gastrointestinal peptides）。这些激素可通过远距离分泌、旁分泌、自分泌等方式调节消化道和消化腺的活动。胃肠激素对消化道和消化腺活动的调节是神经调节的重要补充，其对某些消化器官活动的调节甚至起主导作用。迄今已发现并鉴定的胃肠激素多达30多种，其中5种胃肠激素对胃肠功能具有重要的调节作用，即：促胃液素（gastrin）、缩胆囊素（cholecystokinin，CCK）、促胰液素（secretin）、抑胃肽（gastric inhibitory peptide）及胃动素（motilin），它们的分布部位、主要生理作用及引起其释放的主要因素见表6-2。

表 6-2　5种胃肠激素的分布、作用及释放的刺激物

名称	在消化道的分布		主要生理作用	引起释放的刺激物
	部位	细胞		
促胃液素（胃泌素）	胃窦十二指肠	G 细胞	促进胃酸和胃蛋白酶分泌，使胃窦和幽门括约肌收缩，延缓胃排空，促进胃肠运动和胃肠上皮生长	蛋白质消化产物、迷走神经递质、ACh、扩张胃
缩胆囊素	十二指肠空肠	I 细胞	刺激胰液分泌和胆囊收缩，刺激胆汁分泌，增强小肠和结肠运动，抑制胃排空，增强幽门括约肌收缩，松弛 Oddi 括约肌，促进胰外分泌部的生长	蛋白质消化产物、脂肪酸
促胰液素	十二指肠空肠	S 细胞	刺激胰液及胆汁中的 HCO_3^- 分泌，抑制胃酸分泌和胃肠运动，收缩幽门括约肌，抑制胃排空，促进胰外分泌部生长	盐酸、脂肪酸
抑胃肽	十二指肠空肠	K 细胞	刺激胰岛素分泌，抑制胃酸和胃蛋白酶分泌，抑制胃排空	葡萄糖、脂肪酸、氨基酸
胃动素	胃、小肠、结肠	Mo 细胞	在消化间期刺激胃和小肠的运动	迷走神经递质、盐酸、脂肪

　　胃肠激素数量较多、生理作用非常广泛，归纳起来其对消化器官的作用可概括为以下五个方面：①调节消化道的运动和消化腺的分泌：这种作用的特点是一种激素可调节多个消化器官的功能，而一个消化器官的功能又受到多种胃肠激素的影响。如促胃液素对胃酸、胰酶、胆汁、小肠液等分泌有刺激作用，又能促进食管-胃括约肌、胃肠平滑肌、胆囊平滑肌的收缩；而胃酸的分泌既可被促胃液素、缩胆囊素所促进，又可被促胰液素、抑胃肽所抑制；②调节其他激素的分泌和释放：如缩胆囊素能促进胰岛素、胰多肽和肠抑胃肽的释放，加强由促胰液素引起的降钙素的释放；抑胃肽对胰岛素的分泌具有很强的刺激作用；③营养作用：胃肠激素具有促进消化道组织的代谢和生长作用。如促胃液素能刺激胃泌酸部和十二指肠黏膜细胞生长；临床研究发现，切除胃窦的病人血清促胃液素水平下降、同时胃黏膜萎缩，相反，促胃液素瘤的病人，血清促胃液素水平很高、同时伴有胃黏膜增生和肥厚；④影响机体的免疫功能：近年来发现许多胃肠激素对免疫细胞增生，炎症介质和细胞因子的产生与释放，免疫球蛋白的生成，白细胞的趋化和吞噬作用，溶酶体释放以及免疫细胞氧化代谢等有广泛的作用；⑤调节肠上皮细胞的分泌和吸收，影响水和电解质在肠黏膜上皮的转运等。

　　现已证明，一些最初在胃肠道发现的激素也存在于中枢神经系统中，而一些原来被认为只存在中枢神经系统的激素也存在于消化道中，因此，这些双重分布的肽总称为脑-肠肽（brain-gut peptide）。已知的脑-肠肽有20多种，如：促胃液素、缩胆囊素、生长抑素、胃动素、P物质等。脑-肠肽具有广泛的生理功能，如调节代谢、摄食活动、免疫功能、消化道的运动及消化腺的分泌等，脑-肠肽概念的提出，揭示了消化系统和神经系统之间存在着密切的内在联系。

（三）社会、心理因素对消化道活动的影响

　　现代医学模式已由单纯的生物医学模式转变为生物心理社会模式，提示社会、心理因素与身体健康密切相关。社会、心理因素对消化功能的影响是十分明显和广泛的。社会竞争、紧张的生活节奏可以引起消化系统的功能紊乱；不良的心理刺激不仅影响胃肠运动功能，还影响消化腺的分泌；人们情绪的剧烈波动也可以影响消化功能。例如，人在愤怒、焦虑时，胃肠黏膜充血变红、胃肠蠕动加快、胃酸分泌增加，从而诱发或加重胃肠溃疡，有时也可刺激胃肠痉挛，引起腹痛。而人如果过分悲伤、抑郁、失望和恐惧时，胃肠蠕动减慢、胃酸分泌减少，可出现厌食、恶

心、甚至呕吐等。精神性呕吐就是心理因素对胃肠功能影响的结果。另外，忧虑、沮丧的情绪可使十二指肠－结肠反射受到抑制，因而缺少集团蠕动，引起便秘的发生。

长期不良的心理因素不仅影响消化道系统的功能，甚至可导致某些消化器官疾病的发生。例如，人们长期生活在精神紧张、焦虑和悲伤等情况下，将会导致胃酸分泌功能紊乱、胃黏膜屏障功能减弱、同时体内糖皮质激素和促肾上腺皮质激素分泌增加，后者可促进胃酸的分泌、进而诱发或加重胃肠溃疡。临床上常见一些消化系统疾病的发生和发展往往出现在心理情绪变化之后，例如，有些病人的病情已经好转或痊愈，但由于不良的心理刺激又可使病情恶化；相反，精神乐观、情绪稳定可使消化器官活动旺盛，从而促进食欲，有益健康。近代心身医学研究认为，社会、心理因素对消化功能的影响主要是通过神经系统、内分泌系统和免疫系统作用实现的。

第二节　口腔内消化

食物的消化过程从口腔开始。一般来说，食物在口腔内停留的时间很短，大约 15 ~ 20s，经过咀嚼，食物被磨碎并与唾液混合形成食团，然后被吞咽入胃。与此同时，唾液中的淀粉酶对食物中的淀粉开始初步分解。

一、唾液的成分、作用及其分泌的调节

（一）唾液的性质和成分

唾液（saliva）是腮腺、颌下腺、舌下腺和许多散在的小唾液腺分泌的混合液体，成人每天唾液的分泌量为 1 ~ 1.5L。

唾液是无色、无味、近中性（pH 6.6 ~ 7.1）的低渗液体，其中 99% 是水，有机物主要有黏蛋白、免疫球蛋白 A（IgA）、唾液淀粉酶（salivary amylase）、溶菌酶、乳铁蛋白及血型物质等；无机物有 Na^+、K^+、Ca^{2+}、Cl^-、HCO_3^-、硫氰酸盐等和一些气体分子。

（二）唾液的作用

唾液的主要作用有：①湿润口腔和溶解食物，便于说话，利于咀嚼和吞咽并引起味觉；②化学性消化作用：唾液淀粉酶（最适 pH 7.0）可使食物中的淀粉分解为麦芽糖，这是淀粉类食物在口腔内咀嚼时产生甜觉的原因；③排泄功能：如进入体内铅、汞可部分随唾液排出，有些毒性很强的致病微生物（如狂犬病毒）也可从唾液排出；④清洁和保护口腔：可清除口腔中的残余食物颗粒，当有害物质进入口腔时引起唾液大量分泌，起到冲洗、中和和清除有害物质的作用；⑤杀菌作用：唾液中的溶菌酶、IgA、硫氰酸盐、乳铁蛋白等具有杀菌或抑菌和抗病毒的作用。因此，唾液分泌缺乏时易患龋齿，对唾液分泌过少的病人或高热病人，要注意口腔护理。

（三）唾液分泌的调节

在没有明显刺激的情况下，唾液腺持续分泌少量的唾液，称为基础分泌，约 0.5ml/min，基础分泌对于保持口腔和咽部黏膜湿润非常重要。唾液分泌的调节完全是神经反射性的，包括条件反射和非条件反射两种，通常在进食时两种调节同时存在。

1. 条件反射性唾液分泌　人在进食前，食物的颜色、形状、气味、进食环境及想到或谈到

食物时都能产生条件反射，引起唾液的分泌。成语"望梅止渴"即为条件反射引起唾液分泌的结果。酸和辛辣味食物是引起唾液分泌的最强刺激物，吸烟、恶心可引起大量富含黏液的唾液分泌，而失眠、疲劳、失水或恐惧时，可抑制延髓唾液分泌中枢，因而唾液分泌减少。

2．非条件反射性唾液分泌　在进食过程中，食物对口腔黏膜的机械性、化学性和温度的刺激，使得口腔黏膜和舌的感受器兴奋，冲动经第 V、Ⅶ、Ⅸ、Ⅹ 对脑神经传入到达中枢（唾液分泌的初级中枢在延髓，高级中枢位于下丘脑和大脑皮层的味觉和嗅觉感受区），再经支配唾液分泌的传出神经（主要为分布在第Ⅶ、Ⅸ 对脑神经中的副交感神经，其次是交感神经）引起唾液的分泌（图 6-4）。当副交感神经兴奋时末梢释放乙酰胆碱（ACh）和血管活性肠肽（VIP），引起大量稀薄的唾液分泌（有机物较少），同时伴有唾液腺血管扩张。阿托品可阻断 ACh 的作用，使唾液分泌减少，因此引起口干。当交感神经兴奋时末梢释放去甲肾上腺素，引起少量黏稠、含酶丰富的唾液分泌，唾液腺的血管则通过 α 受体而先收缩，然后由于舒血管性代谢产物的作用而舒张，这通常与机体的情绪活动有关，与消化活动无重要关系。

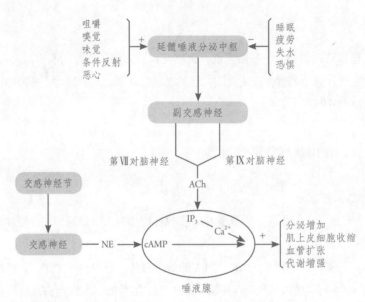

图 6-4　唾液分泌的神经调节

二、咀嚼与吞咽

（一）咀嚼

口腔通过咀嚼（mastication）运动对食物进行机械性消化。咀嚼是咀嚼肌按一定的顺序收缩而完成的复杂的反射性动作，它受大脑皮层控制。其主要作用是：①切割、磨碎、混合和润滑食物，使之形成食团，以利于吞咽；也可减少大块或粗糙食物对食管、胃肠黏膜的机械损伤，并使食物容易从胃排入小肠；②使食物与唾液淀粉酶充分接触，开始淀粉的化学性消化；③反射性地引起胃、胰、肝和胆囊等消化器官的活动增强，为食物的下一步消化做好准备。

（二）吞咽

吞咽（swallowing or deglutition）是指将口腔内的食团经咽、食管送入胃的过程，它是一个复杂的神经反射性动作。根据食团经过的部位，将吞咽动作分为 3 期：第一期（口腔期）：指食团由口腔到咽部，主要通过舌的运动将食团从舌背推入咽部，这是在大脑皮层控制下的随意运动，因此又称随意期。第二期（咽期）：食团由咽到食管上段，此期历时短于 2s，是食团刺激咽部和软腭部位的感受器引起的一系列快速的反射动作。第三期（食管期）：食团沿食管下移入胃，主要由食管的蠕动（peristalsis）来完成的反射性活动。蠕动是指由中空器官（食管）平滑肌的顺序性收缩，形成一种向前推进的波形运动，是消化道平滑肌共有的一种运动形式。当食管蠕动时，食团的前方为舒张波，后方为收缩波，且收缩波与舒张波顺序地向食管下端推进，使得食团沿食管下行（图 6-5）。蠕动波起源于咽上缩肌，在吞咽的第二期传到食管上端，再沿食管向胃的方向传播，通常 6 ～ 8 秒便可推动食团到达胃。当第一次（原发性）蠕动波未能将食团推入胃中而暂时滞留于食管内或者当胃内容物反流入食管时，则残留的食团便会扩张食管通过局部肌间神经丛及迷走 - 迷走反射再次发动蠕动（继发性蠕动），将食管中或从胃反流的食物推入胃中。继发性蠕动有利于增强原发性蠕动的推动力，清除由吞咽或胃内容物反流后滞留在食管中的残留物。第二、三期是不随意的反射动作，因此，当吞咽中枢受损时可导致吞咽功能障碍，食物以及呼吸道分泌物易误入气管。

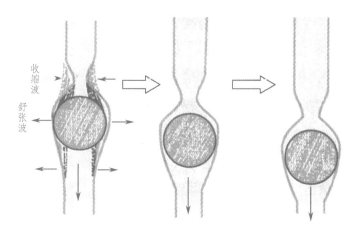

图 6-5　食管的蠕动

在食管的下段，与胃连接处约 2 ～ 5 cm 的部位，虽然在解剖上并不存在括约肌，但存在一个长 3 ～ 5cm 的高压区，其压力一般比胃内压高 5 ～ 10mmHg，因此，正常情况下，可阻止胃内容物逆流入食管，起到类似生理性括约肌的作用，故将其称为食管下括约肌（lower esophageal sphincter，LES）。它是一个功能性的括约肌，在吞咽过程中，蠕动波到达时，食管下括约肌舒张，食物便进入胃内；当食团进入胃后，引起促胃液素释放，从而促进食管下括约肌收缩，防止胃内容物反流入食管。食管下括约肌的紧张性收缩受神经和体液因素的共同调节，当 LES 静息压降低或自发性松弛（即 LES 屏障作用减弱），或胃内压增高时，将导致胃内容物反流，过多的胃、十二指肠内容物反流入食管可刺激和损伤食管黏膜，引起食管黏膜炎性病变而诱发反流性食管炎。当食管 - 胃括约肌舒张障碍时，则会引起吞咽困难。

○ **知识拓展**　　食管下括约肌功能异常（LES 功能异常）

　　　　　　　　当食管下 2/3 部的肌间神经丛受损时，食管下括约肌不能松弛，导致食团入胃受阻，从而出现吞咽困难、胸骨下疼痛、食物反流等症状，称为食管失弛缓症（achalasia of esophagus）。

食管失弛缓症是一种原发性全食管运动功能障碍性疾病，病人的食管远端狭窄、体部扩张弯曲延长、肌层增厚，特别是环形肌最为明显，组织学检查见神经节细胞减少，在食管体部肠肌神经丛的单核细胞浸润和纤维化。特征是：①食管体部无蠕动；②吞咽时食管下端括约肌不松弛或不完全松弛；③静息时食管下端括约肌压力增高。

该病发病率低，约 1/10 万，可有家族史。主要表现为吞咽困难、反胃和胸痛，一般再现症状时间较久，但幼儿症状不明显。食管失弛缓症虽是一种良性疾病，但对生活质量、健康和寿命影响极大。由于吞咽困难，病人可采用一切办法，包括体位、饮水、反复吞咽等措施，使病人羞于在众人面前就餐，愿单独进食，造成心理压力，严重影响社交等活动。

第三节　胃内消化

胃是消化道中最膨大的部分，具有暂时储存和初步消化食物的功能，成人胃一般可容纳 1～2L 食物。食物入胃后，经过胃的机械性和化学性消化作用形成食糜（chyme），然后在胃的运动下逐渐排送入十二指肠。

一、胃液的成分、作用及其分泌的调节

胃黏膜是一个复杂的分泌器官，含有两类分泌细胞：一类是外分泌细胞，它们组成外分泌腺；另一类是内分泌细胞，它们分散于胃黏膜中。

胃的外分泌腺主要有三种：①贲门腺，分布于胃与食管连接处宽 1～4cm 的环状区，为黏液腺，分泌碱性黏液；②泌酸腺，分布于胃底和胃体部，由黏液颈细胞（neck mucous cell）、壁细胞（parietal cell）和主细胞（chief cell）组成，它们分别分泌黏液、盐酸和胃蛋白酶原。壁细胞还可分泌内因子，与维生素 B_{12} 的吸收有关；③幽门腺，分布于幽门部，主要分泌黏液，但也分泌少量的胃蛋白酶原和促胃液素。胃液的主要成分是由这三种外分泌腺的分泌物组成的。另外，胃黏膜内还含有多种内分泌细胞，主要有：①G 细胞，分布于胃窦部，能分泌促胃液素和促肾上腺皮质激素（ACTH）样物质；②D 细胞，分布于胃底、胃体和胃窦部，能分泌生长抑素，对促胃液素和胃酸的分泌起调节作用；③肠嗜铬样细胞（enterochromaffin-like cell，ECL cell），分布于胃泌酸区黏膜内，合成和释放组胺。

（一）胃液的性质、成分和作用

纯净的胃液（gastric juice）是一种无色透明呈酸性的液体，pH 0.9～1.5，正常成人每日分泌量为 1.5～2.5L。胃液的成分除含大量水外，无机物包括盐酸、HCO_3^-、Na^+、K^+ 等，有机物包括胃蛋白酶原、内因子和黏液等。

1. 盐酸　胃液中的盐酸（hydrochloric acid，HCl）也称胃酸，由壁细胞分泌。盐酸在胃液中

以两种形式存在：一种是游离酸，占大部分；另一种是结合酸（与蛋白质结合），占小部分，两者在胃液中的总浓度称为胃液的总酸度。正常成人空腹时盐酸的排出量很少，约为 0 ~ 5mmol/h，称为基础胃酸分泌。基础胃酸分泌在不同人或同一人在不同时间有所不同，而且表现出昼夜节律性，即早晨 5 ~ 11 时分泌率最低，午后 6 时至次晨 1 时分泌率最高。在食物或某些药物（促胃液素或组胺）的刺激下，胃酸的分泌量明显增加，其最大排出量可达 20 ~ 25mmol/h。一般认为盐酸的分泌量与壁细胞的数目和功能状态直接相关。

（1）盐酸的分泌及其机制：胃液中 H^+ 浓度最高可达 150mmol/L，比血浆中 H^+ 浓度高 300 万 ~ 400 万倍；胃液中的 Cl^- 浓度为 170mmol/L，约为血浆 Cl^- 浓度的 1.7 倍，这表明胃液中 H^+ 不可能是血浆被动扩散而来，而是一个逆着巨大浓度梯度的主动分泌过程，因此需要消耗大量的能量。目前认为，H^+ 的分泌是依靠壁细胞顶端膜上的质子泵（也称 H^+ 泵，即 H^+-K^+ 依赖式 ATP 酶）实现的。

壁细胞分泌盐酸的基本过程如图 6-6 所示：①壁细胞内分泌的 H^+ 是由细胞内的水解离而产生的（$H_2O \rightarrow H^+ + OH^-$），$H^+$ 在顶端膜上质子泵的作用下，主动分泌入分泌小管腔，同时分泌小管腔内 K^+ 则进入细胞内，H^+ 与 K^+ 的交换是 1 : 1 的电中性交换；②壁细胞内含有丰富的碳酸酐酶，当 H^+ 被质子泵泵出后，留在壁细胞内的 OH^- 与细胞代谢产生的 CO_2 在碳酸酐酶的催化下形成 HCO_3^-，生成的 HCO_3^- 在壁细胞基底侧膜上通过 Cl^--HCO_3^- 逆向转运体被转运出细胞并经细胞间隙进入血液，与 Na^+ 形成 $NaHCO_3$；而血浆中的 Cl^- 则进入壁细胞内，再通过分泌小管顶端膜上特异性氯通道进入小管腔，与 H^+ 形成 HCl；③小管腔内存在 K^+ 是质子泵主动转运 H^+ 的先决条件。壁细胞基底侧膜上的 Na^+-K^+-ATP 酶将细胞内的 Na^+ 泵出细胞，同时将胞外的 K^+ 泵入细胞内；进入细胞内的 K^+ 一部分可经分泌小管顶端膜中的钾通道进入分泌小管腔，以补充泌 H^+ 时丢失的 K^+，另一部分则通过基底侧膜上的 K^+ 通道扩散出细胞。

在消化期由于盐酸大量分泌，同时有大量 HCO_3^- 进入血液，引起血液和尿液 pH 升高，形成所谓餐后碱潮。质子泵已经被证实是各种因素引起胃酸分泌的最后通路，选择性质子泵抑制剂（如奥美拉唑）可有效抑制胃酸的分泌，该药已在临床上用于治疗胃酸分泌过多引起的消化性溃疡。

（2）盐酸的主要作用：①激活胃蛋白酶原，使之转变为胃蛋白酶，并为胃蛋白酶提供适宜的酸性环境；②使食物中的蛋白质变性而易于水解；③杀死随食物进入胃内的细菌，使胃和小肠保持相对无菌状态；④盐酸随食糜进入小肠后，可间接促进胰液、胆汁和小肠液的分泌；⑤有利

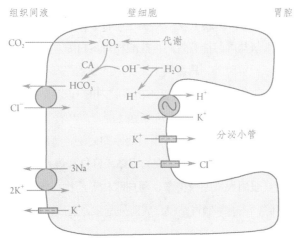

图 6-6　壁细胞分泌盐酸的模式图

于铁和钙在小肠内吸收。由此可见，盐酸对消化功能有重要的作用。如盐酸分泌过少则可引起腹胀、腹泻等消化不良症状；但若盐酸分泌过多时，将会对胃和十二指肠黏膜产生侵蚀作用，诱发或加重溃疡病。

消化性溃疡是一种常见的身心疾病，紧张的情绪刺激是造成消化性溃疡的重要诱因。在不良情绪的长期刺激下，可使胃酸分泌增加，造成胃黏膜充血，最后导致胃或十二指肠溃疡。

2. 胃蛋白酶原　胃液中的胃蛋白酶原（pepsinogen）主要由主细胞合成并分泌，此外黏液颈细胞、贲门腺和幽门腺的黏液细胞以及十二指肠近端的腺体也能分泌胃蛋白酶原。胃蛋白酶原本身无生物学活性，进入胃后，在盐酸的作用下被转变成有活性的胃蛋白酶（pepsin）。已激活的胃蛋白酶又反过来对胃蛋白酶原起激活作用（自我激活），形成局部正反馈。胃蛋白酶能将食物中的蛋白质分解为𬭁和胨、少量多肽及游离氨基酸，但胃蛋白酶缺乏者蛋白质消化仍正常。胃蛋白酶作用的最适 pH 为 2～3，随着 pH 升高，酶的活性逐渐下降，当 pH>5 时胃蛋白酶失活。

3. 内因子　内因子（intrinsic factor）是由壁细胞分泌的分子量约 55 000D 的一种糖蛋白。它有两个活性部位，一个活性部位与维生素 B_{12} 结合形成内因子－维生素 B_{12} 复合物，从而保护维生素 B_{12} 免受小肠中蛋白水解酶的破坏，另一个活性部位则与回肠黏膜上皮细胞膜上的特异性受体结合，促进维生素 B_{12} 的吸收。引起胃酸分泌的各种刺激因素均可使内因子分泌增多，如迷走神经兴奋、组胺和促胃液素等；而广泛性萎缩性胃炎、胃酸缺乏病人则内因子分泌减少或缺乏，将引起维生素 B_{12} 吸收障碍，影响红细胞 DNA 的合成而出现巨幼红细胞性贫血。胃大部分切除病人应由胃肠以外途径补充维生素 B_{12}。

4. 黏液和 HCO_3^-　胃黏液由胃黏膜表面的上皮细胞、泌酸腺的黏液颈细胞、贲门腺和幽门腺共同分泌，其主要成分是糖蛋白。由于黏液具有较高的黏滞性和形成凝胶的特性，黏液分泌后即覆盖在胃黏膜表面，形成一层厚约 500 μm 的凝胶保护层，约为胃黏膜上皮厚度的 10～20 倍。胃黏液具有润滑作用，能保护胃黏膜免受粗糙坚硬食物的机械性损伤。黏液还能与胃黏膜内的非泌酸细胞分泌 HCO_3^- 一起，共同形成一层 0.5～1mm 厚的抗胃黏膜损伤的屏障，称为黏液－碳酸氢盐屏障（mucus bicarbonate barrier）（图 6-7），它既可保护胃黏膜免受食物的摩擦损伤，又能保护胃黏膜免受胃内盐酸和胃蛋白酶的侵蚀，从而有效地防止了胃液对胃黏膜本身的消化作用。因为当胃腔内的 H^+ 通过黏液层向胃黏膜上皮细胞方向扩散时，由于要通过黏稠度较高的黏液层（黏稠度为水的 30～260 倍），其移动速度明显减慢；同时还不断地与从黏液层近黏膜细胞侧向胃腔扩散的 HCO_3^- 相遇并发生中和。在这个过程中，黏液层中出现一个 pH 梯度，黏液层靠近胃腔一侧呈酸性，pH 约为 2.0，而靠近胃黏膜上皮细胞侧呈中性，pH 约为 7.0，胃蛋白酶原在此不能被激活。因此，胃黏液－碳酸氢盐屏障能有效防止盐酸和胃蛋白酶对胃黏膜的侵蚀。

除了上述黏液－碳酸氢盐屏障外，胃黏膜上皮细胞的顶端膜和相邻细胞之间存在紧密连接构成了胃黏膜屏障（gastric mucosal barrier）。它具有防止胃腔内的 H^+ 向黏膜上皮细胞内扩散、又可防止 Na^+ 从黏膜内透出的作用。此外，胃黏膜上皮细胞还能合成和释放前列腺素（如 PGE2 和 PGI2）和表皮生长因子（EGF），它们可抑制胃酸和胃蛋白酶原的分泌，刺激黏液和碳酸氢盐分泌，使胃黏膜微血管扩张、血流量增加，因此有助于受损的胃黏膜修复和维持其完整性。

许多因素如大量饮酒或服用大量吲哚美辛、阿司匹林等药物、幽门螺杆菌感染等，不仅破坏或削弱黏液－碳酸氢盐屏障，还能抑制胃黏膜合成前列腺素，造成胃黏膜损伤，引起胃炎或溃疡。

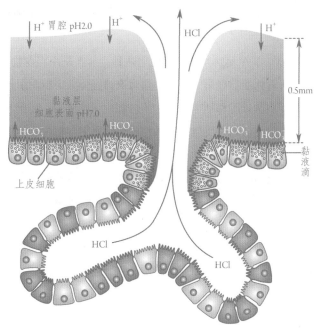

图 6-7　胃黏液 – 碳酸氢盐屏障模式图

○ **知识拓展**　　胃黏膜屏障破坏与应激性溃疡

胃黏膜屏障的破坏是形成应激性溃疡的主要机制。导致胃黏膜屏障破坏的因素主要有以下几个方面：①胃黏膜血流的改变，应激状态下，交感 – 肾上腺髓质系统兴奋，儿茶酚胺分泌增加，使胃黏膜血管痉挛，血流量减少，导致胃黏膜缺血坏死；②黏液与碳酸氢盐减少，应激状态时，交感神经兴奋，胃运动减弱，幽门功能紊乱，胆汁反流入胃。胆盐可抑制碳酸氢盐的分泌，并能溶解胃黏液，还能间接抑制胃黏液的合成；③前列腺素合成减少，前列腺素对胃黏膜有保护作用，可刺激细胞合成 cAMP，促进胃黏液和碳酸氢盐的分泌，还能增加胃黏膜血流量，抑制胃酸分泌及促进上皮细胞更新。应激状态下，可导致前列腺素水平下降；④超氧离子生成增加，应激状态时，机体可产生大量超氧离子，从而使细胞完整性受到破坏，核酸合成减少，上皮细胞更新速率减慢，胃黏膜损伤；⑤胃黏膜上皮细胞更新减慢，应激时可通过多种途径使胃黏膜上皮细胞增生减慢，削弱黏膜的屏障作用。

（二）胃液分泌的调节

空腹时胃液分泌量很少（每小时数 ml），进食时和进食后胃液大量分泌，称为消化期胃液分泌。因此，胃液分泌的调节主要指消化期神经 – 体液因素对胃液分泌的调节，一般根据感受食物刺激部位的先后，将消化期胃液分泌分为 3 个时期：头期、胃期和肠期。

1. 头期胃液的分泌　是指进食时，食物的颜色、形状、气味等作用于头部感受器（如眼、耳、鼻、口腔、咽、食管等），反射性地引起胃液分泌。头期胃液分泌的机制是通过慢性实验——假饲实验得以证实：即事先将狗的食管切断，并制备胃瘘，当狗进食时，食物经口腔进入食管，随即从食管切口处流出体外，不能进入胃内，故称为假饲（图6-8）。虽然食物并未进入胃内，但却有胃液从胃瘘流出。

头期胃液分泌的机制包括条件反射和非条件反射两种。前者是由与食物有关的形状、气味、声音等刺激作用于嗅、视、听感受器经第Ⅰ、Ⅱ、Ⅷ对脑神经传入中枢而引起的反射；后者则是当咀嚼和吞咽食物时，食物刺激口腔和咽喉等处的机械和化学感受器，经第Ⅴ、Ⅶ、Ⅸ、Ⅹ对脑神经传入而反射性引起胃液分泌。条件反射和非条件反射的反射中枢位于延髓、下丘脑、边缘叶及大脑皮层，传出神经是迷走神经（图6-9）。迷走神经是这些反射的共同传出神经，当切断支配胃的迷走神经后，假饲便不能引起胃液分泌。迷走神经兴奋引起胃液分泌有两种机制：一是直接刺激壁细胞分泌胃液；二是刺激胃窦部G细胞分泌促胃液素间接促进胃液的分泌，其中迷走神经的直接作用较间接作用重要。

头期胃液分泌的特点：分泌量多（约占整个消化期分泌总量的30%），胃液的酸度及胃蛋白酶原的含量均很高；但易受情绪和食欲的影响，当人在情绪低落或惊恐时，头期胃液分泌显著减少。

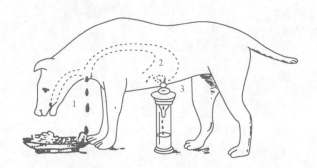

图6-8　假饲实验方法
1. 食物从食管切口流出；2. 胃瘘；3. 胃液分泌

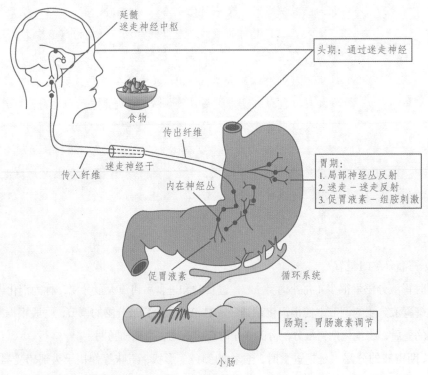

图6-9　消化期胃液分泌的时相及其调节

2. 胃期胃液分泌　食物进入胃后，可直接刺激胃壁上的机械性和化学感受器，继而引起胃液分泌。其主要途径为：①食物机械性扩张刺激胃底、胃体部感受器，经迷走－迷走神经长反射和壁内神经丛短反射引起胃液分泌；②食物引起的扩张刺激作用于胃幽门部的感受器，通过壁内神经丛反射作用于 G 细胞释放促胃液素，后者促进胃液的分泌；③食物的化学成分，主要是蛋白质的消化产物，直接作用于 G 细胞，引起促胃液素的释放，使胃液分泌增加。

胃期胃液分泌的特点：分泌量最多（约占整个消化期分泌量的 60%），酸度也很高，但胃蛋白酶原的含量较头期分泌少，消化力比头期弱。

3. 肠期胃液分泌　将食糜、肉的提取液、蛋白胨液等通过瘘管直接注入十二指肠内，仍可引起少量的胃液分泌，提示食糜离开胃进入小肠后，还可继续刺激胃液的分泌。当切断支配胃的外来神经后，食物对小肠的刺激仍可引起胃液的分泌，提示肠期胃液分泌主要是通过体液调节机制来实现的，神经调节作用不大。肠期胃液分泌的机制主要是食糜作用于十二指肠黏膜，使其释放促胃液素、肠泌酸素（entero-oxyntin），从而刺激胃液的分泌；此外，小肠内的消化产物氨基酸被吸收后，通过血液循环作用于胃腺，也能刺激胃液的分泌。

肠期胃液分泌的特点：分泌量不多（约占整个消化液分泌量的 10%），且酸度和胃蛋白酶原的含量都很低。

将消化期胃液分泌人为的分为头期、胃期和肠期，是为了描述的方便，实际上在进食过程中，胃液分泌在这 3 期几乎同时发生，互相重叠。其中头期和胃期胃液的分泌占主要地位，肠期胃液的分泌处于次要地位。

在消化期，胃液的分泌除上述兴奋性因素外，还受到各种抑制性因素的调节。抑制胃液分泌的因素除精神及情绪外，主要有盐酸、脂肪和高渗溶液 3 种。

（1）盐酸：当胃窦内 pH 降至 1.2～1.5 时或十二指肠内 pH 降至 2.5 以下时，可抑制胃酸分泌。其作用机制是：①盐酸直接抑制胃窦黏膜中的 G 细胞释放促胃液素；②盐酸刺激胃黏膜 D 细胞分泌生长抑素，后者间接抑制促胃液素和胃酸的分泌；③盐酸刺激小肠黏膜释放促胰液素，后者对促胃液素引起的胃酸分泌有明显的抑制作用；④盐酸还可刺激十二指肠球部释放出一种抑制胃酸分泌的肽类激素即球抑胃素（bulbogastrone）。由此可见，盐酸是胃腺分泌的一种负反馈调节机制，它对防止胃酸过度分泌、保护胃黏膜具有重要的生理意义。

（2）脂肪：脂肪及其消化产物是抑制肠期胃液分泌的主要因素之一。早在 20 世纪 30 年代，我国生理学家林可胜等从小肠黏膜中提取出一种能抑制胃液分泌和胃运动的物质，并将此物命名为肠抑胃素（enterogastrone）。脂肪及其消化产物主要刺激肠黏膜释放肠抑胃素，但迄今仍尚未提纯出肠抑胃素，因此，现认为它可能不是一种单一的激素，而是促胰液素、缩胆囊素、抑胃肽、神经降压素等若干具有此类作用的激素的总称。

（3）高渗溶液：高渗溶液是抑制肠期胃液分泌的另一重要因素。当高渗溶液进入小肠后，可刺激小肠内的渗透压感受器，通过肠－胃反射抑制胃液分泌；或者通过刺激小肠黏膜释放一种或多种胃肠激素来抑制胃液分泌。

二、胃的运动及其控制

食物在胃内的机械性消化是通过胃的运动来实现的。根据胃壁肌层结构和功能特点可将胃分为头区和尾区两个部分。胃底和胃体近端 1/3（也称头区），运动较弱，主要功能是容纳和储存食物；胃体远端 2/3 和胃窦（也称尾区），运动较强，主要功能是磨碎食物，使之与胃液充分混合，形成食糜，并逐步将食糜排入十二指肠。

（一）胃运动的主要形式

1. 紧张性收缩　胃壁平滑肌经常处于一定程度的缓慢持续收缩状态，称为紧张性收缩。其生理意义是：①维持胃的位置和形态，防止胃下垂；②进食后紧张性收缩逐渐加强，胃内压升高，一方面促使胃液渗入食团中，有利于化学性消化；另一方面使得胃与十二指肠压差增大，可协助食糜向十二指肠方向推进。紧张性收缩是胃的其他运动形式的基础，如果胃的紧张性收缩过度降低，则易导致胃下垂或胃扩张，引起消化功能障碍。

2. 容受性舒张　当咀嚼和吞咽时，食物刺激口腔、咽和食管等处的感受器反射性引起胃底和胃体（以头区为主）平滑肌的舒张，称容受性舒张（receptive relaxation）。容受性舒张使胃腔的容量由空腹时的 50ml 增大到进食后的 1.5L 左右，这样有利于容纳和储存大量食物，同时胃内压无显著变化，可防止食糜过早地排入十二指肠，有利于食物在胃内充分消化。胃的容受性舒张是通过迷走 – 迷走神经反射来完成的，但参与该反射的传出神经纤维属于迷走神经中的抑制性纤维，其节后纤维末梢释放的递质不是乙酰胆碱，可能是血管活性肠肽（VIP）或一氧化氮（NO）。

3. 蠕动　食物入胃后大约 5 分钟便开始蠕动。蠕动波起始于胃的中部，并有节律地向幽门方向推进（图 6-10）。胃的蠕动波频率约 3 次 / 分，一个蠕动波约需 1 分钟到达幽门，因此，胃的蠕动通常表现为一波未平，一波又起。蠕动波开始时，波幅较小，在向幽门方向传播途中逐渐加强，速度也逐渐加快，当蠕动波抵达胃窦接近幽门时，由于该处平滑肌收缩增强，导致幽门开放，在蠕动波产生的压力下，胃窦内少量食糜（1～2ml）被排入十二指肠，这种作用称为"幽门泵"。并非每个蠕动波都能到达幽门，有些蠕动波到达胃窦部即已消失。当蠕动波超越食物先到达胃窦，引起幽门括约肌的收缩，将一部分食糜反向推回到近侧的胃窦和胃体部，这种来回地推进和后退有利于食糜与胃液的充分混合，同时有助于块状食物在胃内进一步磨碎。胃蠕动的生理意义是搅拌和粉碎食物，使之与胃液充分混合，以利于食物的化学性消化；将食糜逐步推入十二指肠。

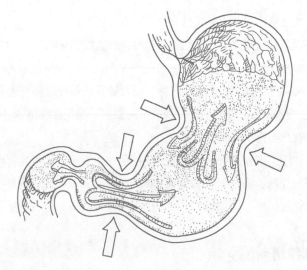

图 6-10　胃的蠕动
示小部分液体食糜被推挤过幽门进入十二指肠，大部分食糜则被强力推回到胃体进一步磨碎及混匀

（二）胃排空及其控制

1. **胃排空**　食糜由胃排入十二指肠的过程称为胃排空（gastric emptying）。一般在食物入胃后5分钟左右就开始胃排空。胃排空的速度主要取决于胃与十二指肠间的压力差，此外，与食物的物理性状及化学组成有关。一般来说，稀的流质食物比稠的固体食物排空快；小颗粒食物比大块食物快，等渗液体较非等渗液体快；在三大营养物质中，糖类排空最快，蛋白质次之，脂肪类最慢。对于混合食物，完全排空约需 4～6 小时。

2. **胃排空的动力**　胃的运动（主要是蠕动）以及由此形成的胃与十二指肠之间的压差是胃排空的动力。在消化期，由于食物的刺激，反射性引起胃的紧张性收缩和蠕动增强，使胃内压增加，当胃内压超过十二指肠压时，食糜就排入十二指肠，通常每次排入十二指肠的食糜约为 5ml。当食糜进入十二指肠后，刺激十二指肠壁的多种感受器，反射性引起胃的运动减弱，胃内压降低，当胃内压低于十二指肠压时，胃排空停止。

3. **胃排空的控制**　胃排空受胃和十二指肠两方面因素的控制。

（1）胃内因素促进胃排空：胃内容物的容量与胃排空速度呈线性关系。当食物入胃后，食物对胃壁的扩张刺激，通过迷走 – 迷走反射和壁内神经丛反射引起胃运动加强，胃排空加快。此外，食物对胃的扩张刺激和食物中某些化学成分（主要是蛋白质的消化产物），可引起胃窦部 G 细胞释放促胃液素。促胃液素能促进胃液的分泌，增强胃的运动，从而促进胃排空。另外，人的情绪也能影响胃排空，情绪兴奋时排空加速，忧虑、悲伤及疼痛时排空减慢。

（2）十二指肠因素抑制胃排空：当食糜进入十二指肠后，食糜中的盐酸、脂肪、高渗溶液以及机械性扩张等因素，均可刺激十二指肠壁上的有关感受器，通过肠 – 胃反射抑制胃的运动，延缓胃排空。当过量的食糜，特别是酸和脂肪进入十二指肠后，还可刺激小肠黏膜释放促胰液素、抑胃肽等，与肠 – 胃反射一起抑制胃的运动，从而抑制胃排空。

当进入十二指肠的酸性食糜被中和，消化产物被吸收，十二指肠内的渗透压降低，抑制胃的因素逐渐减弱，促进胃运动的因素又占优势，胃的运动又逐渐增强，胃排空再次发生。如此反复，直至食糜全部由胃排入十二指肠为止。

由此可见，胃排空是间断性进行的，在神经和体液因素的控制下，使胃内容物逐渐排送入十二指肠，从而较好地适应小肠内消化和吸收的速度。

（三）非消化期胃的运动

人在空腹时，胃的平滑肌除了存在紧张性收缩外，还有一种以间歇性强力收缩并伴有较长时间的静息期为特征的周期性运动，称为移行性复合运动（migrating motor complex，MMC）。其意义是将上次进食后遗留在胃内的食物残渣及积聚黏液等清除干净，为下次进食作好准备，进食后这种运动消失。

胃的 MMC 变化始于胃体上部，并向肠道方向传播。MMC 的每一周期约为 90～120 分钟，可分为四个时相：Ⅰ 相为运动静止期，只记录到慢波电位，不出现胃肠收缩，可持续 45～60 分钟；Ⅱ 相出现不规律的锋电位，并开始出现不规则的收缩，可持续 30～45 分钟；Ⅲ 相内每个慢波电位上出现成簇的锋电位，并出现连续的强烈收缩，持续 5～10 分钟；Ⅳ 相是 Ⅲ 相向下一周期 Ⅰ 相的短暂过渡期，持续约 5 分钟。

消化间期 MMC 使胃肠保持断续的运动，特别是 Ⅲ 相的强力收缩可将胃肠内容物清除干净，起"清道夫"的作用。若消化间期胃肠运动减弱，可引起功能性消化不良或肠道内细菌过度繁殖等病症。

（四）呕吐

呕吐（vomiting）是将胃肠内容物从口腔猛力驱出的动作，是一个复杂的反射活动。呕吐前常出现恶心、流涎、呼吸急促和心跳加快等症状，呕吐时先深吸气，接着声门和鼻咽通道关闭，胃和食管下端舒张，膈肌和腹壁肌强烈收缩，腹内压升高，使胃内容物经食管从口腔吐出。由于呕吐时，胃舒张而十二指肠收缩，使十二指肠内容物倒流入胃，故呕吐物中有时混有胆汁和小肠液。

引起呕吐的原因很多，如机械性或化学性刺激作用于舌根、咽部、胃、小肠、胆总管、腹膜、泌尿生殖器官、视觉和前庭器官（如晕船、晕车）等处的感受器时，均可引起呕吐。颅内压增高（脑肿瘤、脑膜炎、颅内占位性病变等）可直接刺激呕吐中枢引起喷射性呕吐。

呕吐反射的传入冲动经迷走神经、交感神经、舌咽神经中的感觉纤维传入到延髓的呕吐中枢，传出冲动经迷走神经、交感神经、膈神经和脊神经等到达胃、小肠、膈肌和腹壁肌等，从而产生复杂的呕吐反射。在延髓呕吐中枢附近第四脑室的两侧分别存在一个特殊的化学感受区，该区与呕吐中枢之间存在神经联系，某些中枢性催吐药（如阿扑吗啡）、酒精、麻醉剂、洋地黄等能刺激该化学感受器引发呕吐。

呕吐是一种具有保护意义的防御性反射，它可将胃内的有害物质排出。因此，临床上对食物中毒的病人，可借助催吐的方法把胃内的毒物排出。但持续、剧烈的呕吐会影响进食和正常的消化活动，导致机体水、电解质和酸碱平衡的紊乱。

第四节　小肠内消化

食糜由胃进入十二指肠后就开始了小肠内的消化，小肠内消化是整个消化过程中最重要的阶段。在小肠中，食糜经过小肠的机械性消化以及胰液、胆汁和小肠液的化学性消化，食物的消化过程基本完成，未被消化的食物残渣进入大肠，形成粪便排出体外。

一、胰液的分泌及其作用

胰腺具有内分泌和外分泌双重功能。胰腺的内分泌功能将在内分泌章中论述；胰腺的外分泌物为胰液。胰液主要由胰腺的腺泡细胞及小导管管壁上皮细胞分泌的，具有很强的消化能力。

（一）胰液的成分和作用

胰液是一种无色的碱性液体（pH7.8～8.4），成人每日分泌量约为1～2L，渗透压与血浆相等。胰液由无机成分和有机成分组成。

1. 胰液的无机成分和作用　无机成分中，水含量最多，约占97.6%，正离子主要为Na^+和K^+，负离子为HCO_3^-和Cl^-，它们由胰腺的小导管上皮细胞分泌。胰液中Na^+和K^+的浓度比较恒定，与血浆的浓度相近，不受分泌速度的影响。HCO_3^-和Cl^-在胰液中的浓度与胰液分泌速度有关，在一定范围内，胰液分泌速率越快，HCO_3^-浓度越高，而Cl^-浓度则越低，这对于保持胰液中两种负离子总量的恒定具有一定的意义。HCO_3^-的主要作用是中和进入十二指肠的胃酸，使肠黏膜免受强酸的侵蚀；此外，HCO_3^-造成的弱碱性环境也为小肠内多种消化酶提供最适的pH环境（pH为7～8）。

2. 胰液中的有机成分和作用　胰液的有机成分主要是多种消化酶，含有分解三大营养物质的各种酶，如淀粉酶、脂肪酶、蛋白水解酶等。

（1）胰淀粉酶：胰液中消化糖类的胰淀粉酶（pancreatic amylase）是一种 α- 淀粉酶，其最适 pH 为 6.7 ~ 7.0，不需要激活就具有活性。胰淀粉酶可将淀粉、糖原及大多数碳水化合物（纤维素除外）水解为二糖及少量三糖，其特点是对生、熟淀粉的水解效率都很高。在小肠内，淀粉与胰液接触 10 分钟即可完全水解。而唾液淀粉酶只水解熟的淀粉。正常人胰腺分泌的胰淀粉酶只有少量进入血液，但患胰腺炎时，大量的胰淀粉酶进入血液。因此，血、尿中胰淀粉酶含量均增加，对于早期诊断胰腺炎有重要价值。

（2）胰脂肪酶：胰脂肪酶（pancreatic lipase）属于糖蛋白，最适 pH 7.5 ~ 8.5，可将中性脂肪水解为脂肪酸、甘油一酯和甘油。目前认为胰脂肪酶需要在辅脂酶（colipase）存在的条件下才能发挥作用。辅脂酶也是由胰腺分泌的，它与胆盐微胶粒具有较高的亲和力，该特性使胰脂肪酶、辅脂酶和胆盐形成一种高度亲和的复合物，有利于胰脂肪酶牢固地黏附在脂肪颗粒的表面，防止胆盐把胰脂肪酶从脂肪表面清除下去，增加胰脂肪酶的水解效果，辅脂酶的这一作用可比喻为附着在脂滴表面的"锚"。此外，胰腺还分泌胆固醇酯酶和磷脂酶 A_2，它们可分别水解胆固醇酯和卵磷脂。

（3）蛋白水解酶：胰液中蛋白水解酶主要有胰蛋白酶（trypsin）、糜蛋白酶（chymotrypsin）、羧基肽酶（carboxypeptidase）和弹性蛋白酶（elastase）等，它们均以无活性的酶原形式贮存于胰液中，其中胰蛋白酶含量最多。当胰液进入小肠后，胰蛋白酶原被小肠液中的肠激酶（enterokinase）激活，变为有活性的胰蛋白酶。已被激活的胰蛋白酶也能正反馈地自我激活胰蛋白酶原。此外，胃酸和组织液等也能激活胰蛋白酶原。胰蛋白酶除能激活自身酶原外，还能激活糜蛋白酶原、羧基肽酶原、弹性蛋白酶原，使它们变为相对应的酶。

胰蛋白酶和糜蛋白酶的作用极为相似，都能将蛋白质水解为䐳和胨，当两者共同作用于蛋白质时则能将蛋白质分解为小分子多肽和氨基酸，多肽可再被羧基肽酶、弹性蛋白酶进一步分解为氨基酸。此外，胰液中还含有 RNA 酶、DNA 酶等多种水解酶，它们也以酶原的形式分泌，被胰蛋白酶所激活，激活后可使相应的核酸水解为单核苷酸。

正常情况下，胰液中的蛋白水解酶不会对胰腺组织本身产生消化作用，这是因为胰液中的蛋白水解酶是以无活性的酶原形式分泌的，加上胰腺腺泡细胞还同时分泌胰蛋白酶抑制物，可阻止胰蛋白酶原被激活。由于胰蛋白酶可激活其他的蛋白水解酶，因而胰蛋白酶抑制物也抑制了其他蛋白水解酶的激活，从而防止胰腺发生自身消化。但胰液中胰蛋白酶抑制物作用是有限的，当胰导管梗阻、痉挛或暴饮、暴食时，胰液大量分泌，由于胰液排出受阻使得胰腺管内压力升高，引起小导管和腺泡破裂，胰蛋白酶原大量渗入到胰腺间质，并被组织液激活，胰腺组织将被自身消化，发生急性胰腺炎。

由于胰液中含有消化三种主要营养物质的消化酶，因而，胰液是所有消化液中消化能力最强、消化功能最全面的一种消化液。当胰液分泌障碍或缺乏时，即使其他消化液分泌正常，食物中的蛋白质和脂肪仍不能完全消化吸收，常可引起脂肪泻，同时脂溶性维生素 A、D、E 和 K 的吸收也受影响，但糖的消化和吸收一般不受影响。

（二）胰液分泌的调节

在非消化期，胰液不分泌或很少分泌。进食后 1 ~ 3 分钟，胰液便开始分泌。所以，食物是刺激胰液分泌的自然因素。与胃液分泌相似，按感受食物刺激的先后，胰液分泌也分为头期、胃期和肠期，此过程受神经和体液双重控制。头期主要为神经调节，而胃期和肠期主要为体液调节（图 6-11）。

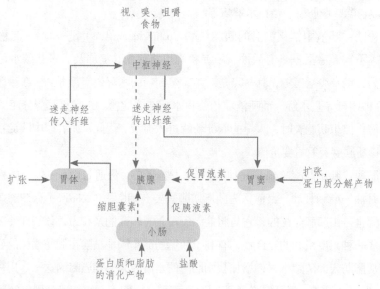

图 6-11　胰液分泌的神经体液调节
（实线代表水样分泌；虚线代表酶的分泌）

1.头期胰液分泌　当给动物假饲或让人假饲（只咀嚼而不吞咽），可引起胰液分泌。这是由食物的形状、气味以及食物直接刺激口咽部等感受器，通过神经反射（包括条件反射和非条件反射）引起胰液的分泌。反射的传出神经主要是迷走神经，递质为 ACh。切断迷走神经或用阿托品阻断 M 型胆碱能受体，均可显著减少胰液的分泌。由于迷走神经释放 ACh 主要作用于胰腺的腺泡细胞，对导管细胞的作用较弱，因此，迷走神经兴奋引起胰液分泌的特点是水分和 HCO_3^- 含量较少，而酶含量却很丰富。此外，迷走神经还可通过刺激胃窦黏膜释放促胃液素间接引起胰液分泌，但这一作用较弱。头期胰液的分泌量约占消化期胰液分泌量的 20%。

2.胃期胰液分泌　食物扩张胃底和胃体，通过迷走-迷走神经反射直接引起胰液的分泌；此外，食物的扩张刺激以及蛋白质的消化产物也可刺激胃窦黏膜释放促胃液素，间接引起胰液的分泌。此期胰液分泌的特点是酶多但液体量较少，其量约占消化期胰液分泌量的 5%～10%。

3.肠期胰液分泌　食糜进入十二指肠和上段空肠后，食糜中的蛋白质、多肽、脂肪酸等成分可刺激小肠黏膜释放促胰液素和缩胆囊素，引起胰液分泌。此期胰液分泌的特点是量最多，约占消化期胰液分泌量的 70%，HCO_3^- 和酶的含量也很高。

（1）促胰液素：是由十二指肠和空肠上段的 S 细胞分泌的一种多肽激素，引起促胰液素释放的最强刺激因素是 HCl，其次为脂肪酸和蛋白质分解产物，糖类几乎没有刺激作用。

促胰液素主要作用于胰腺导管上皮细胞，引起水和 HCO_3^- 含量多、但酶含量少的胰液分泌。HCO_3^- 的作用在于中和进入十二指肠的 HCl，保护小肠黏膜不被 HCl 侵蚀，防止十二指肠溃疡的发生；其次，HCO_3^- 使小肠的 pH 呈弱碱性，为胰酶作用提供适宜的 pH 环境。

（2）缩胆囊素：是由十二指肠和上段空肠黏膜的 I 细胞分泌的另一种多肽激素，引起其释放的因素由强至弱依次为：蛋白质分解产物（胨和胨）、脂肪分解产物（脂肪酸和甘油一酯等）、盐酸，糖类则无作用。CCK 的作用：①直接作用于胰腺的腺泡细胞，分泌含酶多、水和 HCO_3^- 少的胰液，因此又称促胰酶素，此作用和迷走神经的作用类似，但作用更强；②促进胆囊平滑肌强烈收缩，促使胆汁排出；③对胰腺组织的营养作用，可促进胰腺组织合成蛋白质和核糖核酸。

促胰液素和CCK在刺激胰液分泌方面存在协同作用：CCK可加强促胰液素对胰腺导管的作用，促胰液素则可加强CCK对胰腺腺泡细胞的作用。此外，迷走神经和促胰液素之间也存在这种作用，这种激素之间以及激素与神经之间的相互加强作用，对进餐时胰液的大量分泌具有重要的生理意义。

○ 知识拓展　　急性胰腺炎

急性胰腺炎是临床上常见的急腹症之一，是由多种病因导致胰酶在胰腺内被激活后引起胰腺组织自身消化、水肿、出血甚至坏死的炎症反应。临床以急性上腹痛、恶心、呕吐、发热和血胰酶增高等为特点。病变程度轻重不等，轻者以胰腺水肿为主，临床多见，病情常呈自限性，预后良好，又称轻症急性胰腺炎。少数重者胰腺发生坏死或出血，常继发感染、腹膜炎和休克等，病死率高，称为重症急性胰腺炎。临床病理常把急性胰腺炎分为水肿型和出血坏死型两种。

急性胰腺炎的病因迄今仍不完全明了，目前大多认为与过多饮酒、胆管内的胆结石等有关，其发病机制的中心环节是胰腺消化酶经一系列激活过程，引起胰腺的自身消化，导致胰腺细胞和间质水肿，脂肪坏死及出血。实验室检查血常规多有白细胞计数增多及中性粒细胞核左移，血清淀粉酶和尿淀粉酶显著升高，血清脂肪酶常升高，B超可见胰腺肿大、胰内及胰周围回声异常。一直以来，急性胰腺炎的治疗主要是以手术治疗为主，但是随着人们对急性胰腺炎认识的进步，对急性胰腺炎的治疗观点也发生了质的改变，并发展产生了一系列的非手术治疗的方法，如防治休克、改善微循环，解痉、止痛，抑制胰酶分泌，抗感染，营养支持，预防并发症的发生，加强重症监护等一系列措施等，使得急性胰腺炎的治疗效果得到显著提升。

二、胆汁的分泌及其作用

胆汁由肝细胞不断分泌。在非消化期，胆汁经胆囊管进入胆囊暂时储存，需要时再排入十二指肠。在消化期，胆汁经左右肝管及胆总管直接排入十二指肠。刚从肝细胞分泌出来的胆汁称为肝胆汁，储存在胆囊内的胆汁称为胆囊胆汁。

（一）胆汁的性质和成分

胆汁是一种较黏稠且味苦的有色液体。正常成人每日分泌量约为 0.8 ~ 1.0L，其颜色取决于胆色素的种类和浓度。肝胆汁呈金黄色或橙黄色，弱碱性（pH 约为 7.4）。胆囊胆汁因被浓缩而颜色加深，为暗褐色或棕绿色，同时由于胆汁中碳酸氢盐在胆囊中被吸收而呈弱酸性（pH 约为 6.8）。

胆汁中的成分较复杂，无机成分有水、Na^+、K^+、Ca^{2+}、Cl^-和HCO_3^-等；有机成分主要有胆盐、卵磷脂、胆固醇、胆色素等，但不含消化酶。胆汁中最重要的成分是胆盐（bile salt），它是由胆汁酸与甘氨酸或牛磺酸结合形成的钠盐或钾盐，占胆汁中固体成分的50%，其主要作用是促进脂肪的消化和吸收；胆色素是血红蛋白的分解产物，包括胆红素及其氧化产物胆绿素。胆色素占胆汁中固体成分的2%左右，它的种类和浓度决定了胆汁的颜色。胆固醇是肝脏脂肪代谢的产物。正常情况下，胆汁中胆盐、胆固醇、卵磷脂三者保持一定的比例是维持胆固醇呈溶解状态的必要条件。当胆汁中胆固醇分泌过多，或胆盐、卵磷脂合成减少时，胆固醇便从胆汁中析出而形成胆固醇结晶或结石，这是形成胆结石的一种原因。

（二）胆汁的作用

胆汁中虽不含消化酶，但它对脂肪的消化和吸收具有重要意义。胆汁对脂肪的消化和吸收主要依赖于胆盐。

1. 乳化脂肪促进脂肪的消化 胆汁中胆盐、胆固醇和卵磷脂可作为乳化剂，降低脂肪的表面张力，使脂肪乳化为脂肪微滴，分散在肠腔内，因而可增加胰脂肪酶的作用面积，加速脂肪的分解，从而促进脂肪的消化。

2. 帮助脂肪的吸收 在小肠绒毛表面覆盖一层不流动的静水层，脂肪分解产物（如脂肪酸、一酰甘油等）不易穿过静水层到达肠黏膜表面而被上皮细胞吸收。胆盐与卵磷脂是双嗜性分子，它们与胆固醇一起在水溶液中聚合形成微胶粒（micelle），长链脂肪酸、一酰甘油等均可渗透到微胶粒内部形成水溶性复合物。这样，胆盐作为运载工具，能将不溶于水的脂肪分解产物通过肠黏膜上皮表面的静水层到达肠黏膜表面，从而促进脂肪分解产物的吸收。如果胆盐缺乏，食入的脂肪 40% 左右将不能被吸收。

3. 促进脂溶性维生素（A、D、E、K）的吸收 由于胆汁能促进脂肪分解产物的吸收，因此对脂溶性维生素 A、D、E、K 的吸收也有促进作用，其机制与脂肪吸收相同。

4. 中和胃酸 胆汁排入十二指肠后，可中和一部分胃酸，减少胃酸对十二指肠的损伤。

5. 促进胆汁自身分泌 胆盐可直接刺激肝细胞分泌胆汁，称为胆盐的利胆作用。胆汁中的胆盐或胆汁酸进入十二指肠后，90% 以上在回肠末端被吸收入血，经门静脉回到肝脏后又再次组成胆汁分泌入小肠，这一过程称为胆盐的肠 – 肝循环（enterohepatic circulation of bile salts）。当胆道阻塞或肿瘤压迫胆管，导致胆汁排放困难时，可造成脂肪的消化吸收不良和脂溶性维生素吸收障碍，同时由于胆管内压升高，一部分胆汁进入血液可发生黄疸。

（三）胆汁分泌与排出的调节

在非消化期，胆汁大部分储存于胆囊内，胆囊可吸收胆汁中的水分和无机盐，因而胆汁可被浓缩 5～20 倍；在消化期，胆汁由胆囊排入十二指肠。因此，食物在消化道内是引起胆汁分泌和排出的自然刺激物，高蛋白质食物（蛋黄、肉等）引起胆汁流出量最多，高脂肪或混合食物次之，而糖类食物作用最小。在胆汁排出过程中，胆囊和 oddi 括约肌的活动是相互协调的，即胆囊收缩时，oddi 括约肌舒张；相反，胆囊舒张时，oddi 括约肌收缩。

胆汁分泌和排放受神经、体液因素的双重调节，以体液调节为主。

1. 神经调节 神经对胆汁分泌和排放的作用较弱。在进食过程中，食物的信号、进食动作或食物对胃、小肠等部位的刺激，可通过神经反射（条件反射和非条件反射）引起胆汁少量增加，胆囊收缩也轻度增强。反射的传出途径是迷走神经，切断双侧迷走神经或使用胆碱能受体阻断剂阿托品后，上述反应消失。迷走神经也可促进促胃液素释放，间接引起胆汁分泌和胆囊收缩。

2. 体液调节

（1）促胃液素：促胃液素可通过血液循环直接作用于肝细胞和胆囊，促进肝胆汁分泌和胆囊收缩。促胃液素也可引起胃酸分泌，胃酸再作用于十二指肠黏膜 S 细胞，引起促胰液素的释放而间接促进肝胆汁分泌。

（2）促胰液素：促胰液素的主要作用是促进胰液分泌，也有一定的刺激肝胆汁分泌的作用。由于促胰液素主要作用于胆管上皮细胞而不作用于肝细胞，所以它引起胆汁的分泌主要是水和 HCO_3^- 含量增加，而胆盐的含量并不增加。

（3）缩胆囊素：在脂肪、蛋白质分解产物以及酸性食糜等作用下，可以刺激小肠黏膜 I 细胞释放缩胆囊素。它可通过血液循环作用于胆囊平滑肌，引起胆囊强烈收缩，同时松弛 oddi 括约肌，因此可促使胆囊大量排放胆汁；此外，缩胆囊素对胆管上皮细胞也有一定的刺激作用，使胆汁和 HCO_3^- 分泌轻度增加。

（4）胆盐：通过胆盐的肠 – 肝循环被吸收，返回到肝脏的胆盐有刺激肝胆汁分泌的作用，但对胆囊的运动并无明显影响。

三、小肠液的分泌及其作用

小肠内有两种腺体，即十二指肠腺（Brunner gland）和小肠腺（crypts of liberkuhn）。前者又称勃氏腺（Brunner gland），分布于十二指肠黏膜下层，分泌含黏蛋白的碱性液体，因而黏稠度很高，可保护十二指肠黏膜上皮免受胃酸侵蚀；后者又称李氏腺（Lieberkühn crypt），分布于整个小肠黏膜层内，其分泌液构成了小肠液的主要部分。

（一）小肠液的性质、成分和作用

小肠液是一种弱碱性液体，pH 约为 7.6，分泌量大，成人每日分泌量约为 1～3L，渗透压与血浆接近。小肠液中除水和无机盐外，还有黏蛋白和肠激酶等。

小肠液的主要作用：①保护十二指肠黏膜上皮免受胃酸侵蚀；②大量的小肠液可稀释肠道内的消化产物，使肠内容物的渗透压下降，有利于小肠内的水分和营养物质的吸收；③小肠腺分泌的肠激酶可使胰液中的胰蛋白酶原激活，从而促进蛋白质的消化。

近年来研究表明：小肠液中除肠激酶外，无其他的消化酶，但小肠本身对食物具有化学性消化的作用。这是因为在小肠上皮细胞的刷状缘和上皮细胞内存在一些特殊的消化酶，如分解寡肽的肽酶、分解双糖的蔗糖酶和麦芽糖酶等。当营养物质被吸收进入小肠上皮细胞后，这些酶对消化不完全的营养物质继续起消化作用，从而阻止没有完全分解的消化产物吸收入血。这些酶可随脱落的上皮细胞进入肠腔内，但它们对肠腔内的消化不再起作用。

（二）小肠液分泌的调节

小肠液的分泌是经常性的，但在不同条件下，分泌量可有很大变化。食糜对肠黏膜局部的机械性和化学性刺激可通过肠壁内神经丛局部反射引起小肠液的分泌。小肠黏膜对机械性扩张刺激最为敏感，小肠内食糜量越多，小肠液的分泌量也越多。此外，促胃液素、促胰液素、缩胆囊素和血管活性肠肽等都具有刺激小肠分泌的作用。迷走神经兴奋引起十二指肠腺分泌增加，交感神经兴奋则抑制十二指肠腺分泌。因此，长期交感神经兴奋，十二指肠球部保护机制削弱，可能是导致其溃疡的原因之一。

四、小肠的运动

（一）非消化期小肠的运动形式

在非消化期除了存在微弱状态的紧张性收缩外，主要有周期性的移行性复合运动波（MMC）。小肠的 MMC 起源于胃体中部，沿胃肠道向肛门方向缓慢移行，约每 90 分钟发生一次，约经 60～90 分钟可到达回肠末端。当一个波群到达回肠末端时，另一波群又在胃部发生。其主要作用是：①将肠内容物包括前次进食后遗留的食物残渣、脱落的上皮细胞及细菌等清除干净，起到"清道夫"的作用；②阻止结肠内的细菌迁移到终末回肠。因此，MMC 减弱或缺乏者，细菌易于在回肠内过度生长，导致肠功能紊乱。

（二）消化期小肠的运动形式

1. 紧张性收缩 紧张性收缩能使小肠保持一定的形状和位置，维持肠腔内一定的基础压力，也是小肠进行各种运动的基础。当小肠紧张性收缩增高时，有利于肠内容物的混合与推进；当小肠紧张性收缩降低时，肠管易于扩张，肠内容物的混合与推进减慢。

2. 分节运动 分节运动（segmentation contraction）是一种以环形肌为主的节律性收缩和舒张的运动。表现为食糜所在的肠段，环形肌以一定距离的间隔在许多点同时收缩或舒张，把食糜分割成许多节段；数秒后，原来收缩的肠段舒张，而原来舒张的肠段收缩，使每段食糜重新分成两半，与邻近的两半重新组合成一个新的节段，如此反复交替进行（图6-12）。分节运动在空腹时几乎不存在，食糜进入小肠后才逐渐加强。在小肠各段，分节运动存在一个频率梯度，即小肠上部频率较高，下部较低。如人十二指肠分节运动的频率约为11次/分，而回肠末端为8次/分，这有利于将食糜往大肠方向推进。

分节运动的主要作用是：①将食糜与消化液充分混合，以利于消化酶对食糜进行化学性消化；②使食糜与肠壁紧密接触，为吸收创造有利条件；③挤压肠壁促进血液和淋巴回流，有助于吸收。

3. 蠕动 蠕动可发生于小肠的任何部位，速度较慢，约为0.5～2.0cm/min，且近段小肠的蠕动速度大于远段，通常每个蠕动波将食糜向前推进一段距离后（一般3～5cm）便消失。小肠蠕动的意义在于将经过分节运动作用后的食糜向前推进，到达一个新肠段后再开始分节运动。

小肠还有一种行进速度快（2～25cm/s），传播距离较远的蠕动，称为蠕动冲（peristaltic rush），它可以在数分钟内将食糜从小肠的始端一直推送到小肠末端，甚至可送入大肠。蠕动冲可能是由吞咽动作或食糜刺激十二指肠所致，有些药物（如泻药）作用也可引起蠕动冲。

小肠蠕动推送肠内容物（包括水和气体）时产生的声音称肠鸣音，当肠蠕动增强时，肠鸣音亢进；肠麻痹时，肠鸣音减弱或消失。

（三）小肠运动的调节

1. 内在神经的作用 当机械性或化学性刺激作用于小肠壁感受器时，通过壁内神经丛（主要是肌间神经丛）引起的局部反射使小肠的运动加强。切断支配小肠的外来神经，蠕动仍可进行，麻痹小肠的壁内神经丛后，蠕动消失，提示壁内神经丛在小肠运动的调节中起主要调节作用。

2. 外来神经的作用 小肠的运动受迷走神经和交感神经双重支配。一般来说，当迷走神经兴奋时小肠运动增强，而交感神经的作用则相反。但外来神经的作用效果与小肠平滑肌所处的状态有关，若肠道平滑肌紧张性高，则无论是迷走神经还是交感神经兴奋均使小肠的运动减弱；相反，若肠道平滑肌的紧张性低，则这两种神经兴奋都会增强小肠的运动。

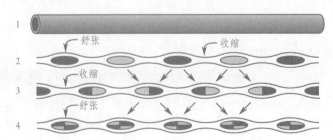

图6-12 小肠分节运动模式图

1. 肠管表面观；2、3、4. 肠管纵切面观，表示不同阶段的食糜节段分割与合拢的情况

3. 体液因素的作用 促胃液素、缩胆囊素、脑啡肽、5-羟色胺和乙酰胆碱等使小肠运动增强，而促胰液素、生长抑素、胰高血糖素和肾上腺素等则使小肠运动减弱。

（四）回盲括约肌的功能

在回肠末端与盲肠交界处，环行肌明显增厚，具有括约肌的作用，称为回盲括约肌。回盲括约肌平时保持轻度的收缩状态，一方面可防止小肠内容物过快地排入大肠，延长食糜在小肠内停留的时间，便于小肠内容物彻底消化和吸收；另一方面也能阻止大肠内食物残渣倒流。食物入胃后，可通过胃-肠反射引起回肠蠕动，当蠕动波到达距回肠末端数厘米时，回盲括约肌舒张，这样当蠕动波到达时，约有4ml食糜被推入大肠。而进入大肠的食糜则通过机械性扩张刺激盲肠，通过壁内神经丛的局部反射使回盲括约肌收缩。

第五节　大肠内消化

人类大肠没有重要的消化活动，其主要功能为：①吸收水分和电解质，参与机体水、电解质平衡的调节；②吸收由大肠内细菌合成的维生素 B、K 等物质；③完成对食物残渣的加工，并形成粪便暂时储存。

一、大肠液的分泌

大肠液是由大肠黏膜表面的柱状上皮细胞和杯状细胞分泌的液体，pH 为 8.3～8.4，主要成分是黏液和碳酸氢盐。此外大肠液中含有少量的二肽酶和淀粉酶，但它们对食物的消化作用不大。大肠液的主要作用在于其中的黏液蛋白，它能润滑粪便和保护肠黏膜免受机械损伤。

大肠液的分泌主要由食物残渣对大肠壁的机械刺激所引起。刺激副交感神经可使大肠液分泌明显增加；而刺激交感神经则使其减少。

二、大肠内细菌的作用

大肠内有许多细菌，大多是大肠杆菌、葡萄球菌等，它们来自空气和食物，由口腔入胃，最后到达大肠。大肠内的环境（如酸碱度、温度）极适合一般细菌的生长、繁殖，但这些细菌通常不致病。据估计，粪便中死的或活的细菌约占粪便固体重量的 20%～30%。大肠内这些细菌能对肠道内一些成分进行分解。细菌对糖和脂肪的分解称为发酵，对蛋白质的分解称为腐败。糖类的发酵产物有乳酸、乙酸、CO_2、甲烷等，脂肪的发酵产物有脂肪酸、甘油、胆碱等，蛋白质的腐败产物有氨、硫化氢、组胺、吲哚等。一般情况下，这些分解产物当中的一些有毒物质吸收甚少，经肝脏解毒后，对人体无明显不良影响；当消化不良或便秘时，一些有毒物质产生和吸收增多，严重时可危害人体。正常情况下，大肠内产生的氨被吸收后在肝脏解毒（转化为尿素），如产氨过多，即进入血液循环，严重时产生昏迷（肝性脑病）。

此外，大肠内细菌可将胆红素转化为尿胆素原，初级胆汁酸转化为胆汁酸；分解胆固醇、药物和某些食物添加剂；使某些氨基酸脱羧生成胺，包括组胺、酪胺及有臭味的吲哚和粪臭素。大肠内有些细菌还能利用肠内较简单的物质合成维生素 K、B_1、B_2、B_{12} 和叶酸,被人体吸收利用,若长期使用肠道抗菌药物,导致肠道内细菌被抑制,可引起维生素 K 和维生素 B 族缺乏。

○ **知识拓展**　　　肠道菌群

　　人体肠道内微生物中超过 99% 是细菌,存活着数量大约有 10^8 个,有 500~1000 个不同的种类。这些数目庞大的细菌大致可以分为三个大类:有益菌、中性菌和有害菌。人体的健康与肠道内的益生菌群结构息息相关。肠道菌群在长期的进化过程中,通过个体的适应和自然选择,菌群中不同种类之间,菌群与宿主之间,菌群、宿主与环境之间,始终处于动态平衡状态中,形成一个互相依存、相互制约的系统。因此,人体在正常情况下,菌群结构相对稳定,对宿主表现为不致病。有研究指出,体魄强健的人肠道内有益菌的比例达到 70%,普通人则是 25%,便秘人群减少到 15%,而癌症病人肠道内的益生菌的比例只有 10%。

三、大肠的运动和排便

大肠的运动少而缓慢,对刺激的反应也较迟缓,这些特点有利于大肠作为粪便的暂时储存场所。

（一）大肠运动的形式

1. 袋状往返运动　类似小肠的分节运动,由环形肌无规律地收缩引起的,空腹和安静时多见。这种运动可使结肠袋内容物向前、后两个方向作短距离的位移,并不向前推进,只是进行缓慢的揉搓,有利于大肠对水和无机盐的吸收。

2. 分节或多袋推进运动　环形肌有规律的收缩,将一个结肠袋的内容物推移到下一邻近肠段,并继续向更远部位而不返回原处的运动,称为分节推进运动;如果在一段结肠上同时发生许多袋状收缩,将其内容物向下推移,称为多袋推进运动。进食后或副交感神经兴奋时,这种运动增加。

3. 蠕动　蠕动是由一些稳定向前推进的收缩波所组成,通常蠕动较缓慢,有利于大肠吸收水分和贮存粪便。此外,大肠还有一种进行很快且前进很远的蠕动称为集团蠕动（mass peristalsis）。它一般开始于横结肠,可将一部分肠内容物迅速从横结肠推送至降结肠和乙状结肠。集团蠕动每日发生 1~3 次,常见于进食后,尤其多见于早餐后 60 分钟内,可能是胃内食物进入十二指肠时,刺激肠黏膜通过壁内神经丛引起的,称为十二指肠－结肠反射。十二指肠－结肠反射敏感人群,进餐时或餐后可有排便感觉,这种现象多见于儿童。

（二）排便

食物残渣在大肠内停留时间较长,一般在 10 小时以上。在这一过程中,食物残渣中的一部分水和无机盐被大肠黏膜吸收,剩余部分经过大肠内细菌的发酵与腐败作用以及大肠黏液的黏结作用形成粪便。粪便中除食物残渣外,还包括脱落的肠上皮细胞和大量的细菌。此外,机体代谢后的废物,包括由肝排出的胆色素衍生物,以及由血液通过肠壁排至肠腔中的某些金属,如钙、镁、汞等的盐类,也随粪便排出体外。

粪便主要储存在结肠下部,平时直肠内没有粪便。当肠蠕动将粪便推入直肠时,可扩张刺激直肠壁内的感受器,冲动经盆神经和腹下神经到达脊髓腰骶段的初级排便中枢,并上传至大脑皮层引起便意。大脑皮层可以控制排便活动，如果环境不许可，大脑皮层发出抑制性冲动，暂时终止排便反射；如果环境许可，大脑皮层发出兴奋性传出冲动，使脊髓初级排便中枢兴奋，初级排便中枢传出冲动经盆神经引起降结肠、乙状结肠和直肠收缩，肛门内括约肌舒张；同时阴部神经（为躯体神经）的传出冲动减少，肛门外括约肌舒张，粪便被排出体外。此外，在排便过程中，由于支配腹肌和膈肌的神经兴奋，腹肌和膈肌收缩，腹内压增加，有助于粪便的排出。由于排便反射受大脑皮层的意识控制，当脊髓高位损伤或昏迷时，初级中枢失去了大脑皮层的意识控制，可导致排便失禁。

成人排便的时间受习惯和环境因素的影响。正常人直肠对粪便的压力刺激具有一定的感觉阈，当达到此阈值时即可产生便意。但若在粪便刺激直肠时，环境和条件不适宜排便，便意可受大脑皮层的抑制。人们若对便意经常予以制止，将使直肠对粪便刺激逐渐失去正常的敏感性，即感觉阈升高，加之粪便在结肠内停留过久，水分吸收过多而变得干硬，引起排便困难，这就是产生功能性便秘最常见的原因。经常便秘又可引起痔疮、肛裂等疾病，因此，应养成定时排便的良好习惯，适当增加纤维素的摄入有预防便秘和结肠疾病发生的作用。此外，直肠黏膜炎症而敏感性提高时，即使肠内只有少量的粪便和黏液，也可引起便意及排便反射，并在便后有未尽的感觉，称为"里急后重"，常见于肠炎或痢疾。

（三）食物中纤维素对肠功能的影响

食物中的纤维素对肠功能和胃肠疾病具有重要影响，近年来已受到医学界的重视。一般认为，适当增加食物中纤维素的含量有益于增进健康，预防便秘、痔疮、结肠癌等疾病的发生。食物中的纤维素对肠功能的影响主要有：①多糖纤维能与水结合而形成凝胶，限制水的吸收，增加粪便的体积，有利于粪便的排出；②纤维素能刺激肠运动，缩短粪便在大肠内停留的时间，以减少有害物质对胃肠和整个机体的毒害作用；③纤维素可降低食物中热量的比例，减少含高能量物质的摄取，有助于纠正不正常的肥胖；④纤维素还可吸收胆汁酸，增加它们在粪便中的含量，使通过肠肝循环回收的胆盐减少，肝脏利用更多的血浆胆固醇合成新的胆汁酸，所以增加饮食中纤维素含量不但可预防便秘，还可降低血浆胆固醇水平。

第六节　吸　收

吸收是指食物的消化产物、水分、无机盐和维生素等透过消化道黏膜上皮细胞进入血液和淋巴液的过程。营养物质的吸收是在食物被消化的基础上进行的，消化是吸收的前提，吸收则为机体提供营养物质，因此，吸收对维持人体正常生命活动十分重要。

一、吸收的部位及机制

（一）吸收的部位

由于消化道各部分的组织结构以及食物在消化道各部位被消化的程度和停留的时间不同，消化道不同部位的吸收能力和吸收速度也不相同。口腔和食管基本没有吸收功能。胃的吸收能力也很差，只吸收酒精、少量水分和某些药物。营养物质的主要吸收部位是小肠，一般认为糖类、蛋白质和脂肪的消化产物大部分在十二指肠和空肠被吸收，维生素 B_{12} 和胆盐在回肠被吸收。食物中大部分营养成分到达回肠时，通常已被吸收完毕，因此回肠主要是吸收功能的储备。食物经过小肠后，吸收过程已基本完成，大肠一般只能吸收少量的水分和无机盐（6-13）。

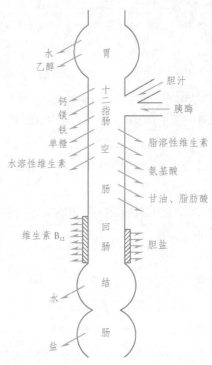

图 6-13　不同营养物质在小肠的吸收部位

　　小肠之所以成为营养物质吸收的主要部位，主要是因为：① 小肠有巨大的吸收面积，正常成年人的小肠长约 4～5 m，小肠黏膜有许多环形皱褶向肠腔突出，皱褶上有大量的绒毛，绒毛的表面是一层柱状上皮细胞，其顶端还有大量的微绒毛（每个柱状上皮细胞的顶端膜上约有 1700 条微绒毛）。由于环状皱襞、绒毛和微绒毛的存在，就使小肠的吸收面积比同样长短的单圆筒面积增加约 600 倍，达 200～250 m² 左右，这为食物的吸收提供了巨大的面积（见图 6-14）；② 糖、蛋白质和脂类在小肠内已被分解成可吸收的小分子物质；③ 食物在小肠内停留的时间较长（3～8 小时），有较充足的吸收时间；④ 小肠绒毛的特殊结构，有利于吸收。小肠绒毛内有丰富的毛细血管、毛细淋巴管、平滑肌和神经纤维，进食后绒毛中平滑肌细胞的收缩可使绒毛发生节律性伸缩与摆动，加速绒毛内血液和毛细淋巴管内淋巴液的回流，有利于吸收。

　　（二）吸收的途径与机制

　　1. 吸收的途径　小肠对各种物质的吸收途径有两条：

　　（1）跨细胞途径：肠腔内的物质通过小肠绒毛上皮细胞的腔面膜进入细胞内，再透过基底侧膜进入细胞外间隙，最后进入血液和淋巴。

　　（2）细胞旁途径：肠腔内的物质通过小肠上皮细胞间的紧密连接进入细胞间隙，随后进入血液或淋巴（图 6-15）。

　　2. 吸收的机制　各种营养物质的吸收机制有下列几种：① 被动转运：单纯扩散、易化扩散和渗透作用；② 主动转运：原发性主动转运和继发性主动转运；③ 入胞和出胞。

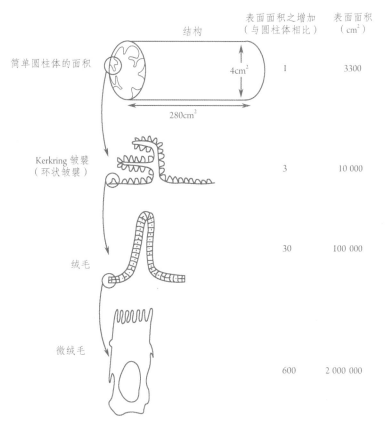

结构	表面面积之增加 （与圆柱体相比）	表面面积 （cm²）
简单圆柱体的面积	1	3300
Kerkring 皱襞 （环状皱襞）	3	10 000
绒毛	30	100 000
微绒毛	600	2 000 000

图 6-14　增加小肠表面面积的绒毛结构

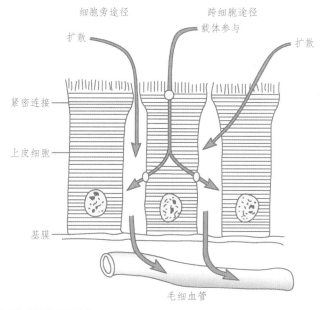

图 6-15　小肠黏膜吸收水和小的溶质的途径

二、小肠内主要营养物质的吸收

　　小肠中被吸收的物质不仅包括经口腔摄入的物质，还包括由各种消化腺分泌入消化道内的水分、无机盐和某些有机成分。通常情况下，小肠每日可吸收数百克糖，100 克以上脂肪，50 ～ 100

克氨基酸，50～100克无机盐和7～8升的水。实际上，小肠的吸收潜力远比上述数值大，当机体需要时可发挥更大的吸收潜能。

（一）糖的吸收

食物中的糖类一般须分解为单糖后才能被吸收，只有少量的二糖被吸收。肠道中的单糖主要是葡萄糖，约占单糖总量的80%，其余的单糖是半乳糖、果糖和甘露糖。各种单糖的吸收速率差异很大，葡萄糖和半乳糖的吸收速率最快，果糖次之，甘露糖最慢。若以葡萄糖的吸收速率为100，则单糖的吸收速率分别为：半乳糖110、果糖43、甘露糖15。吸收速率的差别是由于各种单糖与载体的亲和力不同造成的。

葡萄糖和半乳糖的吸收是消耗能量的继发性主动转运过程，它是逆浓度差进行，能量来自钠泵。在肠绒毛上皮细胞的基底侧膜上有 Na^+ 泵，它能不断将细胞内 Na^+ 泵入细胞间隙再进入血液，从而维持细胞内低 Na^+ 浓度。在肠黏膜上皮细胞顶端膜上存在 Na^+－葡萄糖和 Na^+－半乳糖同向转运体，葡萄糖和半乳糖分别能与 Na^+－葡萄糖和 Na^+－半乳糖同向转运体结合，Na^+ 依靠细胞内外 Na^+ 浓度差进入细胞内，释放的势能将葡萄糖或半乳糖转运入细胞，然后经基底侧膜通过易化扩散的方式进入细胞间隙，再进入血液（图6-16）。可见，Na^+ 的主动转运为葡萄糖和半乳糖的吸收提供了动力，Na^+ 泵抑制剂哇巴因可抑制葡萄糖和半乳糖的吸收。

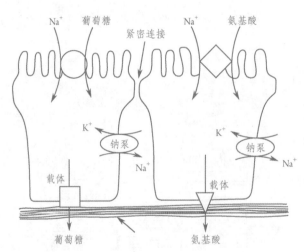

图6-16 葡萄糖和氨基酸吸收机制示意图

果糖的吸收机制与葡萄糖不同，不属于主动转运，而是经载体介导的易化扩散进入肠绒毛上皮细胞内，因此，果糖的吸收速率比葡萄糖和半乳糖低。转运入细胞内的果糖大部分转化成葡萄糖进入细胞间隙后经血液循环被吸收。

（二）蛋白质的吸收

食物的蛋白质经消化分解为氨基酸后才能被小肠吸收。小肠对氨基酸的吸收与葡萄糖的吸收相似，即继发性主动转运（图6-16）。在小肠绒毛上皮细胞的顶端膜上，存在3种转运氨基酸的同向转运体，它们分别转运中性、酸性和碱性氨基酸。一般说来，中性氨基酸的转运速度比酸性或碱性氨基酸快。少数氨基酸的吸收不依赖于 Na^+，可以通过易化扩散方式进入肠上皮细胞。

近年来发现，小肠黏膜上皮细胞顶端膜上还存在二肽和三肽转运系统，许多二肽和三肽可完整地被小肠上皮细胞吸收，且其转运效率比氨基酸还高。进入细胞内的二肽和三肽，可被细胞内的二肽酶和三肽酶进一步分解为氨基酸。进入上皮细胞内的氨基酸、二肽和三肽经基底侧膜以载体介导的易化扩散方式进入组织间液，然后经血液循环被吸收。

此外，婴儿的肠上皮细胞可通过入胞和出胞的方式吸收适量的未经消化的蛋白质，如对母体初乳中的免疫球蛋白 A（IgA）的吸收。但其他外来蛋白质被吸收后不但无营养价值，反而可作为抗原引起过敏反应或中毒反应，这对人体是不利的。

（三）脂肪的吸收

在小肠内，脂类的消化产物为脂肪酸、甘油、一酰甘油和胆固醇等，它们大部分是脂溶性物质，必须与胆盐形成水溶性混合微胶粒，才能通过肠黏膜上皮细胞表面的静水层，到达上皮细胞表面。在细胞膜表面，脂肪酸、甘油、一酰甘油和胆固醇等又逐渐从混合微胶粒中释出，通过单纯扩散进入上皮细胞内；胆盐在此并不被吸收，而是留在肠腔内继续发挥作用。

脂类的消化产物进入上皮细胞后去路主要有两条：①长链脂肪酸（含 12 个碳原子以上）、一酰甘油及胆固醇等进入细胞后，在肠上皮细胞的内质网中大部分重新合成三酰甘油，并与细胞中生成的载脂蛋白结合形成乳糜微粒（chylomicron）。乳糜微粒一旦形成即进入高尔基复合体，被包裹在囊泡内，当囊泡移行到细胞基底侧膜时与细胞膜融合，最终以出胞的方式释出乳糜微粒，进入细胞间隙的乳糜微粒再扩散进入淋巴循环，这就是脂肪吸收的淋巴途径（图 6-17）；②中、短链脂肪酸（含 12 个碳原子以下）和含短链脂肪酸的一酰甘油是水溶性的，可由上皮细胞内直接扩散出基底侧膜进入血液循环而不必经淋巴途径。

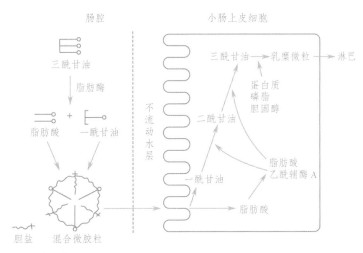

图 6-17 脂类消化产物吸收示意图

虽然脂肪的吸收有血液和淋巴两条途径，但由于膳食中的动、植物油中含长链脂肪酸（含 15 个碳原子以上）较多，所以脂肪的吸收途径以淋巴为主。近年来研究认为，尽管胆盐在脂肪吸收中发挥重要作用，但脂肪水解产物在水溶液中达到一定浓度后，其自身可形成单层微泡（也称液晶微泡）或脂小体。脂小体可通过静水层而作为混合微胶粒运输脂肪水解产物的补充方式。因而在胆汁缺乏和胆囊引流的病人并不出现明显的脂肪吸收障碍。

（四）水的吸收

成人每日大约由胃肠道吸收 8L 水，而每日随粪便排出的水仅为 0.1～0.2L。在消化道各段，水的吸收都是被动的，各种溶质，特别是 NaCl 的主动吸收所产生的渗透压梯度是水吸收的主要动力。由于肠内营养物质及电解质的吸收造成肠内容物低渗，从而促进水从肠腔经跨细胞途径和细胞旁途径进入血液（图6-18）。

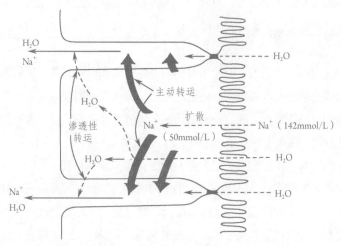

图6-18　小肠黏膜对 Na^+ 和水的吸收示意图

　　任何原因使肠道内渗透压增高或肠蠕动增强，均可使水的吸收减少而导致腹泻。如口服硫酸镁后，由于在肠道内形成高渗透压阻止水分的吸收、刺激肠道蠕动导致腹泻。严重呕吐、腹泻、出汗均可使体内水、电解质和营养物质大量丢失，导致水、电解质和酸碱失衡。

　　（五）无机盐的吸收

　　一般说来，单价碱性盐类如钠、钾、铵盐的吸收很快，多价碱性盐类则吸收很慢。凡能与 Ca^{2+} 结合形成沉淀的盐，如硫酸盐、磷酸盐、草酸盐等，则不能被吸收。

　　1．钠的吸收　人体每日吸收的钠约 25～30g，其中大部分来自消化腺分泌，食物中摄入的钠约 5～8g。消化腺分泌的钠大约 95%～99% 被胃肠道吸收，仅少量随粪便排出，因此，一旦肠道分泌的钠大量丢失，如严重呕吐、腹泻等，体内储存的钠在短时间内可显著降低，甚至危及生命。

　　钠的吸收是主动的，动力来自小肠黏膜上皮细胞基底侧膜上钠泵的活动。由于钠泵的活动造成细胞内 Na^+ 浓度降低和正电荷减少（细胞内的电位较肠腔内电位低 40mV），因此，肠腔中的 Na^+ 便顺电－化学梯度扩散进入肠上皮细胞内。进入细胞内的 Na^+ 又通过基底侧膜上钠泵的活动转运出细胞，进入组织间液，随后进入血液。由于钠泵不断将细胞内的 Na^+ 泵出细胞，使得肠腔内的 Na^+ 源源不断地进入细胞内。同时，细胞间隙中 Na^+ 浓度升高，渗透压增加，因此可促进肠道内水通过细胞间的紧密连接，进入组织间隙，使得组织间隙的静水压增加，从而促进 Na^+ 和水进入毛细血管被吸收（图6-18）。

　　Na^+ 由肠腔向细胞内扩散须借助转运体蛋白完成，目前认为 Na^+ 通过四种方式经肠上皮细胞顶端膜进入细胞内：①Na^+－有机溶质（如葡萄糖、半乳糖、氨基酸、二肽等）同向转运；②Na^+－H^+ 与 Na^+－K^+ 逆向转运；③Na^+－Cl^- 同向转运；④少量 Na^+ 可经水通道被动扩散。因此，Na^+ 的吸收往往伴随葡萄糖、氨基酸、Cl^- 和 HCO_3^- 的吸收。

　　2．铁的吸收　人体每日吸收的铁约为 1mg，仅为食物中铁的 5%～10% 左右。铁的吸收与机体对铁的需要量有关，当机体对铁的需求增多时（如孕妇、儿童或失血情况下），铁的吸收率明显增强。食物中的铁绝大部分是三价的高铁（Fe^{3+}）不易被吸收，须还原成二价亚铁（Fe^{2+}）才能被吸收。Fe^{2+} 的吸收速度要比相同量 Fe^{3+} 快 2～15 倍。维生素 C 能使 Fe^{3+} 还原成 Fe^{2+}，因而可以促进铁的吸收。另外，酸性环境有利于铁的溶解而便于吸收，因此胃酸可促进铁的吸收。当胃酸分泌缺乏或胃大部切除的病人常伴发缺铁性贫血。

铁吸收的主要部位在十二指肠和空肠上段，这些部位肠黏膜上皮细胞对铁的吸收是个主动转运的过程，需要多种膜转运蛋白介导。黏膜细胞顶端膜上存在二价金属转运体（divalent metal transporter 1，DMT1）能将无机铁转运入细胞内，而黏膜细胞基底侧膜上存在铁转运蛋白 1（ferroportin 1，FP1）可将无机铁转运出细胞并进入血液，这两个过程都需要消耗能量。另一方面，肠黏膜细胞对铁吸收的能力取决于黏膜细胞内的含铁量。进入黏膜细胞内的铁，大部分被氧化成 Fe^{3+}，并与细胞内的脱铁蛋白结合成铁蛋白（ferritin，Fe-BP），暂时储存在细胞内；一小部分 Fe^{2+} 在尚未与脱铁铁蛋白结合前，通过基底侧膜以主动转运的方式出细胞，并进入血液。黏膜细胞在刚吸收铁而尚未将它们转移至血液中时，则暂时失去其由肠腔再吸收铁的能力。这样，存积在黏膜细胞内的铁量，就成为再吸收铁的抑制因素。

小肠可根据机体对铁的需要来调节铁的吸收，以保持机体铁的平衡。当机体缺铁时脱铁蛋白和铁蛋白合成减少、转铁蛋白增加，从而促进铁的吸收、减少铁的储存；相反，当铁过多时，铁蛋白增加、转铁蛋白受体减少，从而有利于铁的储存。铁蛋白是铁在体内的一种主要储存形式，但如果细胞内铁蛋白大量积聚，可造成组织细胞损伤。

3．钙的吸收　食物中的钙只有小部分被吸收，吸收的主要部位在十二指肠，只有溶解状态的钙才能被吸收。

影响钙吸收的因素有：① 维生素 D：能促进小肠对钙的吸收；② 机体钙的需要量：儿童、孕妇和哺乳期妇女对钙的需要量增加则钙的吸收增加；③ 肠腔内的酸度：酸性环境可增加钙吸收，而碱性环境则降低钙的吸收。当肠腔 pH 约为 3 时，钙呈离子化状态，吸收最好；④ 磷酸盐、草酸盐、植酸等可与 Ca^{2+} 形成不溶性复合物而抑制钙的吸收；⑤ 胆汁酸：脂肪分解释放的脂肪酸，可与 Ca^{2+} 结合成钙皂，胆汁酸可与钙皂结合形成水溶性复合物，从而促进 Ca^{2+} 的吸收。

小肠黏膜对 Ca^{2+} 的吸收可通过跨上皮细胞和细胞旁途径两种形式来完成。十二指肠对 Ca^{2+} 的吸收主要通过跨上皮细胞主动吸收 Ca^{2+}，小肠各段可通过细胞旁途径被动吸收 Ca^{2+}。

4．负离子的吸收　小肠吸收的负离子主要是 Cl^- 和 HCO_3^-，它们主要通过被动扩散而迅速被吸收。肠腔内的正离子（主要是 Na^+）的吸收导致肠腔内的电位相对为负，因而 Cl^- 顺电位差进入肠黏膜上皮细胞。肠腔内 HCO_3^- 是以 CO_2 的形式被吸收入血，即通过肠黏膜上皮细胞 Na^+-H^+ 交换作用，进入肠腔内的 H^+ 与 HCO_3^- 结合形成 H_2CO_3，H_2CO_3 再解离成 H_2O 和 CO_2，CO_2 通过肠上皮细胞被吸收入血；H_2O 则留在肠腔。

（六）胆固醇的吸收

肠道内的胆固醇主要来自食物和肝脏分泌的胆汁，此外，还有一小部分来自脱落的消化道上皮细胞，总量为每日 1～2g。胆固醇分为游离的胆固醇和酯化胆固醇两种，酯化胆固醇必须在肠腔中经胆固醇酯酶水解为游离的胆固醇才能被吸收。游离的胆固醇通过形成混合微胶粒被吸收，被吸收的胆固醇大部分在小肠黏膜细胞中重新酯化成胆固醇酯，与载脂蛋白一起形成乳糜微粒经淋巴系统进入血液循环。

体内有不少因素可影响胆固醇的吸收：① 食物中胆固醇含量。含量越高吸收越多，但两者不存在线性关系；② 食物中的脂肪含量。食物中的脂肪有提高胆固醇吸收的作用，如果食物中缺乏脂肪，胆固醇几乎不能吸收，这是因为胆固醇在纯胆盐微粒中很难溶解的缘故；③ 胆盐的含量。胆固醇的吸收依赖于胆盐，凡能减少或消除胆盐的物质均可减少胆固醇的吸收；④ 植物固醇的含量。各种植物固醇可竞争抑制胆固醇掺入微胶粒中，而植物固醇本身不被吸收，但妨碍胆固醇的吸收；⑤肠黏膜载脂蛋白含量，抑制其合成可妨碍乳糜微粒的形成，因而减少胆固醇吸收。此外，食物中不能被利用的纤维素、果胶、琼脂等易与胆盐结合形成复合物，阻碍微胶粒的形成，从而减少胆固醇的吸收。

血液中胆固醇含量过高，可导致动脉粥样硬化，诱发心、脑血管疾病。因此，为预防该类疾病的发生，主要措施是注意饮食，少食高脂肪、高胆固醇的食物，多进食含纤维素、植物固醇丰富的食物，这样可减少胆固醇的吸收。

（七）维生素的吸收

大部分维生素在小肠上段被吸收，但维生素 B_{12} 的吸收部位在回肠末端。大多数水溶性维生素（如维生素 B_1、B_2、B_6、PP、C 以及生物素和叶酸等）是通过 Na^+ 同向转运体而被吸收的。维生素 B_{12} 需先与内因子结合形成复合物，才能被回肠吸收。如果因内因子缺乏导致维生素 B_{12} 吸收障碍而发生贫血时，应采用胃肠以外的途径补充维生素 B_{12}。脂溶性维生素 A、D、E、K 的吸收与食物中脂类消化吸收的机制相同，当脂类物质消化吸收障碍时将影响脂溶性维生素的吸收。

（凌宏艳 李 晨）

◇ 思考题 ....

1. 胃液分泌过多或不足时，可能会出现哪些异常？

2. 为什么小肠是消化和吸收的主要部位？

3. 胃液、胰液和胆汁的主要成分和生理作用是什么？

第七章
能量代谢和体温

学习目标

识记
1. 能简述人体主要的供能物质。
2. 能正确概述影响能量代谢的主要因素和体温的生理变动。
3. 能陈述基础代谢、基础代谢率、食物的热价、氧热价、呼吸商和体温的概念，体温的正常值。

理解
1. 能简述能量代谢的测定原理和方法。
2. 能说出测定基础代谢率的临床意义。
3. 能说出机休产热的机制和散热的途径及方式。
4. 能概述机体维持体温相对稳定的机制。

运用
1. 能运用机体散热原理为体温升高的病人进行降温。
2. 能运用调定点学说解释机体发热的机制。

07章

第一节　能量代谢

新陈代谢是生命活动的基本特征之一，包括合成代谢和分解代谢。合成代谢是指机体从外界摄取营养物质构筑和更新自身并储存能量的过程；分解代谢是指机体分解体内储备的能源物质和组织成分并释放能量供机体进行各种功能活动和维持体温的过程。由此可见，在新陈代谢过程中物质代谢和能量代谢总是相伴发生。通常将物质代谢过程中伴随发生的能量释放、转移、储存和利用称为能量代谢（energy metabolism）。

一、机体能量的来源和去路

（一）能量的来源

机体的能量来源于食物中糖、脂肪和蛋白质分子中蕴含的化学能。这些物质在体内被氧化分解时，储存的化学能即释放出来，释放的能量一般以三磷酸腺苷（adenosine triphosphate，ATP）形式存在。ATP 是糖、脂肪和蛋白质在生物氧化过程中合成的一种高能化合物，当机体需要能量时，ATP 被水解为腺苷二磷酸（adenosine diphosphate，ADP）及磷酸，同时释放出能量供机体利用。可见，机体进行各种生理活动时直接利用的能量均来自 ATP，所以 ATP 既是体内直接的供能物质，又是主要的储能形式。体内还有其他储能物质，如磷酸肌酸（creatine phosphate，CP）等。CP 主要存于肌肉和脑组织中，当物质氧化分解释放的能量过剩、ATP 产生过多时，其高能磷酸键可转给肌酸，合成 CP；反之，当组织消耗 ATP 增多，超过营养物质氧化生成 ATP 的速度时，CP 又可迅速把高能磷酸键转移给 ADP 生成 ATP，以满足机体对能量的应急需求。CP 不能直接供能，必须先把能量转化生成 ATP，再由 ATP 供能。因此，可以认为 CP 是 ATP 的暂时储存库。

1. **糖**　糖（carbohydrate）是机体重要的供能物质。一般情况下，糖提供人体所需能量的 50%～70%。食物中的糖类物质经过消化被分解为单糖，主要为葡萄糖，经过小肠黏膜细胞特定的葡萄糖转运体以继发性主动转运的方式吸收入体内，部分直接氧化分解供能，部分以肝糖原和肌糖原形式贮存于肝脏和肌肉中。肝糖原能维持血糖水平的相对稳定，体内肝糖原的储存量较少，仅供机体在饥饿 24～48 小时内的能量消耗；肌糖原是骨骼肌活动时随时可以动用的能量储备。氧供应充足时，糖进行有氧氧化生成水和 CO_2，1mol 葡萄糖能提供 38mol 的 ATP；氧供应不足时，糖进行无氧酵解生成乳酸，1mol 葡萄糖仅能提供 2mol 的 ATP；一般情况下糖以有氧氧化供能为主。在人体，脑组织所需能量主要来自于血糖的有氧氧化且耗氧量高，因此，维持一定的血糖水平和保持机体充足的氧供，对脑功能的维持至关重要。机体低血糖会引起脑功能障碍，出现头晕等症状，严重者甚至可导致抽搐和昏迷。

2. **脂肪**　脂肪（fat）既是机体重要的供能物质，又是能量储存的主要形式。每克脂肪氧化释放的能量约为糖的两倍。一般情况下，体内脂肪占体重的 20% 左右，机体所消耗的能量有 30%～50% 来自脂肪分解供能。当机体需要时，储存的脂肪在脂肪酶的催化下分解为甘油和脂肪酸。甘油主要在肝脏中经过磷酸化和脱氢进入糖的氧化分解途径供能，或转变为糖。脂肪酸可在心脏、肝脏、骨骼肌等组织细胞内与辅酶 A 结合，经过 β- 氧化，分解为乙酰辅酶 A 而进入糖的氧化途径。短期饥饿时，成人储备的肝糖原耗尽后，脂肪就成为主要的供能物质，机体储存的脂肪能维持 10～60 天。

3. **蛋白质**　蛋白质（protein）在人体的主要作用是合成细胞的构成成分，以实现组织的自我更新，或用于合成酶、激素等生物活性物质，是非主要的供能物质。当人体长期饥饿、不能进食或能量消耗极大而体内的糖原和脂肪耗竭时，机体才依靠组织蛋白分解产生的氨基酸供能。氨基酸主要在肝脏代谢，由于蛋白质在体内的氧化分解不完全，因此所释放的能量低于它在体外燃烧时释放的能量。

（二）能量的去路

各种能源物质在体内氧化时释放的能量，约50%以上以热能形式散发于体外，只有45%以化学能形式贮存于ATP或CP的高能磷酸键中，供机体各种生理活动所需，如合成代谢、神经传导、肌肉收缩以及物质的跨膜主动转运等。综上所述，人体从三大营养物质中获得的能量，除骨骼肌运动所做的机械功外，其余最终都将以热能形式向体外散发，参与体温的维持（图7-1）。热能是最低级形式的能，除用来维持体温外，既不能直接用来做功，也不能再转化成其他形式的能。

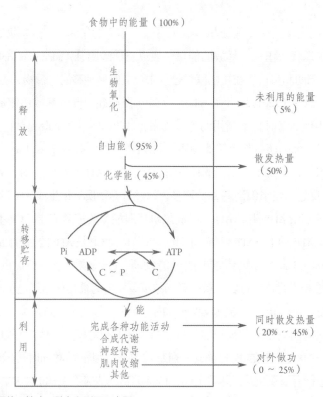

图7-1　体内能量的释放、转移、贮存和利用示意图
C:肌酸；pi：无机磷酸；C~P：磷酸肌酸

（三）能量平衡

能量平衡指机体摄入的能量与消耗的能量之间的平衡，是一种动态平衡。在一段时间内，若机体摄入的能量等于消耗的能量，即能量达到"收支平衡"，则体重保持不变；若机体摄入的能量少于消耗的能量，机体即动用储存的能源物质，则体重减轻，称为能量的负平衡；反之，机体摄入的能量多于消耗的能量，多余能量即转变为脂肪，导致肥胖和体重增加，称为能量的正平衡。

○ 知识拓展　　　　能量代谢与体重指数

随着经济的发展和生活方式的转变，肥胖已经成为世界共同关注的健康问题之一，肥胖与许多疾病（如糖尿病和高血压等）的发生有关。临床常用体重指数（body mass index，BMI）作为判断肥胖的简易指标。其计算公式为：BMI= 体重（kg）/[身高（m）]²。亚洲成年人 BMI 正常范围为 18.5 ～ 22.9，≥ 23 为超重，23 ～ 24.9 为肥胖前期，25 ～ 29.9 为Ⅰ度肥胖，≥ 30 为Ⅱ度肥胖。为保持正常体重和身体健康，应做到合理膳食和适当运动，保持机体能量代谢的平衡，远离肥胖。

二、能量代谢的测定原理和方法

（一）测定原理

机体能量代谢遵循"能量守恒定律"，即能量在各种形式的转化过程中既不增加也不减少。食物氧化释放的化学能除做外功外，经生理活动利用后最终均转变为热能。因此，测定机体的能量代谢率，可以通过测定机体在一定时间内所消耗的营养物质的量，乘以营养物质的热价，从而计算出它们释放的能量。但实际上很难测定机体在一定时间内所消耗的营养物质量，所以通常采用测定机体在一定时间内营养物质代谢的耗 O_2 量和 CO_2 产生量，推算出营养物质的消耗量，从而计算出产热量。也可以通过测定机体在一定时间内的产热量与所做外功量来计算。若机体保持在安静状态下，避免做外功，则此时机体产生的热量即为所消耗的能量。故测定机体单位时间内所散发的总热量，即可反映机体在此段时间内能量代谢的强度。

（二）测定方法

能量代谢的测定方法有直接测热法和间接测热法。

1. 直接测热法　直接测热法（direct calorimetry）是指直接测定受试者在安静状态下一定时间内的散热量的方法。测定时将受试者置于特殊的隔热装置中，保持安静状态，搜集受试者一定时间内散发的总热量。因为此法所用设备复杂庞大且价格昂贵，不便于实施，所以一般只用于科学研究。

2. 间接测热法　间接测热法（indirect calorimetry）是根据受试者安静状态下一定时间内的耗 O_2 量和 CO_2 产生量，推算消耗的能源物质的量，进而计算出产热量的方法。这种方法的原理是化学反应中的定比定律，即反应物与产物的量之间呈一定的比例关系，例如葡萄糖无论在体内氧化分解还是在体外燃烧，化学反应式均有以下定比关系：

$$C_6H_{12}O_6+6O_2=6CO_2+6H_2O+\Delta H$$

利用糖、脂肪和蛋白质在体内氧化分解时的耗 O_2 量、CO_2 产生量以及释放的热量之间的比例关系，可推算出机体在一定时间内所消耗的各种营养物质的量，从而计算出其产生的热量。

（三）间接测热法的参数和步骤

1. 测定参数　一般情况下，参与分解供能的物质不仅有葡萄糖，还有其他物质，为了确定一定时间内参与供能物质的种类、实际氧化分解的食物量及释放的能量，需了解以下几个概念。

（1）食物的热价：1g 某种食物氧化分解时释放的能量称为这种食物的热价（thermal equivalent of food），也称卡价。食物的热价可分为生物热价和物理热价。前者指食物在体内氧化分解时释放的能量，后者指食物在体外燃烧时释放的能量。因糖和脂肪在体内和体外氧化分解的产物完全相同，所以两者的物理热价和生物热价相等；蛋白质的生物热价小于物理热价，是因为其在体内不能彻底氧化分解，部分能量含在尿素和尿酸等分子中从尿中排出。食物的热价一般用焦耳（J）或千焦耳（kJ）作为计量单位。三种营养物质的热价见表 7-1。

（2）食物的氧热价：某种食物氧化时每消耗 1L O_2 所产生的热量称为这种食物的氧热价（thermal equivalent of oxygen）。氧热价可揭示某种物质氧化时耗 O_2 量和产热量之间的关系。因各种食物所含元素的比例不同，所以消耗等量氧释放的能量也不同，见表 7-1。

（3）呼吸商：营养物质在体内氧化时，一定时间内 CO_2 产生量与耗 O_2 量的比值称为呼吸商（respiratory quotient，RQ）。因各种营养物质中氧元素和碳元素含量和比例不同，所以 RQ 也各不相同。三种营养物质的 RQ 见表 7-1。根据 RQ 的数值，可推测出某段时间内人体氧化营养物质的种类和大致比例。如果 RQ 接近 1.0，表示某段时间内主要由葡萄糖氧化供能；如果 RQ 接近 0.71，表示主要由脂肪氧化供能。糖尿病病人因糖利用障碍，机体主要靠脂肪分解供能，所以其呼吸商接近 0.71。长期不能进食的人，主要由自身蛋白质分解供能，其呼吸商接近 0.80。我国正常人一般混合膳食，其呼吸商为 0.85 左右。三种营养物质的热价、氧热价和呼吸商等数据见表 7-1。

表 7-1　三种营养物质氧化时的有关数据

营养物质	产热量（kJ/g）		耗 O_2 量（L/g）	CO_2 产生量（L/g）	呼吸商	氧热价（kJ/L）
	物理热价	生物热价				
糖	17.17	17.17	0.83	0.83	1.00	21.1
脂肪	39.78	39.78	2.03	1.43	0.71	19.6
蛋白质	23.45	18.00	0.95	0.76	0.80	18.9

如前所述，一般情况下机体主要由糖和脂肪氧化供能，蛋白质氧化甚少可忽略不计。根据糖和脂肪氧化时 CO_2 产生量与耗 O_2 量的比值计算的呼吸商称为非蛋白呼吸商（no-protein respiratory quotient，NPRQ）。表 7-2 显示不同的非蛋白呼吸商所对应的糖和脂肪各自氧化的百分比以及相应的氧热价，利用这些数据，可使能量代谢的测算更为简便。

2. **测定步骤**　通过测定机体一定时间内蛋白质和非蛋白质的产热量，进而计算出能量代谢率。因蛋白质在体内氧化不完全，分解时产生的氮在体内不能继续氧化而从尿中排出，因此可以先测定一定时间内尿氮量，根据尿氮量计算出蛋白质分解量（1g 尿氮相当于 6.25g 蛋白质分解），再根据表 7-1 计算出氧化蛋白质的产热量，以及蛋白质分解时的耗 O_2 量和 CO_2 产生量。从测得的总耗 O_2 量和 CO_2 产生量中减去蛋白质分解时的耗 O_2 量和 CO_2 产生量，即可计算出非蛋白呼吸商。随后，从表 7-2 查找相应的氧热价，用氧热价乘耗 O_2 量即可得到非蛋白质代谢的产热量，加上之前计算出的蛋白质产热量，最终可得出机体总产热量。下面举例说明间接测热法的具体步骤：

（1）首先测定受试者一定时间内的耗 O_2 量、CO_2 产生量及尿氮排出量。假定某受试者 24 小时的耗 O_2 量为 400L、CO_2 产生量为 340L（均已换算成标准状态的气体容积），尿氮排出量为 12g。

（2）蛋白质代谢的有关数据：

$$蛋白质分解量 = 12g \times 6.25 = 75g$$

$$蛋白质产热量 = 18kJ/g \times 75g = 1350kJ$$

$$耗 O_2 量 = 0.95L/g \times 75g = 71.25L$$

$$CO_2 产生量 = 0.76L/g \times 75g = 57L$$

（3）非蛋白物质代谢有关数据：

$$耗 O_2 量 = 400L - 71.25L = 328.75L$$

$$CO2 产生量 = 340L - 57L = 283L$$

$$NPRQ = 283L \div 328.75L = 0.86$$

表 7-2 非蛋白呼吸商和氧热价

非蛋白呼吸商	氧化百分比		氧热价（kJ/L）
	糖（%）	脂肪（%）	
0.707	0.00	100.00	19.62
0.71	1.10	98.90	19.64
0.72	4.75	95.20	19.69
0.73	8.40	91.60	19.74
0.74	12.00	88.00	19.79
0.75	15.60	84.40	19.84
0.76	19.20	80.80	19.89
0.77	22.80	77.20	19.95
0.78	26.30	73.70	19.99
0.79	29.00	70.10	20.05
0.80	33.40	66.60	20.10
0.81	36.90	63.10	20.15
0.82	40.30	59.70	20.20
0.83	43.80	56.20	20.26
0.84	47.20	52.80	20.31
0.85	50.70	49.30	20.36
0.86	54.10	45.90	20.41
0.87	57.50	42.50	20.46
0.88	60.80	39.20	20.51
0.89	64.20	35.80	20.56
0.90	67.50	32.50	20.61
0.91	70.80	29.20	20.67
0.92	74.10	25.90	20.71
0.93	77.40	22.60	20.77
0.94	80.70	19.30	20.82
0.95	84.00	16.00	20.87
0.96	87.20	12.80	20.93
0.97	90.40	9.58	20.98
0.98	93.60	6.37	21.03
0.99	96.80	3.18	21.08
1.00	100.00	0.00	21.13

（4）查表 7-2，根据 NPRQ 的氧热价计算 24 小时非蛋白物质代谢的产热量：

非蛋白物质代谢的产热量 =20.41kJ/L×328.75L=6709.79kJ

（5）24小时总产热量：

$$总产热量 = 6709.79kJ + 1350kJ = 8059.79kJ$$

计算的数值 8059.79kJ 即为该受试者 24 小时的能量代谢值。

3. 简化测定法 上述测算步骤复杂而繁琐，在实际工作中常采用以下两种简化方法。第一种方法：一般情况下用于氧化的蛋白质量极少，故忽略蛋白质氧化分解的产热量，把测得的呼吸商看作非蛋白呼吸商，查表 7-2 得出相应的氧热价，用总耗 O_2 量乘以此氧热价，即可得出该时间内的产热量。第二种方法：先测一定时间内耗 O_2 量，以国人混合膳食的呼吸商 0.85 时的氧热价 20.36kJ（4.84kcal）为标准，此氧热价乘以耗 O_2 量，即可得出此段时间内的产热量。

实践表明，简化测定法与经典复杂测定法所得结果非常接近，因而被广泛应用。

三、影响能量代谢的因素

影响机体能量代谢的因素有很多，如年龄、性别、环境、精神活动和肌肉活动等。一般来说，处于生长发育期的儿童比成年人高，成年人比老年人高，男性比女性高。以下主要介绍肌肉活动、精神活动、食物的特殊动力效应和环境因素对能量代谢的影响。

（一）肌肉活动

肌肉活动对能量代谢的影响最为显著，机体任何轻微活动都可提高能量代谢率。机体产热量的增加与肌肉活动的强度成正变关系。剧烈运动或进行高强度劳动时，短时间内产热量比平时增加数倍至数十倍。因此，通常可用能量代谢率作为评估肌肉活动强度的指标。表 7-3 显示进行不同强度的劳动或运动时能量代谢的增长情况。

表 7-3　不同活动状态时能量代谢值

人体活动项目	平均产热量 [kJ/（$m^2 \cdot min$）]
静卧	2.73
开会	3.40
擦窗	8.30
洗衣	9.89
扫地	11.37
打排球	17.50
打篮球	24.22
踢足球	24.98

（二）精神活动

与肌肉相比，脑的血流量大且代谢率高，安静状态下每 100g 脑组织耗 O_2 量为 3 ~ 3.5ml/min，约为安静状态下肌肉组织耗 O_2 量的 20 倍。虽然脑组织的代谢率较高，但在不同精神活动状态下脑组织的代谢率变化并不大。研究表明人体在睡眠时与精神活动活跃时相比，脑组织的糖代谢无明显差异。可见，在精神活动活跃时（如激动、愤怒、恐惧及焦虑等）中枢神经系统本身代谢率的增加很少，这时产热量显著增加的主要原因是由于骨骼肌紧张性增加，以及交感神经兴奋、甲状腺素、肾上腺素等刺激代谢的激素释放增多，使机体代谢活动增强所致。

（三）食物的特殊动力效应

进食后一段时间内，人虽处于安静状态，但机体产热量比进食前有所增加，这种现象一般从进食后 1 小时左右开始，持续约 7 ~ 8 小时。食物能引起机体额外产生热量的现象称为食物特殊动力效应（food specific dynamic effect）。三种营养物质中，蛋白质的特殊动力效应最高，在进食蛋白质类食物后，机体额外的产热量可达 30% 左右；糖和脂肪较低，额外产热量分别为 6% 和 4% 左右；一般混合食物产热量可增加 10% 左右。因此，在计算机体所需摄入的能量时，应注意到额外消耗的这部分能量而给予相应的补充。

食物特殊动力效应产生的确切原因目前尚未完全清楚，可能与肝脏处理氨基酸或合成糖原有关，与食物在消化道内的消化和吸收无关。

（四）环境温度

安静状态下人的能量代谢，以 20 ~ 30℃的环境中最稳定，低于或高于此范围能量代谢率均增高。环境温度低于 20℃时，寒冷刺激反射性引起寒战和骨骼肌紧张性增强，使能量代谢率提高；环境温度高于 30℃时，体内化学反应速度加快、发汗功能旺盛、呼吸和循环功能增强等，可引起能量代谢率增加。

四、基础代谢

如上所述，影响能量代谢的因素很多，在比较能量代谢的高低和判断能量代谢是否正常时需要消除这些因素的影响，通常把基础代谢作为判断能量代谢的标准。

（一）基础代谢和基础代谢率的概念

人体在基础状态下的能量代谢称为基础代谢（basal metabolism）。基础状态是指人处于清醒而又非常安静，不受肌肉活动、精神紧张、食物及环境温度等因素影响时的状态。单位时间内的基础代谢，称为基础代谢率（basal metabolism rate，BMR），其单位为 kJ/（$m^2 \cdot h$）。临床上测基础代谢率通常要求以下具体条件：①清醒、安静卧床且肌肉放松，以避免肌肉活动的影响；②无精神紧张、焦虑和恐惧心理，以避免精神活动的影响；③空腹，即距前次进餐 12 小时以上，以排除食物特殊动力效应的影响；④环境温度保持在 20 ~ 30℃之间，以排除环境温度的影响；⑤测定的前晚必须保证足够的睡眠。

基础状态下人体各种生理活动较稳定，基础代谢率也较稳定，因此基础代谢率常作为评价机体能量代谢水平的指标。基础代谢率比一般安静状态下低 8% ~ 10%，但并非最低的代谢水平，人体在进入深度睡眠后能量代谢率更低，但在做梦时可增高。

（二）基础代谢率的测定方法

1. **测定单位时间的产热量**　如前所述，常采用简化法来计算。先测出受试者在基础状态下单位时间内（1 小时）的耗 O_2 量，基础状态下一般混合膳食的呼吸商为 0.82（对应的氧热价为 20.20kJ/L），即可计算出 1 小时的产热量：产热量 =20.20× 耗 O_2 量（kJ）。

2. **能量代谢率的衡量标准**　对体格各异的不同个体，若以每千克体重的产热量进行比较，身材瘦小的健康成年人每千克体重产热量显著高于身材高大的健康成年人；若以每平方米体表面积产热量进行比较，两者每平方米体表面积的产热量较接近。可见，判断能量代谢率的高低应以每平方米体表面积产热量为标准。

计算体表面积常用以下两种方法：

（1）公式法：体表面积（m^2）=0.0061× 身高（cm）+0.0128× 体重（kg）−0.1529

（2）测算图法：将受试者身高和体重连一直线，此线与体表面积标尺交点的对应数值即为受试者的体表面积（图7-2）。

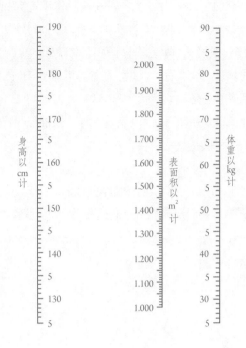

图7-2　人体表面积测算图

综上所述，能量代谢率的计算公式为：$20.20 \times$ 耗 O_2 量 $\div$ 体表面积，单位为 $kJ/(m^2 \cdot h)$。

（三）基础代谢率的表示方法

1. 实际数值　用上述公式计算的实际数值表示。基础代谢率有一定的生理变动，年龄和性别对其均有影响。国人正常基础代谢率的平均值见表7-4。

表7-4　中国人正常基础代谢率的平均值 $[kJ/(m^2 \cdot h)]$

年龄（岁）	11～15	16～17	18～19	20～30	31～40	41～50	51以上
男性	195.5	193.4	166.2	157.8	158.6	154.0	149.0
女性	172.5	181.7	154.0	146.5	146.9	142.4	138.6

2. 相对值　在临床实践中评价基础代谢率时，并非用实际数值，而常用基础代谢率的相对值。其计算公式为：BMR=（实测值－正常平均值）/ 正常平均值 ×100%。

○ **知识拓展**　　　基础代谢率

生理学中基础代谢率的测定方法和步骤重视其科学性和严谨性，但测定参数存在条件的局限性。临床工作中常用易测的参数取代难测的参数，从而推导出更简易的计算方法，将基础代谢率的公式转化为：基础代谢率 =（脉率＋脉压）－111，脉压单位为 mmHg，需要注意的是脉率和脉压的测定也要在基础状态下进行。

（四）基础代谢率的正常水平及其异常变化

由表7-4可见，基础代谢率在不同性别和年龄有生理变动。相同年龄的基础代谢率男性比女性高，幼年比成年高，年龄越大基础代谢率越低。

一般来说，基础代谢率的相对数值在 ±10% ~ ±15% 范围内均为正常，相对数值超过 ±20% 时，说明可能是病理性变化。在临床上，一些疾病常伴有基础代谢率的异常变化。如甲状腺功能亢进时基础代谢率可比正常值高出 25% ~ 80%；甲状腺功能低下时，基础代谢率可比正常值低 20% ~ 40%。因此，基础代谢率在过去常作为诊断甲状腺疾病的指标之一。体温的改变对基础代谢率也会有影响，一般体温每升高 1℃，基础代谢率将升高 13% 左右。常见的引起基础代谢率升高的疾病还有：糖尿病、红细胞增多症和白血病等；常见的引起基础代谢率降低的疾病还有：肾上腺皮质功能低下、垂体功能低下、爱迪生病、肾病综合征和垂体性肥胖症等。

○ **知识拓展**　　　　甲状腺功能与基础代谢率

甲状腺功能亢进症是由于某些病因引起甲状腺激素分泌过多，从而使基础代谢率明显升高。病人表现为畏热、出汗多、食量大、体重减轻、心慌、情绪急躁、易疲劳、失眠、可伴有眼球突出等。基础代谢率在过去常作为判断甲状腺功能的指标，但随着医学的快速发展，已有许多新的简易方法用于临床。目前临床上判断甲状腺功能时，常把病人的临床表现、甲状腺摄碘[131]率、血清 T_3 和 T_4 及血清 TSH 等作为诊断依据。但由于基础代谢率能反映甲状腺激素的外周代谢情况，故而其仍是检测甲状腺功能的一项重要指标，可用于临床治疗甲状腺功能亢进症过程中的疗效观察。

第二节　体温及其调节

机体能量代谢过程中释放的热能用以维持自身体温。自然界中有变温动物和恒温动物两种，前者的体温随环境温度的改变而变化；后者的体温在一定范围内无论环境温度如何变化，仍能保持相对稳定。人类属于恒温动物，可通过机体内完善的体温调节机制，包括自主性体温调节和行为性体温调节，使体温保持相对恒定，这是内环境稳态的重要表现，也是机体新陈代谢和生命活动正常进行的必要条件。

一、体温及其生理变动

（一）表层温度和核心温度

人类虽然属于恒温动物，但人体各部位温度并不相同。生理学在研究体温时把人体分为表层和核心两部分。人体表层的温度称为表层温度（shell temperature），又称体表温度；人体深部（包括心脏、肺、腹腔器官和脑）的温度称为核心温度（core temperature），又称体核温度。

1. **表层温度**　如图7-3所示，表层温度低于核心温度，且呈现从体表向深部逐渐增高的梯度。表层温度在人体各部分之间差异较大且不稳定，易受环境温度和衣着的影响。在寒冷环境中，表层温度分布区域相应扩大，在炎热环境中分布区域相应缩小。通常把机体最外层皮肤的温度称为皮肤温度。四肢末梢部分的皮肤温度最低，躯干和头部的皮肤温度较高；但环境温度在32℃以上时，身体各部位的皮肤温度差别变小。

皮肤温度与皮肤血管的舒缩关系密切，血管舒张时皮肤血流量增加，温度随之升高，反之则皮肤温度降低。例如，在寒冷环境中或情绪激动时，交感神经兴奋引起皮肤血管紧张性增高，血流量减少，所以皮肤温度降低，特别是手的皮肤温度显著降低。局部皮肤温度在一定范围内可反映外周血管的功能状态，这在护理工作中有一定的现实意义。

2. **核心温度** 如图7-3所示，核心温度相对稳定，且各部位的温差较小，但核心温度的范围会随着环境温度改变而改变：寒冷环境中体核的区域缩小，核心温度的范围集中在头部和躯干；炎热环境中体核的区域扩大，核心温度的范围可扩展到四肢。肝脏温度最高（约为38℃），脑温接近38℃，肾、胰腺和十二指肠的温度略低，直肠的温度更低（约为37.5℃）。核心温度虽然因各器官代谢水平不同而有差异，但循环的血液使体内各器官的温度基本趋于一致，因此机体深部的血液温度可代表内脏器官温度的平均值，通常将机体核心部分的平均温度称为体温（body temperature）。

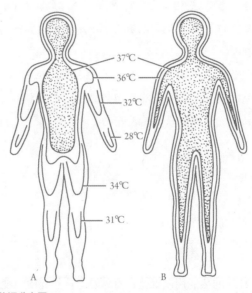

图7-3 不同环境温度下人体体温分布图
A. 环境温度20℃；B. 环境温度25℃

因机体深部血液温度不易测，所以临床上常用腋窝温度、口腔温度和直肠温度代表体温。体温的正常范围：直肠温度为36.9～37.9℃，口腔温度为36.7～37.7℃，腋窝温度为36.0～37.4℃。此外，在实验研究中，也常测量鼓膜和食管的温度来分别作为脑组织和核心温度的指标。

○ **知识拓展** 常用的体温测量方法

临床上常用腋窝温度、口腔温度和直肠温度代表体温，测量体温前先将体温计的水银柱甩至35℃以下。

1. 腋窝温度 先将腋下擦干，体温计的水银端放于腋窝深处紧贴皮肤，受试者上臂紧贴其胸廓，使腋窝紧闭形成密闭腔，10分钟后取出。此测量方法比较安全方便，故临床上通常采用这种方法。

2. 口腔温度　将体温计的水银端放于舌下，让病人闭唇含住，用鼻呼吸，避免用牙齿咬体温计，3分钟后取出。对于不能配合的病人，如哭闹的小儿和精神病病人不能用此法测量温度。

3. 直肠温度　测量时病人取屈膝侧卧位，肛用体温计水银端沾一些肥皂液作为润滑剂，将水银端插入肛门6cm以上，3分钟后取出。

（二）体温的生理变动

在生理情况下，体温可受昼夜、年龄、性别、环境温度、精神活动和体力活动等因素的影响，但这些因素引起体温变化的幅度一般不超过1℃。

1. **昼夜变化**　正常人（新生儿除外）的体温在一昼夜中呈现周期性波动，清晨2～6时体温较低，午后1～6时较高。体温的这种昼夜周期性波动称为日节律（circadian rhythm），是生物节律（biological rhythm）的一种。体温的昼夜节律取决于生物体的内在因素，与精神活动或肌肉活动等无关。目前认为，生物节律主要受下丘脑视交叉上核的控制。

2. **性别**　相同状态下，成年女性的平均体温比男性高0.3℃左右，且育龄期的女性基础体温（早晨醒后起床前测定的体温）随月经周期呈现规律性波动（图7-4）。月经期和排卵前期体温较低，排卵日最低，排卵后升高0.3～0.6℃。女性基础体温的这种周期性变化（月周期）与黄体分泌孕激素的周期性变化有关（详见第十二章）。临床工作中，测定成年女性的基础体温有助于确定受试者是否有排卵和排卵日期。

3. **年龄**　儿童和青少年体温较高，老年人因基础代谢率低而体温较低。新生儿特别是早产儿，因为体温调节能力差，体温易受环境温度变化的影响，生活和医疗工作中要注意对其加强保温护理。

4. **肌肉活动**　剧烈运动时肌肉活动能使机体的能量代谢增强，产热量增加，体温升高。因此，在测量体温时，要让受试者在安静状态下进行，小儿测体温时要避免其哭闹。

5. **其他因素**　麻醉药可通过抑制感受器和体温调节中枢的活动以及扩张皮肤血管、增加机体散热而降低体温，故在术中和术后要注意麻醉病人的保温护理。此外，情绪激动、精神紧张、环境温度和进食等都会影响体温，在测量体温时也应考虑这些因素。

正常情况下，人的体温通过调节可以维持相对稳定。当体温异常升高或降低时，会影响人体正常的生理功能，甚至将危及生命。例如，当脑组织温度超过42℃时，脑功能将严重受损；当体温超过44～45℃时，可因体内蛋白质不可逆变性致死。因此，发热、中暑等体温异常升高时，应

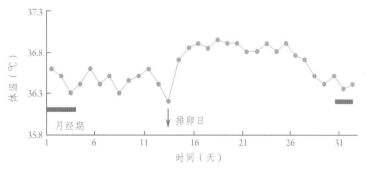

图7-4　女性月经周期中基础体温的变化

及时物理降温。反之，当体温低于34℃时可出现意识障碍，低于28℃时，心脏活动停止。护理工作中应针对病人的病情采取相应的护理措施。

○ **知识拓展** 温度计的发明

意大利科学家伽利略·伽利雷（Galileo Galilei, 1564—1642）是近代实验科学的先驱者，被誉为"近代科学之父"，最初的温度计就是由他发明的。这种温度计是用一根45cm长的细玻璃管制成，玻璃管一端为空心圆球形，另一端开口。事先在管内装入带色的液体，然后将这一端倒放在盛有水的容器中。当外界温度升高时，玻璃球内气体膨胀，使玻璃管中水位降低；反之，温度降低时，玻璃管中水位升高。这样人们可以从水柱的高低分辨出温度的变化，这种温度计叫做空气温度计。此后，人们经过不断的改进，先后研制出酒精温度计、水银温度计等，并且将体温计应用于临床。

二、机体的产热与散热

营养物质在体内代谢所释放的化学能经过转化和利用，除做外功外，其余最终都转变为热能，热能不断由血液循环传送到体表散发出体外。正常体温的维持是产热和散热两个过程动态平衡的结果，而产热和散热的平衡有赖于体温调节系统的调控。

（一）机体的产热

1. 主要产热器官 三大营养物质在体内进行分解代谢以及机体利用ATP时产生热量，因此，代谢水平高的组织器官产热量大，反之，则产热量小。人体的主要产热器官是内脏、骨骼肌和脑（表7-5）。安静时主要由内脏产热，其中肝脏的代谢最旺盛，产热量最大；运动或劳动时，骨骼肌是主要的产热器官，骨骼肌紧张度稍有增强，产热量即明显增加。运动时，骨骼肌的产热量可由总产热量的18%增加到73%，剧烈运动时骨骼肌的产热量可达总产热量的90%。此外，机体的褐色脂肪组织在寒冷环境下也可以发挥重要的产热作用，特别是在新生儿。

表7-5 几种组织器官在不同状态下的产热量

组织器官	重量（占体重的%）	产热量（占机体总产热量的%）	
		安静状态	运动或劳动
脑	2.5	16	3
内脏	34	56	22
骨骼肌	40	18	73
其他	23.5	10	2

2. 产热形式 基础状态下或安静时，机体的产热量主要来自全身各组织器官的基础代谢。寒冷环境中机体散热增多，主要依靠下列方式增加产热量，以维持机体热平衡。

（1）寒战产热：在寒冷环境中骨骼肌发生的不随意节律性收缩称为寒战（shivering thermogenesis），其节律为9～11次/分。寒战产热是人在寒冷环境中主要的产热形式。寒战时屈肌和伸肌同时收缩，肌肉不做外功，能量全部转化为热量。寒战能使机体代谢率增加 4 ~ 5 倍，有利于寒冷环境中的热平衡，从而维持体温。

（2）非寒战产热：非寒战产热（non-shivering thermogenesis）又称代谢产热，是通过提高组织代谢率增加产热的形式。非寒战产热作用最强的组织是分布在肩胛下区、颈背部、腋窝、纵隔及肾脏周围的褐色脂肪组织，其代谢产热量约占非寒战产热总量的 70%。褐色脂肪组织是近年才被发现的一种脂肪组织。目前认为，褐色脂肪组织类似"产热器"，其细胞内含有丰富的线粒体，当机体遇寒冷刺激时交感神经兴奋，使其迅速分解产热。体内褐色脂肪量在婴幼儿期所占比例较高，随着年龄的增长量逐渐减少。新生儿体温调节机制不完善，不能发生寒战，所以非寒战产热对新生儿具有重要意义。

3．产热活动的调节

（1）体液调节：甲状腺激素是调节产热活动的主要体液因素。研究发现机体处于寒冷环境中数周，体内甲状腺激素大量分泌，使机体代谢率增加 20% ~ 30%，甲状腺激素作用的特点是缓慢但持续时间长。寒冷环境中肾上腺素和去甲肾上腺素的分泌也增加，两者均能增加机体产热，其特点是起效快但持续时间短。

（2）神经调节：寒冷刺激使下丘脑后部的寒战中枢兴奋引起寒战，使寒战产热增加；寒冷刺激还可兴奋交感神经，进而使肾上腺髓质活动增强，释放肾上腺素和去甲肾上腺素增多，使代谢产热增加。上述寒冷刺激促使甲状腺激素释放的机制也是通过神经调节完成的，即寒冷刺激使下丘脑释放促甲状腺激素释放激素，后者再刺激腺垂体释放促甲状腺激素，从而加强甲状腺的活动。

（二）机体的散热

1．散热的途径 组织器官产生的热量约 85% 通过皮肤散发，所以皮肤是散热的主要途径。当环境温度低于表层温度，机体处于安静状态下，大部分体热通过辐射、传导和对流的方式向外界发散，其余小部分热量通过呼出的气体、排出的尿液和粪便散发到体外（表 7-6）。当环境温度等于或高于表层温度时，蒸发散热便成为机体唯一的散热方式。

表 7-6　机体的散热方式及其所占比例

散热方式	散热量（kJ）	百分比（%）
辐射、传导、对流	8793	70.00
皮肤水分蒸发	1821	14.50
呼吸道水分蒸发	1445	11.50
加温吸入气	314	2.50
尿粪	188	1.50
合计	12561	100.00

2．皮肤主要的散热方式

（1）辐射散热：辐射散热（thermal radiation）是指人体以热射线的形式向周围环境散发热量。辐射散热不需要导热介质，其散热量主要取决于皮肤与周围环境之间的温度差，当皮肤温度高于环境温度时，温度差越大，散发的热量就越多；反之，温度差越小，散发的热量就越少。此外，辐射散热量还受到有效散热面积的影响，有效辐射面积越大，散热量就越多；反之越少。人体在 21℃ 的环境中不着衣时，以辐射散热方式散发的热量占机体产热量的 60%。可见，在低温环境中辐射散热是散热的主要形式。

（2）传导散热：传导散热（thermal conduction）是指人体的热量直接传给所接触的较冷物体。散热效率取决于皮肤与所接触物体的温度差、接触面积和接触物体的导热性。温度差越大、接触面积越大、导热性越强，散热效率越高；反之越低。空气和棉织物的导热性较低，因此，着衣可起到保暖作用。脂肪是不良导热体，所以肥胖者由深部传导到皮肤的热量较少，在夏日特别容易出汗。水的导热性好且比热大，所以临床上常用冰帽或冰袋为高热病人降温。

（3）对流散热：对流散热（thermal convection）是通过冷、热空气的对流使机体热量散失的方式，为传导散热的一种特殊形式。人体散发的热量传给体表周围的一层空气，通过空气的流动，被体表加热的空气移去，较冷的空气移来，由此将体热不断的散发到周围空间。对流散热量受风速影响较大，风速越大散热量越多；反之越少。衣服覆盖在皮肤表面，在棉毛纤维间的空气不易流动，这样就能减少对流散热量，有利于保温。

（4）蒸发散热：蒸发散热（evaporation）是水分在体表汽化时吸收体热而散发热量的一种方式。体表每蒸发 1g 水，可散发 2.43kJ 的热量。空气的湿度对蒸发散热影响很大，湿度越大蒸发散热越少，故在高温和高湿环境中不仅辐射、传导和对流散热停止，而且蒸发散热也很难进行，从而感觉闷热，体热无法散出易发生中暑。

蒸发散热有不感蒸发和发汗两种形式：①不感蒸发：不感蒸发（insensible perspiration）是指水分直接透过皮肤和黏膜（主要是呼吸道黏膜）表面，在未形成明显水滴前就蒸发掉的一种散热方式，也称不显汗。不感蒸发的水分来源与汗腺无关，是一种自然的水分蒸发，在低温环境中也可发生。在 30℃以下环境中，人体每天的不感蒸发量较稳定（1000ml 左右），其中皮肤蒸发约 600 ~ 800ml，呼吸道黏膜蒸发约 200 ~ 400ml。婴幼儿不感蒸发速率比成人高，所以机体缺水时婴幼儿更易发生脱水。在临床上给病人补液时，应注意补充不感蒸发丢失的体液量；②可感蒸发：可感蒸发（sensible perspiration）是汗腺分泌的汗液形成汗滴后发生蒸发，带走热量的一种散热方式，也称发汗（sweating）。人体的汗腺包括大汗腺和小汗腺两种。大汗腺主要分布于腋窝和外阴等处，从青春期开始活动，分泌不被阿托品阻断，其活动可能与性功能有关；小汗腺分布在全身皮肤，其活动与体温调节有关。小汗腺主要受交感胆碱能纤维支配，乙酰胆碱有促进汗腺分泌的作用，阿托品及其他抗胆碱能药物可阻断其分泌，故炎热季节应慎用此类药物，以防诱发中暑。手、足和前额等处的小汗腺中部分受交感肾上腺素能纤维支配，精神紧张或情绪激动时可引起发汗，称为精神性发汗（mental sweating），其与体温调节关系不大。温热刺激下引起全身小汗腺的分泌活动称为温热性发汗（thermal sweating），其生理意义在于通过汗液的蒸发散热，维持体温的相对稳定。

正常情况下，汗液中水占 99% 以上，固体成分不到 1%，固体成分大部分为 NaCl，也有少量 KCl、尿素和乳酸等。汗液中 NaCl 浓度一般低于血浆，乳酸浓度高于血浆，葡萄糖和蛋白质浓度几乎为零。汗腺刚分泌的汗液是等渗液，经汗腺导管流向体表的过程中，在醛固酮作用下部分 NaCl 被汗腺导管吸收，所以最后排出的汗液为低渗液。因此，大量发汗时会导致高渗性脱水。但发汗速度过快时，汗腺导管来不及吸收 NaCl，机体丧失大量水分的同时，也损失大量 NaCl，导致水电解质失衡，甚至引起神经系统和骨骼肌组织的兴奋性改变而发生"热痉挛"。所以大量发汗时，不仅需补充水也要适当补充 NaCl。由此可见，汗腺分泌汗液除散热作用外，还有排泄作用。

○ **知识拓展**　　　　蒸发散热与护理实践

　　　　　　环境温度低于表层温度时，皮肤主要以辐射、传导和对流方式散
　　　　发热量，而当环境温度等于或高于表层温度时，皮肤将不能以上述方

式散热，蒸发散热就成了皮肤散热的唯一方式，所以高温环境中会出现"大汗淋漓"的现象。对于皮肤异常（如鱼鳞病和大面积深度烧伤）的病人，因其汗腺发育异常或严重受损，不能正常进行蒸发散热，如果较长时间处于高温环境中，会导致中暑甚至死亡；所以此类病人所处的环境温度要适宜，避免不良事件发生。

护理工作中也可利用蒸发散热的原理对病人进行有效降温，如用酒精和（或）水对发热病人进行擦浴使其降温。

3．皮肤散热的调节 机体通过神经和体液机制调节皮肤的血流量和发汗活动，进而实现对皮肤散热量的调节。

（1）皮肤血流量的调节：调节皮肤血流量可直接影响皮肤温度，从而实现调节皮肤的辐射、传导和对流散热量。人体皮肤的血管受交感神经控制，炎热环境中交感神经紧张性降低，皮肤小动脉舒张、动静脉吻合支开放，使皮肤血流量增加，热量从机体深部运送到体表，皮肤温度升高，从而增加皮肤的散热量。在寒冷环境中交感神经活动增强，皮肤小动脉收缩，动静脉吻合支也关闭，使皮肤血流量减少，皮肤温度降低，从而减少皮肤的散热量。此时身体表层如同一个隔热器，起到防止体热散失的作用。当环境温度在 20 ~ 30℃时，机体通过调节皮肤血流量，就可以控制机体散热量，以维持体温的相对稳定。

（2）发汗的调节：安静状态下，当环境温度大约高于30℃时人体升始发汗；人体劳动或运动时即使环境温度不到30℃也可发汗。发汗是一种反射活动，当体温升高或较强的温热性刺激作用于皮肤热感受器时，下丘脑发汗中枢开始活动，通过交感神经（胆碱能纤维）支配全身的小汗腺，引起温热性发汗。影响温热性发汗的因素包括人体劳动强度、环境温度和湿度等。劳动强度越大，环境温度越高，发汗速度和发汗量就越大；湿度越大，汗液越不易蒸发，体热不易散出，会反射性引起大量发汗。

三、体温调节

（一）体温调节的基本方式

体温的相对稳定有赖于行为性体温调节和自主性体温调节。行为性体温调节（behavioral thermoregulation）是指机体通过有意识的行为来保持体温的相对稳定。如气温下降时增加衣着、蜷缩身体和跺脚御寒，气温升高时减少衣着和风扇吹风，都属于行为性体温调节。自主性体温调节（automatic thermoregulation）是指在体温调节中枢控制下，通过增减皮肤血流量、发汗、寒战和改变代谢水平等生理反应，维持产热和散热的平衡，从而使体温保持相对稳定。这两种体温调节机制相互补充，使人体能更好地适应自然环境的变化。生理学主要讨论自主性体温调节的机制。

（二）自主性体温调节

自主性体温调节是体温调节的基础，通过负反馈控制系统来实现。下丘脑的体温调节中枢是控制部分，发出的传出信息控制受控系统的活动，受控系统包括内脏和骨骼肌等产热器官，也包括皮肤血管和汗腺等散热器管，从而使体温保持在一定的水平。体温调节中枢在发出传出信息的同时，还接受机体内、外环境温度变化信息的传入，这些信息由机体的温度检测装置（温度感受器）感知，温度感受器的作用是对内、外环境温度信息进行加工处理，并把信息传到体温调节中枢，经过中枢的整合作用，发出适当的信息调整受控系统的活动。

1. **温度感受器** 根据存在部位的不同可将温度感受器分为外周温度感受器和中枢温度感受器；根据感受温度的性质不同可将其分为冷觉感受器和热觉感受器。

（1）外周温度感受器：外周温度感受器（peripheral thermoreceptor）指分布在皮肤、黏膜和内脏等处的对温度变化敏感的游离神经末梢，包括冷觉感受器和热觉感受器。在一定温度范围内，当局部温度上升时热觉感受器兴奋，反之冷觉感受器兴奋。人体皮肤的冷觉感受器数目比热觉感受器多 4～10 倍，因此，对冷刺激比较敏感。每种温度感受器只对一定范围的温度变化敏感，如人体皮肤温度在 30℃ 以下时，冷觉感受器兴奋，产生冷觉；皮肤温度在 35℃ 以上时，热觉感受器兴奋，产生热觉；当温度偏离各自敏感的范围时，感受器发放冲动的频率将减少。外周温度感受器可将温度信息传到体温调节中枢。

（2）中枢温度感受器：中枢温度感受器（central thermoreceptor）是指在中枢神经系统内对温度变化敏感的神经元，包括热敏神经元和冷敏神经元。在一定范围内，当局部组织温度升高时热敏神经元放电频率增加，局部组织温度降低时冷敏神经元放电频率增加。中枢温度感受器对其局部温度变化非常敏感，温度变化 0.1℃ 时放电频率就会发生相应变化，且不出现适应现象。脊髓、脑干网状结构和下丘脑等部位都有这两种神经元，其中在视前区 – 下丘脑前部（preoptic–anterior hypothalamus，PO/AH）热敏神经元比冷敏神经元多，在脑干网状结构冷敏神经元较多。PO/AH 区冷敏神经元兴奋引起机体产热反应，热敏神经元兴奋引起机体散热反应，可见 PO/AH 区能对机体产热和散热进行调节。此外，PO/AH 区的一些神经元还能对下丘脑以外部位（如中脑、延髓、脊髓和皮肤等处）的温度变化产生反应，中枢和外周的温度信息会聚于此，提示下丘脑的 PO/AH 区是体温调节整合的中心。

2. **体温调节中枢** 如前所述，下丘脑 PO/AH 区的温度敏感神经元，不仅能感受局部温度的变化，又能对传入的温度信息进行整合处理，符合中枢整合作用的特征。从多种恒温动物分段切除脑的实验中看到，只要保留下丘脑及其以下的神经结构，动物即能维持正常稳定的体温。如果切除下丘脑，动物则不能维持正常体温。若破坏 PO/AH 区，则与体温调节有关的产热和散热反应都将明显减弱或消失。因此目前普遍认为，下丘脑的 PO/AH 区是体温调节的基本中枢。

3. **体温调节过程** 正常体温为何能维持在一定温度（37.0℃）并保持相对稳定？从 20 世纪 70 年代开始人们多以体温调节的调定点（set point）学说来解释。

调定点学说认为体温调节类似于恒温器的原理，下丘脑 PO/AH 区的温度敏感神经元在体温调节中起调定点作用。调定点指温度敏感神经元对温度的感受有一定的兴奋阈值，一般认为正常人在 37.0℃ 左右。当体温升高时其中的热敏神经元放电频率增加，并发动散热反应；当体温降低时冷敏神经元放电频率增加，并发动产热反应。当体温处于 37.0℃ 时，热敏神经元引起的散热效应和冷敏神经元引起的产热效应相等，产热和散热维持平衡，从而使体温稳定在 37.0℃。具体调节过程如图 7-5 所示：下丘脑调定点属于控制系统，控制系统传出指令控制受控系统（产热和散热装置）的活动。当输出变量（体温）超过 37.0℃ 时，通过外周和中枢温度感受器，将体温变化信息传到 PO/AH 区，引起热敏神经元放电频率增加，散热效应加强，散热大于产热，从而将升高的体温调回 37.0℃；当体温低于 37.0℃ 时，冷敏神经元放电频率增加，产热效应加强，产热大于散热，从而使较低的体温回升到 37.0℃。由此可见，体温调定点的正常水平是体温稳定的必要条件。

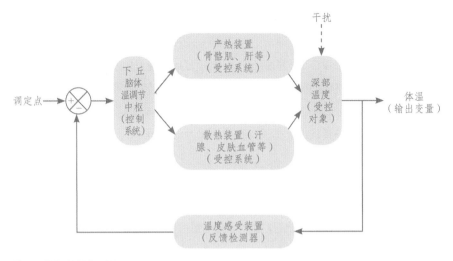

图 7-5　体温调节自动控制示意图

四、异常体温

（一）发热

1. 发热的机制　临床上由致热原引起的发热可用体温调定点学说解释。各种发热激活物（如细菌、病毒和螺旋体等）诱导产致热原细胞产生内生致热原（endogenous pyrogen，EP），EP 作用于下丘脑体温调节中枢，使调定点上移（如调至 40.0℃）。如图 7-6 所示，发热初期调定点由37.0℃突然上移至 40.0℃，实际体温（37.0℃）低于现在的调定点（40.0℃），于是冷敏神经元活动增强，热敏神经元活动抑制，使产热增加（如寒战）和散热减少（如皮肤血管收缩），从而使体温逐渐上升到新调定点（40.0℃）。因此，体温上升过程中病人有冷的感觉。当体温上升到新调定点（40.0℃）后，产热和散热在这一水平达到新的平衡，体温也在新水平（40.0℃）保持稳定。如果应用药物使调定点恢复到正常水平（37.0℃），实际体温（40.0℃）又高于现在的调定点（37.0℃），于是热敏神经元活动增强，冷敏神经元活动抑制，导致散热增加（如发汗及皮肤血管舒张）和产热减少，使体温逐渐下降到现在的调定点（37.0℃）。因此，体温下降过程中病人有热

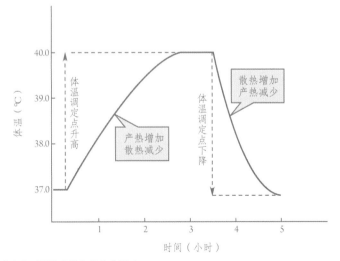

图 7-6　体温调定点变化对机体产热和散热的影响

的感觉。由此可见，发热是体温调定点上移的结果。

2．发热对机体的影响　发热是一种常见临床表现，也是机体的一种防御反应，对机体既有利也有弊。一方面，发热可增强白细胞的游走和吞噬能力，促进干扰素的产生，促进 T 淋巴细胞增殖及抗体产生，从而提高机体的免疫能力，对感染性疾病的转归有积极意义。另一方面发热对机体也有不利影响，发热时可出现心率加快、食欲缺乏、头疼和头晕等，当体温大于 42℃时甚至出现广泛的器官功能损害。一般认为人类最高致死体温大约是 45.5℃，可能与蛋白质在 42～50℃之间开始变性有关。

（二）低体温

一般将低于 36℃的体温称为体温过低或低体温，常因长时间处于低温环境中失去抗寒反应能力所致，可见于婴幼儿，也可见于甲状腺功能不足、脑血管疾病或麻醉药中毒等病人。人体的体温下降至 20℃时，通常不能恢复。目前尚未能确定人的最低致死体温。

五、人体对高温、寒冷环境的反应和习服

（一）人体对高温环境的反应

高温环境中，机体通过增加皮肤血流量和发汗等方式加强散热，同时减少产热，从而保持正常体温。当人体在高温环境中持续七天后，发汗量增加，但汗液中 NaCl 将减少，从而提高机体抗高温的能力，称为"热适应"。

但人体耐受高温是有限的，人体持续在高温、高湿和低风速的环境中会发生中暑。中暑（heat illhess）指长时间在高温和热辐射作用下，出现体温调节功能障碍，水、电解质代谢紊乱及神经系统功能损害等症状的总称。根据发病机制和临床表现不同，将其分为热痉挛、热衰竭和热（日）射病三种类型。机体在高温、高湿环境中通过大量发汗来散热，会丢失大量水和 NaCl，发生肌肉痉挛，称为热痉挛，此时无明显体温升高。在高温环境中随着时间的延长甚至会发生热衰竭，其发病机制主要是人体对热环境不适应引起周围血管舒张和有效循环血量不足，从而发生虚脱，表现为疲乏无力、恶心呕吐、眩晕、头痛、心动过速、低血压和呼吸加快等，此时体温可轻度升高。热衰竭可以是热痉挛和热射病的中介过程，如治疗不及时，可发展为热射病。热射病是一种致命性急症，主要表现为高热、神志障碍和多器官衰竭等。

○ **知识拓展**　　如何护理重症中暑病人？

中暑是机体在高温、高湿和低风速的环境中过久，体热不能及时散发出去，引起体温调节功能障碍，水、电解质代谢紊乱及神经系统功能损害等症状的一组疾病。临床上如何护理重症中暑病人呢？主要有以下几点：

1. 采取正确的降温措施　将病人迅速转移到通风良好的低温环境中，室温控制在 22～25℃，取平卧位，解开或脱去衣服，采取物理降温措施，如冷水擦浴、浸入 27～30℃水中、冰盐水灌胃或直肠灌洗等。当体温降至 38℃停止降温。

2. 对症处理　保持气道通畅，充分给氧，迅速建立静脉通路，补充血容量，纠正水、电解质、酸碱失衡。

3. 仔细观察病人的状态　及时发现早期周围循环衰竭、心力衰

竭、肺水肿、呼吸衰竭等征象。

4. 加强基础护理 降温过程中加强皮肤护理，预防冻伤和压疮发生。根据病情，给予流质、半流质饮食或鼻饲饮食，加强营养支持。

（二）人体对寒冷环境的反应

在低温环境中，人体通过神经调节和体液调节，减少散热并增加产热。主要通过以下途径增加产热：①来自皮肤的冷感信息传到下丘脑体温调节中枢，中枢发出神经冲动到达脊髓运动神经元，增强肌紧张并发动寒战，使机体产热量增加；②寒冷刺激使交感神经兴奋，通过交感－肾上腺髓质系统，肾上腺素和去甲肾上腺素分泌增多，机体产热量增加。交感神经兴奋还可使褐色脂肪组织代谢产热加强；③寒冷刺激可通过中枢神经系统使下丘脑促甲状腺激素释放激素（TRH）释放，进而促进腺垂体促甲状腺激素（TSH）释放增加，TSH又促进甲状腺释放甲状腺激素，甲状腺激素具有显著的产热作用（详见第十一章）。研究发现机体持续在寒冷环境中几周后，甲状腺激素的分泌量可增加两倍以上，基础代谢率增加20%~30%。甲状腺激素刺激机体产热的特点是作用缓慢但持久。

如果人体（特别是儿童、老年人及进食不足者）长时间处于低温环境中，可出现四肢冰冷、疼痛和麻木感，甚至体温下降。体温过低可导致组织损伤、反应迟钝、嗜睡及意识障碍等。但低温对机体也有有利的方面，低温使机体代谢率降低和耗氧量减少，从而提高组织对缺氧的耐受力。研究发现，动物在常温下脑组织血液循环只能阻断3~5分钟，但体温在25~15℃时，血流可阻断13~30分钟，临床上常用低温麻醉为手术赢得时间。

（三）习服

人体长期在较热或较冷环境中生活，会逐渐对环境发生适应而维持正常生理状态，这种对环境的适应称为习服（thermal acclimation），包括热习服和冷习服。经常在高温或寒冷环境中锻炼，可加速习服，但习服也是有限度的。

1. 热习服 热习服（heat acclimation）是机体反复或持续暴露于高温环境后，引起发汗反应的潜伏时缩短、发汗量增加、汗液中钠盐含量减少、皮肤血流量增加等适应性改变。

2. 冷习服 冷习服（cold acclimation）是机体反复或持续处于冷环境后，出现基础代谢率增加、非战栗性产热增加、细胞膜流动性改变、热绝缘层（皮下脂肪层或动物的羽毛密度）增大等适应性变化。

（徐 丽 刘丽霞）

◇ 思考题

1. 影响能量代谢的主要因素是什么？
2. 试述体内能量的来源与去路。
3. 简述皮肤的散热方式有哪些？
4. 试述体温维持相对恒定的调节机制。
5. 因中暑而体温升高的病人，如何对其降温？

第八章
尿液的生成与排出

08章

第一节　概　述

排泄（excretion）是指机体将物质代谢终产物、进入体内的异物（包括药物等）和过剩的物质排出体外的过程。

机体对各种代谢终产物的排泄途径不同：①经呼吸器官排出 CO_2 和少量水分；②经消化道随粪便排出胆色素和无机盐类；③经皮肤随汗液和不感蒸发形式排出水、少量 NaCl 和尿素；④经肾脏以尿液的形式排出水和多种代谢终产物。由于尿量大，所含排泄物多，故以肾脏排尿途径最为重要。肾脏除了排泄功能外，还有内分泌功能，因此，在维持机体内环境相对稳定中起着非常重要的作用。

一、肾脏的结构特点

肾为实质性器官，分为皮质和髓质两部分，肾实质主要由大量的肾单位和集合管构成，肾的泌尿功能就是由它们的协同作用完成的。

（一）肾单位

肾单位（nephron）是尿生成的基本功能单位。人类每个肾约有 100 万个肾单位，每个肾单位包括肾小体和肾小管两部分（图 8-1）。

1. 肾小体　肾小体（renal corpuscle）包括肾小球（glomerulus）和肾小囊（Bowman capsule）两部分。肾小球是位于入球小动脉（afferent arteriole）和出球小动脉（efferent arteriole）之间的一团彼此之间分支又再吻合的毛细血管网。肾小囊有脏层和壁层，脏层紧贴于毛细血管壁上，和肾小球毛细血管共同构成滤过膜，壁层则延续至肾小管；脏、壁两层之间的囊腔与肾小管腔相通（图 8-2）。

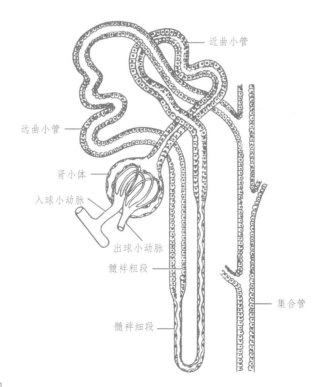

图 8-1　肾单位示意图

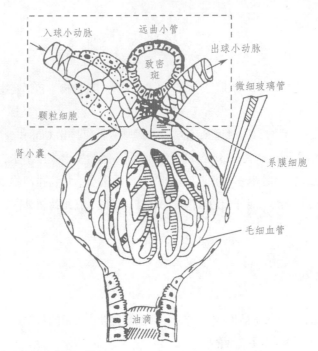

图 8-2　肾小球、肾小囊穿刺和近球小体示意图
方框示近球小体

2. 肾小管　肾小管（renal tubule）全长分为三段。

（1）近端小管（proximal tubule）：包括近曲小管和髓袢降支粗段。近曲小管与肾小囊相连接，位于皮质部，呈弯曲状，以后伸直向髓质下降，成为髓袢降支粗段。

（2）髓袢（loop of henle）细段：分为降支细段和升支细段两部分。

（3）远端小管（distal tubule）：包括髓袢升支粗段和远曲小管，髓袢升支粗段末端与集合管相连通。

集合管不属于肾单位的组成成分，但功能上与肾小管的远曲小管有许多相同之处。集合管与远曲小管在尿液浓缩过程中起重要作用。

3. 肾单位的类型　肾单位按其所在部位不同可分为两种类型（图 8-3）。

（1）皮质肾单位（cortical nephron）：位于外皮质层和中皮质层，约占肾单位总数的 85% ~ 90%。这类肾单位的特点为：①肾小体相对较小；②髓袢较短，只达外髓质层，有的甚至不到髓质；③入球小动脉口径比出球小动脉大，两者的比例约为 2∶1；④出球小动脉分支形成小管周围毛细血管网，包绕在肾小管的外面，有利于肾小管的重吸收。这类肾单位在肾小球滤过功能中起重要作用。

（2）近髓肾单位（juxtamedullary nephron）：近髓肾单位位于靠近髓质的内皮质层，占肾单位总数的 10% ~ 15%。其特点是：①肾小球体积较大；②髓袢长，可深入到内髓质层，有的可到达肾乳头部；③入球小动脉和出球小动脉口径无明显差异；④出球小动脉进一步分支形成两种小血管，一种为网状小血管，缠绕于邻近的近曲和远曲小管周围；另一种是细而长的 U 形直小血管（vasa recta）。网状血管有利于肾小管的重吸收，直小血管在维持肾髓质高渗功能具有重要作用。这类肾单位和直小血管在尿液的浓缩和稀释中起重要作用。两种肾单位比较见表 8-1。

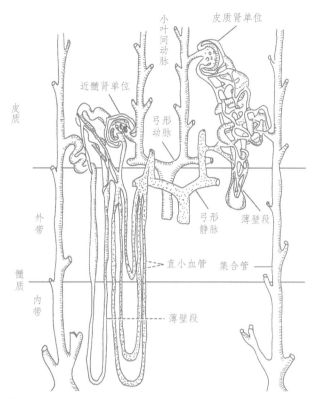

图 8-3　肾单位和肾血管示意图

处于肾皮质不同部位的肾单位和肾血管的结构显著不同

表 8-1　皮质肾单位和近髓肾单位的比较

	皮质肾单位	近髓肾单位
数目	85 ~ 90%	10 ~ 15%
肾小球体积	小	大
入小球小动脉 / 出球小动脉口径	>1	≈ 1
出球后血管	网状	直小血管

（二）集合管

集合管（collecting duct）的始端与远曲小管相连通，每条集合管收集多条远曲小管输送的小管液，许多集合管又汇入乳头管，开口于乳头。集合管是形成尿液的最终场所，它在尿生成中特别是尿液的浓缩中起重要作用。最后形成的尿液经肾盏、肾盂、输尿管流入膀胱。

（三）球旁器

球旁器（juxtaglomerular apparatus）由三种特殊细胞群组成。

1．**球旁细胞**（juxtaglomerular cell）　是位于入球小动脉中膜内的肌上皮样细胞，内含分泌颗粒和类似平滑肌原纤维束，分泌颗粒内含有肾素（renin）。

2．**致密斑**（macula densa）　致密斑是远端小管起始部的一小块高柱状上皮细胞构成的组织，故称为致密斑。它可感受小管液中 Na^+ 含量的变化，并将信息传递至近球细胞，调节肾素的释放。

3．**球外系膜（间质）细胞**　系膜细胞是指在致密斑与出、入球小动脉之间的一组细胞。细胞体积小，有分支和突起，与球内系膜细胞相连，其功能尚未完全阐明。多数人认为有吞噬功能、收缩功能、参与系膜的更新、产生系膜基质，可能与肾素分泌的环节有一定关系。

二、肾脏血液循环的特征

肾脏的血液循环与其泌尿功能有着密切的关系，因此，了解肾脏血液供应特点及其血流量的调节，对理解泌尿功能具有重要作用。

（一）肾脏的血液供应特点

肾脏的血液供应非常丰富，正常成人安静时肾血流量约为 1200ml/min，相当于心输出量的 1/5～1/4 左右，而肾脏仅占体重的 0.5%。流经肾脏的血液在肾脏组织中分布不均匀，约 94% 的血液供应肾皮质，5% 供应外髓，不到 1% 供应内髓。通常所说的肾血流量主要是指肾皮质的血流量。肾血液供应要经过两次毛细血管网。入球小动脉进入肾小体后，形成肾小球毛细血管网，而后汇集成出球小动脉离开肾小体，再次形成毛细血管网缠绕于肾小管和集合管周围。由于皮质肾单位的入球小动脉口径比出球小动脉口径大，肾小球毛细血管内压较高，利于肾小球的滤过；而肾小管周围的毛细血管中压力较低，利于肾小管的重吸收。

（二）肾脏血流量的调节

肾脏血流量一方面要与肾的泌尿功能相适应，另一方面要与全身的血液循环调节相匹配。前者主要靠自身调节，后者主要靠神经和体液调节。

1. 肾脏血流量的自身调节　机体在安静状态下，当肾动脉灌注压在一定范围内（80～180mmHg）变动时，肾脏血流量能保持相对稳定，即使在离体实验中也存在此现象（图 8-4）。在没有外来神经支配的情况下，肾脏血流量在动脉血压一定的变动范围内保持恒定的现象，称为肾血流量的自身调节。一般认为自身调节只涉及肾皮质的血流量，而肾髓质的血流量会随全身血压改变而发生变化。

关于自身调节的机制，目前以肌源学说较受重视。此学说认为，当动脉血压升高时，入球小动脉管壁因灌流压增加而受到较强的牵张刺激，入球小动脉的平滑肌紧张性增强，入球小动脉口径缩小，血流阻力也相应增加，从而对抗灌流压增强而保持肾脏血流量的相对稳定；当灌流压降低时，则发生相反的变化。当动脉血压低于 80mmHg（10.64kPa）或高于 180mmHg（23.94kPa）时，入球小动脉平滑肌的舒张和收缩分别达到极限，则不能继续维持肾脏血流量的自身调节。肾脏血流量将随血压的变动而变化。只有在 80～180mmHg（10.64～23.94kPa）的血压变动范围内，入球小动脉平滑肌才能发挥自身调节作用，保持肾血流量的相对恒定。

2. 肾脏血流量的神经和体液调节　支配肾血管的神经主要是交感神经。一般情况下，肾交感神经的紧张性活动较弱，在体位突然改变，如由卧位转为立位或剧烈运动时，可反射性地引起

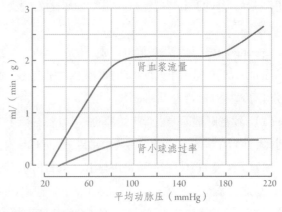

图 8-4　肾血流量和肾小球滤过率的自身调节

交感神经兴奋，使肾血管收缩。同时，肾上腺髓质分泌肾上腺素和去甲肾上腺素，也使肾血管收缩，导致肾血流量减少，从而使大量血液得以转移到需要较多血液供应的组织，如脑、骨骼肌等。

机体在异常情况下，如大失血、中毒性休克、缺氧等，交感神经兴奋增强，肾脏血流量减少，一些重要器官（如脑、心等）的血液供应增加，这对维持重要器官功能有重要意义。另外，除交感神经－肾上腺素系统的作用外，还有血管升压素、血管紧张素等体液因素参与作用。

三、肾脏功能概述

（一）肾脏的泌尿功能

肾脏是人体最重要的排泄器官，其主要功能是生成尿液，通过尿液排出体内的代谢尾产物、过剩的物质、水以及进入体内的药物、毒物等。肾脏在神经、体液的调节下，通过改变尿的质和量，维持机体水盐代谢和酸碱平衡，从而维持内环境的相对稳定。

1．尿量　正常人每昼夜可排出尿量约 1000 ～ 2000ml，平均为 1500ml 左右。尿量的多少主要取决于机体所摄入的水量及通过其他途径排出的水量。如其他途径排出的水量不变，则摄入的水量多，尿量也多。在异常情况下，24 小时的尿量长期保持在 2500ml 以上则称为多尿，在 100 ～ 500ml 范围内为少尿，在 100ml 以下则称为无尿。

2．尿的理化特性　一般情况下尿液呈淡黄色，当尿量减少而浓缩时颜色会变深。尿的比重可随尿量而改变，一般介于 1.015 ～ 1.025 之间，最大变动范围为 1.001 ～ 1.035。尿的渗透压一般比血浆渗透压高，其最大变动范围为 30 ～ 1400mOsm/L。

正常人尿液的 pH 介于 5.0 ～ 7.0 之间，其酸碱度随食物的性质而异。荤素杂食的人，由于蛋白质和磷脂分解后产生的硫酸盐、磷酸盐等随尿排出，使尿液呈酸性反应，pH 约为 6.0。素食的人由于植物中所含的植物酸可在体内氧化，酸性产物较少，而碱性产物排出相对较多，故尿液呈碱性。

尿液中约含 95% ～ 97% 的水，其余 3% ～ 5% 是溶质成分。溶质中主要包括有机物和无机物两大类。有机物中除尿素外，还有肌酐、马尿酸、尿胆素等代谢尾产物。无机物主要是氯化钠，还有硫酸盐，磷酸盐和钾、钙、镁、铵盐等。

当肾脏功能障碍时，会导致尿的理化性质和尿量发生变化，给机体带来一系列不良反应。

（二）肾脏的内分泌功能

肾脏除具有泌尿功能外，还能分泌某些激素参与机体功能的调节。肾脏产生的激素有前列腺素、肾素、促红细胞生成素、肾血管舒缓素、激肽系统和活性维生素 D_3 等。有的激素主要作用于肾脏本身，参与肾脏基本功能的调节，如激肽系统、前列腺素、血管舒缓素；有的则主要作用于全身，影响许多其他组织的生理活动，如促红细胞生成素、活性维生素 D_3 等。肾脏产生的肾素是肾素－血管紧张素－醛固酮系统生成过程的限速物质，该系统在调节全身血量、血压及细胞外液成分的相对恒定中起着重要作用。

第二节　尿生成的基本过程

尿的生成是在肾单位和集合管中进行的，它包括三个基本过程：肾小球的滤过（filtration）、肾小管和集合管的选择性重吸收（reabsorption）以及肾小管和集合管的分泌（secretion）和排泄。

一、肾小球的滤过功能

当循环血液流经肾小球毛细血管时，除了血液中的血细胞和血浆中的大分子蛋白质不能通过滤过膜外，其他血浆成分均可通过滤过膜滤入肾小囊腔中，形成肾小球超滤液，又称为原尿。这种不仅能将血液中有形成分（血细胞）筛选出来，而且还能将血浆中的大分子蛋白质从其他成分中筛选出来的作用，称为超滤作用。用微细玻璃管对蛙及大鼠等动物进行肾脏微穿刺，吸取肾小囊内液体，进行微量化学分析，结果发现滤液中除蛋白质含量极少外，其他成分和酸碱度以及渗透压等均与血浆相似（表8-2），由此证明原尿即是血浆的超滤液。

表8-2　血液、滤液和尿成分比较

成分	血浆（g/100ml）	滤液（g/100ml）	尿（g/100ml）	尿中浓缩倍数
水	90	98	96	1.1
蛋白质	8	0.03	0	——
葡萄糖	0.1	0.1	0	——
Na^+	0.33	0.33	0.35	1.1
K^+	0.02	0.02	0.15	7.5
Cl^-	0.37	0.37	0.6	1.6
$H_2PO_4^- - HPO_4^{2-}$	0.004	0.004	0.15	37.5
尿素	0.03	0.03	1.8	60
尿酸	0.004	0.004	0.05	12.5
肌酐	0.001	0.001	0.1	100.0
氨	0.0001	0.0001	0.04	400.0

（一）滤过的结构基础

肾小球超滤作用的结构基础是滤过膜，其由内层、中间层和外层三层结构组成：①内层为肾小球毛细血管内皮细胞层；②中间层为非细胞结构的基膜层；③外层为肾小囊脏层（图8-5）。电镜下观察到，滤过膜的内皮细胞层，随处可见缺乏细胞质的部分，称为窗孔结构。其孔径为50～100nm，对血浆蛋白的滤出可能不起阻留作用。基膜是一个由水合凝胶构成的微纤维网结构，水和部分溶质可以通过微纤维网的网孔，网孔的孔径只有4～8nm，因此，基膜对大分子物质起机械屏障作用。但基膜本身的伸展性较大，故有时分子量较小的血浆蛋白也可以通过基膜。

滤过膜的外层上皮细胞具有足突，足突之间有裂隙称为裂孔，裂孔宽为20～30nm。裂孔上有一层滤过裂孔膜，有大小不等的孔隙，大的孔隙相当于白蛋白分子大小。裂孔膜是滤过膜对大分子物质通过的最后一道屏障。

由于滤过膜的三层有大小不等的孔，可使血液中的分子或离子在滤过时的通透性不同，此即为滤过膜的机械屏障作用。如滤液中的小分子物质如葡萄糖（分子量为180）可以自由通过滤过膜，其在滤液中的浓度和血浆中的浓度几乎完全相等。大分子物质如血浆白蛋白（分子量为69 000）不能通过或只能部分通过，其在滤液中的浓度不超过血浆浓度的 0.2%。分子量介于葡萄糖和白蛋白之间的各种物质则随着其分子量的增加在滤液中的浓度逐渐降低。由于滤过膜的机械屏障作用，小分子物质可以很容易地通过各种大小孔道，而分子量较大的物质只能通过较大的孔道，分子量超过 69 000 的物质如球蛋白、纤维蛋白原等则不能通过滤过膜。血红蛋白分子量为64 000，当它从红细胞中释放出来时，有可能通过滤过膜。但由于它和血浆中的蛋白结合形成复合物，所以不能滤出。只有在大量溶血时，血中血红蛋白浓度超过结合蛋白所能结合的量，未结合的血红蛋白才被滤过，形成血红蛋白尿。

滤过膜除有以上机械屏障作用外，还具有电学屏障作用。滤过膜的三层结构上，均覆盖着一层带负电荷的唾液糖蛋白。由图 8-6 所示，由于静电的同性相斥作用，分子量相近的物质因带电荷不同，其被滤过的量也有差异。因此滤过膜还起着电学屏障作用。

（二）滤过的动力

有效滤过压（effective filtration pressure）是肾小球滤过的动力，它等于肾小球毛细血管血压与血浆胶体渗透压和囊内压之差（图 8-7）。

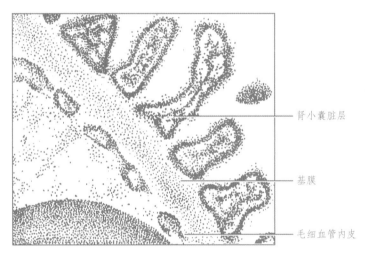

图 8-5　滤过膜示意图

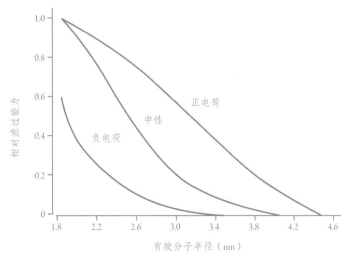

图 8-6　不同物质滤过率示意图

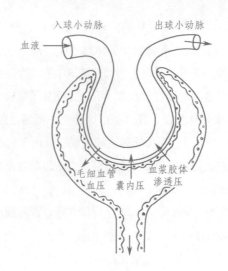

图 8-7　有效滤过压示意图

有效滤过压=肾小球毛细血管血压-（血浆胶体渗透压+囊内压）

肾小球毛细血管血压是推动滤过的原动力，由于肾小球出、入球小动脉口径和长度的差别致使肾小球毛细血管血压较高。用微穿刺法测得慕尼黑大鼠浅表肾单位的肾小球毛细血管血压为45mmHg（6.0kPa），相当于主动脉平均压的40%，而且入球小动脉端与出球小动脉端测得的血压数值接近，表明血液由入球端流向出球端过程中，血压降落不大。肾小球毛细血管中胶体渗透压在入球小动脉端为20mmHg（2.66kPa），由于血浆在沿毛细血管流动过程中，水分和小分子物质不断滤出，而蛋白质不能滤出，从而使血浆胶体渗透压不断增高。当流到出球小动脉端时，增到35mmHg（4.65kPa）。肾小囊内压测得的平均值为10mmHg（1.33kPa）。

因此，在入球小动脉端：有效滤过压=45-（20+10）=15mmHg（2kPa）；在出球小动脉端：有效滤过压=45-（35+10）=0mmHg。

以上结果表明，在肾小球毛细血管全长上，只有在靠近入球小动脉端的一段毛细血管有滤液滤出，而在靠近出球端的一段毛细血管，由于胶体渗透压的逐渐增高，有效滤过压随之不断地下降，当血浆胶体渗透压升高到与毛细血管血压相平衡时，有效滤过压为0，滤过即停止，无滤液生成（图8-8）。

（三）评价肾脏滤过功能的指标

肾小球生成滤液的速率常用肾小球滤过率（glomerular filtration rate，GFR）表示。肾小球滤过率是指每分钟两肾生成的超滤液总量。体表面积为1.73m²的个体，其肾小球滤过率一般为125ml/min左右。肾小球滤过率与肾血浆流量有密切关系，肾小球滤过率与肾血浆流量的比值称为滤过分数（filtration fraction，FF）。经测算，肾血浆流量为660ml/min，所以滤过分数为125/660×100%≈19%，由此说明流经肾的血浆约有1/5由肾小球滤出。因此，GFR和FF可作为衡量肾小球滤过功能的指标。

（四）影响肾小球滤过的因素

1. 有效滤过压的改变　凡能影响有效滤过压的三个因素之一者，均可使有效滤过压发生变化，从而影响肾小球滤过率。

（1）肾小球毛细血管血压的改变：当全身动脉血压在80～180mmHg（10.64～23.94kPa）范围内变动时，通过肾血流量的自身调节，肾小球毛细血管血压相对稳定，肾小球滤过率无明显变化。当大失血全身血压下降到80mmHg（10.64kPa）以下时，通过交感-肾上腺髓质系统作用，使

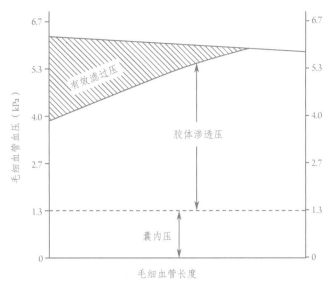

图 8-8　肾小球滤过膜面积示意图

肾血管收缩，肾血流量减少，肾小球毛细血管血压降低，有效滤过压降低，从而使肾小球滤过率减少。当全身动脉血压降到 40～50mmHg（5.32～6.65kPa）以下时，滤过率降到零，导致无尿。在高血压病晚期，入球小动脉发生器质性病变而口径狭窄，肾小球毛细血管血压因为血流量减少而降低，从而导致肾小球滤过率减少，发生少尿现象。

（2）肾小囊内压的改变：在正常情况下，肾小囊内压是比较稳定的。但在肾盂和输尿管结石、肿瘤等的压迫引起尿路梗阻时，囊内压可逐渐升高，使有效滤过压和滤过率降低。

（3）血浆胶体渗透压的改变：在正常情况下，血浆胶体渗透压变化很小，但在全身血浆蛋白浓度明显降低时，血浆胶体渗透压降低，有效滤过压升高，肾小球滤过率也随之增加。如从静脉快速输入生理盐水时，尿量增加，其原因之一就是生理盐水稀释了血浆的胶体成分，使血浆胶体渗透压降低，有效滤过压增大，从而肾小球滤过率增大，尿量增加。

2．肾小球血浆流量的改变　肾小球血浆流量的改变对肾小球滤过率有很大影响。当肾小球血浆流量增大时，血液在流经肾小球毛细血管过程中，血浆胶体渗透压升高的速度减慢，使之与跨毛细血管血压达到平衡的时间延后，使具有滤过作用的毛细血管段延长，从而使肾小球滤过率增加；当肾小球血浆流量减少时则出现相反的变化。

3．滤过膜通透性及有效滤过面积的改变

（1）滤过膜通透性的改变：正常情况下，滤过膜的通透性相对稳定。但在病理情况下，滤过膜通透性会发生变化，例如在肾小球肾炎（尤其轻微病变型）时，由于滤过膜的基膜层损伤、破裂，上皮细胞层带负电荷的离子减少、足突融合或消失，使机械屏障和电学屏障作用减弱，滤过膜通透性显著增大，使原来不能通过的蛋白质、甚至红细胞也可漏入肾小囊，形成蛋白尿或血尿。

（2）滤过膜有效滤过面积的改变：人两肾的全部肾小球毛细血管总面积约为 1.5m² 以上，因此有利于血浆的滤过。生理情况下，滤过面积可以保持相对稳定。然而在急性肾小球性肾炎时，部分肾小球毛细血管管壁肿胀、管腔狭窄或阻塞，使活动的肾小球数目减少，总的有效滤过面积减小，导致肾小球滤过率降低，结果出现少尿甚至无尿。

二、肾小管与集合管的重吸收作用

原尿由肾小囊流出经过肾小管和集合管的重吸收以及分泌或排泄后，形成的液体称为终尿。从量上看，人体两肾每分钟生成原尿约 125ml，相当于每天 180L，而每天排出的终尿却只有 1.5L，占不到原尿的 1%。从质上看，原尿中的葡萄糖浓度与血浆的相同，而终尿中却几乎没有葡萄糖。上述现象说明原尿在经过肾小管和集合管时，其中大部分的水及全部的葡萄糖被重吸收了。通常把进入肾小管的液体称为小管液。小管液中的水和某些物质经肾小管和集合管上皮细胞吸收回血的过程，称为重吸收作用（reabsorption）。肾小管和集合管对各种物质的重吸收是不同的，有的全部被重吸收、有的部分被重吸收、有的完全不被重吸收（表 8-3）。

表 8-3 几种物质的滤过量、重吸收量与排泄量

	滤过量（g/24h）	排泄量（g/24h）	重吸收量（g/24h）
Na^+	540	3.3	537
Cl^-	630	5.3	625
HCO_3^-	300	0.3	300
K^+	28	3.9	24
葡萄糖	140	0	140
尿素	53	25	28
肌酐	1.4	> 1.4	0

（一）重吸收的方式

1. **主动重吸收** 指肾小管上皮细胞逆着电-化学梯度将小管内溶质转运到小管外组织间液的过程。这是肾小管上皮细胞主动活动的结果，需要消耗能量。小管液中的葡萄糖、氨基酸、Na^+、K^+ 等都是由肾小管主动重吸收的。主动重吸收方式有原发性和继发性两种，如离子泵转运、吞饮等属于原发性主动转运，而 Na^+-葡萄糖或 Na^+-氨基酸等同向转运体的转运则属于继发性主动转运。

2. **被动重吸收** 指小管液中的水和溶质依靠物理和化学的机制，通过肾小管上皮细胞转运到小管外组织间液的过程。主要有渗透、扩散、静电吸引等转运方式。对水来说，渗透压是其被动重吸收的动力；对溶质来说，浓度梯度和电位梯度（两者合称电-化学梯度）是被动重吸收的动力。如，当小管液中的 Na^+ 被重吸收后，产生了渗透压梯度，水便随之进入组织间液；一些带负电的离子也会顺电位梯度被重吸收。随着 Na^+、带负电的离子、水的重吸收，小管液中的尿素浓度升高，如果管壁对其通透性较高时，则尿素就会向管外顺浓度梯度扩散。

（二）几种物质的重吸收

近年来由于显微穿刺及分段隔离微灌流技术的运用，对肾小管重吸收功能有了更多的认识。肾小管与集合管的重吸收具有选择性。原尿中的氨基酸和葡萄糖被全部重吸收，水和电解质（Na^+、K^+、Cl^- 等）被大部分重吸收，尿素被小部分重吸收，肌酐则完全不被重吸收。此外，不同部位肾小管对物质重吸收的能力及机制不同，其中近端小管重吸收物质的种类多数量大，是物质重吸收的主要部位。

1. **Na^+、Cl^- 和水的重吸收** 原尿中 Na^+、Cl^- 和水在肾小管和集合管被重吸收 99% 以上，其中，

在近端小管重吸收约 65% ~ 70%，在远曲小管约重吸收 10%，其余在髓袢和集合管被重吸收。

（1）近端小管前半段重吸收的关键动力是上皮细胞基侧膜上的 Na^+ 泵。由于 Na^+ 泵的作用，Na^+ 被泵出至细胞间隙，使细胞内 Na^+ 浓度降低、细胞内带负电位，小管液中的 Na^+ 则顺电化学梯度进入肾小管壁上皮细胞而被重吸收。在 Na^+ 通过管腔膜的同时，可经 Na^+–葡萄糖同向转运体及 H^+–Na^+ 交换体使葡萄糖重吸收，并向小管液中分泌 H^+（图 8-9A）。由于细胞间隙 Na^+ 浓度升高，使渗透压随之升高，水则靠渗透压差进入细胞间隙，造成细胞间隙静水压升高，这一压力促使 Na^+ 和水通过基膜进入相邻的毛细血管而被重吸收。在近端小管前半段由于 Na^+ 的主动重吸收，使小管腔内电位为负值，又由于水的重吸收多于 Cl^- 的重吸收，且 HCO_3^- 重吸收的速率明显大于 Cl^- 的重吸收，致使近端小管中的 Cl^- 浓度高于管周组织约 20% ~ 40%，形成 Cl^- 的电化学梯度。在此动力的推动下，当小管液流经近端小管后半段时，Cl^- 通过细胞旁路（即紧密连接）而被动重吸收。由于 Cl^- 被动重吸收是生电性的，使小管液中正离子相对较多，管腔内带正电，管腔外带负电，在电位差推动下，Na^+ 顺电位梯度通过细胞旁路而被动重吸收。因此，在近端小管的后半段 NaCl 的重吸收是被动的（图 8-9B）。

总之，近端小管对 NaCl 的重吸收包括前半段的跨细胞途径的主动重吸收和后半段经细胞旁路的被动重吸收过程，前者约占 NaCl 重吸收的 2/3，后者占 1/3。而水的重吸收是伴随 Na^+、HCO_3^-、葡萄糖和 Cl^- 等物质的重吸收而被动重吸收的。

（2）超滤液中约 20% 的 NaCl 在髓袢被重吸收。髓袢升支粗段 NaCl 的继发性主动重吸收，在

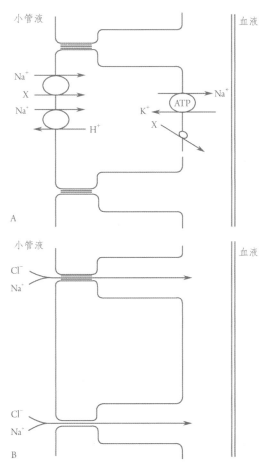

图 8-9　近端小管重吸收 NaCl 示意图

A. 近端小管的前半段；X 代表葡萄糖、氨基酸、磷酸盐和 Cl^- 等；B. 近端小管的后半段

尿液浓缩和稀释机制中具有重要意义。实验证明，髓袢升支粗段管腔内为正电位（+10mV），所以，Cl⁻的重吸收是逆电位梯度进行的主动重吸收；同时，加入选择性 Na⁺ 泵抑制剂哇巴因后，Cl⁻ 的转运受阻，在无 K⁺ 液灌流中，Cl⁻ 重吸收率很低。根据上述试验，有人提出用 Na⁺、2Cl⁻、K⁺ 同向转运模式来解释 NaCl 的重吸收。该模式认为：①髓袢升支粗段上皮细胞基侧膜上的 Na⁺ 泵将 Na⁺ 泵向组织间液，使细胞内 Na⁺ 浓度下降，造成管腔内与细胞内 Na⁺ 有明显的浓度梯度；②Na⁺ 与管腔膜上同向转运体结合，形成 Na⁺：2Cl⁻：K⁺ 同向转运体复合物，Na⁺ 顺电化学梯度将 2Cl⁻ 和 K⁺ 一起同向转运至细胞内；③进入细胞内的 Na⁺、Cl⁻ 和 K⁺ 的去向各不相同，Na⁺ 经 Na⁺ 泵泵至组织间液，Cl⁻ 经管周膜上 Cl⁻ 通道进入组织间液，而 K⁺ 则顺浓度梯度经管腔膜返回小管液循环使用；④由于 Cl⁻ 进入组织间液，K⁺ 返回管腔内，导致管腔内出现正电位，管腔内正电位使小管液中 Na⁺ 顺电位差从细胞旁路进入组织间液（图 8-10）。可见，通过 Na⁺ 泵的活动，继发性主动重吸收了 2 个 Cl⁻，同时伴有 2 个 Na⁺ 的重吸收，其中 1 个 Na⁺ 为主动重吸收，另一个 Na⁺ 为被动重吸收。速尿和利尿酸能抑制 Na⁺：2Cl⁻：K⁺ 同向转运体的功能，使 NaCl 的重吸收减少，小管液中溶质浓度增加，渗透压增大，妨碍水分的重吸收，从而达到利尿的目的。

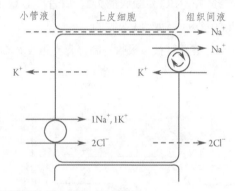

图 8-10　髓袢升支粗段继发性主动重吸收 Na⁺、K⁺、Cl⁻ 示意图

（3）远端小管和集合管对 NaCl 和水的重吸收可根据机体的水、盐平衡状况进行调节。水的重吸收主要受抗利尿激素调节，而 Na⁺ 和 K⁺ 的转运主要受醛固酮调节。远端小管初段对水的通透性很低，小管液呈低渗。由于管周膜 Na⁺ 泵活性高，仍能逆电化学梯度重吸收 Na⁺，使细胞内 Na⁺ 浓度低于小管液，小管液中的 Na⁺ 和 Cl⁻ 通过 Na⁺-Cl⁻ 同向转运体进入细胞（图 8-11A）。Na⁺-Cl⁻ 同向转运体可被噻嗪类利尿药所抑制。远端小管后段和集合管含有两类细胞，即主细胞和闰细胞。主细胞重吸收 Na⁺ 和水，分泌 K⁺。小管液中 Na⁺ 顺电化学梯度通过管腔膜上的 Na⁺ 通道进入细胞，然后由 Na⁺ 泵泵至细胞间液而被重吸收。闰细胞则主要分泌 H⁺（图 8-11B）。

远曲小管和集合管对水的重吸收占水重吸收总量的 10%～15%。当水的重吸收量降低 1% 时，尿量即可增加 1 倍。远曲小管和集合管对水的通透性受抗利尿激素的调节。当机体缺水时，抗利尿激素分泌增多，远曲小管和集合管对水的通透性增高，水的重吸收增多。反之，当体内水分过多时，水的重吸收减少，引起尿量增多。因此，远曲小管和集合管对水的重吸收在机体水平衡的调节中具有重要意义。

2. HCO₃⁻ 的重吸收　正常由肾小球滤过的 HCO₃⁻ 约 85% 在近端小管被重吸收。由于小管液中的 HCO₃⁻ 不易透过管腔膜，可与肾小管细胞分泌的 H⁺ 结合生成 H₂CO₃，再分解为 CO₂ 和水。CO₂ 是高脂溶性物质，可迅速通过细胞膜进入上皮细胞，并在细胞内碳酸酐酶（carbonic anhydrase,

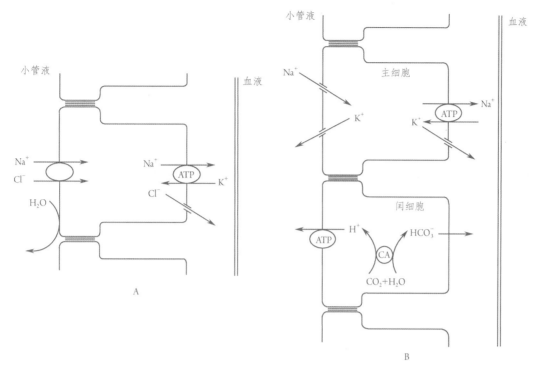

图 8-11　远端小管和集合管重吸收 NaCl、分泌 K^+、H^+ 示意图
A. 远曲小管初段；B. 远曲小管后段和集合管

CA）的催化下与 H_2O 结合生成 H_2CO_3，再解离成 HCO_3^- 和 H^+。H^+ 可通过 H^+-Na^+ 交换从细胞分泌到小管液中。HCO_3^- 则与 Na^+ 一起重吸收入血（图 8-12）。可见，小管液中 HCO_3^- 是以 CO_2 形式重吸收的。如果滤过的 HCO_3^- 量超过肾小管细胞分泌的 H^+，则 HCO_3^- 就不能全部被重吸收，未被重吸收的 HCO_3^- 随尿排出体外。乙酰唑胺可抑制碳酸酐酶的活性，使 H^+-Na^+ 交换减少，Na^+、水、和 HCO_3^- 重吸收也会减少，引起尿量增多。由于近端小管液中 CO_2 的高脂溶性，其透过管腔膜的速度明显高于 Cl^-，使 HCO_3^- 的重吸收优先于 Cl^- 的重吸收。

3．K^+ 的重吸收　原尿中 67% 左右的 K^+ 在近端小管被重吸收，25% ~ 30% 在髓袢重吸收，而终尿中的 K^+ 主要是由远曲小管和集合管分泌的。由于小管液中 K^+ 浓度为 4mmol/L，远低于细胞内 K^+ 浓度 150mmol/L，因此，近端小管对 K^+ 的重吸收是逆浓度梯度而进行的主动过程，但其主动重吸收的机制尚不清楚。

4．葡萄糖的重吸收　原尿中葡萄糖浓度与血浆中相同，但在终尿中几乎不含葡萄糖，说明葡萄糖被全部重吸收。微穿刺实验证明，葡萄糖重吸收的部位仅限于近端小管。

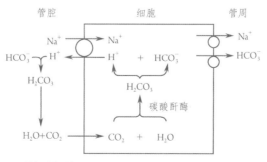

图 8-12　近端小管重吸收 HCO_3^- 的细胞机制

前文已述，葡萄糖的重吸收是与 Na^+ 协同重吸收的。葡萄糖与 Na^+ 结合于近端小管管腔膜的同向转运体，以继发主动转运机制被重吸收。由于近端小管细胞膜上同向转运体的数量有限，因此近端小管对葡萄糖的重吸收有一定限度。当葡萄糖滤过量达到 220mg/min 时，有一部分肾小管对葡萄糖的重吸收达到极限，未被重吸收的葡萄糖则随尿排出形成糖尿。一般将尿中刚开始出现葡萄糖时的血浆葡萄糖浓度（约为 180mg/100ml），称为肾糖阈（renal glucose threshold）。人两肾全部肾小管每分钟所能重吸收的葡萄糖的最大量称为葡萄糖重吸收的极限量，以体表面积为 $1.73m^2$ 的成年个体，男性为 375mg/min，女性为 300mg/min。

5．其他物质的重吸收 小管液中氨基酸的重吸收与葡萄糖的重吸收机制相同，HPO_4^{2-}、SO_4^{2-} 的重吸收也是与 Na^+ 同向转运。正常时进入滤液中的微量蛋白质则通过肾小管上皮细胞的吞饮作用被重吸收。

（三）影响肾小管和集合管重吸收的因素

1．小管液溶质浓度 小管液中溶质所形成的渗透压是对抗肾小管重吸收水分的力量。如果小管液中溶质浓度升高，渗透压也增高，从而妨碍水的重吸收而使尿量增多。例如糖尿病病人的多尿，就是因为血糖浓度过高，超过了肾糖阈、滤入小管液中的葡萄糖，不能被近端小管全部重吸收，致使小管液渗透压增高，阻碍了水的重吸收所致。根据这一原理，临床上应用不被肾小管重吸收的药物如甘露醇等，以增加小管液溶质浓度，达到利尿和消除水肿的目的，这种利尿方式称为渗透性利尿（osmotic diuresis）。

2．肾小球滤过率 正常情况下，近端小管的重吸收率与肾小球滤过率之间密切相关。GFR 增加或减少时，近端小管的重吸收率也会相应的增减，使滤液的重吸收率总是占 GFR 的 60% ~ 70% 左右，这种关系称为球管平衡（glomerulotubular balance）。其生理意义在于保持尿量不致因 GFR 的变化而大幅度变动。球管平衡的机制可能是，当 GFR 增加时，近端小管旁毛细血管中血流量就会减少，血浆蛋白浓度则相对增加，血浆胶体渗透压升高，重吸收动力增大，近端小管重吸收率必然增加。当 GFR 减少时，则发生相反的变化。有人认为，某些心、肝、肾疾病引起的水肿，即与球管平衡破坏有关。

近端小管重吸收率的改变，也可反过来影响 GFR，使之也发生相应的改变，称为管 - 球反馈（tubuloglomerular feedback）。其机制可能是近端小管重吸收量减少，可导致小管内压增加，进而使囊内压也增加，有效滤过压降低，于是 GFR 减少；反之增加。

三、肾小管与集合管的分泌和排泄作用

肾小管与集合管的分泌作用是指小管上皮细胞将自身代谢的产物分泌入小管液的过程。排泄作用是指小管上皮细胞将体液中的某些物质转移到小管液中的过程。分泌和排泄都是通过小管上皮细胞进行的，分泌物和排泄物都进入小管液中，故通常对两者不作严格区分，可称排泄。

（一）H^+ 的分泌

肾小管和集合管均能分泌 H^+。这些部位的小管细胞中含有丰富的碳酸酐酶，可催化 CO_2 和 H_2O 生成 H_2CO_3，继而解离出 H^+ 和 HCO_3^-。H^+ 被分泌到小管液中去，并与 Na^+ 进行交换（H^+-Na^+ 交换），H^+-Na^+ 交换借助载体蛋白方可实现。由于 H^+、Na^+ 转运方向相反，故称为逆向转运（antiport）。H^+-Na^+ 交换入胞的 Na^+ 与胞内的 HCO_3^- 经管周膜转运入组织间液并回血；分泌入小管液的 H^+ 则与其中的 HCO_3^- 结合成 H_2CO_3，然后 H_2CO_3 在碳酸酐酶的作用下再次解离为 CO_2 和 H_2O。CO_2 可扩散入细胞，又在 CA 的催化下生成 H_2CO_3。如此循环往复，每分泌一个 H^+，小管液

中即减少一个 HCO_3^-，而组织间液则增加一个 HCO_3^-。故 H^+ 的分泌除与 Na^+ 交换外，还与 HCO_3^- 的重吸收相互关联。

远端小管和集合管除 H^+–Na^+ 交换外，还有 K^+–Na^+ 交换。两者都是 Na^+ 依赖性的，故发生相互竞争。例如在酸中毒时，CA 活性增强，H^+ 生成增多，H^+–Na^+ 交换增强，K^+–Na^+ 交换则被抑制，致使血 K^+ 升高。用乙酰唑胺（acetazolamide）抑制 CA 活性，H^+ 生成减少，则 H^+–Na^+ 交换减弱，K^+–Na^+ 交换增强，可导致排 K^+ 量增加和血中 H^+ 浓度升高。可见，在远端小管和集合管处，H^+ 的分泌还与 K^+ 的分泌相互关联。

（二）NH_3 的分泌

正常情况下，NH_3 主要由远端小管和集合管分泌。这些 NH_3 约 60% 来自上皮细胞内谷氨酰胺在谷氨酰胺酶作用下脱氨形成的，其余 40% 来自其他氨基酸。NH_3 为脂溶性小分子，容易通过细胞膜而扩散出胞。经管腔膜扩散入小管液的 NH_3 可与小管细胞分泌的 H^+ 结成 NH_4^+，NH_4^+ 又与小管中的 Cl^- 结合成 NH_4Cl 随尿排出，使 NH_3 浓度下降，形成的浓度差更加速了 NH_3 的分泌。可见，NH_3 的分泌与 H^+ 的分泌密切相关，共同起着排酸保碱作用，以调节体内酸碱平衡。在酸中毒时，近端小管也可以分泌 NH_3（图 8-13）。

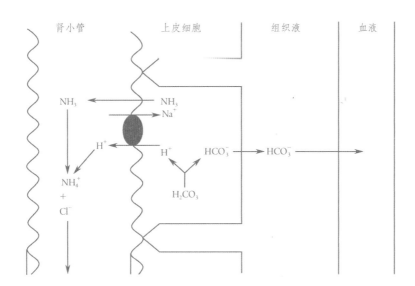

图 8-13　肾小管 NH_3 分泌示意图

（三）K^+ 的分泌

原尿中的 K^+ 绝大部分已在近曲小管重吸收，尿中排出的 K^+ 主要是远曲小管和集合管分泌的。K^+ 的分泌与 Na^+ 的重吸收有密切关系。一般来说，有 Na^+ 的主动重吸收时才有 K^+ 的分泌。由于 Na^+ 的主动重吸收使小管内外产生了电位梯度，这种电位梯度成为 K^+ 分泌的动力，促使 K^+ 由胞内扩散至小管液。由此可以认为，K^+ 的分泌是被动的，是以 K^+–Na^+ 交换形式进行的，并且与 H^+–Na^+ 交换相互竞争。因此，K^+ 的分泌与 H^+ 的分泌也相互关联。

（四）某些物质的排泄

某些代谢产物，如肌酐、对氨基马尿酸等，既能由肾小球滤过，又能由肾小管排泄。进入体内的外来物质，如青霉素、酚红等，在血液中大部分与血浆蛋白结合而运输，因此，在经过肾小球时很少被滤过，主要由近球小管排泌到小管液而排出。酚红试验就是用来检查肾小管的排泄功能的。

全身循环血容量状况可以明显影响 Na^+ 的重吸收，其中容量过高时，重吸收减少，过少时增加。输注盐水可以扩张有效血容量，使 Na^+ 重吸收减少，Na^+-H^+ 交换减少，HCO_3^- 重吸收随之亦减少。因此，尿中可以出现 HCO_3^-，血 pH 下降，此即容量过高性酸中毒。相反，有效血容量过低时，HCO_3^- 重吸收增加，出现容量缩碱性碱中毒。容量对近端小管 Na^+ 重吸收的机制主要通过：（1）改变了出球小动脉的蛋白浓度；（2）兴奋交感神经；（3）血管紧张素 II（angiotensinII，AngII）可以直接增加滤过液及 HCO_3^- 在肾小管的重吸收。除容量以外，血 K^+ 水平、血 PCO_2 情况等也可影响 Na^+ 的吸收。尽管 Na^+、Cl^- 浓度在血中比例不一样，但在肾小管重吸收时都以等摩尔比例进行，因此，相对来说，重吸收的结果可造成血 Cl^- 过高，成为"高氯性酸中毒"的发病机制。临床上血 Cl^- 过高除非同时有呼吸性酸碱平衡状况存在，常常提示有效血容量过少。

抑制近端肾小管 Na^+ 重吸收的因素可致利尿。高渗葡萄糖、甘露醇以及尿中过量的不被吸收的溶质过多，可以造成渗透性利尿。乙酰唑胺可以直接抑制碳酸酐酶，干扰 HCO_3^- 重吸收，引起碱性尿。但这种情况一般不太严重，一方面是随之发生的酸中毒可限制它的利尿效应，另一方面远端肾单位可代偿性增加 HCO_3^- 重吸收。

四、尿的浓缩和稀释

肾脏有很强的浓缩和稀释尿的能力。所谓尿的浓缩和稀释是根据尿的渗透压与血浆渗透压相比较而确定的。如果机体缺水，尿的渗透压比血浆渗透压高，称为高渗尿（hyperosmotic urine），表示尿被浓缩；反之，如果饮水过多，尿的渗透压将比血浆渗透压低，称为低渗尿（hypotonic urine），表示尿被稀释。当肾浓缩和稀释尿的能力发生障碍时，则不论体内水缺乏或过剩，尿的渗透压均与血浆渗透压相近，称为等渗尿（isotonic urine）。故测定尿的渗透压可了解肾浓缩和稀释尿的功能。

（一）尿浓缩和稀释的机制

关于肾浓缩和稀释尿的机制研究甚多，目前得到多数学者公认的是逆流学说（countercurrent theory）。

物理学上将一端相通而其中液体流动方向相反的两个并列管道，称为逆流系统（countercurrent system）。如果两管之间的纵隔具有通透性，则浓度不同的液体在逆流管道中流动时，溶质就会在两管之间交换，称为逆流交换（countercurrent exchange）。如果两管之间的纵隔能主动将溶质从升支转运入降支，那么就会使降支内溶液的浓度愈向下愈高，而升支内溶液的浓度愈向上愈低。这种由于逆流交换而使管内溶液浓度由上到下成倍增长的现象，称为逆流倍增（countercurrent multiplication）。逆流学说认为，肾脏存在着逆流系统，对尿的浓缩和稀释起重要作用。其要点如下：

1. **形态学基础**　肾髓质部存在着两套 U 形管道，构成了逆流系统，一为近髓肾单位的髓袢；二为近髓肾单位出球小动脉形成的直小血管。

2. 肾髓质的高渗状态　有人用冰点下降法测定鼠肾分层切片中的组织液体的渗透浓度发现，从皮质到髓质（由外向内）逐步升高。它与血浆的渗透浓度之比分别为：1.0、2.0、3.0、4.0，呈现出明显的渗透压梯度（图 8-14）。

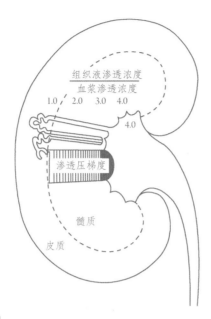

图 8-14　肾髓质渗透压梯度示意图
线条越密，表示渗透压越高

（1）肾髓质渗透压梯度的形成：各段肾小管的不同生理特性及髓袢的逆流倍增作用，对肾髓质渗透压梯度的形成有重要关系。

如表 8-4 所示，髓袢升支粗段能主动重吸收 Na^+ 和 Cl^-，而对水不易通透。故升支粗段内小管液向皮质方向流动时，管内 NaCl 浓度逐渐降低，小管液渗透压逐渐下降，而升支粗段外围组织间液则变成高渗。髓袢升支粗段位于外髓部，故外髓部的渗透压梯度主要是由髓袢升支粗段对 NaCl 的重吸收形成的。

内髓部渗透压梯度由髓袢升支细段扩散出来的 NaCl 以及内髓部集合管扩散出来的尿素共同形成。其过程是，髓袢细段降支对水通透而对 NaCl 不通透，当小管液流过时，水在渗透压梯度作用下不断外渗，使管内 NaCl 浓度愈来愈高，至髓袢底部达最高值。位于内髓部的髓袢升支细段对 NaCl 易通透，于是小管液中的 NaCl 扩散出管外，参与该处渗透压梯度形成。远曲小管、皮质及外髓部的集合管对尿素不易通透，而在 ADH 作用下，该处小管液中的水被大量重吸收，于是

表 8-4　兔肾小管不同部位的通透性

肾小管部分	水	Na^+	尿素
髓袢降支细段	易通透	不易通透 *	不易通透 *
髓袢升支细段	不易通透	易通透	中等通透 *
髓袢升支粗段	不易通透	主动重吸收（Cl^- 继发性主动重吸收）	不易通透 *
远曲小管	有 ADH 时易通透	主动重吸收	不易通透 *
集合管	有 ADH 时易通透	主动重吸收	皮质和外髓部不易通透，内髓部易通透

注：ADH 为抗利尿激素；* 不同动物中的通透性不同

滞留在小管内的尿素浓度逐渐升高。由于内髓部集合管对尿素易通透，小管中高浓度的尿素便扩散出管外，也参与了内髓渗透压梯度的形成。内髓部的尿素也可进入对其中等通透的髓袢升支细段，于是形成了：髓袢升支→远端小管→集合管→内髓组织间液→髓袢升支之间的尿素再循环。

综上所述，髓袢升支粗段对 NaCl 的主动重吸收，是形成肾髓质渗透压梯度的主要动力，而尿素的再循环，则促成了整个肾髓质渗透压梯度的建立。

（2）肾髓质渗透压梯度的保持：肾髓质渗透压梯度的保持有赖于直小血管的逆流交换作用。当血液沿直小血管降支流动时，NaCl 和尿素就从髓质组织间液进入血管，使其浓度愈来愈高，至底部时达最高值；当血液沿直小血管升支流动时，由于血管壁通透性很高，血液中的 NaCl 和尿素又不断扩散至管外。于是，NaCl 和尿素便在直小血管降支→升支→组织间液→降支之间短路循环，从而使肾髓质内的溶质不被带走、肾髓质渗透压梯度得以维持（图 8-15）。

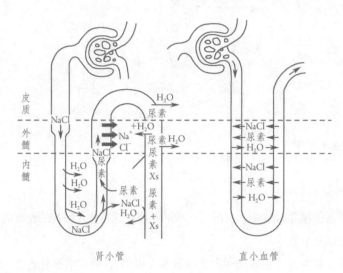

图 8-15　尿浓缩机制示意图
粗箭头表示升支粗段主动重吸收 Na⁺ 和 Cl⁻。粗线表示髓袢升支粗段和远曲小管前段对水不通透。字体大小表示溶质浓度。Xs 表示未被重吸收的溶质

（二）影响尿浓缩的因素

凡能影响髓袢、集合管和直小血管功能的因素，均会影响尿的浓缩。临床上使用的利尿剂速尿和利尿酸，能抑制髓袢升支粗段对 NaCl 的主动重吸收，使肾髓质渗透压梯度不能正常建立，尿的浓缩功能减弱，从而产生利尿作用。营养不良时，蛋白质缺乏，体内产生的尿素减少，使内髓部渗透压梯度降低，尿浓缩的能力显著下降。

第三节　尿生成的调节

机体对尿生成的调节是通过对肾小球滤过作用和肾小管、集合管的重吸收及分泌和排泄作用的调节来实现的。对肾小球滤过作用的调节是通过对肾血流量的调控实现的，这已在前面叙述

过。本节主要讨论神经和体液因素对肾小管重吸收和分泌功能的调节作用。

一、肾交感神经

肾交感神经兴奋可通过下列作用影响尿生成过程：①通过肾脏血管平滑肌 α_1 肾上腺素能受体使入球小动脉和出球小动脉收缩，而前者收缩比后者更明显，使血液阻力增大，肾小球毛细血管血浆流量减少，肾小球毛细血管血压下降，肾小球滤过率降低；②通过激活 β 受体，刺激球旁器中球旁细胞释放肾素，导致循环血中的血管紧张素 II 和醛固酮含量增大，增加肾小管对 NaCl 和水的重吸收；③直接刺激近端小管和髓袢上皮细胞重吸收 Na^+、Cl^- 和水。因此，凡是能影响肾交感神经的因素，均可通过交感神经改变而影响尿的生成。

二、抗利尿激素

抗利尿激素（antidiuresis hormone，ADH）是由下丘脑视上核和室旁核的神经内分泌细胞分泌的一种肽类激素，又称血管升压素（参见内分泌章）。它在神经细胞体内合成后，经下丘脑 - 垂体束运输到神经垂体贮存。

（一）ADH 的生理作用

ADH 的主要作用是与远曲小管和集合管上皮细胞膜上的 V_2 受体结合，增加小管上皮细胞对水的通透性，促进水的重吸收；还能增加内髓部集合管对尿素的通透性；促进髓袢升支粗段对 NaCl 的重吸收，因此调节髓质渗透压梯度和髓质高渗的形成。结果使尿液浓缩，尿量减少，发挥其抗利尿作用。

目前认为机体内存在 V_1 和 V_2 两类 ADH 受体。V_1 受体主要位于血管壁，激活后可通过动员 Ca^{2+} 引起血管收缩，发挥升压作用。其生理状态下对 ADH 亲和力低，升压作用不明显。只有在循环血量减少时，ADH 分泌量增加，才能激活 V_1 受体发挥升压效应。V_2 受体主要位于肾小管上皮细胞管周膜上，它对 ADH 的亲和力高，两者结合后，可通过 cAMP 蛋白激酶系统使上皮细胞内水通道蛋白磷酸化，移位到小管上皮细胞的管侧膜中，导致上皮细胞管侧膜对水通透性增加，从而提高了管腔膜对水的通透性（图 8-16）。

（二）影响 ADH 分泌和释放的因素

ADH 的分泌和释放主要受血浆晶体渗透压和循环血量改变的影响。

1. 血浆晶体渗透压的改变　下丘脑视上核或其周围区域有渗透压感受器，它对血浆晶体渗

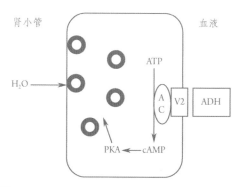

图 8-16　ADH 作用机制示意图

透压的改变敏感。当机体失水（如大量出汗、严重呕吐或腹泻等）时，血浆晶体渗透压升高，对渗透压感受器的刺激增加，视上核神经元兴奋，ADH 的合成和释放增加，促进远端小管和集合管对水的重吸收，尿量减少，保留机体的水分，有利于恢复和维持体内水平衡。反之，大量饮清水，体内水分增多，血浆晶体渗透压降低，ADH 的合成和释放减少，远端小管和集合管对水的重吸收减少，使进入体内过量的水分由尿排出，使血浆晶体渗透压不至于过低。将大量饮清水而使尿量增多的现象称为水利尿（water diuresis）。正常人一次饮用 1000ml 清水约半小时后，尿量便开始增加，到第一小时末，尿量可达最高值，随后尿量减少，2~3 小时后尿量恢复到原来水平。如果饮用的是等渗盐水，则排尿量不出现上述变化（图 8-17）。

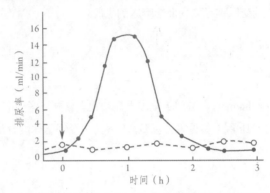

图 8-17 一次饮一升清水（实线）和饮一升等渗盐水（0.9% NaCl）（虚线）后的利尿率
箭头表示饮水时间

2. 循环血量的改变 在左心房内膜下和胸腔大静脉壁上存在着容量感受器。当循环血量增加时，心房及大静脉被扩张，刺激容量感受器，传入冲动经迷走神经传入中枢，间接地抑制下丘脑 - 垂体后叶系统 ADH 释放，远曲小管和集合管重吸收水分减少，尿量增多，通过排出过多水分，使血容量恢复正常。反之，当急性失血导致循环血量减少时，对容量感受器的刺激减弱，传入冲动减少，ADH 释放量增多，尿量减少，有利于血量恢复。

3. 其他因素 当动脉血压升高时，可通过颈动脉窦压力感受器反射性的抑制 ADH 的释放，使尿量增加。疼痛刺激或其他因素引起的情绪紧张，可促进 ADH 的释放，使尿量减少。寒冷刺激可减少 ADH 的释放，使尿量增加。

以上表明，ADH 在调节尿量、维持机体水平衡方面发挥重要作用。当视上核、室旁核或下丘脑 - 垂体束发生病变时，ADH 的合成和分泌发生障碍，使尿量明显增多（每日可达 10L 以上），称为尿崩症。

○ **知识拓展**　　　　尿的浓缩与尿崩症

尿崩症（diabetes insipidus）是指由于各种原因使抗利尿激素（antidiuretic hormone，ADH）的产生或作用发生障碍，肾脏不能保留水分，临床上表现为排出大量低渗透、低比重的尿和烦渴、多饮等症状的一种疾病。病人由于 ADH 分泌不足，使水的重吸收减少，尿的浓缩能力降低，从而排出大量稀释尿。这种尿崩为中枢性尿崩。肾脏淀粉样变性病人，集合管被淀粉样物质包绕，影响水的通透，尽管存在肾髓质渗透压梯度，尿浓缩能力仍会下降。直小血管血流过快或过慢，

也会影响尿浓缩能力。血流过快，过多溶质被带走，渗透压梯度不能维持；血流过慢，水不能被血液带走，渗透压梯度也不能维持，都将使尿的浓缩能力减弱，排出增多。这些因素引起的尿崩为肾性尿崩。

三、醛固酮

（一）醛固酮的生理作用

醛固酮（aldosterone）是肾上腺皮质球状带所分泌的一种激素。其生理作用是促进远端小管和集合管对 Na^+ 的主动重吸收、促进 K^+ 的排出，同时也促进水及 HCO_3^- 的重吸收和 H^+ 的分泌。醛固酮进入远曲小管和集合管上皮细胞后，与胞质受体结合，形成激素－胞浆受体复合物；后者通过核膜，与核中受体结合并转变为激素－核受体复合物，然后促进 mRNA 的合成，进而导致醛固酮诱导蛋白的合成。醛固酮诱导蛋白可能通过促进 Na^+ 泵转运、促进生物氧化提供 ATP，增加管腔膜对 Na^+ 的通透性，从而加强了 Na^+ 的主动重吸收，Na^+ 的主动重吸收造成了管腔内的负电位，转而导致 K^+ 的被动分泌（K^+-Na^+ 交换）。

（二）醛固酮分泌的调节

醛固酮的分泌主要受肾素－血管紧张素－醛固酮系统（renin-angiotensin-aldosteron system）和血 K^+、血 Na^+ 浓度的调节。

1. 肾素－血管紧张素－醛固酮系统　肾素是由肾球旁细胞分泌的一种蛋白水解酶，能催化血浆中血管紧张素原（肝脏产生的 α_2 球蛋白），使之水解成血管紧张素 I（十肽），它可在血浆和组织中，特别是在肺循环中进一步受转换酶（肺血管内皮细胞最多）催化分解成血管紧张素 II（八肽），血管紧张素 II 有很强的缩血管的作用，并能刺激肾上腺皮质球状带分泌醛固酮。血管紧张素 II 在氨基肽酶的作用下，水解为血管紧张素 III（七肽），血管紧张素 III 的作用主要是刺激肾上腺皮质球状带合成和分泌醛固酮，也可直接作用于下丘脑，使血压升高、促进 ADH 分泌和引起渴感（详见第四章）。

肾素－血管紧张素－醛固酮系统的活性主要取决于血浆中肾素的浓度。肾素的分泌受多种因素的调控。目前认为，肾内有两种感受器与肾素分泌的调节有关。一种是入球小动脉处的牵张感受器，另一种是致密斑感受器。当循环血量减少时，流经入球小动脉的血流量减少，压力降低，于是小动脉壁受牵张刺激作用减弱，可激活牵张感受器，使肾素释放量增加；另一方面由于入球小动脉的血流量减少、压力降低，则肾小球滤过率减少，滤过的 Na^+ 量也因此减少，到达致密斑的 Na^+ 量减少，因此激活致密斑感受器，肾素释放量增加。此外，球旁细胞上有 β 肾上腺素能受体，肾交感神经兴奋、血浆中肾上腺素和去甲肾上腺素均可刺激该受体，引起肾素释放增加。肾素则通过激活血管紧张素原而使血管紧张素－醛固酮系统活动增强，醛固酮分泌增多，保 Na^+、保水以便恢复循环血量（图 8-18）。

2. 血 K^+ 和血 Na^+ 浓度　当血 K^+ 浓度升高或血 Na^+ 浓度降低时，可直接刺激肾上腺皮质球状带，使醛固酮分泌增加，以促进肾保 Na^+ 排 K^+，维持血 K^+ 和 Na^+ 浓度的平衡；反之，血 K^+ 浓度降低或血 Na^+ 浓度升高，则醛固酮分泌减少。醛固酮的分泌对血 K^+ 浓度升高十分敏感，血 K^+ 仅增加 $0.5 \sim 1.0 mmol/L$ 就能引起醛固酮分泌，而血 Na^+ 浓度必须降低很多才能引起同样的反应。

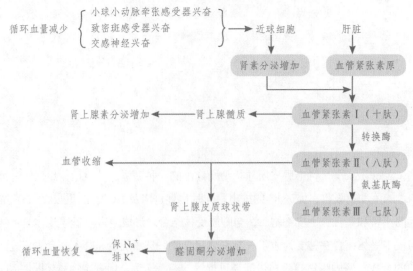

图 8-18　肾素－血管紧张素－醛固酮系统作用示意图

四、甲状旁腺激素

甲状旁腺激素（parathyroid hormone，PTH）对肾的作用：①抑制近端小管 Na^+ 和 HPO_4^{2-} 协同转运的载体，从而抑制磷酸盐的重吸收；②抑制近端小管对 Na^+、K^+、HCO_3^- 及氨基酸的重吸收和 H^+ 分泌；③促进远端小管和集合管对 Ca^{2+} 的重吸收。故当血液中甲状旁腺激素浓度升高时，尿中排出磷酸盐增多，尿 Ca^{2+} 量则减少。

五、心房钠尿肽

心房钠尿肽（atrial natriuretic peptide，ANP）是由心房肌细胞产生和释放的多肽类激素，ANP 能抑制 Na^+、Cl^- 和水的重吸收，有利于尿的排出。由人心房产生的称人心房钠尿肽（hANP），其作用是抑制髓质集合管、远球小管和髓袢对 NaCl 的重吸收；抑制近球小管重吸收磷酸盐，增加肾小球滤过率。最近发现它还能抑制醛固酮和 ADH 的分泌。因此，可产生强大的利 Na^+ 和利尿效应。

当血容量和摄 Na^+ 增多时，均可刺激 ANP 释放，对维持正常水盐平衡有重要作用。

第四节　血浆清除率

血浆清除率（plasma clearance）是指肾脏在每分钟内能将多少毫升血浆中某种物质完全清除出去，此血浆毫升数即为该物质的血浆清除率（ml/min）。例如，在 1 分钟内，肾脏能将 70ml 血浆内所含的全部尿素清除掉，则尿素的血浆清除率即为 70ml/min。

需要指出来的是，每分钟被完全清除了某物质的血浆毫升数，仅是一个计算出来的数值。实际上，肾脏并不一定把某毫升血浆中的某物质完全清除，可能仅清除了其中一部分。

一、血浆清除率的测定方法

首先测定某物质在尿中的浓度（U）及平均每分钟尿量（V），即可求得每分钟由尿排除该物质的量为 U×V。

再测定该物质在血浆中的浓度（P）即可换算出尿中排出该物质量相当于多少毫升血浆所含的量（C）。因 U×V=P×C，所以该物质的血浆清除率 C=U×V/P。

现以菊粉的血浆清除率为例加以说明。若以菊粉溶液恒定地滴注于人的静脉内，保持其血浆浓度为 lmg/100ml，在此时期内，受试者的排尿量为 lml/min，尿中所含菊粉浓度为 125mg/l00ml，将各数代入上述公式，则得菊粉的清除率 =125/100×1/1/100=125ml/min。

二、测定血浆清除率的生理意义

血浆清除率可以作为衡量肾脏功能和了解肾脏生理活动情况的指标。因为肾脏的功能是净化血液、清除外来的异物和代谢产物，维持内环境相对恒定，故肾脏清除某物质的量可反映肾脏的排泄功能。

肾小球滤过率常可作为衡量肾脏滤过功能的指标。由于肾小管对菊粉既不重吸收也不分泌，因此，可用菊粉的血浆清除率来代表肾小球的滤过率，即为 125ml/min。

肾血浆流量是影响肾小球滤过率的重要因素，故测定血浆流量可间接地反映肾脏的滤过功能。肾血浆流量也可以应用血浆清除率来测定。碘锐特或对氨基马尿酸这两种物质的血浆清除率均可代表肾的血浆流量。经测定，这两种物质的清除率均平均为 660ml/min，即肾血浆流量为 660ml/min，如果血浆占全血的 55%，则肾血流量为 660/55×100=1200ml/min，约占心输出量的 1/5～1/4。

供应肾脏的血液应包括供应肾脏的泌尿部分和非泌尿部分（如肾被膜、肾盂等）两个数值，而上述测得的数据仅是泌尿部分的肾血浆流量和肾血流量，因此，应分别称为有效肾血浆流量和有效肾血流量。

血浆中各种物质的清除率是不同的，正常葡萄糖和氨基酸的清除率为 0，尿素清除率为 70ml/min，而碘锐特和对氨基马尿酸清除率可达 660ml/min。这表明肾脏对不同物质的清除程度不同，一般对营养物质不予清除，而只是清除代谢产物、外来物质、过剩的水及盐类等。

由于肾小管对菊粉既不重吸收也不分泌，还可以以菊粉清除率为标准，同某些物质清除率对比，推测出肾小球对该物质的重吸收和分泌功能。

假如某一物质（如葡萄糖）的清除率为零，则表示该物质滤出后全部被重吸收。如果某物质（如尿素）的清除率小于菊粉清除率，则表示该物质仅能被肾小管重吸收，而不被分泌，或该物质被重吸收的量大于被分泌的量。如果另一物质（如碘锐特）的清除率大于菊粉的清除率，则表示该物质能被分泌。

综上所述，血浆清除率试验是测定整体内肾功能的一种较准确的定量方法，因此比一般肾功能试验（浓缩稀释试验、酚红排泄试验）更具有定量意义。

第五节　尿液的排放

肾脏生成尿是连续不断的过程，而排尿（micturition）则是间歇进行的。这是因为尿液由肾脏生成后，即经输尿管的蠕动送入膀胱贮存，只有在膀胱内达到一定量时，才能引起反射性的排尿动作，将膀胱内的尿液经尿道排出体外。尿液的排出一般是通过排尿反射（micturition reflex）进行的，主要在脊髓完成，但正常情况下还受高位中枢的控制，因此，可通过意识来影响排尿反射。

一、膀胱和尿道的神经支配

有三对来自腰骶部脊髓的神经支配膀胱和尿道，即盆神经、腹下神经和阴部神经。它们都含有传入和传出纤维。排尿反射的初级中枢在脊髓腰骶部（图 8-19）。

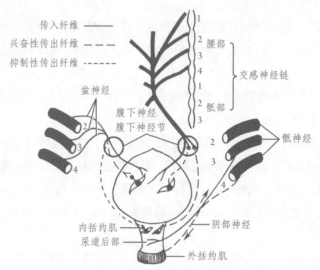

图 8-19　膀胱和尿道的神经支配

由骶部脊髓发出的盆神经属于副交感神经。其兴奋时，可使膀胱逼尿肌收缩及尿道内括约肌舒张，因而促使排尿。由腰部脊髓发出的腹下神经属于交感神经。其兴奋时，可使膀胱逼尿肌松弛及尿道内括约肌收缩，抑制尿的排放。由骶部脊髓发出的阴部神经属于躯体神经，直接受意识和反射控制，兴奋时可使尿道外括约肌收缩。在正常情况下，膀胱逼尿肌受副交感神经影响，处于轻度收缩状态，使膀胱内压经常保持在 $10cmH_2O$（0.98kPa）以下。当膀胱内尿量增加时，膀胱内压也将升高，但由于膀胱逼尿肌紧张性减弱，内腔扩大，使内压升高不多。直到尿量增加到 400～500ml 时，膀胱内压才有明显升高（图 8-20）。如果膀胱内尿量增加到 700ml 时，排尿反射就不易被抑制，并可能产生痛觉。胱膀的胀满感觉主要由盆神经中的感觉纤维传入。

二、排尿反射

当胱膀尿液充盈到一定程度（400～500ml），膀胱内压升高到 $15cmH_2O$（1.5kPa）以上时，便

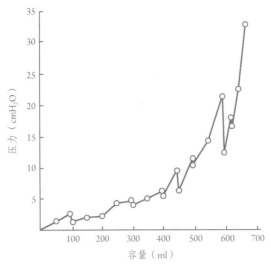

图 8-20　人膀胱充盈过程中膀胱容量与压力的关系

刺激膀胱壁的牵张感受器，冲动沿盆神经传入，到达腰骶部排尿反射的初级中枢。同时，冲动也上达脑干和大脑皮层的排尿反射高级中枢，并产生尿意。如条件不许可，脊髓的初级排尿中枢便受到大脑皮层的抑制，当条件许可时，抑制才被解除。排尿反射进行时，冲动沿盆神经传出，引起膀胱逼尿肌收缩，尿道内括约肌松弛，尿液进入后尿道，刺激后尿道的感受器。刺激冲动再次沿盆神经传到脊髓初级排尿中枢，反射性地抑制阴部神经，使尿道外括约肌松弛。于是，尿液被强大的膀胱内压（可高达 15kPa）驱出。排尿时，腹肌和膈肌也强有力收缩，使腹内压增高，有助于克服排尿阻力。

三、排尿异常

当排尿或储尿任何一个环节发生障碍时，均可表现出排尿异常（micturition abnormal）。临床上常见的有尿频、尿潴留和尿失禁等几种。

尿频（frequent micturition）：指排尿次数过多，但每次排尿量却较少。常由膀胱炎症、膀胱结石等病理性刺激而引起。

尿潴留（urinary retention）：指膀胱充满尿液而不能排出的现象。常由腰骶部排尿反射初级中枢或排尿反射弧损伤所致，也可由尿道阻塞造成。

尿失禁（urinary incontinence）：指排尿失去意识控制，出现随时小便而不能抑制的现象。多由于腰骶部脊髓排尿反射初级中枢与大脑皮层高级中枢之间的联系受损、初级排尿中枢失去大脑皮层意识控制所致。婴幼儿大脑皮层发育未臻完善，不能有效的调控初级排尿中枢的活动，也会发生随时排尿不能控制的现象。

○ **知识拓展**　　　排尿异常及其护理

尿潴留和尿失禁是临床上常见的两种排尿异常。其评估与护理原则主要有以下几方面。

1. 尿潴留　由于排尿是一个反射过程，凡是引起反射弧五个组成部分中任何一个环节出现功能障碍，都有可能发生尿潴留。

常见原因：机械性梗阻性和非机械性梗阻性。

评估要点：病人主诉下腹部胀痛，排尿困难。体检可见耻骨上膨隆，可扪及囊性包块，叩诊呈实音，有压痛。

护理原则：通用的护理措施为心理护理和改善排尿环境。同时要针对病因的护理，机械性梗阻，应给予对症处理。非梗阻性的还可以结合按摩、热敷、药物或针灸等。经上述处理无效或排尿反射弧功能严重障碍时，根据医嘱采取导尿术。

2. 尿失禁

常见原因：因膀胱括约肌损伤或神经功能障碍，而使膀胱括约肌失去作用。分为真性尿失禁（完全性尿失禁）、充盈造成的假性尿失禁、压力性尿失禁（不完全性尿失禁）等类型。

评估要点：丧失排尿自控能力，尿液不自主地流出。

护理原则：除心理护理和室内环境护理外，还需要进行皮肤护理，保持病人会阴部清洁干燥，预防感染。对于长期卧床的病人，还要定时按摩受压部位，预防压疮发生。另外，指导病人进行收缩和放松盆底肌肉的锻炼，以增强控制排尿的能力。

○ 知识拓展　　　　尿路感染及健康教育

尿路感染分上尿路感染和下尿路感染。上尿路感染主要指肾盂肾炎，即肾实质和肾盂的感染性炎症，是由于细菌入侵肾脏所致。肾盂肾炎临床上分为急性肾盂肾炎和慢性肾盂肾炎。急性肾盂肾炎多数是致病菌经膀胱、输尿管而到达肾脏，引起炎症，主要表现为急性间质性炎症和肾小管上皮细胞不同程度的坏死。上尿路感染女性常见，主要因为女性的尿道短，细菌容易上行。

下尿路感染主要为尿道炎和膀胱炎，其感染性炎症仅局限于尿道和膀胱。常见的致病菌为大肠杆菌和葡萄球菌，多数为继发性的，常见的诱因有尿道梗阻、邻近器官的炎症、膀胱或尿道器械检查、创伤等。正常情况下，尿道口和阴部外常有细菌寄生，但一般不引起感染，只有在机体抵抗力下降、尿道黏膜有损伤或细菌毒力增大时，才发生感染。

日常生活中，要注意个人卫生，保持外阴清洁；保持饮水和正常排尿；加强营养和体育锻炼等，都可以预防尿路感染。

（邱丽颖　蔡维维　张　静）

◇ 思考题　　　　······································

1. 某男，8岁，因少尿、水肿7天入院。入院前约一周，家长发现其双眼睑水肿伴泡沫尿，尿量减少。4天后水肿加重。医院化验尿蛋白阳性，B超双肾肿大，其余未发现异常。

（1）请对其症状进行评估。

（2）解释症状发生的机制。

（3）对病人本人和家属应进行哪些方面的健康教育。

2. 某女，3岁，因多饮多尿6个月入院。入院前半年患儿饮水量开始增多，且尿量增多。开始家长未曾重视，后来逐渐加重，经常离不开水杯，尿极其频繁。医院检查提示：脑部CT发现垂体有一高密度阴影，尿液呈低渗。

（1）请对其症状进行评估。

（2）解释症状发生的机制。从哪些方面对家属进行健康教育。

第九章
感觉器官的功能

学习目标

识记

1. 能正确概述感受器的定义、分类和一般生理特性。
2. 能阐明与视觉、听觉有关的生理现象，暗适应、明适应、视野、听阈和听域的概念。

理解

1. 能阐述眼的折光系统和感光系统，眼视近物时晶状体的调节，瞳孔对光反射及其意义；视锥细胞和视杆细胞的功能；近视眼、远视眼和老花眼产生的原因和矫正。
2. 能说明外耳和中耳的传音作用，声波传入内耳的途径，耳蜗的感音换能作用。
3. 能理解前庭器官的结构和功能。

运用

1. 能运用三原色学说，解释人眼能分辨颜色的原因。
2. 能运用声波传入内耳的途径及人耳对声音频率的分析功能，分析产生耳聋的原因及可能出现病变的部位。

09章

感觉（sensation）是客观事物在人脑中的主观反映。机体通过对内外环境变化的感受或感觉，可维持机体内环境的稳态、规避各种危险、寻找食物等。机体内、外环境中的各种刺激首先作用于不同的感受器或感觉器官，通过感受器的换能作用，将各种形式的刺激能量转换为神经冲动，然后沿特定的神经传导通路传至大脑皮层的特定区域，再经中枢神经系统的整合分析，产生相应的感觉。可见，感觉是由感受器或感觉器官、传入通路和感觉中枢三个部分共同活动完成的。本章只讨论感受器或感觉器官的功能，着重阐述视觉器官和听觉器官，其余内容将在第十章中加以阐述。

第一节　感受器及其一般生理特性

一、感受器、感觉器官的定义和分类

感受器（receptor）是指分布在体表或组织内部的专门感受机体内、外环境变化的结构或装置。感受器的结构形式多种多样，最简单的感受器是感觉神经末梢，如体表或组织内部与痛觉感受有关的游离神经末梢；有些感受器是在裸露的神经末梢周围包绕一些由结缔组织构成的被膜样结构，如环层小体和肌梭等；还有一些则是在结构和功能上都高度分化的感受细胞，如视网膜上的视锥细胞和视杆细胞以及耳蜗中的毛细胞等，这些感受细胞连同它们的附属结构（如眼的屈光系统），构成了专门传递某一特定感觉类型的器官，即感觉器官（sense organ）。在高等动物中，主要的感觉器官有眼、耳、前庭、鼻和舌等。

感受器的分类有多种方法。根据感受器所感受刺激的性质不同，可将感受器分为机械感受器、化学感受器、光感受器、温度感受器和伤害性感受器等；根据感受器分布部位的不同，又可分为外感受器（exteroceptor）和内感受器（interoceptor）。外感受器感受外界环境的变化，可进一步分为距离感受器（如视觉、听觉、嗅觉）和接触感受器（如触压觉、味觉、温度觉等），通常能引起主观感觉；内感受器感受机体内部的环境变化，可再分为本体感受器和内脏感受器，如颈动脉窦的压力感受器、颈动脉体的化学感受器等。目前使用较普遍的分类法是综合考虑刺激物和所引起的感觉或效应，如视觉、听觉、触压觉、动脉压力感受器等。

二、感受器的一般生理特性

（一）感受器的适宜刺激

一种感受器通常只对某种特定形式的刺激最敏感，这种形式的刺激称为该感受器的适宜刺激（adequate stimulus）。如一定波长的电磁波是视网膜光感受细胞的适宜刺激，一定频率的机械震动是耳蜗毛细胞的适应刺激等。感受器对适宜刺激非常敏感，只需很小的刺激强度就能引起感受器兴奋。每种感受器都有其一定的感觉阈值（sensory threshold）。引起感受器兴奋所需的最小刺激强度称为强度阈值，而所需的最短作用时间称为时间阈值。当刺激一定时，刺激作用还需达到一定的面积，称为面积阈值。感受器对于一些非适宜刺激也可引起反应，如所有感受器均能对电刺激产生兴奋，压迫眼球可刺激视网膜感光细胞产生光感等，但所需的刺激强度要比适宜刺激的强度大得多。因此，机体内、外环境中所发生的各种形式的变化，总是先作用于适宜该刺激形式的感受器。

（二）感受器的换能作用

感受器的换能作用（transduction of receptor）是指感受器能将作用于它们的各种形式的刺激能量转换为传入神经纤维上的动作电位。因此，感受器可以被看成是生物换能器。

感受器在换能过程中，首先引起感受器细胞或感觉神经纤维末梢产生一种过渡性的电位变化，再将刺激能量转变为神经冲动，在感受器细胞产生膜电位变化，这种变化称为感受器电位（receptor potential）；而在初级传入神经末梢产生的膜电位变化称为发生器电位（generator potential）。感受器电位既有跨膜离子流引起的膜去极化，也有跨膜离子流引起的膜超极化。感受器电位产生的机制各不相同，介导这一过程的跨膜信号转导分子主要是 G- 蛋白耦联受体、瞬时受体电位（TPR）通道和机械门控通道等。

感受器电位和发生器电位在本质上都属于局部电位。他们都具有局部电位的特性，即其电位幅度随刺激强度增大而增大，可以总和，并可以电紧张的形式沿所在细胞膜短距离传播。因此，感受器电位或发生器电位的幅度、持续时间和波动方向，可真实反映外界刺激信号所携带的信息。

发生器电位和感受器电位的产生并不意味着感受器作用的完成，只有当这些过渡性电位达到一定水平，最终使该感受器的传入神经纤维发生去极化而产生动作电位时，才标志着这一感受器或感觉器官作用的完成。

（三）感受器的编码作用

感受器在把刺激信号转换成动作电位时，不仅发生了能量的转换，而且把刺激所包含的环境变化的信息也转移到了动作电位的序列之中，起到了信息转移的作用，这种现象称为感受器的编码作用（coding）。

各种感受器所产生的传入神经冲动都是一些波形和幅度十分相似的动作电位。因此，不同性质感觉的引起，不但取决于刺激的性质和被刺激的感受器种类，还取决于传入冲动所到达的大脑皮层的特定部位。在自然状态下，由于感受器细胞在进化过程中的高度分化，使得某一感受细胞选择性地只对某种特定性质的刺激敏感，而由此产生的传入信号又只能沿着特定的途径到达特定的大脑皮层，引起特定性质的感觉。事实上，即使是同一性质的刺激，它们的一些次级属性也都有特殊分化了的感受器和专用传入途径。

目前认为，刺激的强度是通过单一神经纤维上冲动的频率高低和参加这一信息传输的神经纤维的数目的多少来编码的。如当给人手皮肤的触、压感受器施以触压刺激时，随着触压力量的增大，触、压感受器传入纤维上的动作电位频率逐渐增高；不仅如此，产生动作电位的传入纤维的数目也逐渐增多。由此可见，刺激的强度既可通过每一条传入纤维上冲动频率的高低来编码，还可通过参与电信号传输的神经纤维的数目多少来编码。

（四）感受器的适应现象

当某一恒定强度的刺激持续作用于某种感受器时，相应的感觉神经纤维上动作电位的频率会随刺激持续时间的延长而降低，这种现象称为感受器的适应现象（adaptation）。适应的程度可因感受器的类型而异，根据感受器适应的快慢不同，常将感受器分为快适应感受器和慢适应感受器两种。前者仅在刺激开始后的短时间内有传入冲动发放，很短时间内传入神经上的冲动频率就会明显降低甚至消失，如皮肤触觉感受器和嗅觉感受器；这有利于机体探索新异的物体或障碍物，有利于感受器及中枢再接受新的刺激。慢适应感受器在刺激持续作用时，一般只是在刺激开始后不久出现冲动频率的小幅下降，以后可在较长时间内维持在这一水平。如鲁菲尼小体、肌梭、关节囊感受器、颈动脉窦压力感受器和颈动脉体化学感受器等都属于慢适应感受器，慢适应感受器的这一特性有利于机体对某些功能状态如姿势、血压等进行长时间持续的监测，并根据其变化随时调整机体活动。

适应并非疲劳，因为感受器对某一强度的刺激产生适应后，如进一步增加该刺激的强度，又可引起传入冲动频率的增加。感受器产生适应的机制比较复杂，它可发生在感觉信息转换的不同阶段，可能与感受器的换能过程、离子通道的功能状态及感受器细胞与感觉神经纤维之间的突触传递特性等有关。

第二节　眼的视觉功能

据研究，人从外界获得的信息中，大约有 70% 以上是来自视觉。通过视觉系统，人们能感知外界物体的大小、形状、颜色、明暗、动静、远近等。

人的视觉器官是眼，人眼的基本结构如图 9-1 所示。眼内与视觉的产生有直接关系的结构是眼的折光系统和感光换能系统。折光系统由角膜、房水、晶状体和玻璃体组成。视觉感受器是位于视网膜上的视锥细胞和视杆细胞，它们的适宜刺激是波长为 380 ~ 760nm 的电磁波。来自外界物体的光线经过折光系统折射后，在视网膜上形成清晰的物像，再由视锥细胞和视杆细胞将视网膜像所包含的视觉信息变成电信号并进行编码、加工，然后由视神经传入视觉中枢做进一步分析处理，形成视觉。因此，研究眼的功能，首先要研究眼内折光系统的光学特性，搞清楚它们是如何将不同远近的物体清晰地成像在视网膜上。其次要阐明视网膜是怎样对视网膜上的物像进行换能和编码的。

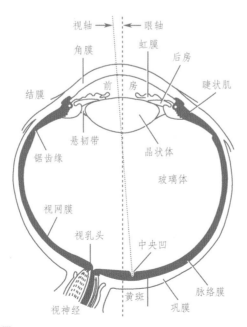

图 9-1　人右眼的水平切面示意图

一、眼的折光系统及其调节

（一）眼折光系统的光学特性

根据光学原理，当光线遇到两个折射率不同的透明介质界面时，要发生折射，其折射的程度决定于界面的曲率半径和两种介质的折光率。进入眼内的光线在到达视网膜之前，需经过角膜、房水、晶状体和玻璃体4个折射率不同的折光体发生多次折射，而这些折光体前后表面的曲率半径也各不相同。因角膜的折射率明显高于空气，且眼内4个折光体之间的折射率和各界面之间的曲率半径相差不大，故入眼光线的折射主要发生在角膜。人眼的折光系统是个复杂的光学系统，要用一般几何光学的原理精确地计算和描述光线在眼内的行进途径和成像情况相当困难。因此，有人根据眼的实际光学特性，设计了与正常眼在折光效果上相同，但结构更为简单的等效光学系统，称为简化眼（reduced eye）。简化眼是一种假想的人工模型，但其光学参数和其他特性与正常眼等值，故可用来研究折光系统的成像特性。简化眼模型由一前后径为20mm单球面折光体构成，折光率为1.333，外界光线由空气进入球形界面时只折射一次。此球面的曲率半径为5mm，即节点n在角膜后方5mm的位置，后主焦点在节点后方15mm处，相当于视网膜的位置。这个模型和正常安静时的人眼一样，正好能使平行光线聚焦在视网膜上，形成一个清晰的物像（图9-2）。

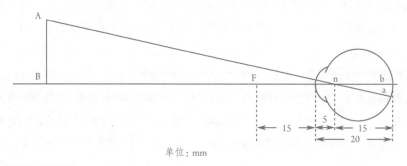

单位：mm

图9-2　简化眼及其成像情况

n为节点，AnB和anb是两个相似三角形；如果物距为已知，就可由物体大小算出物像大小，也可算出两个三角形对顶角（即视角）的大小

利用简化眼可以很方便地计算出不同远近的物体在视网膜上成像的大小（图9-2），根据对顶角相似三角形原理，其计算公式为：

$$\frac{AB（物体的大小）}{Bn（物体至节点的距离）} = \frac{ab（物像的大小）}{nb（节点至视网膜的距离）}$$

式中nb固定不变，相当于15mm。正常人眼在光照良好的情况下，如果物体在视网膜上的成像小于4.5μm，一般不能产生清晰的视觉，这表明正常人的视力是有限度的。这个限度只能用人所能看清楚的最小视网膜像的大小来表示，而不能用所能看清楚的物体的大小来表示。因为物像的大小不仅取决于物体本身的大小，还取决于物体与眼的距离。人眼所能看清楚的最小视网膜像的大小与视网膜中央凹处一个视锥细胞的平均直径相当。

（二）眼的调节

从眼的光学特性可知，人眼在看6m以外的物体时，因为从物体发出的光线到达人眼时接近平行光线，正常眼不需做任何调节即可在视网膜上形成清晰的物像。通常将人眼不作任何调节时所能看清物体的最远距离称为远点（far point）。远点在理论上可在无限远处。但离眼太远的物体发出的光线太弱，且这些光线在空间及眼内传播时被散射和吸收，使得它们在到达视网膜时不足以兴奋感光细胞；或因物体太远使得视网膜上的物像太小，以至于超出了感光细胞分辨能力的极限，导致眼不能看清楚距离太远的物体。

当看近物（6m 以内）时，近处物体发出的光线进入眼时呈不同程度的辐射状，通过眼的折光系统后将成像在视网膜的后方，由于光线到达视网膜时尚未聚焦，因而只能引起一个模糊的视觉形象。但正常眼在看近物时也非常清楚，这是由于眼看近物时已进行了调节，使进入眼内的光线经过较强的折射成像在视网膜上。眼的调节包括晶状体的调节、瞳孔的调节和双眼会聚三种方式，其中以晶状体的调节最重要。

1．晶状体的调节　晶状体是一个富有弹性的双凸透镜形的透明体，其四周通过悬韧带与睫状体相连，睫状体内有睫状肌，受动眼神经中的副交感纤维支配。视近物时，视网膜上模糊的物像到达视皮层，由此发出的下行冲动经皮层中脑束到达中脑正中核，继而由正中核传到动眼神经缩瞳核，再经动眼神经中副交感节前纤维传到睫状神经节，最后再经睫状神经传到睫状肌，使该肌收缩，从而引起悬韧带松弛，晶状体靠自身的弹性向前方和后方凸出，尤以前凸更为明显（图9-3），折光能力增强，物像前移，正好成像在视网膜上。被视物体离眼越近，入眼光线的辐散程度越大，晶状体需要变得更凸才能使物像落在视网膜上。所以，长时间看近物，由于睫状肌始终处于收缩状态，眼睛容易感到疲劳。

晶状体的最大调节能力可用眼能看清物体的最近距离米表示，这个距离称为近点（near point）。近点越近，表明晶状体的弹性越好，也就是眼的调节能力越强。随着年龄的增加，晶状体的弹性将逐渐下降，因而眼的调节能力降低，这种现象称为老视。如 10 岁的儿童近点平均为9cm，20 岁时平均为 11cm，60 岁时近点可延伸至 83cm。可通过戴凸透镜来进行矫正，以弥补晶状体调节能力的不足。

2．瞳孔的调节　瞳孔是光线进入眼内的门户，正常人眼瞳孔的直径可变动于 1.5 ～ 8.0mm 之间。当视近物时，可反射性引起双侧瞳孔缩小，称为瞳孔近反射（near reflex of the pupil）或瞳孔调节反射（pupilary accommodation reflex）。在上述晶状体变凸的反射中，由缩瞳核发出的副交感神经也到达虹膜环行肌，使之收缩，引起瞳孔缩小。瞳孔缩小的意义在于减少入眼的光量，并减少折光系统的球面像差和色像差，使视网膜成像更为清晰。

瞳孔的大小可因入射光量的强弱而发生变化，强光下瞳孔缩小，弱光下瞳孔放大，这种现象称为瞳孔对光反射（pupillary light reflex），是眼的一种重要适应功能。这一反射的意义是经过调节入眼的光量，使视网膜不致因光量过强而受到损害，也不会因光线过弱而影响视觉。其反射过程

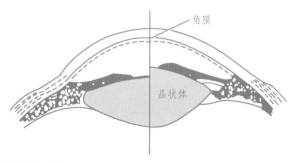

图 9-3　眼调节前后晶状体形状的改变

左图为安静时的情况，右图示看近物经过调节后的情况，注意晶状体前凸比后凸明显

是：强光照射到视网膜时产生的神经冲动经视神经传入中脑顶盖前区，更换神位元后到达双侧动眼神经缩瞳核，再经动眼神经中的副交感纤维传至睫状神经节，最后经睫状短神经进入眼球，分布于瞳孔括约肌。瞳孔对光反射的特点是双侧性的，即一侧眼被照射时，两侧瞳孔均减小，这种现象称为互感性对光反射（consensual light reflex）。瞳孔对光反射的中枢在中脑，故临床上常把它作为判断麻醉深度和病情危重程度的重要指标。

3. 双眼会聚 当双眼注视一个由远移近的物体时，两眼视轴向鼻侧发生会聚，这一现象称为双眼会聚（convergence）。眼球会聚是由于两眼球内直肌反射性收缩所致，也称为辐辏反射（convergence reflex），其意义在于使物像落在两眼视网膜的对称点上，避免产生复视。

（三）眼的折光异常

正常人的眼睛无需进行调节就可使平行光线聚焦在视网膜上，因而可以看清远处的物体。看近物时，只要物距不小于近点，经过调节也可以在视网膜上形成清晰的物像，称为正视眼（emmetropia）。若眼的折光能力异常或眼球的形态异常，使平行光线不能聚焦在视网膜上，则称为非正视眼（ametropia），或称屈光不正，包括近视眼、远视眼和散光眼。

1. 近视 近视（myopia）是由于眼球的前后径过长（轴性近视）或折光系统的折光力过强（屈光性近视）引起的。近视眼在看远物时，由远处物体发来的平行光线在视网膜前聚焦，因而在视网膜上形成模糊的图像。当看近物时，由于近物发出的光线呈辐射状，故眼不需调节或只作较小程度的调节，就能使光线聚焦在视网膜上。因此，近视眼的近点和远点都移近。矫正的方法是戴一适当焦度的凹透镜（图9-4）。

2. 远视 远视（hyperopia）是由于眼球前后径过短（轴性远视）或折光系统的折光力过弱（屈光性远视）引起的。远视眼在看远物时，入眼的平行光线聚焦在视网膜后方，因而不能清晰地成像在视网膜上。新生儿的眼轴往往过短，多呈远视，在发育过程中眼轴逐渐变长，一般至6岁时成为正视眼。远视眼看远物时就需要进行调节，看近物时则需更大程度的调节才能在视网膜上形成清晰的物像。因此远视眼的近点较正视眼远。可见，远视眼无论看近物还是看远物，都需要进行调节，故容易发生疲劳。矫正的方法是戴一适当焦度的凸透镜（图9-4）。

远视眼与老花眼虽然均用凸透镜矫正，但老花眼只是在看近物时才需要凸透镜矫正，而远视眼不管看近物还是远物，均需用凸透镜矫正。

3. 散光 散光（astigmatism）是指角膜表面在不同方位上曲率半径不同、折光能力不一致引

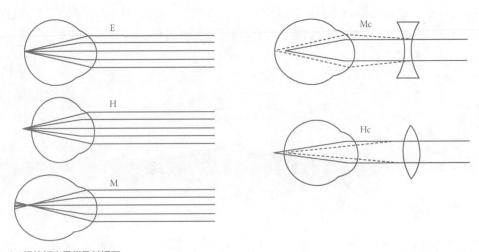

图9-4 眼的折光异常及其矫正

E. 正视眼；H. 远视眼；M. 近视眼；Mc. 近视眼矫正；Hc. 远视眼矫正

起的。在正常情况下，眼的折光系统的各个折光面都是正球面，即折光面每个方位的曲率半径都是相等的。由于某种原因造成角膜某个折光面失去正球面形，使角膜在某一方位上的曲率半径变大或变小，导致通过角膜不同方位的光线部分聚焦于视网膜上，部分聚焦在视网膜前，还有部分在视网膜后，造成物像变形和视物不清。可用适当的柱面镜矫正，使角膜的曲率异常得到纠正。

二、眼的感光换能系统

来自外界物体的光线通过眼的折光系统在视网膜上形成的物像是一个物理范畴的像，它和外界物体在照相底片上形成的物像并无本质的区别；但视觉系统最后在主观意识上形成的"像"，则是属于意识或心理范畴的主观映象，它由来自视网膜的神经信息最终在视觉中枢内形成。

（一）视网膜的结构特点

视网膜是位于眼球最内层的神经组织，厚度仅 0.1 ~ 0.5mm，但其结构十分复杂，细胞种类很多。视网膜在组织学上可分成 10 层，其中神经层内主要含有视杆细胞和视锥细胞两种感光细胞以及双极细胞、神经节细胞、水平细胞和无长突细胞（图 9-5）。

1. **色素上皮层** 视网膜最外层是色素上皮层，它不属于神经组织。色素上皮细胞内含有大量黑色素颗粒，后者能捕捉光传导过程中未被光感受器吸收的光子，防止光的散射和反射。在强光照射视网膜时，色素上皮细胞可伸出伪足样突起，包被视杆细胞外段，使其相互隔离，减少光刺激；当射入光线较弱时，伪足样突起缩回到胞体，视杆细胞外段才被暴露，从而能充分接受光刺激。

2. **感光细胞层** 视网膜感光细胞包括视锥细胞（cone cell）和视杆细胞（rod cell），它们都含有特殊的视色素，是真正的光感受细胞。视锥和视杆细胞在形态上可分为三部分，由外到内依次为外段、内段和终足（图 9-6），其中外段是视色素集中的部位，在感光换能中起重要作用。视锥细胞外段呈圆锥状，视杆细胞外段呈圆柱状。视锥细胞和视杆细胞的外段均有特殊的超微结构，

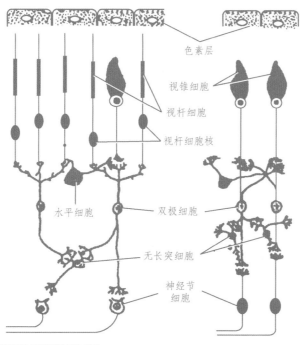

色素层

视锥细胞

视杆细胞

视杆细胞核

水平细胞

双极细胞

无长突细胞

神经节细胞

图 9-5 视网膜的主要细胞层次及其联系模式图

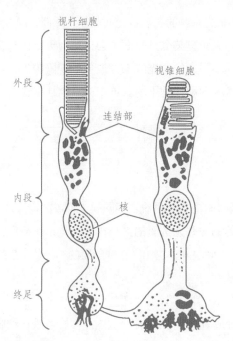

图 9-6　哺乳动物视杆细胞和视锥细胞模式图

绝大部分为一些重叠成层而整齐排列的圆盘状结构，这些圆盘状结构称为膜盘。它们是一些具有一般细胞膜脂质双分子层结构的扁平囊状物，膜盘膜上镶嵌着蛋白质，这些蛋白质绝大部分是一种称为视紫红质的视色素，视杆细胞所含的视紫红质实际上几乎全部集中在膜盘膜中。人每个视杆细胞外段中有近千个膜盘，每一膜盘约有 100 万个视紫红质分子。这样的结构有利于使进入视网膜的光量子有更大的机会在外段中接触到视紫红质分子。视锥细胞外段的膜盘膜中则含有三种不同的视色素，分别存在于三种不同的视锥细胞中。

　　3. 双极细胞和神经节细胞　两种感光细胞都通过终足和双极细胞发生化学性突触联系，双极细胞再和神经节细胞联系。在人类，视杆细胞与双极细胞及神经节细胞之间普遍存在会聚现象，而视锥细胞的会聚程度很小，在中央凹处常见一个视锥细胞与一个双极细胞联系，而该双极细胞又只与一个神经节细胞联系的"单线联系"方式。神经节细胞的轴突构成视神经。视网膜由黄斑向鼻侧约 3mm 处有一直径约 1.5mm 境界清楚的淡红色圆盘状结构，称为视神经乳头，是视网膜上视觉纤维汇集穿出眼球的部位，该处无感光结构，故没有感光功能，是生理上的盲点（blind spot）。正常时由于人们用双眼视物，一侧盲点可以被对侧视野补偿，人们并不会感觉到自己的视野中有盲点的存在。视网膜中除了这种纵向的细胞间联系，还存在着横向的联系，如在感光细胞层和双极细胞层之间有水平细胞，在双极细胞层和神经节细胞层之间有无长突细胞。这些细胞的突起在两层细胞间横向延伸，可以在水平方向传递信息，使视网膜在不同区域之间有可能相互影响；有些无长突细胞还可以直接向神经节细胞传递信号。此外，在各神经元之间甚至还存在缝隙连接，通过这些连接，细胞间在电学上互相耦合起来。

　　（二）视网膜的两种感光换能系统

　　目前认为，在人和大多数脊椎动物的视网膜中存在着两种感光换能系统，即视杆系统和视锥系统。

　　视杆系统：由视杆细胞和与它们相联系的双极细胞和神经节细胞等组成，它们对光的敏感度较高，能在昏暗环境中感受弱光刺激而引起视觉，但对被视物体的细节分辨力差，只能有较粗略的轮廓，且无色觉，只能分辨明暗，又称为晚光觉或暗视觉（scotopic vision）系统。

视锥系统：由视锥细胞和与它们相联系的双极细胞和神经节细胞等组成，它们对光的敏感性较差，只有强光条件才能被激活，但视物时可辨别颜色，且对物体表面的细节具有较高的分辨能力，又称为昼光觉或明视觉（photopic vision）系统。

证明视网膜中确实存在两种不同感光换能系统的主要依据有以下几方面：

1. 人视网膜中两种感光细胞的分布是不同的　愈近视网膜周边部，视杆细胞愈多而视锥细胞愈少；愈近视网膜中心部，视杆细胞愈少而视锥细胞愈多；在黄斑中心的中央凹处，感光细胞全部是视锥细胞而无视杆细胞；与上述细胞分布相对应，人眼视觉的特点是在明亮处中央凹的视敏度最高，并有色觉功能；在暗处，视网膜的周边部光敏感度较中央凹处高，能感受弱光刺激，但分辨力差，且无色觉功能。

2. 两种感光系统的会聚程度不同　两种感光细胞和双极细胞以及神经节细胞形成信息传递通路时，逐级之间都有一定程度的会聚现象，但这种会聚在视锥系统程度较小，在中央凹处甚至可以看到一个视锥细胞只同一个双极细胞联系，而该双极细胞也只同一个神经节细胞联系，使视锥系统有较高的分辨能力；与此相对照，在视杆系统则普遍存在多个视杆细胞同一个双极细胞联系，而多个双极细胞再同一个神经节细胞联系的会聚式排列；在视网膜周边部，可看到多达250个视杆细胞经少数几个双极细胞会聚于一个神经节细胞的情况，形成了细胞间传递信息的聚合式通路，这是刺激产生总和的结构基础，从而使视杆细胞对光的敏感度增高。

3. 两种感光细胞在不同种系动物的分布不同　某些只在白昼活动的动物如鸡、鸽等，其视网膜的感光细胞以视锥细胞为主；而另一些在夜间活动的动物，如猫头鹰等，它们的感光细胞只有视杆细胞。

4. 两种感光细胞含有的视色素不同　视杆细胞中只含有一种视色素，即视紫红质。而视锥细胞却所含有三种吸收光谱特性不同的视色素，这是与视杆系统无色觉而视锥系统有色觉的事实相符合。

（三）视网膜的感光功能

1. 视紫红质的光化学反应　现已证实，视杆细胞内的感光物质是视紫红质（rhodopsin），它在暗处呈紫红色。这是一种由视蛋白（opsin）与视黄醛（retinene）组成的结合蛋白质，对波长为500nm（蓝绿色）的光线吸收能力最强。当光线照射视紫红质时，可使视紫红质迅速分解为视蛋白与视黄醛，其颜色也由红色变为黄色，最后变为白色，称为漂白。视黄醛在光照条件下其分子构象发生改变，光照前为11-顺型，是一种较弯曲的构象，光照时变为全反型，是一种较直的构象，视黄醛分子构象的改变，又会引起视蛋白分子构象的改变，经过较复杂的信号传递系统的活动，可诱导视杆细胞产生感受器电位。

当光线照射时，视紫红质分解为视蛋白和全反型视黄醛（all-trans retinal），在暗处视紫红质又可重新合成，这是一个可逆反应。合成时，全反型视黄醛从视杆细胞中释放出来，转变为11-顺型视黄醛（11-cis retinal），再返回视杆细胞与视蛋白结合成视紫红质以备用。此外，全反型视黄醛转变为11-顺型视黄醛还可通过另外一条化学途径，即全反型视黄醛首先转变为全反型视黄醇，然后在异构酶作用下转变为11-顺型视黄醇，最后转变为11-顺型视黄醛并与视蛋白结合形成视紫红质（图9-7）。另一方面，贮存于色素上皮中的维生素A，即全反型视黄醇，也能转变为11-顺视黄醛。因此，正常情况下，维生素A可被用于视紫红质的合成与补充。视紫红质合成或分解过程的快慢取决于光线的强弱，光线越弱，合成过程越大于分解过程，视杆细胞内视紫红质越

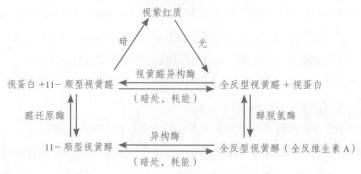

图 9-7 视紫红质的光化学反应示意图

多，这也使视网膜对弱光越敏感；相反，光线越强，视紫红质的分解过程越强，合成过程越弱，使较多的视紫红质处于分解状态，视杆细胞几乎失去感受光刺激的能力。在视紫红质分解与合成的过程中，总有一部分视黄醛被消耗，正常时可由体内贮存的维生素 A 来补充。食物中维生素 A 供应不足，会影响人的暗视觉，是引起夜盲症（nyctalopia）最常见的原因。

2. 感受器电位的产生 视网膜未经光照时，视杆细胞的静息电位只有 −30 ～ −40mV，比一般细胞小得多。视杆细胞的感受器电位是一种超极化的电位，这在所有被研究过的发生器或感受器电位中是特殊的。视杆细胞在不受光照时主要存在两种电流，一种是外段膜中 cGMP 门控式 Na^+ 内向电流，可使膜发生去极化；另一种是内段膜中的非门控式 K^+ 外向电流，可使膜发生超极化。视杆细胞内段膜中的高密度钠泵活动维持细胞内 Na^+、K^+ 浓度的相对稳定。cGMP 门控式钠通道受胞质内 cGMP 浓度的影响，在暗处，胞质内的 cGMP 浓度较高，能维持该通道处于开放状态，产生稳定的内向电流，这个电流称为暗电流。

当视杆细胞受到光照时，通过一系列的信号转导过程使外段胞质内的 cGMP 被大量分解为无活性的 5′-GMP，导致 cGMP 浓度下降，外段膜中的 cGMP 门控式钠通道关闭，内向电流减小或消失，而内段膜中的非门控式钾通道继续开放，K^+ 持续外流，于是膜电位向着 K^+ 平衡电位方向变化，出现膜的超极化。

3. 视锥系统的换能和颜色视觉 视锥细胞的视色素也是由视蛋白和 11- 顺视黄醛结合而成，只是视蛋白的分子结构略有不同。正是视蛋白分子结构中的微小差异，决定了与它结合在一起的视黄醛分子对某种波长的光线最为敏感，因而才可以区分出三种不同的视锥色素。当光线作用于视锥细胞外段时，其外段膜的两侧也发生了同视杆细胞类似的超极化型感受器电位，作为光电转换的第一步，最终在相应的神经节细胞上产生动作电位。

视锥细胞功能的重要特点是它有辨别颜色的能力。颜色视觉（color vision）是一种复杂的物理心理现象，是由于不同波长的光线作用于视网膜后在人脑引起的主观印象。正常人眼可区分波长在 380 ～ 760nm 之间的约 150 种颜色，每种颜色都有一定波长光线相对应。因此，在可见光谱的范围内，波长长度只要有 3 ～ 5nm 增减，就可被视觉系统分辨为不同的颜色。显然，视网膜中不可能存在上百种对不同波长的光线起反应的视锥细胞或视色素。关于颜色视觉的形成，早在 19 世纪初，有人就提出了视觉的三原色学说（trichromatic theory）。该学说认为，视网膜中有三种视锥细胞，分别含有三种感光色素，它们最敏感的光波波长分别为 564nm、534nm 和 420nm，分别相当于红、绿、蓝三色光的波长。当某一种波长的光线作用于视网膜上时，会使三种视锥细胞以一定的比例兴奋，这样的信息传到中枢，就会产生某一种颜色感觉。

三原色学说可以较好地解释色盲或色弱的发病机制。色盲（color blindness）是一种对全部颜色或某些颜色缺乏分辨能力的色觉障碍，可分为全色盲和部分色盲。全色盲表现为只能分辨光线的明暗，呈单色视觉，极为少见；部分色盲又可分为红色盲、绿色盲及蓝色盲，其中红色盲和绿色盲最为多见，在临床上统称为红绿色盲。部分色盲可能是由于缺乏相应的特殊视锥细胞所致。红绿色盲病人不仅不能识别红色和绿色，也不能区分红与绿之间、绿与蓝之间的颜色等。色盲除了极少数是由于视网膜后天病变引起外，绝大多数是由遗传因素决定的。有些色觉异常的产生并非由于缺乏某种视锥细胞，而是由于某种视锥细胞的反应能力较弱，导致病人对某种颜色的识别能力较正常人稍差，这种色觉异常称为色弱。色弱常由后天因素引起。

三、视网膜的信息处理

由视杆和视锥细胞产生的电信号，在视网膜内要经过复杂的细胞网络的传递，最后才能由神经节细胞发出的神经纤维以动作电位的形式传向视觉中枢。由于视网膜内各种细胞之间的排列和联系非常复杂，且与细胞间信息传递有关的递质种类繁多，故视觉信息在视网膜的传递过程中必然要经历种种改变。这就是视网膜本身对视觉信息的初步处理。现在能初步肯定的是，只有神经节细胞和少数无长突细胞可产生动作电位，而视杆和视锥细胞、双极细胞和水平细胞均没有产生动作电位的能力。当光线照射到光感受细胞时，这种感受器电位是超极化型慢电位而非去极化型慢电位。这种超极化型慢电位以电紧张的形式扩布到突触前膜，使突触前膜的递质释放减少，从而引起下一级细胞产生慢电位变化。只有当这样的慢电位传递到神经节细胞体时，经过总和，才会使神经节细胞产生"全或无"式的动作电位，动作电位作为视网膜的最后输出信号传向中枢，产生视觉。

四、与视觉有关的若干生理现象

（一）暗适应与明适应

1. 暗适应 当人长时间在明亮的环境中而突然进入暗处时，最初看不见任何物体，经过一定时间后，视觉敏感度逐渐升高，能逐渐看见暗处的物体，这种现象称为暗适应（dark adaptation）。暗适应是人眼在暗处对光的敏感度逐渐提高的过程。一般是在进入暗处后的最初约 5 ~ 8min 内，人眼感知光线的阈值出现一次明显下降，大约进入暗处后 25 ~ 30min 时，阈值下降到最低点，并稳定于这一水平。上述视觉阈值的第一次下降主要与视锥细胞视色素的合成增加有关；第二次下降亦即暗适应的主要阶段，则与视杆细胞中视紫红质的合成增加有关。

2. 明适应 当人长时间在暗处而突然进入明亮处时，最初只感到一片耀眼的光亮，看不清物体，稍待片刻后才能恢复视觉，这种现象称为明适应（light adaptation）。明适应是人眼突然进入明亮环境后视觉逐渐恢复正常的过程，明适应较快，几秒内即可完成。其产生机制是视杆细胞在暗处蓄积了大量视紫红质，到亮处时遇强光迅速分解，因而产生耀眼的光感。待较多的视紫红质大量分解后，对光较不敏感的视锥细胞色素才能在亮光环境下感光而恢复视觉。

（二）视敏度

视敏度（visual acuity）也称视力，是指眼对物体细微结构的分辨能力。检查证明，正常人眼即使在光照良好的情况下，如果视网膜像小于 5μm，一般就不能引起清晰的视觉。这说明，正常人的视力有一个限度，通常用人所能看清的最小视网膜像的大小来表示。人眼所能看清的最小视网膜像的大小，大致相当于视网膜中央凹处一个视锥细胞的平均直径。

视网膜上物像的大小与视角的大小有关，通常以视角的大小作为衡量标准。所谓视角（visual angle），是指物体上两点发出的光线射入眼球后，在节点上相交时形成的夹角（图 9-3 中角 AnB）。一般正常人眼能分辨的最小物体，需要视角大约等于 1 分（1/60 度），换言之，当物体在视网膜上形成视角为 1 分的物像能被眼睛辨认时，就认为此眼具有正常视力。通常视力用公式 V=d/D 来表示。式中 d 表示所看清物体距人眼的距离，D 为物体在眼内形成 1 分视角时的距离。检查视敏度常用国际标准视力表（也称小数视力表）。国际标准视力表上对应 1.0 行的 E 字形视标，在距 5m 远处看，整个字符形成的视角为 5 分，其每一笔画的宽度和每两笔画间空隙的宽度（相距 1.5mm）各形成 1 分视角，在视网膜成像的大小约为 4.5μm，所以如能正确辨认这一行的字符的缺口的方向时，意味着此眼具有正常视力，为 1.0。视力表上最上面一排图标的大小为 1.0 行视标的 10 倍，如将距离加大 10 倍，即在 50m 处看，视角也为 1 分，但如仍在 5m 处才能看清，即在视角为 10 分时才能看清，则其视敏度仅为正常眼的 1/10，则视力定为 0.1。人眼辨别两点所构成的视角越小，表示视力越好。

（三）视野

单眼固定注视前方一点时，该眼所能看到的空间范围，称为视野（visual field）。视野的最大界限应以它和视轴所成夹角的大小来表示。在同一光照条件下，用不同颜色的目标物测得的视野大小不一样，白色视野最大，其次为黄蓝色，再次为红色，绿色视野最小（图 9-8）。视野的大小与各类感光细胞在视网膜中的分布范围有关。另外，由于面部结构阻挡视线，也影响视野的大小和形状，如一般人颞侧和下方的视野较大，鼻侧和上方视野较小等。临床上检查视野可帮助诊断眼部和中枢神经系统的一些病变。

（四）视后像和融合现象

注视一个光源或较亮的物体，然后闭上眼睛，这时可以感觉到一个光斑，其形状和大小均与该光源或物体相似，这种主观的视觉后效应称为视后像（afterimage）。如果给以闪光刺激，则主观上的光亮感觉的持续时间比实际的闪光时间要长，这是由于光的后效应所致。后效应的持续时间与光刺激的强度有关。

如果用重复的闪光刺激人眼，当闪光频率较低时，主观上能分辨出一次又一次的闪光。当闪光频率增加到一定程度时，重复的闪光刺激可引起主观上的连续光感，这一现象称为融合现象（fusion phenomenon）。融合现象是由于闪光的间歇时间比视后像的时间更短而产生的。

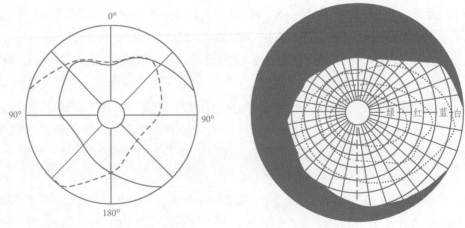

图 9-8 人视网膜视野
甲：双眼视野（虚线范围内为左眼视野，实线范围内为右眼视野，两眼鼻侧视野相互重叠）
乙：单眼（右眼）视野，白色区中各环行虚线范围内为各种不同颜色视野，填充区为盲区

能引起闪光融合的最低频率，称为临界融合频率（critical fusion frequency，CFF）。在中等光照强度下，临界融合频率约为 25 次 / 秒。电影每秒钟放映 24 个画面，电视每秒钟播放 60 个画面，因此，观看电影和电视时主观感觉其画面是连续的。临界融合频率与光的强度有关。光线较暗时，融合频率低至 6 次 / 秒即可产生融合现象；而光线较强时，临界融合频率需高达 60 次 / 秒。其原因之一可能是视锥细胞分辨闪光频率的能力比视杆细胞强。另外，闪光的颜色、视角的大小、受试者的年龄及某些药物等均可影响临界融合频率，尤其是中枢神经系统疲劳可使临界融合频率下降。因此，在劳动生理中常将临界融合频率作为判断中枢疲劳的指标。

（五）双眼视觉和立体视觉

两眼同时观看物体时所产生的视觉为双眼视觉（binocular vision）。人的双眼在面部前方，视物时两眼视野的像又各循自己特有的神经通路传向中枢，但正常人主观感觉上只产生一个"物"的感觉。两眼视物而只产生一个视觉形象的前提条件是：由物质同一部分发出的光线，应成像在两侧视网膜的相称点上。例如，两眼的黄斑部就互为相称点，当两眼注视墙上一个小黑点时，由于有眼外肌的调节，此点就正好成像在两侧眼的黄斑上，于是在视觉中只"看到"一个点。此时如用手轻推一侧眼球的外侧，使此眼视轴稍作偏移，则这时此眼视网膜上的黑点像就要从黄斑部移开，落在与对侧视网膜像非相称的点上，于是会感到墙上有两个黑点存在，这就是复视现象（diplopia）。与单眼视觉相比，双眼视觉可扩大视野，弥补生理性盲点，增加对物体距离和形态判断的准确性，还可形成立体感觉（stereopsis）。这是因为用两眼注视同一物体时，在两眼视网膜上所形成的物像并不完全相同，左眼看到物体的左侧面较多，右眼看到物体的右侧面较多。这些来自两眼稍有不同的信息经过高级中枢处理后，就形成立体感觉。

第三节　耳的听觉功能

听觉的感觉器官是耳，由外耳、中耳和内耳的耳蜗组成。其适宜刺激是空气振动产生的一定频率的疏密波（声波）。声波通过外耳和中耳组成的传音系统传递到内耳，经内耳的换能作用将声波的机械能转变为听神经纤维上的神经冲动，后者传送到大脑皮层听觉中枢，产生听觉。听觉对动物适应环境和人类认识自然有着重要的意义；在人类，有声语言是互通信息、交流思想的重要工具。

耳的适宜刺激是空气振动产生的疏密波，但振动的频率必须在一定的范围内，并且达到一定强度，才能引起听觉。通常人耳能感受的振动频率在 20 ～ 20 000Hz 之间，而且对于其中每一种频率，都有一个刚好能引起听觉的最小振动强度，称为听阈（auditory threshold）。当振动强度在听阈以上继续增加时，听觉的感受也相应增强，但当振动强度增加到某一限度时，引起的将不单是听觉，同时还会引起鼓膜的痛觉，这个限度称为最大可听阈（maximal auditory threshold）。由于对每一个振动频率都有自己的听阈和最大可听阈，因而就能绘制出表示人耳对振动频率和强度的感受范围的坐标图，如图 9-9 所示。其中下方曲线表示不同频率振动的听阈，上方曲线表示它们的最大听阈，两者所包含的面积则称为听域（auditory field）。人耳最敏感的声波频率在 1000 ～ 3000Hz 之间；而人类日常语言的频率较此略低，在 300 ～ 3000Hz 范围内。语音的强度则在听阈和最大可听阈之间的中等强度处。

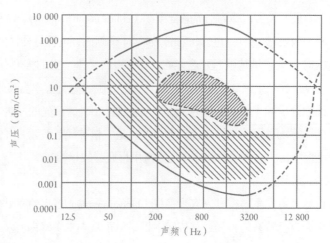

图 9-9　人的正常听域图

一、外耳和中耳的传音功能

（一）外耳的功能

外耳由耳郭和外耳道组成。耳郭的形状有利于收集声波，起采音作用；耳郭还可帮助判断声源的方向。外耳道是声波传导的通路，其一端开口于耳郭，另一端终止于鼓膜。人类的外耳道长约 2.5cm，它的共振频率约 3800Hz，当频率为 3000～5000Hz 的声波传至鼓膜时，其强度比外耳道口增强 10 分贝。

（二）中耳的功能

中耳包括鼓膜、鼓室、听骨链和咽鼓管等结构。中耳的主要功能是将空气中的声波振动能量高效地传递到内耳淋巴液，其中鼓膜和听骨链在声音传递过程中起着重要作用。

鼓膜为椭圆形，面积约为 50～90mm²，厚度约为 0.1mm。它形同一个浅漏斗，其顶点朝向中耳，内侧与锤骨柄相连。鼓膜是一个压力承受装置，具有较好的频率响应和较小的失真度。

听骨链由锤骨、砧骨及镫骨依次连接而成。锤骨柄附着于鼓膜，镫骨脚板和卵圆窗膜相接，砧骨居中，将锤骨和镫骨连接起来，使三块听小骨形成一个成固定角度的杠杆系统。锤骨柄为长臂，砧骨长突为短臂（图 9-10）。杠杆支点刚好在整个听骨链的重心上，因而在能量传递过程中惰性最小，效率最高。鼓膜振动时，如锤骨柄内移，则砧骨的长突和镫骨亦和锤骨柄作同方向的内移，如图 9-10 中点线所示。

声波由鼓膜经听骨链向卵圆窗膜传递的过程中，可使振动的振幅减小而压强增大，这是中耳的增压作用。中耳增压效应主要有以下两个因素：一是由于鼓膜面积和卵圆窗膜的面积大小有差别，鼓膜振动时，实际发生振动的面积约 59.4mm²，而卵圆窗膜的面积只有 3.2mm²，如果听骨链传递时总压力不变，则作用于卵圆窗膜上的压强将增大 59.4÷3.2 ≈ 18.6 倍；二是听骨链中杠杆长臂和短臂之比约为 1.3∶1，即锤骨柄较长，于是经杠杆作用后，短臂一侧的压力将增大为原来的 1.3 倍。这样算来，整个中耳传递过程的增压效应为 18.6×1.3 ≈ 24.2 倍，从而大大提高了声波传递的效率。

与中耳传音功能有关的，还有中耳内的鼓膜张肌和镫骨肌。强烈的声响（70dB 以上）可反射性地引起这两块小肌肉的收缩，结果使鼓膜紧张度增加，各听小骨之间的连接更为紧密，导致听骨链传递振动的幅度减小，阻力加大，可以阻止较强的振动传到耳蜗，对感音装置起到一定的保

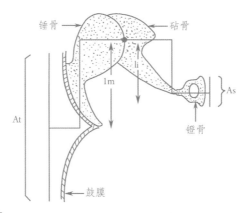

图 9-10　人中耳和耳蜗关系模式图

护作用；但完成该反射活动需 40 ~ 160ms，故对突然发生的短暂爆炸声的保护作用不大。

咽鼓管是连通鼓室和鼻咽部的通道，其鼻咽部的开口常处于闭合状态。在吞咽、打哈欠或打喷嚏时可暂时开放，使鼓室内空气和外界大气之间保持压力平衡，这对于维持鼓膜的正常位置、形状和振动性能有重要意义。如果咽鼓管因炎症等发生阻塞，鼓室内的空气被组织吸收，可引起鼓膜内陷并产生耳鸣，影响听力。

（三）声波传入内耳的途径

声波是通过气传导和骨传导两种途径传入内耳的，正常情况下以气传导为主。

1. 气传导　声波经外耳道引起鼓膜振动，再经听骨链和卵圆窗膜传入耳蜗，这种传导路径称为气传导（air conduction），是声波传导的主要途径。此外鼓膜的振动也可引起鼓室内空气的振动，再经圆窗传入耳蜗。但这一途径在正常情况下并不重要，当听骨链运动障碍时可发挥一定的传音作用，但这时的听力大为降低。

2. 骨传导　声波直接引起颅骨的振动，再引起位于颞骨骨质中耳蜗的内淋巴振动，这种传导路径称为骨传导（bone conduction）。骨传导的敏感性比气传导低得多，因此在正常听觉产生中的作用不大。但当鼓膜或中耳发生病变时，气传导途径受损，引起传音性耳聋，此时气传导作用减弱而骨传导作用相对增强。当耳蜗病变引起感音性耳聋，此时气传导和骨传导均减弱。

○ **知识拓展**　　　　贝多芬利用骨传导作曲的故事

德国古典作曲家贝多芬（L.V. Beethoven，1770—1827）一生谱写了许多闻名世界的乐曲。他的作品最著名的有 9 部交响曲，32 首钢琴奏鸣曲、钢琴、小提琴协奏曲等。可是这位著名的作曲家，在 20 多岁时就开始听力减退，31 岁时就开始耳聋。令人难以置信的是，他的大部分著名作品都是在他耳聋以后完成的。贝多芬在耳聋十分严重的时候，仍然不放弃创作。他用一根小木杆，一端插在钢琴箱内，一端咬在牙上，借着钢琴的震动，通过骨传导获得听觉而作曲。后来，一位著名的机械学家，为他特制了一个听音器，他才放弃那根小木杆。

据若干迹象推测，贝多芬的耳聋很可能是耳硬化症，我们暂且不去评议贝多芬患的是何种耳病，但从他用木杆听声可以说明：当空气传导发生障碍时，可通过骨传导进行补偿，仍然可听到声音。

二、内耳的感音功能

内耳又称迷路（labyrinth），由耳蜗（cochlea）和前庭器官（vestibular apparatus）组成，耳蜗的作用是将机械振动转变为听神经纤维的神经冲动，引起听觉；前庭器官与平衡感觉有关。

（一）耳蜗的结构

耳蜗是由一骨质管腔围绕一锥形骨轴旋转 $2\frac{1}{2} \sim 2\frac{3}{4}$ 周构成。在耳蜗的横断面上有两个分界膜，一个为斜行的前庭膜；一为横行的基底膜。此两膜将管道分为三个腔，分别称为前庭阶、鼓阶和蜗管（图9-11）。前庭阶在耳蜗的底部与卵圆窗膜相接，内充外淋巴（perilymph）；鼓阶在耳蜗底部与圆窗膜相接，也充满外淋巴，前庭阶与鼓阶在耳蜗顶部相交通。蜗管是一充满内淋巴（endolymph）的盲管，其中内淋巴浸浴着位于基底膜上的声音感受器—螺旋器（也称柯蒂器，organ of corti）的表面。螺旋器的构造极为复杂，由毛细胞（hair cell）及支持细胞等组成。在蜗管的横断面上靠近蜗轴一侧有一行纵向排列的内毛细胞，靠外一侧有 3～5 行纵向排列的外毛细胞（图9-11）。每一毛细胞顶部都有上百条排列整齐的听毛，其中较长的一些埋植于盖膜的胶冻状物质中，有些则只和盖膜接触。盖膜在内侧连耳蜗轴，外侧游离在内淋巴中。毛细胞的顶部与蜗管中的内淋巴相接触，而毛细胞的周围和底部则和外淋巴相接触。耳蜗神经从骨质蜗轴中通过，深入到基底膜毛细胞底部。

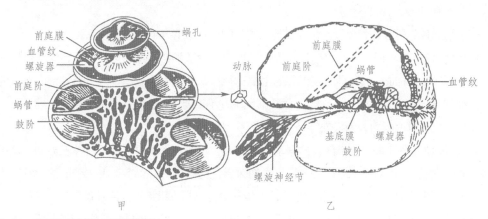

图 9-11　耳蜗及耳蜗管的横断面示意图
甲．耳蜗纵行剖面；乙．耳蜗管横断面

（二）耳蜗的感音换能作用

当声波振动通过听骨链到达卵圆窗膜时，如镫骨的运动方向是压向卵圆窗膜的，就会引起卵圆窗膜内移，并立刻将压力变化传给前庭阶的外淋巴，再依次传到前庭膜和蜗管的内淋巴，进而使基底膜下移，最后是鼓阶的外淋巴压迫圆窗膜外移。相反，当卵圆窗膜外移时，则整个耳蜗内的淋巴和膜性结构均作反方向的移动，如此反复，引起了内淋巴的振动和基底膜的振动，正常气传导过程中，圆窗膜起着缓冲耳蜗内压力变化的作用，是耳蜗内结构发生振动的必要条件。

基底膜的振动是从底部开始，按照物理学的行波理论（theory of travelling wave）向耳蜗的顶部方向传播，就像抖动一条绸带时，行波沿绸带向远端传播一样。不同频率的声波引起的行波都从基底膜底部开始，但声波频率不同，行波传播的远近和最大振幅出现的部位也不同（图9-12）。声波频率越高，行波传播越近，最大振幅出现的部位越靠近耳蜗底部；反之，声波频率越低，则行波传播越远，最大振幅出现的部位越靠近蜗顶部。对于每一个振动频率来说，在基底膜上都有一个特定的行波传播范围和最大振幅区，与这个特定区域有关的毛细胞受到的刺激最强，与这部分毛细胞相联系的听神经纤维上的传入冲动就最多。这样，来自基底膜不同区域的听神经纤维的神经冲动传到听觉中枢的不同部位，就可引起不同音调的感觉，这是耳蜗能区分不同频率声音的基础。与行波理论完全相符的是，不同听神经纤维对不同的声音频率发生反应并传送该频率的声音信号，这种对应关系决定于该纤维末梢在基底膜上的分布位置，而这一部位正好是该频率声音引起最大振幅行波的所在位置。

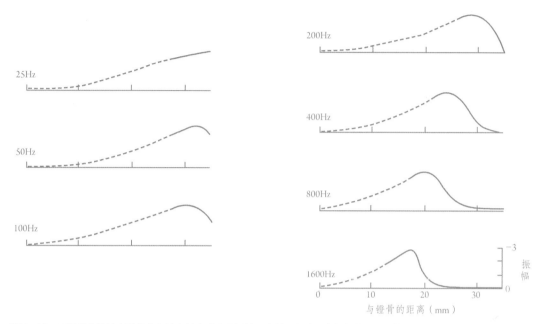

图 9-12　不同频率的纯音引起的行波在基底膜上传播的距离以及行波最大振幅的出现部位

　　当声波振动引起卵圆窗外移时，基底膜上移，由于基底膜中外毛细胞顶端一些较长的纤毛埋植于盖膜的胶状质中，且基底膜和盖膜的附着点不在同一轴上，当基底膜振动时，它们便沿各自不同的轴上下移动，于是两膜之间发生切向移动，使埋于盖膜中较长的纤毛受到一个切向力的作用而弯曲（图 9-13），促使声波振动的机械能转化为生物电能。

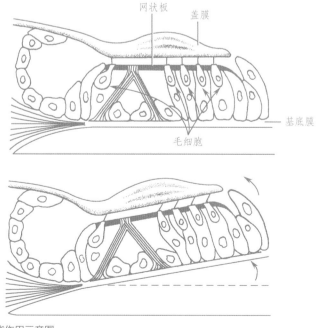

图 9-13　耳蜗感音换能作用示意图

（三）耳蜗及听神经的生物电现象

耳蜗及蜗神经的电变化主要有三种：一是未受声波刺激时的耳蜗静息电位；二是受到声波刺激时耳蜗产生的微音器电位；三是由耳蜗微音器电位引发的听神经的动作电位。

1．耳蜗内电位 实验发现耳蜗未受到声波刺激时，从内耳不同的部位中，可以引导出不同的电位。如果把一个电极放在鼓阶（外淋巴）并接地使之保持在零电位，将测量电极插入蜗管（内淋巴）内，可测得电位为 +80mV 左右，称为内淋巴电位（endocochlear potential），耳蜗内电位；如将此测量电极插入螺旋器的毛细胞内，测得其电位为 −70 ～ −80mV，此为毛细胞的静息电位。

由于毛细胞顶端浸浴液在内淋巴中，而其他部位的细胞膜则浸浴在外淋巴中，因此毛细胞顶端膜内外的电位差可达 160mV 左右。而毛细胞基底部浸浴在外淋巴中，该处毛细胞膜内外的电位差只有 80mV 左右，这是毛细胞静息电位和一般细胞的不同之处。

2．耳蜗微音器电位 当耳蜗接受声音刺激时，在耳蜗及其附近结构可记录到一种与声波的频率和振动幅度完全一致的电位变化，称为耳蜗微音器电位（cochlear microphonic potential，CMP）。这一现象正如向一个电话机的受话器或微音器（即麦克风）发声时，它们可将声音振动转变为波形类似的音频电信号一样，这正是把耳蜗的这种电变化称为微音器电位的原因。

微音器电位无真正的阈值，没有潜伏期和不应期，可以总和，不易疲劳，不发生适应现象；在听域范围内，微音器电位的振幅随声压的增大而增大；它对缺氧和深麻醉不敏感，在听神经纤维变性时仍能出现。它是耳蜗受到声波刺激时，由多个毛细胞产生的感受器电位的复合型电位变化，它可以诱发蜗神经纤维产生动作电位。

感受器电位的产生是由于毛细胞顶部膜中有机械门控通道的存在，听毛受力引起该处膜的轻微变形，改变了这种通道蛋白质的功能状态，引起跨膜离子移动和相应的电位反应。毛细胞的感受器电位可引起细胞底部递质的释放，进而引起传入纤维产生动作电位，传向听觉中枢，产生听觉。

3．听神经动作电位 听神经动作电位是耳蜗对声音刺激一系列反应中最后出现的电变化，是耳蜗对声波刺激进行换能和编码作用的总结果，它的作用是向听觉中枢传递声音信息。听神经动作电位的波幅和形状并不能反映声音的特性，但通过神经冲动的节律、间隔时间以及发放冲动的纤维在基底膜上起源的部位等，来传递不同形式的声音信息。作用于人耳的声波十分复杂，因此基底膜的振动形式和由此而引起的听神经纤维的兴奋及其序列组合也是千差万别的，其冲动传入中枢后，人脑便可依据其中特定的规律而区分不同的音量、音调和音色等信息。

第四节　前庭器官的平衡感觉功能

内耳除耳蜗外，还有三个半规管、椭圆囊和球囊，后三者合称为前庭器官，是人体对自身姿势和运动状态及头部在空间位置的感受器，在保持身体平衡中起重要作用。当机体进行旋转或直线变速运动时，速度的变化（包括正、负加速度）会刺激三个半规管或椭圆囊中的感受细胞；当头的位置和地球引力的作用方向出现相对关系的改变时，就会刺激球囊中的感受细胞。这些刺激引起的神经冲动沿听神经的前庭支传向中枢，引起相应的感受和其他效应。

一、前庭器官的感受细胞和适宜刺激

前庭器官的感受细胞都是毛细胞，具有类似的结构和功能。这些毛细胞有两种纤毛，其中一条最长，位于细胞顶端一侧的边缘处，称为动纤毛；其余的纤毛较短，数量较多，每个细胞约有 60～100 条，呈阶梯状排列，称为静纤毛。毛细胞的底部与来自前庭神经节的双极神经元周围突形成突触联系。各类毛细胞的适宜刺激是与纤毛发出处平面平行方向的机械力作用。电生理实验研究发现，当纤毛处于自然状态时，细胞膜内存在着约 −80mV 的静息电位，同时与毛细胞相联系的神经纤维上有一定频率的持续放电；此时如果用外力使毛细胞顶部的静纤毛向动纤毛一侧弯曲或偏转，毛细胞的膜电位将发生去极化，若去极化达到阈电位（−60mV）的水平，支配毛细胞的传入神经冲动发放频率增加，表现为兴奋效应；相反，当外力使动纤毛向静纤毛一侧弯曲或偏转时，毛细胞膜电位发生超极化，传入神经冲动频率降低，表现为抑制效应（图 9-14）。这是前庭器官中所有毛细胞感受外界刺激的一般规律。在正常情况下，由于各前庭器官中毛细胞的所在位置和附属结构不同，使得不同形式的变速运动都能以特定的方式改变毛细胞纤毛的倒向，使相应神经纤维的冲动发放频率发生改变，把机体运动状态和头部在空间位置的信息传到中枢，引起特殊的运动觉和位置觉，并出现相应的躯体和内脏功能的反射性变化。

（一）半规管的功能

人体两侧内耳各有上、外、后三个半规管（semicircular canal），形状大致相同，但各处于三个不同的平面，这三个平面互相垂直，分别代表三维空间的三个半面。当头向前倾 30° 时，外半规管与地面平行，故又称水平半规管，其余两个半规管与地面垂直。每个半规管与椭圆囊连接处有一膨大部位，称为壶腹（ampulla），内有一块隆起的结构称壶腹嵴（crista ampularis），壶腹嵴内有一排毛细胞面对管腔，毛细胞顶部的纤毛埋植在一种胶质性的圆形壶腹帽（cupula）之中。毛细胞上动纤毛和静纤毛的相对位置是固定的。在水平半规管内，当充满于管腔内的内淋巴由管腔向壶腹嵴方向移动时，能使静纤毛向动纤毛一侧弯曲，引起毛细胞兴奋，于是引起该侧壶腹的传入神经向中枢发放大量的神经冲动。而内淋巴向相反方向移动时则使动纤毛向静纤毛一侧弯曲，引起毛细胞抑制，传入神经上的冲动频率将减少。在上半规管和后半规管，因毛细胞排列方向不同，内

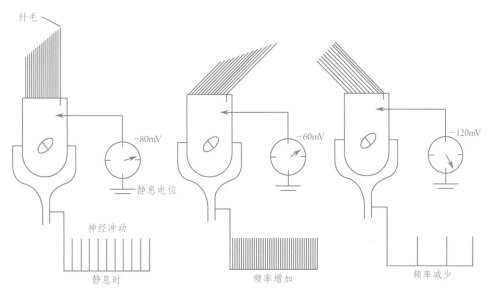

图 9-14　前庭器官中毛细胞顶部纤毛受力情况影响

淋巴流动的方向与毛细胞反应的方式相反，内淋巴离开壶腹方向的流动引起毛细胞兴奋，而朝向壶腹方向的流动引起毛细胞抑制。

半规管壶腹嵴的适宜刺激是正、负角加速度运动。旋转开始时，由于管腔中内淋巴的惯性作用，它的起动将晚于人体和管本身的运动，因此当人体向左旋转时，左侧水平半规管中的内淋巴将压向壶腹的方向，使该侧毛细胞兴奋而产生较多的神经冲动；与此同时，右侧水平半规管中的内淋巴压力作用方向正好是离开壶腹，于是由该侧壶腹传向中枢的冲动减少。人脑正是根据来自两侧水平半规管传入信号的不同，"判定"人体是否开始旋转和向何方旋转的。当旋转变为匀速旋转时，管腔中内淋巴与半规管同步运动，于是两侧壶腹中的毛细胞都处于不受力状态，中枢获得的信息与不进行旋转时无异。但当人体停止旋转时，内淋巴运动的停止又由于惯性作用晚于管本身，于是两侧壶腹中的毛细胞又有受力情况的改变，其受力方向和冲动发放情况正好与旋转开始时相反。由于人体有三对半规管，而且它们互相垂直，就可以感受任何平面上不同方向旋转变速运动的刺激，从而产生不同的旋转运动感觉，并引起姿势反射以维持身体平衡。

（二）椭圆囊和球囊

椭圆囊（utricle）和球囊（saccule）是膜质的小囊，内部充满内淋巴，囊内各有一个称为囊斑的特殊结构。囊斑中含有毛细胞，其纤毛埋植在一种称为位砂膜的结构内。位砂膜是一块胶质板，内含位砂（otoliths），主要由蛋白质和碳酸钙所组成，其比重大于内淋巴，因而也有较大的惯性。

椭圆囊和球囊囊斑的适宜刺激是直线加速度运动。人体在直立位时，椭圆囊囊斑所处平面与地面平行，其毛细胞顶部朝上，位砂膜在纤毛上方；而球囊囊斑所处平面则与地面垂直，毛细胞的纤毛由囊斑表面向水平方向伸出，位砂膜悬在纤毛外侧，与囊斑相平行。两个囊斑平面上几乎每个毛细胞的排列方向都不相同（图9-15）。毛细胞纤毛的这种配置，使得它们有可能分辨人体在囊斑平面所作的各种方向的直线变速运动。例如，当人体在水平方向以任何角度作直线变速运

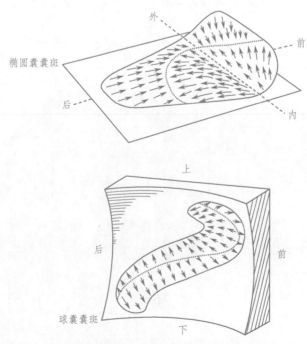

图9-15　椭圆囊和球囊中囊斑的位置以及毛细胞顶部纤毛的排列方向

动时，由于位砂膜的惯性，在椭圆囊囊斑上总会有一些毛细胞由于它们的静纤毛和动纤毛的独特的方位，能使静纤毛向动纤毛一侧作最大的弯曲，于是由此引起的某些特定的传入神经纤维的冲动发放增加，引起机体产生某种方向的直线变速运动的感觉。球囊囊斑上的毛细胞，通过类似的机制，可以感受头在空间位置和重力作用方向之间的差异，因而可以判断头以重力作用方向为参考点的相对位置变化。同时引起姿势反射和调节肌张力，以维持身体平衡。

二、前庭反应

当前庭器官受刺激而兴奋时，其传入冲动到达有关的神经中枢后，除引起一定的位置觉、运动觉以外，还能引起各种不同的骨骼肌和内脏功能的改变，这种现象称为前庭反应。

（一）前庭器官的姿势反射

当进行直线变速运动时，可刺激椭圆囊和球囊，反射性地改变颈部和四肢肌紧张的强度。例如，乘车时车向前开动或突然加速，由于惯性，身体后仰，但在出现后仰之前，可反射性引起躯干部屈肌和下肢伸肌紧张性增强，使身体前倾而保持身体平衡。人们在乘电梯时电梯突然上升时，可反射性引起头前倾，四肢伸肌紧张抑制而下肢屈曲；电梯突然下降时，则反射性引起抬头，伸肌紧张性加强而下肢伸直。同样，在进行旋转变速运动时，可刺激半规管，反射性地改变颈部和四肢肌紧张的强度，以维持姿势的平衡。例如，当人体向左侧旋转时，可反射性地引起右侧颈部肌紧张增强，左侧减弱，头向右偏移，左侧上、下肢伸肌紧张增强，肢体伸张，右侧上、下肢屈肌肌紧张加强，肢体屈曲，躯干向右侧偏移，以防歪倒。由此可知，当发生直线变速运动或旋转变速运动时，产生的姿势反射的结果，常同发动这些反射的刺激相对抗，其意义在于使机体尽可能地保持在原有空间位置上，以维持一定的姿势和保持身体平衡。

（二）前庭自主神经反应

当半规管感受器受到过强或过久的刺激时，或刺激未过量而前庭功能过敏时，通过前庭核与网状结构的联系而引起自主神经功能失调，导致心率加快、血压下降、呼吸频率增加、出汗以及面色苍白、恶心、呕吐等现象，称为前庭自主神经反应（vestibular autonomic reaction），也称晕动症。主要表现为以迷走神经兴奋占优势的反应。在前庭感受器过分敏感的人，一般的前庭刺激也会引起自主神经反应。晕车、晕船等反应就是因为船身的上下颠簸及左右摇摆使上、后半规管的感受器受到过度刺激而造成的。

（三）眼震颤

眼震颤（nystagmus）是指躯体作旋转变速运动时出现的眼球不自主的节律性运动，是前庭反应中最特殊的一种反应。在生理情况下，两侧水平半规管受到刺激时可引起水平方向的眼震颤，上半规管受到刺激时引起垂直方向的眼震颤，后半规管受到刺激时可引起旋转性眼震颤。下面以水平震颤为例说明眼震颤出现的情况。水平震颤包括两个运动时相：先是两眼球向一侧缓慢移动，当到达眼裂的顶端时，再突然快速地返回到眼裂的中心位置。前者称为慢动相（slow component），后者称为快动相（quick component）。例如，当头部保持前倾30度的姿势，人体以垂直方向为轴向左旋转，开始时因内淋巴的惯性滞后移位使左侧壶腹嵴的毛细胞受到刺激而兴奋，右侧则相反，于是出现两侧眼球先缓慢向右侧移动，然后突然返回到眼裂正中，接着又出现新的震颤（图9-16）。当继续匀速旋转时，由于内淋巴的惯性滞后作用消除，眼球不再震颤而居于正中。当旋转减速或停止时，内淋巴因惯性而不能立刻停止运动，使壶腹嵴产生与旋转开始时相反的压力变化，又可出现与旋转开始时方向相反的眼震颤。

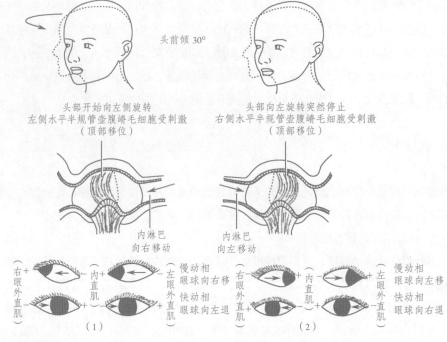

图 9-16 眼震颤示意图

第五节 其他感觉器官的功能

人类的感觉器官，除上面提到的以外，还有其他几种，如鼻、舌、皮肤，这些器官都属于多功能器官，感觉功能是他们的功能之一。其中皮肤内分布有多种感受器，可以接受多种形式的刺激，产生多种类型的感觉，如触、压、冷、温和痛觉。

一、嗅觉器官

人的嗅觉器官是鼻，嗅觉（olfaction）的感受器位于上鼻道及鼻中隔后上部的嗅上皮（olfactory mucous membrane）中，两侧总面积约 5cm²。嗅上皮由嗅细胞（olfactory cell）、支持细胞、基底细胞和 Bowman 腺组成。嗅细胞属于双极神经元，顶端有 4 ~ 25 条短的纤毛埋于 Bowman 腺分泌的黏液中，细胞的底端是嗅丝（属于无髓纤维），穿过筛孔到达嗅球。

嗅觉感受器的适宜刺激是空气中有气味的化学物质，即嗅质。这些化学物质被吸入并扩散到嗅细胞的纤毛，与纤毛表面膜上的特异嗅受体结合，这种结合可通过 G- 蛋白引起第二信使类物质的产生，最后导致膜上电压门控钙通道开放，Na^+、Ca^{2+} 流入细胞内，引起感受器细胞去极化，并以电紧张方式传至嗅细胞中枢突的轴突始段产生动作电位，动作电位沿轴突传向嗅球，再传向更高级的嗅觉中枢，产生嗅觉。

人与动物对嗅质的敏感程度称为嗅敏度（olfactory acuity），也就是能引起嗅觉的某种物质在空气中的最小浓度。不同动物的嗅觉敏感程度差异很大，即使同一动物，对不同气味的敏感程度也不相同。如人类对不同嗅质具有不同的嗅觉阈：粪臭素为 4×10^{-10}mg/L；人工麝香为 5×10^{-6} ~

$5\times10^{-9}mg/L$；乙醚为 6mg/L。人的嗅觉感受器是快适应感受器。

二、味觉器官

人的味觉器官是舌，味觉（gustation）的感受器是味蕾（taste bud），主要分布在舌背部表面和舌缘，口腔和咽部黏膜的表面也有散在的味蕾存在。味蕾由味细胞（gustatory cell）、支持细胞和基底细胞组成。味细胞是味觉感受细胞，顶端有纤毛，称为味毛，从味蕾的味孔中伸出，暴露于口腔，是感受味觉的关键部位。它是一种化学感受器，适宜刺激是食物中有味道的物质，即味质。味细胞平均每 10 天更新一次。

人类能分辨出的不同味觉可能有 4000～10 000 种，但众多的味道都是由甜、咸、酸、苦和鲜 5 种基本的味觉组合而成的。中枢可能通过来自传导四种基本味觉的专用神经通路上的神经信号和不同组合来"认知"这些基本味觉以外的多种味觉。舌表面的不同部位对不同味质刺激的敏感程度是不一样。一般是舌尖部对甜味比较敏感，舌两侧对酸味比较敏感，舌两侧前部对咸味比较敏感，而软腭和舌根部对苦味比较敏感。鲜味一词来自日语，是由谷氨酸钠所产生的味觉，目前对鲜味的认识尚不多。味觉的敏感程度可受刺激物温度的影响，在 20～30℃之间，味觉的敏感度最高。味觉的分辨力和对某些食物的偏爱，也受血液中化学成分的影响，如肾上腺皮质功能低下的病人，由于血液中 Na^+ 减少，因而喜食咸味的食物，且对 Na^+ 浓度的分辨能力也提高。

味觉强度与味质浓度有关，浓度越高，所产生的味觉越强。另外，味觉强度也与唾液的分泌量有关，唾液可稀释味蕾处的味质浓度，从而改变味觉强度。

三、皮肤的感觉功能

皮肤内分布着多种感受器，能产生多种感觉。一般认为皮肤感觉主要有四种，即触觉、冷觉、温觉和痛觉。不同感觉的感受区在皮肤表面呈互相独立的点状分布。

（一）触、压觉

给皮肤施以触、压等机械刺激所引起的感觉，分别称为触觉（touch）和压觉（pressure）。触觉是微弱的机械刺激引起的，压觉是较强的机械刺激导致深部组织变形时引起的，两者在性质上类似，统称为触、压觉。触、压点在皮肤表面分布密度和该部位对触压觉的敏感程度成正比，如鼻、口唇、指尖等处感受器密度最高，胸、腹部次之，手腕、足等处最低。

触、压觉感受器可以是游离的神经末梢、毛囊感受器或带有附属结构的环层小体、麦斯纳小体、鲁菲尼终末和梅克尔盘等。不同的附属结构可能决定它们对触、压觉刺激的敏感性或适应出现的快慢。机械刺激是触、压觉感觉器的适宜刺激。

（二）温度感觉

冷觉（cold）和温觉（warmth）合称温度觉，分别由冷、热两种感受器兴奋引起。皮肤的温度感觉受皮肤基础温度、温度变化的速度及被刺激皮肤的范围等因素影响。在 25～40℃之间，皮肤温度越高，热觉的阈值越低；反之，皮肤温度越低，冷觉的阈值越低。在 30～36℃之间，温度感觉可产生适应。在 36℃以上或 30℃以下，即使皮肤温度没有变化，也常常会有热或冷的感觉。在冷点下方主要分布有游离神经末梢，由Ⅲ类纤维传导传入冲动；热感受器可能也主要是游离神经末梢，传导纤维以Ⅳ类为主。

（三）痛觉

痛觉（pain）是由体内外各种伤害性刺激所引起的一种主观感觉，常伴有情绪活动和防卫反应。

○ 知识拓展　　　没有疼痛的痛苦生活

痛觉是由体内外伤害性刺激所引起的一种令人厌恶的、伴有情绪活动和防卫反应的主观感觉。但是，事情总是一分为二的，痛觉可为机体提供受到威胁时的警报信号，因而具有保护意义。

一个先天缺乏疼痛的人，他们将一直在有可能伤害自己的危险环境中度日，因为他们受到威胁时缺乏警报信号，他们中的许多人往往很年轻就丧失了生命。例如，一位加拿大妇女出生时就对痛刺激没有反应，但她没有其他感觉障碍，而且人非常聪明。尽管在她幼年时期她的父母就训练她要避开有害场景，但她的关节和脊椎还是发生了进行性退变，导致骨骼变形、退化、感染，最后 28 岁就失去了生命。

显然，痛觉感受器的低水平活动在我们的生活中起着重要的作用。即使在我们睡眠时痛觉感受器也在活动，它让我们尽量翻身以防止褥疮的发生及脊椎变形。总之，没有疼痛的生活也是一种痛苦的生活。

（张天杰　张　静）

◇ 思考题

1. 试述正常人眼视近物时发生的调节及其反射途径。
2. 简述视网膜两种感光细胞的分布和功能特点。
3. 简述声波传入内耳的途径。

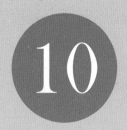

第十章
神经系统的功能

5. 能说明皮层诱发电位和皮层自发电位的概念，觉醒和睡眠的维持机制。

6. 能理解条件反射的形成机制，学习的类型，记忆的分类和过程，语言障碍的类型，两侧大脑皮层的联系。

运用　　1. 能运用神经纤维和中枢传导兴奋的特征、神经递质和受体、神经元信息传递等现象联系临床实际。

2. 能运用感觉传入通路的特点说明脊髓或高位中枢损伤时感觉异常的表现。

3. 能运用运动的机制和通路分析临床运动障碍的表现。

神经系统（nervous system）是机体最重要也是最复杂的功能调节系统。它不仅使机体内部各器官、各系统之间协调统一，精确地完成正常的生理功能；而且能接受机体内外环境的各种信息，进行适应性调节，以适应内外环境的不断变化；同时人类在进行社会活动和生产劳动中，大脑皮质得到了高度发展和不断完善，产生了语言、思维、学习和记忆等高级功能活动，使人类能够主动地认识环境、适应和改造环境。神经系统通常可分为中枢神经系统（central nervous system）和外周神经系统（peripheral nervous system）两大部分，前者指脑和脊髓部分，后者则为脑和脊髓以外的部分。本章主要介绍中枢神经系统的生理功能。

第一节　神经系统功能活动的基本原理

一、神经元和神经胶质细胞

（一）神经元

1. 神经元的基本结构与功能　神经系统主要由神经细胞和神经胶质细胞两大类细胞构成。神经细胞又称神经元（neuron），是神经系统结构与功能的基本单位，是完成神经系统功能的主要成分。人类中枢神经系统内约有 10^{11} 个神经元。一个神经元可以与成千上万个其他神经元构成联系，形成极为复杂的神经网络系统。神经元的形态与功能多种多样，但其结构大致可分成胞体和突起两部分，突起又分为树突（dendrite）和轴突（axon）（图10-1）。不同神经元的树突数目多少不一，如一般的运动神经元可有多个树突，数量多而且分支也多，但多数神经元的轴突则只有一个。胞体发出轴突的部位称为轴丘，轴突起始的部分称为始段（initial segment），轴突末梢分成许多分支，每个分支末梢的膨大部分称为突触小体（synaptic knob），突触小体与另一神经元相接触而形成突触。神经元胞体是神经元代谢和营养中心，胞体能合成蛋白质和酶，对神经递质和神经分泌物的形成以及接受和整合信息的功能活动具有重要意义。一般认为，胞体和树突是接受信息的主要部位，轴突始段是产生动作电位的部位，轴突是传导动作电位的部位，轴突末梢是引起递质释放的部位。

神经元的主要功能是接受信息、传导信息、储存和整合信息。中枢神经元通过传入神经接收来自体内外环境变化的刺激信息，并对这些信息加以分析、整合和储存，再经过传出神经将调控信息传到所支配的器官和组织，产生调节和控制效应。此外，有些神经元还能分泌激素，将神经信号转变为体液信号。

2. 神经纤维的功能与分类　运动神经元的轴突和感觉神经元的长树突两者统称为轴索，轴索由髓鞘或神经膜包裹，成为神经纤维（nerve fiber）。习惯上按照有无髓鞘，将神经纤维分为有髓神经纤维与无髓神经纤维两种，神经纤维的末端称为神经末梢（nerve terminal）。

神经纤维的主要功能是传导兴奋。在神经纤维上传导的兴奋或动作电位称为神经冲动（nerve impulse）。不同类型神经纤维传导兴奋的速度差别很大，这与神经纤维直径的大小、有无髓鞘、髓鞘的厚度以及温度的高低等因素有关。神经纤维的直径越粗，其传导速度也越快，其大致关系为：传导速度（m/s）$\approx 6 \times$ 直径（μm）。一般所说的直径是指包括轴索与髓鞘在一起的总直径。有髓神经纤维是以跳跃式形式传导兴奋的，因而其传导速度远比无髓神经纤维快；另外，在一定

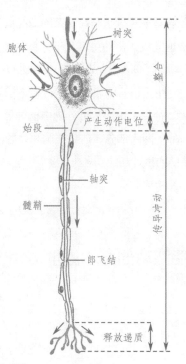

图 10-1　有髓运动神经元结构与功能模式图

范围内增加髓鞘的厚度可加快传导速度。温度在一定范围内增高也可加快传导速度。测定传导速度有助于诊断神经纤维的疾患和估计神经损伤的预后。如神经损伤或髓鞘变性等疾病会导致神经传导速度明显降低。

　　神经纤维传导具有以下特征：①完整性。神经纤维只有在其结构和功能都完整时才能传导兴奋。如果神经纤维被切断、损伤，其结构上不能保持完整，神经冲动则不能通过；在应用麻醉药或低温处理后，虽然结构上完整，但正常功能受到抑制，冲动的传导也会发生阻滞；②绝缘性。一条神经干包含着多条神经纤维，但任何一条神经纤维在传导兴奋时，一般不会干扰邻近纤维，这种彼此绝缘的特性称为绝缘性；③双向性。刺激神经纤维上任何一点时，所产生的兴奋，可向神经纤维的两端同时传导，称为双向传导。但在整体情况下，兴奋的传导是按反射弧的一定方向进行的，轴突总是将神经冲动由胞体传向末梢，故体内神经纤维动作电位的传导表现为单向性；④相对不疲劳性。连续电刺激神经数小时至十几小时，神经纤维仍能保持其传导兴奋的能力。这是由于神经冲动在神经纤维传导耗能极少的原因。

　　根据神经纤维兴奋传导速度的差异，将哺乳类动物的周围神经纤维分为 A、B、C 三类，其中A 类为有髓鞘的躯体传入和传出纤维，其中又可分为 α、β、γ、δ 四个亚类；B 类为有髓鞘的自主神经节前纤维；C 类为无髓鞘的躯体传入纤维和自主神经节后纤维。在感觉神经中，根据纤维的直径的大小和来源将传入纤维分为 I（包括 I_a 和 I_b）、II、III、IV 四类。两种分类方法有一定的相关关系，但又不完全相等（表 10-1）。目前对传出纤维多采用第一种分类法，对传入纤维则常用第二种分类法。

○ 知识拓展　　　　　外周神经损伤的表现

　　　　外周神经损伤髓鞘膜脱落是常见的损害之一。脱髓鞘变性可导致

表 10-1　哺乳类动物周围神经纤维的分类

纤维分类	功能	纤维直径（μm）	传导速度（m/s）	相当于传入纤维的类型
A（有髓鞘）				
α	本体感觉、躯体运动	13～22	70～120	I$_a$、I$_b$
β	触－压觉	8～13	30～70	II
γ	支配梭内肌（引起收缩）	4～8	15～30	
δ	痛觉、温度觉、触－压觉	1～4	12～30	III
B（有髓鞘）	自主神经节前纤维	1～3	3～15	
C（无髓鞘）				
后根	痛觉、温度觉、触－压觉	0.4～1.2	0.6～2.0	IV
交感	交感节后纤维	0.3～1.3	0.7～2.3	

注：I$_a$类纤维直径稍粗，为 12～22μm，I$_b$类纤维直径稍细，约 12μm

一系列的感觉和运动功能异常。感觉异常多表现为：分辨力减弱，局部麻木、疼痛、痛觉过敏、感觉倒错、异位放电等，感觉异常在肢端表现最明显。运动障碍主要表现为：肌无力、易疲劳、颤抖、腱反射消失等。其机制是髓鞘的变性降低了绝缘性，产生"混线"（cross-talk）现象；同时，大量的受体蛋白和通道蛋白便镶嵌在残端和裸露的轴突膜上，使残端具有了感受器的功能，产生了新的受体或离子通道，而使其兴奋性提高。

3. 神经纤维的轴浆运输　神经元胞体与轴突之间经常进行物质运输和交换。轴突内的轴浆是经常在流动的，轴浆流动具有运输物质的作用，故称为轴浆运输（axoplasmic transport）。轴浆流动是双向的，轴浆由胞体流向轴突末梢称为顺向轴浆运输；反之，轴浆由轴突末梢流向胞体称为逆向轴浆运输。胞体内具有高速合成蛋白质的结构，其合成的物质借轴浆流动向轴突末梢运输；而反向的轴浆流动可能起着反馈控制胞体合成蛋白质的作用。通常以顺向运输为主。如果切断轴突，不仅轴突远端会发生变性，而且近端部分甚至胞体也会发生变性。因此，轴浆运输对维持神经元的结构和功能具有重要意义。

根据轴浆运输的速度，可将顺向轴浆运输分两类：一类是快速轴浆运输，一些具有膜的细胞器，如线粒体、递质囊泡、分泌颗粒等可快速由胞体到达末梢，在猴、猫等动物的坐骨神经内其运输速度为 410mm/d；另一类是慢速轴浆运输，是指由胞体合成的蛋白质所构成的微管和微丝等结构不断向前延伸，其他轴浆的可溶性成分也随之向前运输，其速度为 1～12mm/d。

逆向轴浆运输可运送一些能被轴突末梢摄取的物质，如神经营养因子、破伤风毒素、狂犬病病毒等。这些物质入胞后可沿轴突被逆向运输到胞体。这种逆向流动的速度约为快速顺向运输速度的一半左右，速度为 205mm/d。

4. 神经的营养性作用　神经纤维对其所支配的组织有两方面的作用：一方面是借助神经冲动的传导，引起末梢释放神经递质，递质与后膜受体结合后，改变所支配的器官组织的功能活动，这一作用称为功能性调节作用。另一方面是神经纤维通过末梢释放某些物质，持续地调整被支配组织的内在代谢活动，从而对其组织细胞的形态结构、代谢类型和生理功能产生缓慢持久的影响，这一作用称为神经纤维的营养性作用（trophic action）。神经的营养作用与神经冲动无关。神经的营养作用在正常情况下不易被觉察，但在神经损伤后可明显地表现出来。肌肉失去神经后，肌肉内糖原合成减慢，蛋白质分解加速，出现肌肉萎缩。例如，临床上脊髓灰质炎病人若病变涉及前角运动神经元，致使其变性死亡，会引起其所支配的肌肉萎缩。

目前还发现神经所支配的组织（如肌肉、腺体等）和神经胶质细胞也能产生支持神经元的神经营养因子（neurotrophin，NT）。这些因子大多是蛋白质，由组织细胞产生后，被神经末梢摄取，经逆向轴浆运输到达胞体，从而对神经元的生长、发育和功能完整性产生支持和促进作用。目前已被确定的 NT 有神经生长因子（nerve growth factor，NGF）、脑源性神经营养因子，神经营养因子3（NT3）和神经营养因子4/5（NT-4/5）等。近年来，还发现很多营养因子，如睫状神经营养因子、胶质细胞源神经营养因子、胰岛素样生长因子-1、转化生长因子和血小板源生长因子等。

（二）神经胶质细胞

1. 神经胶质细胞的特征　神经胶质细胞是神经系统内除神经元外的另一重要组成部分，广泛分布于中枢和周围神经系统中。在中枢神经系统，主要有星形胶质细胞、少突胶质细胞和小胶质细胞；在周围神经系统，有施万细胞和卫星细胞。胶质细胞数量可为神经元的 10～50 倍，总数可达（1～5）×10^{12} 个。与神经元相比，其形态多样，胞质内无尼氏体，突起无轴突树突之分，和神经元之间不形成化学性突触联系，但普遍存在缝隙连接。也有随细胞外液环境变化而改变的膜电位，但不能产生动作电位。在星形胶质细胞膜上还存在多种神经递质的受体。胶质细胞终身具有分裂增殖的能力。

2. 神经胶质细胞的功能　神经胶质细胞的主要功能有：①支持和引导神经元迁移。中枢内大量的星形胶质细胞，其长突起在脑和脊髓内交织成网，构成支持神经元的支架；同时引导发育中的神经元沿着胶质细胞突起的方向迁移到它们最终的定居部位；②修复和再生作用。如脑和脊髓受伤时，小胶质细胞能转变成巨噬细胞，清除变性的神经组织碎片；而星形胶质细胞则能依靠增生来充填缺损，但过度增生则可能形成脑瘤；在周围神经再生中，轴突沿施万细胞所构成的索道生长；③免疫应答作用。星形胶质细胞可作为中枢的抗原呈递细胞，其细胞膜上存在特异性的主要组织相容性复合物Ⅱ类蛋白分子，后者能与处理过的外来抗原结合，将其呈递给 T 淋巴细胞；④绝缘、屏障和隔离作用。少突胶质细胞和施万细胞可分别在中枢和外周形成神经纤维髓鞘，除了能提高动作电位的传导速度外，也起一定的绝缘作用；星形胶质细胞的血管周足和突起连接毛细血管和神经元，是构成血-脑屏障的重要组成部分；另外，星形胶质细胞的突起可覆盖或包裹另一神经元的神经末梢，可避免神经元之间的相互干扰；⑤稳定细胞外的 K^+ 浓度。星形胶质细胞膜上的钠泵活动可将细胞外过多的 K^+ 泵入细胞内，并通过缝隙连接将其分散到其他神经胶质细胞，以维持细胞外合适的 K^+ 浓度，有助于神经元电活动的正常进行；⑥参与物质代谢以及营养作用和分泌功能。星形胶质细胞一方面通过血管周足和突起连接毛细血管与神经元，对神经元起运输营养物质和排除代谢产物的作用，参与对神经递质的摄取和清除调节；另一方面还能产生神经营养因子，以及分泌多种生物活性物质，如血管紧张素原、前列腺素和细胞介素等，以维持神经元的生长、发育和功能的完整性。

○ **知识拓展**　　　神经胶质细胞与信息传递

长期以来，人们对神经胶质细胞在神经系统中的作用仅限于调节、维持平衡、支持营养等作用，但近年来发现其在信息传递和调节中也有一定的作用。胶质细胞在突触的发生、突触传递效率的调节和突触可塑性等方面具有重要的作用。胶质细胞与突触前、后神经元亦可形成"突触"，胶质细胞也可释放"递质"等新的概念提出，使人们认识到在神经系统信息传递和整合中神经元和神经胶质细胞共同发挥作用。而胶质细胞在疾病中发挥的作用也受到重视，如神经系统损伤、癫痫、脑血管疾病和神经系统退行性疾病中均扮演着一定的作用。

二、神经元的信息传递

神经元之间在结构上并无原生质相连，每一神经元的轴突末梢与其他神经元的胞体或突起相接触，此相接触并能传递信息的部位称为突触（synapse）。神经元与效应器细胞之间的突触也称为接头（junction）。中枢内突触数量巨大，其数量和功能可随突触功能活动而发生变化。突触处的信息传递是神经系统信息交流的重要方式。

根据突触传递媒介物性质的不同，可将突触分为化学性突触（chemical synapse）和电突触（electrical synapse）两类，前者的信息传递媒介物是神经递质，而后者的信息传递媒介则为局部电流。根据突触前后成分的解剖学关系可将化学性突触分为定向突触（directed synapse）和非定向突触（non-directed synapse）两种模式。

（一）定向的化学突触传递

1. 突触的微细结构 定向的化学突触也称为经典的突触，由突触前膜、突触间隙和突触后膜三部分组成（图10-2）。在电子显微镜下，突触前膜和突触后膜较一般神经元膜稍有增厚，约7.5nm，突触间隙宽20～40nm。在突触前膜内侧的轴浆内，含有较多的线粒体和大量的突触小泡（也称为突触囊泡），内含高浓度神经递质。不同的突触内含突触囊泡的大小和形态不完全相同，其内所含的递质也不同。突触间隙内含有黏多糖和糖蛋白，与组织间隙相通。在间隙两侧膜上存在一些分解相应递质的酶，以控制递质与受体作用的时间和强度。突触后膜是受体密集的部位，它能与突触前膜释放的递质结合，在突触后神经元上发挥生理效应。递质释放仅限于特定的膜结构区域，即为活化区（active zone）。在形态学上此区域与其他部位具有明显的不同，而活化区对应的后膜上有相应的受体或离子通道，因此，是完成信息传递的主要区域。

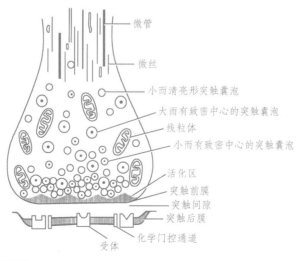

图10-2 突触微细结构模式图

2. **突触的分类**　根据神经元相互接触的部位，通常将经典的突触分为三类：轴突 – 胞体式、轴突 – 轴突式和轴突 – 树突式突触（图 10-3A），他们分别是由前一神经元的轴突与后一神经元的胞体、轴突或树突相接触而形成的突触。这些类型的突触较多见。此外，还有较少见的树突 – 树突式、树突 – 轴突式、树突 – 胞体式、胞体 – 胞体式、胞体 – 树突式和胞体 – 轴突式突触等，它们在局部神经元构成的局部神经元回路中多见。另外，还有两个化学性突触以及化学性突触与电突触组成的交互性突触、串联性突触和混合性突触等（图 10-3B）。

3. **突触传递过程**　当神经冲动抵达末梢时，末梢去极化产生动作电位，前膜上电压门控性 Ca^{2+} 通道开放，胞外 Ca^{2+} 进入前膜，激活轴浆内的某些蛋白质，使一定数量的突触囊泡从细胞骨架上游离出来，游离的囊泡逐渐向前膜的活化区移动，随后与突触前膜接触并固定于前膜上，在某些蛋白质的帮助下，着位的囊泡膜与前膜紧贴融合，形成融合孔；囊泡内的递质通过小孔出胞到突触间隙，并扩散到达突触后膜，作用于后膜上特异性受体或化学门控通道，引起突触后膜对某些离子通透性改变，使某些带电离子进出后膜，从而引起后膜的膜电位发生去极化或超极化。这种突触后膜上的电位变化称为突触后电位（postsynaptic potential）。

突触前膜释放递质的过程中，Ca^{2+} 的转移很重要。Ca^{2+} 进入前膜，使得前膜内的 Ca^{2+} 浓度瞬时升高，从而触发神经递质的释放。因此，细胞外液 Ca^{2+} 浓度降低，则递质释放就受到抑制；反之，则递质释放增加。轴浆内的 Ca^{2+} 通过 Na^+–Ca^{2+} 交换迅速外流，从而恢复细胞内的 Ca^{2+} 浓度。

4. **突触后电位**　根据突触后膜发生去极化或超极化电位变化，可将突触后电位分为兴奋性突触后电位和抑制性突触后电位两种；根据后电位发生的快慢和持续时间短长可分为快突触后电位和慢突触后电位两种。

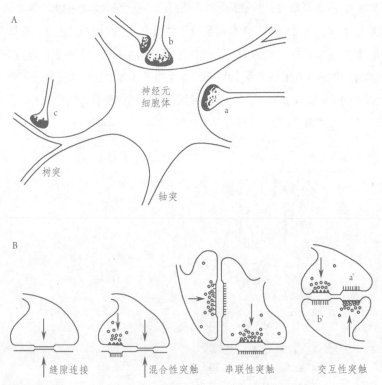

图 10-3　突触类型模式图
A. 突触的基本类型：a、b、c 分别表示轴突 - 胞体式突触、轴突 - 轴突式突触、轴突 - 树突式突触；B. 几种特殊形式的突触：箭头分别表示突触传递的方向，交互式突触中 a'、b' 分别代表两个不同方向的突触传递

（1）兴奋性突触后电位：突触后膜在某种神经递质的作用下发生的局部去极化电位变化，使该突触后神经元的兴奋性增高，这种电位变化称为兴奋性突触后电位（excitatory postsynaptic potential，EPSP）。例如，脊髓前角运动神经元与肌梭的传入纤维形成突触联系，当电刺激肌梭的传入纤维后约 0.5 毫秒，在运动神经元胞体（伸肌神经元）的突触后膜上会记录到去极化的电位（图 10-4A），这是一种快 EPSP。EPSP 产生的机制为：突触前膜释放兴奋性递质，递质经突触间隙扩散并作用于突触后膜相应的受体，导致突触后膜对一价正离子（包括 Na^+ 和 K^+，尤其是 Na^+）的通透性升高，使得后膜发生去极化电位变化，形成 EPSP（图 10-4B，a）。EPSP 在突触后神经元始段转化成动作电位，暴发扩布性兴奋传至整个神经元。

（2）抑制性突触后电位：突触后膜在某些神经递质的作用下发生的局部超极化电位变化，使该突触后神经元的兴奋性降低，这种电位变化称为抑制性突触后电位（inhibitory postsynaptic potential，IPSP）。如来自伸肌肌梭的传入冲动在兴奋脊髓伸肌运动神经元的同时，通过抑制性中间神经元抑制脊髓屈肌运动神经元。当刺激伸肌肌梭传入纤维时，在屈肌运动神经元膜上会记录到超极化的电位（图 10-4A）。这种 IPSP 与快 EPSP 在变化时程上相似，是一种快 IPSP。IPSP 产生的机制为：突触前膜释放抑制性递质，导致突触后膜对 Cl^- 的通透性升高，从而引起后膜发生超极化电位变化，形成 IPSP（图 10-4B，b）。突触后膜在超极化状态下，轴突始段部位不易爆发动作电位，从而使突触后神经元的兴奋性降低。此外，IPSP 的形成可能还与钾通道的开放或钠通道和钙通道的关闭有关。

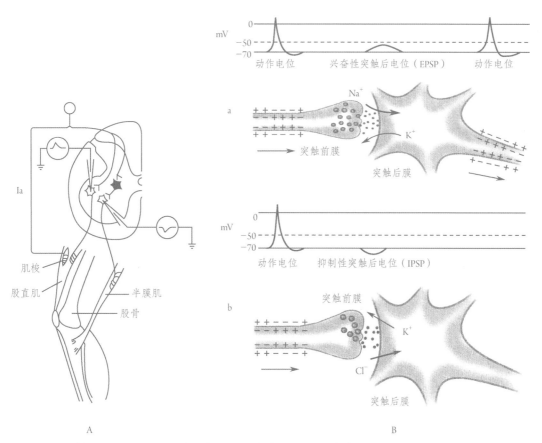

图 10-4 兴奋性突触后电位和抑制性突触后电位的记录（A）和产生机制（B）示意图

A. 将记录电极插入支配骨直肌（伸肌）的脊髓前角运动神经元内，以适当强度电刺激相应的后根传入纤维，在该运动神经元内可记录到兴奋性突触后电位（EPSP）；将电极插入支配半膜肌（屈肌）的运动神经元内，可记录到抑制性突触后电位（IPSP）。B. 兴奋性突触后电位（a）和抑制性突触后电位（b）产生机制；上图曲线：突触前膜、突触后膜和轴突始段产生的电位变化；下图：突触传递的过程

（3）慢突触后电位：在自主神经节和大脑皮层的神经元中常可记录到慢EPSP和慢IPSP，其潜伏期通常为100～500毫秒，并可持续数秒到数十秒钟。一般认为，慢EPSP由膜的K^+电导降低所致，而慢IPSP则由K^+电导增高而引起。此外，在交感神经节的神经元中还发现一种迟慢EPSP，其潜伏期为1～5秒，持续时间可达10～30分钟。这种迟慢EPSP的形成可能部分由膜的K^+电导降低所致。

○ 知识拓展　　　　突触传递与临床联系

能影响突触传递过程的因素可影响神经系统的功能，甚至导致机体发生病理变化。一般主要通过以下几个方面来影响：①递质的释放。递质的释放主要决定于进入末梢Ca^{2+}量。细胞外Ca^{2+}浓度升高，Ca^{2+}内流增加可促进递质的释放；反之，则抑制递质的释放。如肌无力综合征是因为破坏了轴突末梢上的Ca^{2+}通道，使Ca^{2+}内流受阻，递质释放减少，使骨骼肌松弛。一些梭状芽胞菌毒素，可灭活与突触囊泡着位有关的蛋白，因而能抑制递质的释放，使机体发生麻痹现象。如破伤风毒素和肉毒梭菌毒素可作用于突触囊泡蛋白、靶蛋白syntaxin和靶蛋白SNAP-25等，因此，临床上可见破伤风感染常可因阻碍中枢神经递质释放而引起痉挛性麻痹，而肉毒梭菌毒素则可阻滞神经－骨骼肌接头处递质的释放而引起柔软性麻痹；②已经释放递质的消除。释放的递质发挥作用后常常要被酶解代谢或前膜末梢重摄取而清除，若清除障碍则可影响突触传递过程。如三环类抗抑郁药能抑制脑内去甲肾上腺素的末梢重摄取，新斯的明、有机磷农药等可抑制胆碱酯酶，使乙酰胆碱不能被降解而持续发挥作用；③突触后膜的受体数量、亲和力以及后膜的蛋白质也是影响突触传递的因素。如重症肌无力则是骨骼肌终板膜上的N_2型ACh受体通道破坏，从而使骨骼肌不能收缩所致；④突触间隙与细胞外液相通。凡能影响细胞外液的药物、毒素以及其他化学物质均可到达突触后膜而影响突触传递。

5. 突触后神经元的兴奋与抑制　　由于一个突触后神经元常与多个突触前神经末梢构成突触，而产生的突触后电位既有EPSP，也有IPSP，因此，突触后神经元胞体就好比是个整合器，突触后膜上电位改变的总趋势取决于同时产生的EPSP和IPSP的代数和。当总趋势为超极化时，突触后神经元表现为抑制；而当突触后膜去极化时，则神经元的兴奋性升高，如去极化达阈电位，即可爆发动作电位。动作电位并不是首先发生在胞体，而是发生在轴突始段。这是因为始段较为细小，EPSP扩布至该处引起的跨膜电流密度较大；更重要的可能是由于此处膜上电压门控Na^+通道的密度较大，而在神经元胞体和树突膜上Na^+通道的分布很少。在轴突始段暴发的动作电位，可沿轴突扩布至末梢而完成兴奋传导；也可逆向传到胞体，其意义可能在于消除细胞此次兴奋前不同程度的去极化或超极化，使其状态得到一次刷新。

6. 突触传递的可塑性　　突触的可塑性（synaptic plasticity）是指突触的形态和传递效能可发生较持久改变的特征或现象。这些改变普遍存在于中枢神经系统中，尤其是处于发育期的神经系统和成熟后脑的学习与记忆等高级功能活动有关的部位，因此，被普遍认为是学习和记忆产生机制的生理学基础。突触的可塑性有以下几种形式。

（1）强直后增强：突触前末梢在接受一短串高频刺激后，突触后电位发生明显增强的现象称为强直后增强（posttetanic potentiation）。强直后增强的持续时间可长达数分钟，最长可达 1 小时或 1 小时以上。这可能是强直性刺激使 Ca^{2+} 大量进入突触前神经末梢，轴浆内游离 Ca^{2+} 的浓度暂时过剩，使突触前末梢持续释放神经递质，导致突触后电位持续增强。

（2）习惯化和敏感化：当重复给予较温和的刺激时，突触对刺激的反应逐渐减弱甚至消失，这种可塑性称为习惯化（habituation）。敏感化（sensitization）是指用重复出现的较强的刺激（尤其是伤害性刺激）使突触对刺激的反应增强或延长，传递效能提高的现象。习惯化是由于重复刺激使突触前膜 Ca^{2+} 通道逐渐失活，Ca^{2+} 内流减少，突触前末梢递质释放减少所致。与此相反，敏感化则是由于突触前末梢 Ca^{2+} 内流增加，递质释放增多所致。

（3）长时程增强和长时程抑制：长时程增强（long-term potentiation，LTP）是指突触前神经元在短时间内受到快速重复性的刺激后，在突触后神经元快速形成的持续时间较长的突触后电位增强的现象。表现为 EPSP 幅度增高、斜率增大、潜伏期缩短。LTP 比强直后增强的持续时间要长得多，最长可达数天。其形成机制也和强直后增强不同，是由突触后神经元胞质内 Ca^{2+} 增加（而不是突触前神经元胞质内 Ca^{2+} 增加）所致。LTP 可以在中枢许多部位，尤其在海马等与学习记忆有关的脑区发生，已被公认为脊椎动物学习和记忆的生理学基础。长时程压抑（long-term depression，LTD）则与 LTP 相反，是指突触传递效率的长时程降低。在海马、小脑皮层和新皮层等脑区可观察到 LTD。

（二）非定向化学突触传递

除了经典的定向化学突触传递，神经元信息传递还存在非定向化学突触传递。这首先是在交感神经与其所支配的平滑肌中发现的。交感神经肾上腺素能神经末梢有许多分支，在分支上有大量的串珠状的膨大结构，称为曲张体（varicosity）。曲张体内含有大量的小泡（图 10-5），内含大

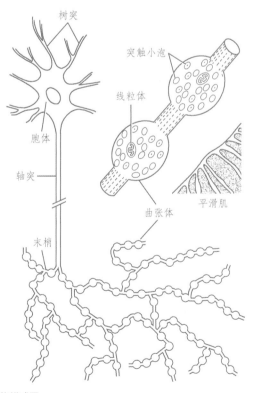

图 10-5 非定向突触传递的结构模式图

量高浓度的去甲肾上腺素。一个神经元的轴突末梢可以具有 30 000 个曲张体，因此一个神经元具有大量的递质释放部位。但是，曲张体并不与效应细胞形成经典的突触联系，而是处在效应细胞附近。当神经冲动抵达曲张体时，递质从曲张体释放出来，通过弥散作用到效应细胞的受体，使效应细胞发生反应。由于这种化学传递不是通过定向的突触进行的，因此也称为非突触性化学传递（non-synaptic chemical transmission）。在中枢神经系统内，如大脑皮质肾上腺素能神经元和黑质多巴胺能神经元的信息传递也有这种方式存在。

非定向化学突触传递与定向化学突触传递相比，有以下几个特点：①不存在突触前膜与后膜的特化结构；②不存在一对一的支配关系，无特定的靶点，一个曲张体能支配较多的效应细胞；③曲张体与效应细胞间的距离至少在 20nm 以上，距离大的可达几十微米；④递质弥散的距离大，因此传递花费的时间可大于 1 秒，且长短不一；⑤递质弥散到效应细胞时，能否发生传递效应取决于效应细胞上有无相应的受体。

（三）电突触传递

电突触传递（electrical synaptic transmission）是以电紧张扩布方式直接传递信息的。其结构基础是缝隙连接（gap junction）（图 10-6）。构成电突触的两个神经元的对应膜均无增厚，膜内侧无囊泡，突触间隙仅 2nm。电突触的两膜相对应的部位，横架有一些整齐的蛋白质结构，它们围成细胞间的通道。这些通道是亲水的，对离子通透性大，电阻低，允许带电小离子和小分子通过。局部电流和 EPSP 也能以电紧张方式从一个细胞传向另一个细胞。因此电突触的传递一般是双向性的，由于两个神经元间的电阻低，因此兴奋传导速度快，几乎不存在潜伏期。电突触广泛存在于中枢神经系统和视网膜中，大多数发生在同类神经元之间，可促进神经元活动同步化。

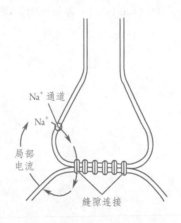

图 10-6　电突触传递模式图

三、神经递质和受体

（一）神经递质

1. **神经递质**　神经递质（neurotransmitter）是指由突触前神经元合成并在末梢处释放，经突触间隙扩散，特异性地作用于突触后神经元或效应器细胞上的受体，引致信息从突触前传递到突触后的一些化学物质。神经元的化学性突触传递，无论是定向突触传递还是非定向突触传递，都需要通过突触前膜释放神经递质作用于相应的受体来完成。另外，在神经系统中还有一类化学物质，虽由神经元产生，也作用于特异性受体，但并不是在神经元之间起传递信息的作用，而是调节信息传递的效率、增强或减弱递质传递的效应，这类化学物质称为神经调质（neuromodulator）。通常递质与调质并无明确划分的界限，不少情况下递质包含调质，调质也起递质的作用，统称为递质。

在神经系统内存在许多化学物质，但不一定都是神经递质。一般认为，经典的神经递质应符合或基本符合以下条件：①在突触前神经元内，应具有合成该递质的原料及相应的酶系统，能够合成该递质；②合成的递质贮存于囊泡中，以防止被胞浆中相应的酶所破坏。当神经冲动到达突触末梢时，囊泡能释放递质入突触间隙；③递质在突触间隙中扩散，能与突触后膜相应的受体结合，并产生特定的生理效应。用人工方法将递质施加到神经元或效应细胞旁能引起相同的生理效应；④突触部位存在使递质失活的酶或其他环节（摄取回收）；⑤用递质的激动剂或受体阻断剂，能增强或阻断递质的突触传递效应。上述鉴定递质的条件并不是绝对的，目前新发现的一些递质，如一氧化氮、一氧化碳等就不完全符合上述条件，但所起的作用与递质相同。

2. 神经递质的分类 目前已知的神经递质和调质超过一百多种，根据其化学结构，可将其分为若干个大类（表10-2）。

表10-2 哺乳类动物神经递质的分类

分类	主要成员
胆碱类	乙酰胆碱
胺类	多巴胺、去甲肾上腺素、肾上腺素、5-羟色胺、组胺
氨基酸类	谷氨酸、门冬氨酸、甘氨酸、γ-氨基丁酸
肽类	下丘脑调节肽*、血管升压素、催产素、P物质、速激肽*、阿片肽*、脑-肠肽*、心房钠尿肽、血管活性肠肽、血管紧张素Ⅱ、降钙素基因相关肽、神经肽Y等
嘌呤类	腺苷、ATP
气体类	一氧化氮、一氧化碳
脂类	花生四烯酸及其衍生物（前列腺素等）*、神经活性类固醇*

*为一类物质的总称

3. 递质共存现象 以往一致认为，一个神经元内只存在一种神经递质，其全部神经元末梢只释放同一种递质，这一现象称为戴尔原则（Dale principle）。现在这一观点应该加以修正。目前已发现可有两种或两种以上的神经递质（包括调质）共存于同一神经元内，这种现象称为递质共存（neurotransmitter co-existence）。其意义在于协调某些生理过程。例如，猫唾液腺接受副交感神经和交感神经的双重支配，副交感神经内含乙酰胆碱和血管活性肠肽，前者能引起唾液分泌，后者则可舒张血管，增加唾液腺的血供，并增强唾液腺上胆碱能受体的亲和力，两者共同作用，引起唾液腺分泌大量稀薄的唾液；交感神经内含去甲肾上腺素和神经肽Y，前者有促进唾液分泌和减少血供的作用，后者则主要收缩血管、减少血供，结果使唾液腺分泌少量黏稠的唾液。

4. 递质的代谢 递质的代谢包括递质的合成、贮存、释放与降解等过程。一些经典的递质如乙酰胆碱、胺类等是在胞体内相应酶的催化下合成，储存于囊泡中，从突触前膜释放后作用于突触后膜相应受体发挥效应，之后会很快被降解或清除而失去作用。其中乙酰胆碱主要通过胆碱酯酶水解而失活；而去甲肾上腺素大部分则是被突触前膜重新摄取并贮存于囊泡内以备再用，小部分在效应细胞经酶解失活。多数肽类递质是在基因调控下，由其前体在酶切加工等作用下而形成，其失活主要通过酶促降解。

（二）受体

1. 受体的概念 受体（receptor）是指位于细胞膜上或细胞内能与某些化学物质（如递质、调质、激素等）发生特异性结合并诱发生物效应的特殊生物分子。位于细胞膜上的受体称为膜受体，为带有糖链的蛋白质分子。与递质结合的受体主要为膜受体，且主要分布于突触后膜上。有些受体还存在于突触前膜，称为突触前受体（presynaptic receptor）或自身受体。大多数突触前受体起负反馈调节突触前递质释放的作用，如去甲肾上腺素作用于突触前 α_2 受体，可抑制突触前膜对去甲肾上腺素的进一步释放；突触前受体也可易化递质释放，如交感神经末梢的突触前血管紧张素受体激活后，可促进前膜释放去甲肾上腺素。

能与受体发生特异性结合并产生生物效应的化学物质称为受体的激动剂（agonist）；能与受体发生特异性结合但不产生生物效应的化学物质称为受体的拮抗剂（antagonist）或阻断剂（blocker）。两者统称为配体（ligand）。

2. 受体的分类 目前主要以不同的天然配体进行分类和命名，如以乙酰胆碱为天然配体的胆碱能受体和以去甲肾上腺素为天然配体的肾上腺素能受体。各类受体还可进一步分出若干层次的亚型。如胆碱能受体 N 受体可再分为 N_1 和 N_2 受体亚型；肾上腺素能受体 α 受体和 β 受体可分别再分为 α_1、α_2 受体亚型和 β_1、β_2、β_3 受体亚型。受体亚型的出现，表现一种递质能选择性作用于多种效应器细胞而产生多种多样的生物学效应。

根据递质和受体发生特异性结合而被激活的机制，可将受体分为：①离子通道型受体或促离子型受体（ionotropic receptor）。这类受体与离子通道耦联，如神经 – 骨骼肌接头处的 N 型乙酰胆碱门控通道。这类受体为数不多，主要是烟碱受体和部分氨基酸类递质受体；②G 蛋白耦联受体或促代谢型受体（metabotropic receptor）。大多数递质受体属于这个超家族的成员，如毒蕈碱受体、肾上腺素能受体、几乎所有肽类递质受体以及部分氨基酸类递质受体等。

3. 受体的调节 膜受体蛋白的数量和与递质结合的亲和力在不同的生理或病理情况下均可发生改变。当递质分泌不足时，受体的数量将逐渐增加，亲和力也逐渐升高，称为受体的上调（up regulation）；反之，当递质释放过多时，则受体的数量逐渐减少，亲和力也逐渐降低，称为受体的下调（down regulation）。有些膜受体的上调可通过膜的流动性将暂时储存于胞内膜结构上的受体蛋白表达于细胞膜上而实现；而有些膜受体的下调则可通过受体蛋白的内吞入胞，即受体的内化（internalization），以减少膜上受体的数量而实现；也有些膜受体的下调是由于受体蛋白发生磷酸化而降低其反应性所致。

（三）主要的递质和受体系统

1. 乙酰胆碱及其受体 乙酰胆碱（acetylcholine，ACh）是在中枢神经系统内分布较为广泛的一种递质。以 ACh 为递质的神经元称为胆碱能神经元（cholinergic neuron）。如脊髓前角运动神经元（包括其轴突发出到闰绍细胞的侧支），丘脑后部腹侧的特异性感觉投射神经元等都是胆碱能神经元，脑干网状结构上行激动系统的各个环节、纹状体、边缘系统的梨状区、杏仁核、海马等部位都有胆碱能神经元。以 ACh 为递质的神经纤维称为胆碱能纤维（cholinergic fiber）。在外周神经系统，交感和副交感神经的节前纤维、大部分副交感神经的节后纤维（除少数纤维释放肽类外）、部分交感神经节后纤维（引起温热性汗腺分泌的纤维和骨骼肌血管舒张的交感舒血管纤维）以及躯体运动神经纤维都是胆碱能纤维。

能与 ACh 特异性结合的受体称为胆碱能受体（cholinergic receptor）。根据其药理特性，胆碱能受体可分为两类：一类能与天然植物中的毒蕈碱结合，称为毒蕈碱受体（muscarinic receptor），简称 M 受体；另一类能与天然植物中的烟碱结合，称为烟碱受体（nicotinic receptor），简称 N 受体。目前，M 受体已分离出 $M_1 \sim M_5$ 五种亚型，它们均为 G 蛋白耦联受体；N 受体有 N_1 和 N_2 两种亚型，两种都是离子通道受体。

两类受体广泛分布于中枢和周围神经系统。分布有胆碱能受体的神经元称为胆碱能敏感神经元。中枢胆碱能系统几乎参与了神经系统所有的功能，包括学习和记忆、觉醒与睡眠、感觉与运动、内脏活动以及情绪等多方面的调节活动。

在外周，M 受体分布于大部分的副交感神经节后纤维（除少数释放肽类和嘌呤类递质的纤维外）支配的效应器细胞上和交感胆碱能节后纤维所支配的汗腺和骨骼肌血管的平滑肌。当这类受体与乙酰胆碱或毒蕈碱结合时，会产生一系列胆碱能节后神经纤维兴奋的效应，包括心脏活动抑制，支气管平滑肌、胃肠道平滑肌、膀胱逼尿肌、瞳孔括约肌等的收缩，消化腺和汗腺的分泌以及骨骼肌血管舒张等。这些作用称为毒蕈碱样作用，简称 M 样作用。阿托品是 M 型受体的阻断剂。N 受体分布于交感和副交感神经节的胞体和神经 – 肌肉接头的终板膜上，当小剂量的 ACh 或烟碱与这类受体结合时，会引起自主神经节后神经元兴奋或骨骼肌收缩，但大剂量的 ACh 与 N 受体结合后可阻断自主神经节的突触传递。这些效应称为烟碱样作用，简称 N 样作用。由于 N_1 受体分布于自主神经节突触后膜和中枢神经系统，故称为神经元型烟碱受体（neuro-type nicotinic receptor）；而 N_2 受体主要位于神经 – 骨骼肌接头的终板膜上，也称为肌肉型烟碱受体（muscle-type nicotinic receptor）。六烃季胺能阻断 N_1 受体的功能，十烃季胺能阻断 N_2 受体的功能，而筒箭毒碱可以阻断 N_1 受体和 N_2 受体的功能。

2. 去甲肾上腺素和肾上腺素及其受体　去甲肾上腺素（norepinephrine，NE 或 noradrenaline，NA）和肾上腺素（epinephrine，E 或 adrenaline，A）都属于儿茶酚胺类。在中枢，以 NE 为递质的神经元称为去甲肾上腺素能神经元（noradrenergic neuron），其胞体绝大多数位于低位脑干，尤其是中脑网状结构、脑桥的蓝斑以及延髓网状结构的腹外侧部分。按其纤维投射途径的不同，分上行部分、下行部分和支配低位脑干部分。上行部分的纤维投射到大脑皮层、边缘前脑和下丘脑；下行部分的纤维下达脊髓后角的胶质区、侧角和前角；支配低位脑干部分的纤维，分布在低位脑干内部。以 E 为递质的神经元称为肾上腺素能神经元（radrenergic neuron），其胞体主要分布在延髓，其纤维投射也有上行和下行部分。在外周，多数交感节后纤维（除支配汗腺和骨骼肌血管的交感胆碱能纤维外）释放的递质是 NE，以 NE 为递质的神经纤维称为肾上腺素能纤维（adrenergic fiber）。尚未发现以肾上腺素为递质的神经纤维。

能与 NE 或 E 结合的受体称为肾上腺素能受体（adrenergic receptor），主要分为 α 型肾上腺素能受体（简称 α 受体）和 β 型肾上腺素能受体（简称 β 受体）两种。α 受体又有 α_1 和 α_2 受体两种亚型，β 受体也有 β_1、β_2 和 β_3 受体三种亚型。所有的肾上腺素能受体都属于 G 蛋白耦联受体。它们广泛分布于中枢和周围神经系统。分布有肾上腺素能受体的神经元称为肾上腺素能敏感神经元。中枢内的去甲肾上腺素能神经元的功能主要涉及心血管活动、情绪、体温、摄食和觉醒等方面的调节；中枢内的肾上腺素能神经元可能参与心血管活动的调节。

在外周，多数交感节后纤维末梢支配的效应器细胞膜上都有肾上腺素能受体，但在某一效应器官上不一定都有 α 和 β 受体，有的仅有 α 受体，有的仅有 β 受体，也有的兼有两种受体。如在心肌主要有 β 受体；在血管平滑肌上则有 α 和 β 受体，但在皮肤、肾、胃肠的血管平滑肌上以 α 受体为主，而骨骼肌和肝脏的血管则以 β 受体为主。α_2 受体主要存在于突触前膜，属于突触前受体。NE 对 α 受体的作用较强，对 β 受体的作用较弱。一般而言，NE 与 α 受体（主要是 α_1 受体）结合后产生的平滑肌效应主要是兴奋性的，包括血管、子宫、虹膜辐射状肌等的收缩，但也有抑制的，如小肠平滑肌舒张；NE 与 β 受体（主要是 β_2 受体）结合后产生的平滑肌效应是抑制性的，包括血管、子宫、小肠、支气管等的舒张，但与心肌 β_1 受体结合产生的效应却是兴奋性的。β_3 受体主要分布于脂肪组织，与脂肪分解有关。

酚妥拉明能阻断 α 受体，包括 α_1 和 α_2 受体，但主要是 α_1 受体。哌唑嗪和育亨宾分别可选择性阻断 α_1 和 α_2 受体。普洛萘尔（心得安）能阻断 β 受体，但对 β_1 和 β_2 受体无选择性。阿替洛尔和美托洛尔主要阻断 β_1 受体，丁氧胺则主要阻断 β_2 受体。

3．多巴胺及其受体　多巴胺（dopamine，DA）也属于儿茶酚胺。DA 主要存在于中枢神经系统，包括黑质 – 纹状体、中脑边缘系统和结节漏斗三个部分。脑内的 DA 主要由黑质产生，沿黑质 – 纹状体投射系统分布，在纹状体贮存，其中以尾核含量最多。已发现并克隆出 $D_1 \sim D_5$ 等五种受体亚型，它们都是 G 蛋白耦联受体。中枢 DA 系统主要参与躯体运动、精神和情绪活动、内分泌系统功能和心血管系统功能等的调节。

4．5- 羟色胺及其受体　5- 羟色胺（serotoni 或 5-hydroxytryptamine，5-HT）系统也主要存在于中枢神经系统。5-HT 能神经元主要集中于低位脑干的中缝核内。其纤维投射也分上行部分、下行部分和支配低位脑干部分。上行部分的神经元位于中缝核上部（此处 5-HT 含量最多），纤维投射到纹状体、丘脑、下丘脑、边缘前脑和大脑皮层；下行部分的神经元位于中缝核下部，纤维下达脊髓后角、侧角和前角；支配低位脑干部分的纤维分布在低位脑干内部。在外周 5-HT 主要在血小板以及胃肠道的肠嗜铬样细胞和肌间神经丛分部。5-HT 受体多而复杂，已知有 $5-HT_1 \sim 5-HT_7$ 等七种受体，而有些受体又有多种亚型。其中 $5-HT_3$ 受体是离子通道型受体，其余大多数是 G- 蛋白耦联受体。5-HT 在中枢主要调节痛觉、精神和情绪、睡眠、体温、性行为、垂体内分泌、心血管活动和躯体运动等功能；外周主要调节消化系统功能和血小板聚集等。

5．组胺及其受体　组胺（histamine）系统分布于中枢和外周。中枢组胺能神经元胞体分布非常局限，主要集中在下丘脑后部的结节乳头核内，但其纤维投射广泛，几乎到达中枢的所有部位。在外周组胺存在于多种组织的肥大细胞和胃黏膜的肠嗜铬细胞中。组胺系统有 H_1、H_2 和 H_3 三种受体，广泛存在于中枢和周围神经系统内。中枢组胺系统可能与觉醒、性行为、腺垂体激素的分泌、血压、饮水和痛觉等调节有关。

6．氨基酸类递质及其受体　主要有谷氨酸、门冬氨酸、γ- 氨基丁酸和甘氨酸，前两种为兴奋性氨基酸，后两种为抑制性氨基酸。

（1）兴奋性氨基酸：谷氨酸（glutamic acid 或 glutamate，Glu）是脑和脊髓内主要的兴奋性递质，以大脑皮层和脊髓背侧部分含量相对较高。谷氨酸受体有促离子型受体和促代谢型受体两种类型。前者通常可再分为海人藻酸（kainate，KA）、AMPA（α-amino-3-hydroxy-5-methyl-4-isoxazoleproprionate）受体和 NMDA（N-methyl-D-aspartate）受体三种类型。KA 受体和 AMPA 受体又合称为非 NMDA 型受体，它们对 Glu 的反应较快，其耦联通道的电导较低。KA 受体激活时可允许 Na^+ 内流和 K^+ 外流；AMPA 受体激活时，主要对 Na^+ 通透，有些也允许 Ca^{2+} 通透；NMDA 受体对 Glu 的反应较慢，其耦联通道的电导较高，激活时对 Na^+、K^+ 和 Ca^{2+} 都可通透。NMDA 受体广泛分布于中枢神经系统，仅存在于神经元上，谷氨酸的大多数靶神经元上常同时存在 NMDA 和 AMPA 受体；而 KA 和 AMPA 除分布于神经元外，还可存在于胶质细胞。促代谢型受体已有十一种亚型被鉴定，也广泛分布于中枢，在突触前和突触后均有分布。谷氨酸及其受体在机体的各种功能，如兴奋传递、痛觉、中枢的可塑性以及兴奋毒性和神经系统退行性疾病中都有一定的作用。

门冬氨酸多见于视皮层的锥体细胞和多棘星状细胞。目前有关门冬氨酸的资料尚不多。

（2）抑制性氨基酸：γ- 氨基丁酸（γ-aminobutyric acid，GABA）在大脑皮层的浅层和小脑皮层的浦肯野细胞层含量较高，也存在于纹状体及其投射纤维中。GABA 受体可分为 $GABA_A$、$GABA_B$、

GABA$_C$ 三种亚型。GABA$_A$ 和 GABA$_B$ 广泛分布于中枢神经系统中，而 GABA$_C$ 则主要分布于视网膜和视觉通路中。GABA$_A$ 和 GABA$_C$ 均属于促离子型受体，激活时主要允许 Cl$^-$ 内流；GABA$_B$ 为促代谢型受体，激活后则通过相耦联的 G 蛋白而增加 K$^+$ 电导，两者都可引起突触后膜超极化而产生抑制效应。

甘氨酸（glycine，Gly）主要分布于脊髓和脑干中，脊髓闰绍细胞轴突末梢释放的递质就是甘氨酸。甘氨酸受体也是一种 Cl$^-$ 通道，可被士的宁阻断。此外甘氨酸也能结合于 NMDA 受体，但此时产生兴奋效应。

7．神经肽及其受体　神经肽（neuropeptide）是指分布于神经系统起信息传递或调节信息传递作用的肽类物质。它们以调质、递质或激素的形式发挥作用。神经肽主要有以下几类。

（1）速激肽：哺乳类动物的速激肽（tachykinin）包括 P 物质（substance P）、神经激肽 A、神经肽 K、神经肽 α、神经激肽 A（3-10）和神经激肽 B 等六个成员。已发现和克隆出三种神经激肽受体，即 NK-1、NK-2、和 NK-3 受体，分别对 P 物质、神经激肽 K 和神经激肽 B 敏感，它们都是 G 蛋白耦联受体。P 物质在脊髓初级传入纤维中含量丰富，很可能是慢痛传入通路中第一级突触的调质；在黑质 - 纹状体通路中 P 物质浓度也很高，其含量与多巴胺成正比；在下丘脑可能起神经内分泌调节作用；在外周，P 物质可引起肠平滑肌收缩，血管舒张和血压下降等效应。

（2）阿片肽：阿片肽（opioid peptide）主要包括 β- 内啡肽（β-endorphin）、脑啡肽（enkephalin）和强啡肽（dynorphin）三类。β- 内啡肽分布于下丘脑、丘脑、脑干、视网膜和腺垂体等处，主要起抑制性调制作用。脑啡肽在脑内分布广泛，尤其是在脊髓后角胶质区浓度很高，可能与痛觉传入的调制有关。强啡肽在脑内的分布与脑啡肽有较多重叠，但其浓度低于脑啡肽。已确定的阿片受体有 μ、κ 和 δ 受体，均为 G 蛋白耦联受体。激活 μ 受体可增加 K$^+$ 电导，引起中枢神经元的超极化；激活 κ 和 δ 受体，则可导致 Ca^{2+} 通道关闭。近年来又相继发现与多种阿片受体亲和力较低的孤儿受体及其内源性配体孤啡肽（orphanin），以及 μ 受体真正的自然配体内吗啡肽。阿片肽的生理作用极为广泛，在调节感觉（主要是痛觉）、内脏活动、免疫、内分泌、体温、摄食活动等方面均有作用。

（3）下丘脑调节肽和神经垂体肽：下丘脑调节腺垂体功能的肽类激素称为下丘脑调节肽（hppothalamic regulatory peptides，HRP）。其中大部分激素及其受体也存在于下丘脑以外的脑区和周围神经系统。如生长抑素可在许多脑区发挥神经递质的作用，参与感觉传入、运动传出和智能活动等方面的调节。已发现五种生长抑素受体，即 SSTR1 ～ SSTR5 受体。它们都与 G 蛋白耦联。肾上腺皮质激素释放激素（CRH）存在于大脑皮质、橄榄 - 小脑通路处。含促甲状腺激素释放激素（TRH）的神经末梢分布在脊髓前角运动神经元周围，同时在海马、大脑皮质和视网膜中也很高。此外，室旁核含有催产素和血管升压素的纤维向脑干和脊髓投射，具有调节交感和副交感神经活动的作用，并能抑制痛觉。

（4）脑 - 肠肽：脑 - 肠肽（brain-gut peptide）是指在胃肠道和脑内双重分布的肽类物质。主要有缩胆囊素（CCK）、血管活性肠肽（VIP）、胃泌素、神经降压素、甘丙肽和胃泌素释放肽等。脑内的 CCK 前体经加工后产生长短不一的活性片段，以 CCK-8 为主，主要分布于大脑皮质、纹状体、杏仁核、下丘脑和中脑等处。脑内有两种 CCK 受体，即 CCK-A 受体和 CCK-B 受体，均为 G 蛋白耦联受体。CCK 在脑内具有抑制摄食行为等多种作用。

神经系统中还发现多种其他肽类物质，如促胃液素、血管紧张素 II、心房钠尿肽、降钙素基因相关肽、神经肽 Y、肾上腺髓质素、内皮素等均存于许多脑区，参与多种功能活动的调节。

8．嘌呤类递质及其受体　嘌呤类递质主要有腺苷（adenosine）和 ATP。腺苷是中枢神经系统中的一种抑制性调质。咖啡和茶的中枢兴奋效应是由咖啡因和茶碱抑制腺苷的作用而产生的。ATP 在体内也具有广泛的受体介导效应，如自主神经系统的快速突触反应和缰核的快反应。嘌呤能受体可分为腺苷（P1）受体和嘌呤核苷酸（P2）受体两类。前者以腺苷为自然配体，后者则以 ATP 为自然配体。P1 受体在中枢和周围神经中均有分布，有 A_1、A_{2A}、A_{2B} 和 A_3 四种类型，它们均为 G 蛋白耦联受体。P2 受体主要存在于周围神经系统中，主要有 P2X、P2Y 两种亚型，各自均有多种亚型。P2X 化学门控通道，P2Y 是 G 蛋白耦联受体。

9. 其他可能的递质 一些气体分子，如一氧化氮（nitric oxide，NO）和一氧化碳（carbon monoxide，CO）具有某些神经递质的特征。NO 与经典的递质不同，不储存于突触囊泡内，不以出胞形式释放，也不与靶细胞膜上特异性受体结合，而是以扩散方式到达邻近的靶细胞，直接结合并激活一种可溶性的鸟苷酸环化酶，使胞质内 cGMP 水平升高，引起一系列生物效应。NO 广泛分布于脑内，海马内某些神经元释放的 NO 可逆向作用于突触前神经元，使突触前末梢递质释放增加，在 LTP 和 LTD 形成中起着重要的作用。CO 的作用与 NO 相似，也能激活鸟苷酸环化酶而发挥作用。此外，前列腺素和糖皮质激素及性激素等神经活性类固醇也被视为可能的递质。

○ **知识拓展** 神经递质与疾病

> 神经递质和神经肽，对机体功能的完成和平衡都具有重要的作用。神经递质失调会导致机体发生功能异常，甚至导致疾病的发生。如脑血管疾病、癫痫、偏头疼和神经系统退行性变，如阿尔茨海默病、帕金森病、亨廷顿病等，以及其他疾病如脑水肿、脑损伤等疾病中均有相应的神经递质或神经肽异常，其中有些是递质的合成、运输和代谢过程障碍，有些是递质的调节异常。

四、神经反射

反射是神经调节的基本方式，反射弧结构和功能的完整是其发挥作用的前提。反射和反射弧的概念详见绪论，以下主要介绍反射弧中枢部分的活动规律。

（一）反射的分类及中枢控制

1. 反射的分类 巴甫洛夫将反射分为非条件反射和条件反射两类。非条件反射（unconditioned reflex）是指在出生后无需训练就具有的反射，如防御反射、食物反射、性反射等。这类反射具有生来就有、数量有限、形式固定和较低级等特点，它的建立可无需大脑皮层的参与，通过皮层下各级中枢即可形成。在机体初步适应环境以及个体生存和种系延续方面有重要的生理意义。条件反射（conditioned reflex）是指通过后天学习和训练而形成的反射，是人和动物在个体生活过程中按照所处的生活环境，在非条件反射的基础上不断建立起来的。它可以建立，也可消退，数量可以不断增加，其形成的主要中枢部位在大脑皮层，因此是反射的高级形式。条件反射的建立扩大了机体的反应范围，条件反射较非条件反射有更大的灵活性，更适应于复杂变化的生存环境。

2. 反射的中枢控制和调节 反射是信息经感受器、传入神经、中枢、传出神经和效应器等五个环节构成的反射弧传递的过程。中枢是反射弧中最复杂的部位。一般地说，在传入神经元和传出神经元之间（中枢）只经过一次突触传递的反射称为单突触反射（monosynaptic reflex）。这种反射中枢范围较窄，是最简单的反射。体内唯一的单突触反射为腱反射（详见第三节）。在中枢经过多次突触传递的反射，称为多突触反射（polysynaptic reflex）。机体内大部分反射都属于多突触反射。在整体情况下，反射活动发生时，感觉冲动传入脊髓或脑干后，除了在同一水平与传出部分发生联系并发出冲动，还有上行冲动传导到更高级中枢，乃至大脑皮层的中枢，进一步通过高级水平的整合，再发出下行冲动来调整反射的传出冲动，使反射活动更具有适应性。同时，在效应器产生效应后，效应器的输出变量中有部分信息可反过来（正反馈或负反馈调节）不断的改变中枢或其他环节的活动状态，用以纠正反射活动中出现的偏差，以实现反射的精确性。因此，在反射发生时，既有外周和初级水平的整合活动，也有较高级和最高级水平的整合活动，通过多级水平的整合后，反射活动便具有更大的复杂性和适应性。另外，神经反射还可通过体液的途径间接作用于效应器，这种反射效应在内分泌系统的参与下，往往就变得比较缓慢、广泛而持久。

（二）中枢神经元的联系方式

神经元依其在反射弧中所处地位的不同可分为传入神经元、中间神经元和传出神经元三种。人体中枢神经系统的传出神经元的数目总计为数十万；传入神经元约较传出神经元多 1 ~ 3 倍；其余数目最大的是中间神经元。中枢神经元相互连接成网，形成复杂的相互连接方式（图 10-7）。一个突触前神经元仅与一个突触后神经元发生突触联系，称为单线式联系（single line connection）。这种联系可使功能活动更精确和准确，但在神经系统中这种联系方式很少见。一个神经元的轴突可以通过分支与许多神经元建立突触联系，称为辐散式联系（divergence connection）。这种联系有可能使一个神经元的兴奋引起许多神经元的同时兴奋或抑制。这种方式在传入神经元与其他神经元发生的突触联系中多见。一个神经元的细胞体或树突可接受许多不同轴突来源的突触联系，称为聚合式联系（convergence connection）。这种联系有可能使许多神经元都同时作用于同一神经元，从而使兴奋和抑制在同一神经元上发生整合，使后者发生兴奋或抑制。这种方式在传出神经通路中

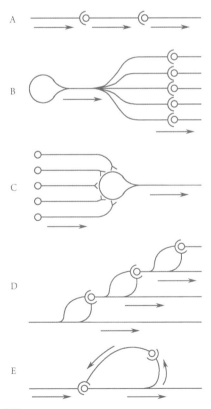

图 10-7　中枢神经元的联系方式模式图
A. 单线式联系；B. 辐散式联系；C. 聚合式联系；D. 链锁式联系；E. 环式联系

多见。在中间神经元之间由于辐散与聚合式联系同时存在而形成链锁式联系（chain connection）或环式联系（recurrent connection）。神经冲动通过链锁状联系，在空间上加大了作用范围；兴奋冲动通过环式联系，可因正反馈活动使兴奋增强或延续，或因负反馈活动使兴奋及时终止。在环式联系中，即使最初的刺激已经停止，传出通路上的冲动仍会持续一段时间，产生后发放现象。

（三）中枢兴奋传递的特征

兴奋在反射弧中枢部分传递时，往往需要通过多次突触传递。因此，中枢兴奋传递与突触传递密切相关。由于化学突触的结构和神经递质的参与，使得兴奋通过突触的传递与在神经纤维上的传导有明显不同。中枢传递的特征主要表现为以下几个方面：

1. **单向传播**　兴奋经化学性突触传递，只能由突触前膜传向突触后神经元的胞体或突起，而不能逆向传播。这是因为递质通常由突触前膜释放，受体则通常位于突触后膜。虽然近年来发现突触后膜也能释放一些递质，前膜也存在受体，但其作用主要为调节递质释放，而与兴奋传递无直接关系。

2. **中枢延搁**　兴奋通过中枢传播时比较缓慢，这一现象称为中枢延搁（central delay）。这是因为化学性突触的传递需要经历突触前膜释放递质、递质在突触间隙的扩散、与突触后膜受体结合以及离子通道开放等一系列过程，使得兴奋通过突触要耗费较长的时间。据测定，兴奋通过一个突触所需时间约为 0.3 ~ 0.5 毫秒。因此，反射进行过程中通过的突触数愈多，中枢延搁所耗时间就愈长。

3. **兴奋的总和**　在反射活动中，单根神经纤维的传入冲动一般不能使中枢发出传出效应；而若干神经纤维的传入冲动同时到达同一中枢，才可能产生传出效应。这是因为单根纤维传入冲动引起的 EPSP 是局部电位，它不能引发突触后神经元的扩布性动作电位。但若干传入纤维引起的多个 EPSP 可发生空间总和与时间总和，如果去极化总和达到阈电位，即可爆发动作电位；如果总和未到达阈电位，此时突触后神经元虽未出现兴奋，但其兴奋性有所提高，即表现为易化（facilitation）。

4. **兴奋节律的改变**　在一个反射弧同时分别记录传入与传出的冲动频率，则可测得两者的频率不同。因为传出神经的兴奋节律来自传出神经元，而传出神经元的兴奋节律除取决于传入冲动的节律外，还取决于中间神经元和传出神经元的功能状态，因而最后传出冲动的频率取决于各种因素总和后的突触后电位的水平。

5. **后发放**　即使原先刺激已经停止，传出通路仍可在一定时间内持续发放冲动称为后发放（after discharge）。此现象可发生在环式联系的反射通路中。此外，在各种神经反馈活动中，如随意运动时中枢发出的冲动到达骨骼肌引起肌肉收缩后，骨骼肌内的肌梭不断发出传入冲动，将肌肉的运动状态和被牵拉的信息传入中枢。这些反馈（包括正反馈和负反馈）信息用于纠正和维持原先的反射活动，并且也是产生后发放的原因之一。

6. **对内环境变化敏感和易疲劳**　在反射活动中，突触部位最容易受内环境变化的影响。由于突触间隙与细胞外液相通，因此，缺氧、二氧化碳和某些药物等因素均可影响化学性突触传递。另外，突触部位也是反射弧中最易疲劳的环节。在用较高频率连续刺激突触前神经元几毫秒或几秒钟后，突触后神经元的放电频率即很快减少，反射活动也明显减弱，这可能与递质的耗竭有关。

（四）中枢抑制和中枢易化

反射活动能协调进行，是因为中枢内既有兴奋活动又有抑制活动。通过中枢抑制（central inhibition）和中枢易化（central facilitaiton）活动，使各种功能活动准确和精确地完成。

1. **中枢抑制**　根据抑制发生在突触的部位，将其分为突触后抑制和突触前抑制两种类型。

（1）突触后抑制：由抑制性中间神经元末梢释放抑制性递质，使突触后膜产生 IPSP，从而使突触后神经元发生抑制，称为突触后抑制（postsynaptic inhibition）。突触后抑制又可分为传入侧支性抑制和回返性抑制两种形式。①传入侧支性抑制：传入纤维进入中枢后，一方面通过突触直接兴奋某一中枢的神经元，另一方面通过侧支兴奋另一抑制性中间神经元，通过后者的活动再抑制另一中枢的神经元，这种抑制称为传入侧支性抑制（afferent collateral inhibition）。例如，伸肌的肌梭传入纤维进入脊髓后，直接兴奋伸肌的 α 运动神经元，同时发出侧支兴奋一个抑制性神经元，转而抑制屈肌的 α 运动神经元，导致伸肌收缩而屈肌舒张，这种抑制又被称为交互抑制（图 10-8A）。这种抑制能使不同中枢之间的活动协调起来；②回返性抑制：中枢神经元兴奋时，传出冲动沿轴突外传，同时又经轴突侧支兴奋另一抑制性中间神经元，后者释放抑制性递质，反过来抑制原先发生兴奋的神经元及同一中枢的其他神经元，这种抑制称为回返性抑制（recurrent inhibition）。如脊髓前角运动神经元发出轴突支配外周的骨骼肌，同时也在脊髓内发出侧支兴奋闰绍细胞，后者兴奋时释放抑制性递质甘氨酸，其活动经轴突回返作用于原先发动运动的脊髓前角运动神经元和其他同类神经元（图 10-8B）。这种抑制能使神经元的活动及时终止，也促使同一中枢内许多神经元之间的活动步调一致。这种形式的抑制在海马和丘脑内也明显存在。

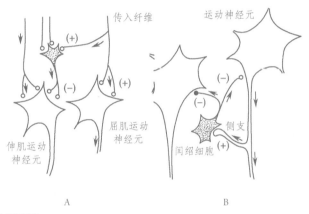

图 10-8　两类突触后抑制示意图
A. 传入侧支性抑制；B. 回返性抑制　黑色神经元代表抑制性神经元（＋）兴奋（－）抑制

（2）突触前抑制：通过改变突触前膜的活动，使突触后神经元产生的抑制，称为突触前抑制（presynaptic inhibition）。如图 10-9 所示，轴突末梢 A 与运动神经元构成轴突－胞体式突触；轴突末梢 B 与末梢 A 构成轴突－轴突式突触，但与运动神经元不直接形成突触。若仅兴奋末梢 A，则引起运动神经元产生一定大小的 EPSP；若仅兴奋末梢 B，则运动神经元不发生反应；若末梢 B 先兴奋，一定时间后末梢 A 再兴奋，则运动神经元产生的 EPSP 将明显减小。目前认为可能的机制是：①末梢 B 兴奋时，释放 GABA 作用于末梢 A 上的 $GABA_A$ 受体，引起末梢 A 的 Cl– 电导增加，膜发生去极化，使其跨膜静息电位变小，而致使传导到末梢 A 的动作电位幅度变小，时程缩短，结果使进入末梢 A 的 Ca^{2+} 减少，由此而导致突触前递质释放减少，进而使突触后的运动神经元的 EPSP 减小；②在某些轴突末梢上（如末梢 A）还存在 $GABA_B$ 受体，该受体激活时，通过耦联的 G 蛋白，使膜上 K^+ 通道开放，引起 K^+ 外流，使膜的复极化加快，同时也减少末梢 A 的 Ca^{2+} 内流而产生抑制效应。另外，还有一些其他的机制，可能与 Ca^{2+} 内流无关。突触前抑制在中枢内广泛存在，尤其多见于感觉传入通路中，对调节感觉传入活动具有重要意义。

2. 中枢易化　中枢易化可分为突触后易化和突触前易化。突触后易化（postsynaptic facilitation）

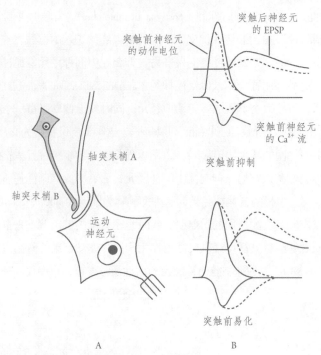

图 10-9　突触前抑制和突触前易化的神经元联系方式及机制示意图
A. 神经元的联系方式；B. 机制（详见正文），虚线表示突触前抑制和突触前易化变化过程

表现为 EPSP 的总和。由于突触后膜的去极化，使膜电位靠近阈电位水平，如果在此基础上再出现一个刺激，就较容易达到阈电位而爆发动作电位。突触前易化（presynaptic facilitation）与突触前抑制具有同样的结构基础。在图 10-9 中，如果到达末梢 A 的动作电位时程延长，则 Ca^{2+} 通道开放的时间延长，因此进入末梢 A 的 Ca^{2+} 数量增多，末梢 A 释放递质增多，最终使运动神经元的 EPSP 增大，即产生突触前易化。至于末梢 A 的动作电位时程延长，可能是由于轴突 – 轴突式突触末梢释放某种递质（如 5– 羟色胺），引起细胞内 cAMP 水平升高，使 K^+ 通道发生磷酸化而关闭，从而延缓动作电位的复极化过程。

第二节　神经系统的感觉分析功能

机体内外的各种刺激，首先由感受器感受，然后转换成传入神经上的神经冲动，通过特定的神经通路传向特定的中枢，中枢将传入信息进行分析整合，从而产生各种特定的感觉。

一、感觉传入通路

（一）丘脑前的传入系统

各种躯体感觉的传入通路首先是由感受器换能后经初级传入神经元传入，在后根（或脑）神经节中更换神经元（简称换元）接替后进入脊髓或脑干，上传到上位中枢。感觉传导通路可分为两大类：一为浅感觉传导通路，另一为深感觉传导通路。浅感觉传导通路传导痛觉、温度觉和粗略触-压觉。其传入纤维由后根的外侧部（细纤维部分）进入脊髓，在脊髓后角换元，换元后的第二级神经元再发出纤维在中央管前经白质前连合交叉到对侧，在脊髓前外侧部，分别经脊髓丘脑侧束（传递痛、温觉）和脊髓丘脑前束（传递粗略触-压觉）上行抵达丘脑。深感觉传导通路传导肌肉本体感觉和深部压觉以及精细触-压觉。其传入纤维由后根的内侧部（粗纤维部分）进入脊髓后，其上行分支在同侧后索上行，抵达延髓下部薄束核和楔束核后换元，第二级神经元再发出纤维交叉到对侧，组成内侧丘系至丘脑。皮肤触觉中的辨别觉，其传导路径和深感觉传导路径一致。因此，浅感觉传导路径是先交叉再上行，而深感觉传导路径是先上行再交叉（图10-10A）。在脊髓半离断的情况下，浅感觉的障碍发生在离断水平以下的对侧（健侧），而深感觉（包括辨别觉）的障碍则发生在离断水平以下的同侧（病侧）。在脊髓空洞症病人，如果破坏在中央管前交叉的浅感觉传导路径，会造成相应节段皮节的浅感觉障碍。但由于痛、温觉传入纤维进入脊髓后，仅在进入水平的1~2个节段内换元交叉到对侧，而粗略触-压觉传入纤维进入脊髓后分成上行与下行纤维，分别在多个节段内换元交叉至对侧，因此较局限地破坏中央管前交叉的浅感觉传导通路，仅使相应节段双侧皮节的痛、温觉发生障碍，而粗略触-压觉基本不受影响的感觉分离现象。

上述两个传入系统内的上行纤维也有一定的空间分布。在前外侧索，从内向外依次为来自颈、胸、腰、骶区域的轴突；在后索，从内到外则依次为来自骶、腰、胸、颈部位的纤维（图10-10B）。因此，如果脊髓外有病变，首先受压的是来自骶和腰部的纤维，如果病变在脊髓内部，则首先受损的是来自颈和胸部的浅感觉。

来自头面部的痛觉和温度觉主要由三叉神经脊束核中继，而触-压觉与本体感觉则主要由三叉神经经主核和中脑核中转，换元后发出的二级纤维越至对侧组成三叉丘系到丘脑。

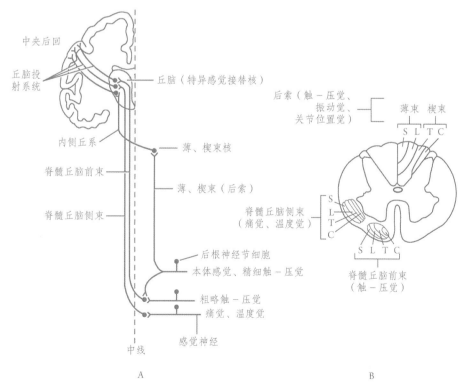

图 10-10　躯体感觉传导通路及脊髓横断面示意图
A. 躯体感觉传导通路；B. 感觉通路的脊髓横断面；S. 骶；L. 腰；T. 胸；C. 颈

内脏感觉的传入神经主要为自主神经，包括交感神经和副交感神经，它们的胞体主要位于脊髓胸$_7$~腰$_2$和骶$_2$~$_4$后根神经节，以及第Ⅶ、Ⅸ、Ⅹ对脑神经内。内脏感觉的传入冲动进入中枢后，沿着与躯体感觉的同一路径上行（脊髓丘脑束）到丘脑。

（二）丘脑及其感觉投射系统

1. 丘脑的核团 丘脑是除嗅觉外各种感觉传入通路的重要中继站，并能对感觉传入进行初步的分析和综合。丘脑由许多核团或细胞群紧密连接而形成，大致可以分为以下三大类（图10-11）。

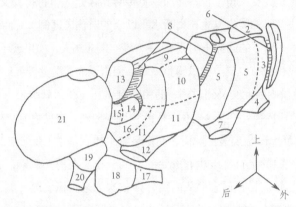

图10-11 右侧丘脑主要核团示意图
1. 网状核（大部分已除去，只显示前面一部分）；2. 前核；3. 前腹核；4. 苍白球传来纤维；5. 外侧腹核 6. 外髓板；7. 小脑传来纤维；8. 内髓板及髓板内核群；9. 背外侧核；10. 后外侧核；11. 后外侧腹核；12. 内侧丘系；13. 背内核；14. 中央中核；15. 束旁核；16. 后内侧腹核；17. 视束；18. 外侧膝状体；19. 内侧膝状体；20. 外侧丘系；21. 丘脑枕

（1）第一类细胞群：这类核群是除嗅觉外各种感觉的第二级投射纤维所到达的主要核团，换元后进一步投射到大脑皮层感觉区，也称为特异感觉接替核（specific sensory relay nucleus）。其中，后外侧腹核为脊髓丘脑束与内侧丘系的换元站，与躯干、肢体感觉的传导有关；后内侧腹核为三叉丘系的换元站，与头面部感觉的传导有关。后腹核发出的纤维向大脑皮层感觉区投射，不同部位传来的纤维在后腹核内换元有一定的空间分布，下肢感觉在后腹核的最外侧，头面部感觉在后腹核内侧，而上肢感觉在中间部位。这种空间分布与大脑皮层感觉区的空间定位相对应。此外，内、外侧膝状体也归入此类，它们分别是听觉和视觉传导通路的换元站，发出的纤维分别向听皮层和视皮层投射。

（2）第二类细胞群：这类核接受来自丘脑特异感觉接替核和其他皮层下中枢的纤维（但不直接接受感觉的投射纤维），换元后发出纤维投射到大脑皮层的某一特定区域。其功能与各种感觉在丘脑和大脑皮层的联系和协调有关，又称为联络核（associated nucleus）。如丘脑前核接受下丘脑乳头体来的纤维，并发出纤维投射到大脑皮层的扣带回，参与内脏活动的调节；丘脑外侧腹核主要接受小脑、苍白球和后腹核来的纤维，发出纤维投射到大脑皮层的运动区，参与运动的调节；丘脑枕核接受内、外侧膝状体的纤维，发出纤维投射到大脑皮层的顶叶、枕叶和颞叶联络区，参与各种感觉的联系功能。

（3）第三类细胞群：主要是髓板内核群，包括中央中核、束旁核、中央外侧核等靠近中线的所谓内髓板以内的各种结构。这类核群通过多突触接替换元后，弥散地投射到整个大脑皮层，起着维持大脑皮层兴奋状态的重要作用，又称为非特异投射核（nonspecific projection nucleus）。此外，束旁核可能与痛觉传导有关。

2. 感觉投射系统 根据丘脑各部分向大脑皮层投射特征的不同，可将感觉投射系统（sensory projection system）分为特异投射系统和非特异投射系统两个不同的系统（图10-12）。

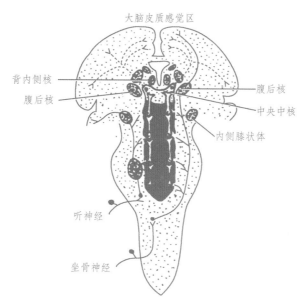

图 10-12　感觉投射系统示意图
实线表示特异性投射系统，虚线表示非特异性投射系统

（1）特异投射系统：丘脑的特异感觉接替核（也包括联络核）及其投射至大脑皮层的神经通路称为特异投射系统（specific projection system）。它们投射到大脑皮层的特定区域。一般认为，经典的感觉传导通路由三级神经元接替完成：第一级神经元位于脊神经节或脑神经感觉神经节内，第二级神经元位于脊髓后角或脑干有关的神经核内，第三级神经元在丘脑特异感觉接替核内。视觉和听觉传导通路则较复杂，可包括多级神经元，而嗅觉传导通路与丘脑特异感觉接替核无关。一般经典的感觉传导通路是专一的，且与大脑皮层有点对点的投射关系。特异投射系统投射纤维主要终止于皮层第四层，与其形成突触联系，从而引起特定感觉；另外，这些投射纤维还通过多个中间神经元接替，与大锥体细胞形成突触联系，从而激发大脑皮层发出传出神经冲动。

（2）非特异投射系统：丘脑的非特异投射核及其投射至大脑皮层的神经通路称为非特异投射系统（non-specific projection system）。这个系统多次换元并弥散性地投射到大脑皮层广泛区域，与大脑皮层不具有点对点的投射关系。另外，上述经典传导通路的第二级神经元的纤维经过脑干时，发出侧支与脑干网状结构内的神经元发生突触联系，在网状结构内反复换元上行，到达丘脑非特异投射核，再经多次突触换元后，弥散投射到大脑皮层的广泛区域。因此，这个系统没有专一的感觉传导功能，故不能引起各种特定感觉，但起着维持和改变大脑皮层兴奋状态的作用。由于特定感觉是在大脑皮层兴奋的基础上才能产生，因此非特异投射系统的活动是特异投射系统实现功能的必要条件。

动物实验中发现，电刺激动物的中脑网状结构，能唤醒动物，动物脑电波呈现去同步化快波；而在中脑头端切断网状结构时，动物出现类似睡眠的现象，脑电波呈现同步化慢波（详见第五节）。这说明脑干网状结构中存在着具有上行唤醒作用的功能系统，称为脑干网状结构上行激动系统（ascending reticular activating system）。目前已知，此上行激动系统主要就是通过丘脑非特异投射系统而发挥作用的。此系统的损伤，可导致人和动物昏睡不醒。由于这一系统上行时需要经多突触换元接替，易受药物影响而发生传导阻滞。如巴比妥类催眠药的作用可能就是由于阻断上行激动系统的传导而起催眠作用的。

二、大脑皮层的感觉分析功能

人类大脑皮层神经元数量巨大、类型多，神经元之间的联系十分复杂，但有严格的分层和定位。根据神经元成分与结构特征，Brodmann 将大脑皮层分为 52 区（图 10-13）。

（一）躯体感觉

从丘脑后腹核携带的躯体感觉信息经特异投射系统投射到大脑皮层的特定区域，该区域称为躯体感觉代表区（somatic sensory area）。

1. 体表感觉代表区 有第一和第二两个体表感觉区，以前者较为重要。

（1）第一体表感觉区：位于中央后回，相当于 Brodmann 分区的 3-1-2 区（图 10-13）。其感觉投射规律为：①躯干四肢部分的感觉为交叉性投射，即一侧躯体感觉传入冲动向对侧皮层投射，但头面部感觉的投射是双侧性的；②投射区域的大小与感觉分辨精细程度有关，分辨愈精细的部位在中央后回的代表区也愈大，如大拇指和示指的代表区面积比躯干的代表区面积大几倍；③投射区域具有一定的分野，下肢代表区在顶部（膝部以下的代表区在大脑半球内侧面），上肢

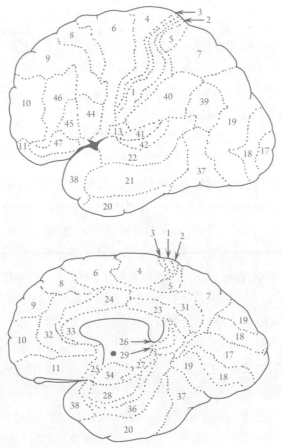

图 10-13 人类大脑皮层的 Brodmann 分区
上：大脑半球外侧面；下：大脑半球内侧面

代表区在中间部，头面部代表区在底部，总的安排是倒置的，但头面部代表区内部的安排是正立的（图10-14）。

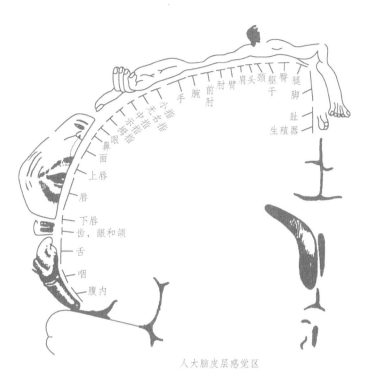

人大脑皮层感觉区

图10-14　体表感觉在中央后回的投射规律示意图

各类感觉传入的投射也有一定的规律。中央后回从前到后依次接受肌肉牵张感觉、慢适应感觉、快适应感觉以及关节、骨膜、筋膜等不同的躯体感觉投射。

中央后回的皮层细胞呈纵向柱状排列，构成感觉皮层最基本的功能单位，称为感觉柱（sensory column）。同一个柱内的神经元对同一感受野的同一类感觉刺激起反应，是一个传入—传出信息整合处理单位。一个细胞柱发生兴奋时，其相邻细胞柱就受到抑制，形成兴奋和抑制的镶嵌模式。这种柱状结构的形态和功能特点，在第二感觉区、视区、听区皮层和运动区皮层中也一样存在。

在感觉皮层神经元之间的广泛联系可发生较快和较多的变化，称为感觉皮层的可塑性。如截去猴的一个手指，则该手指的皮层代表区将被邻近手指的代表区所占据；反之，若截除某手指的皮层代表区，则该手指的感觉投射区将移向被切除的代表区的周围皮层。人类的感觉皮层也有类似的可塑性改变。如盲人在接受触觉和听觉刺激时，其视皮层代谢活动增加；而聋人对刺激视皮层周边区域的反应比正常人更为迅速和准确。其他感觉皮层和运动皮层也具有可塑性变化。

（2）第二体表感觉区：位于中央前回与岛叶之间，其面积远比第一体感区小，感觉分析功能粗糙，具有双侧性，其内的投射属于正立而非倒置。切除人类第二体感区后，并不产生显著的感觉障碍。但该区与痛觉关系较密切。

2. **本体感觉代表区**　中央前回（4区）是运动区，也是本体感觉代表区。在猫、兔等较低等的哺乳类动物，体表感觉区与运动区基本重合在一起，称为感觉运动区。在猴、猩猩等灵长类动物，体表感觉区与运动区逐渐分离，前者位于中央后回，后者位于中央前回，但这种分化也是相对的。

3. 躯体感觉生理 各种躯体感觉的感知，取决于皮层兴奋的特定部位；感觉的强度则取决于：①感觉神经纤维上的动作电位的频率；②参与反应的感受器数目（详见第九章）。此外，皮肤感觉（包括触-压觉、温度觉、痛觉等）与感受器的点状分布密度有关。只有在分布有感受器处的皮肤，刺激才能引起相应的感觉。

（1）触-压觉：触-压觉是在内侧丘系（传导精细触-压觉，与刺激的具体定位、空间和时间辨别有关）和前外侧系（传导粗略触-压觉，具有粗略定位功能）两条通路中上行，只有当中枢损伤非常广泛时，触-压觉才可能完全被阻断。人的皮肤内有多种触-压觉感受器，如环层小体、麦斯纳小体等。触-压觉在皮肤呈点状分布，不同的部位敏感性不同，如四肢皮肤比躯干敏感，手指尖的敏感性最高。

○ **知识拓展**　　　　触压觉特点与临床应用

> 人的皮肤内有多种触-压觉感受器，如环层小体、麦斯纳小体、梅克尔盘和鲁菲尼小体等。相邻两个能引起触觉的点为触点，其最小距离称为两点辨别阈。麦斯纳小体和梅克尔盘的感受野较小，两点辨别阈较低，其分辨力较强；而环层小体和鲁菲尼小体的感受野大，两点辨别阈较高，因此其分辨力较低。引起触-压觉的最小压陷深度称为触觉阈。触觉阈的高低与感受器的感受野大小和皮肤上感受器的分布密度有关。在人的皮肤、口唇和指尖，感受器分布密度较高，感受野小；而在腕、足等处则相反。触压觉是最不易缺损的感觉，但在临床上进行触压觉检查、肌肉和静脉注射以及穿刺和采血等操作时即要注意不同的部位其特点的不同。

（2）本体感觉：本体感觉是指来自躯体深部的肌肉、肌腱、骨膜和关节等处的感觉，主要是对躯体的空间位置、姿势、运动状态和运动方向的感觉。经脊髓后索上行，大量传入冲动进入小脑，也有部分投射到大脑皮层。本体感觉的传入对躯体平衡感觉的形成具有一定作用。

（3）温度觉：来自丘脑的温度觉投射纤维除到达中央后回外，还投射到同侧的岛叶，后者可能是温度觉的初级皮层。皮肤冷感受器多于热感受器，躯干对冷的敏感性高于四肢。冷感受器主要感受低于体温（10～38℃）的温度刺激，而热感受器主要感受高于体温（30～45℃）的温度刺激。当超过45℃时，热感觉消失，代之而出现痛觉。

（4）痛觉：机体受到伤害性刺激时，往往会产生痛觉。痛觉是一种复杂的感觉，常伴有不愉快的情绪活动和防卫反应。躯体痛包括体表痛和深部痛。

1）体表痛：发生在体表某处的痛感称为体表痛。因其产生的时间快慢，可分为快痛（fast pain）与慢痛（slow pain）两种。传导快痛的外周神经纤维主要是有髓鞘的 A 类纤维，其兴奋阈较低；快痛主要是经特异投射系统到达大脑皮层的第一和第二体表感觉区。因此具有：①潜伏期短，后作用也短；②为尖锐的针刺样痛；③定位明确；④常伴有反射性的屈肌收缩等特点。传导慢痛的外周神经纤维主要是无髓鞘的 C 类纤维，其兴奋阈较高；慢痛纤维主要投射到扣带回。其特点是：①潜伏期长（0.5～1秒），后作用也长，可达几秒钟；②为强烈而难以忍受的烧灼痛；③定位不明确；④常伴有情绪反应以及恶心、出汗和血压等改变的自主神经反应。在外伤时，上述两种痛觉常常相继出现，不易明确区分，但皮肤有炎症时，常以慢痛为主。

2）深部痛：发生在躯体深部，如骨、关节、骨膜、肌腱、韧带和肌肉等处的痛觉称为深部痛。一般表现为慢痛。其特点是：定位不明确，可伴有出汗、恶心、血压和呼吸改变的自主神经反应。发生深部痛时，可反射性引起邻近骨骼肌收缩而导致局部组织缺血，而缺血又使疼痛进一步加剧，形成恶性循环。缺血性疼痛可能是与肌肉收缩时局部组织释放某种致痛物质（Lewis P 因子，可能是 K^+）有关。

（二）内脏感觉

1．内脏感觉代表区　内脏感觉的皮层代表区混杂在第一体表感觉区的躯干及下肢代表区中，人脑的第二体感区和运动辅助区也与内脏感觉有关。此外，边缘系统皮层也接受内脏感觉的投射。内脏感觉代表区同内脏器官的总面积相比非常小，而且不集中，这可能也是内脏感觉较模糊的原因之一。

2．内脏痛的特点　内脏中有痛觉感受器，但无本体感受器，所含温度觉和触-压觉感受器也很少。因此，内脏感觉主要是痛觉。

内脏痛是临床常见的症状，常由于机械牵拉、缺血、平滑肌痉挛和炎症等刺激作用于内脏器官而产生。其特点是：①定位不准确，这是因为痛觉感受器在内脏的分布比在躯体要稀疏得多，也可能与内脏痛投射的皮层特点有关；②发生缓慢，持续时间较长，主要表现为慢痛，常呈渐进性增强，但有时也可迅速转为剧烈疼痛；③中空内脏器官（如胃、肠、胆囊和胆管等）对扩张性刺激、机械牵拉刺激以及缺血等刺激敏感，而对切割、烧灼等易引起皮肤痛的刺激不敏感；④能引起不愉快的情绪反应，常伴有出汗、恶心、呕吐、血压和呼吸改变等自主神经反应；⑤一些内脏痛还伴有牵涉痛现象。

3．体腔壁痛　体腔壁痛（parietal pain）是指内脏疾患引起邻近体腔壁浆膜受刺激或骨骼肌痉挛而产生的疼痛。如胸膜炎或腹膜炎时可发生体腔壁痛。这种疼痛与躯体痛相似，由躯体神经传入。

4．牵涉痛　内脏疾患往往引起身体远隔的体表部位发生疼痛或痛觉过敏，这种现象称为牵涉痛（referred pain）。由于牵涉痛的体表放射部位比较固定，因而在临床上常提示某些疾病的发生。常见内脏疾病牵涉痛的体表定位见表 10-3。

表 10-3　常见内脏疾病牵涉痛的体表定位

患病器官	心脏	胃胰	小肠	肝胆	阑尾	肾脏	膀胱	子宫
体表疼痛投射部位	心前区或左臂尺侧	左上腹及肩胛间	脐部	右肩胛	脐部或上腹部	腰及腹股沟	耻骨上部、会阴部或阴茎	耻骨上部、会阴部或背下部

牵涉痛往往发生在与患病内脏具有相同胚胎节段和皮节来源的体表部位。如膈神经的传入纤维和肩上部的神经传入纤维在同一水平进入脊髓；心脏和上臂发源于同一节段水平；睾丸及其支配神经是从尿生殖嵴迁移而来的，而尿生殖嵴也是肾和输尿管的发源部位。牵涉痛的产生与中枢神经系统可塑性有关。来自内脏和躯体的痛觉传入纤维会在感觉传入的第二级神经元会聚（图 10-15），即在脊髓后角胶状质层。来自体表的感觉纤维通常并不激活脊髓后角的第二级神经元，但当来自内脏的伤害性刺激冲动持续存在时，则可对体表的传入产生易化作用，从而使脊髓后角的第二级神经元被激活，上传到大脑皮层产生痛觉。这时中枢则无法判断刺激究竟是来自内脏还是来自体表发生牵涉痛的部位，由于疼痛刺激多来源于体表部位，大脑皮层更习惯于识别体表信息，因而把内脏痛误认为是体表痛。

（三）视觉

传导视觉的视神经在视交叉处，来自两眼鼻侧视网膜的视神经纤维交叉至对侧上行，而来自两眼颞侧视网膜的视神经纤维不交叉直接上行。因此，左眼颞侧视网膜和右眼鼻侧视网膜的纤维

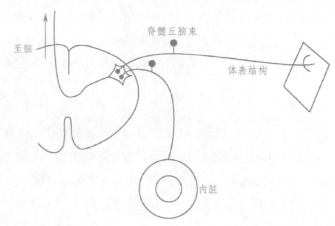

图 10-15　牵涉痛产生机制示意图

汇集成左侧视束，投射到左侧外侧膝状体。经外侧膝状体换元后投射到左侧初级视皮层。反之亦然（图 10-16A）。人的初级视觉皮层位于枕叶皮层内侧面距距状裂的上下两缘（17 区）。距状裂的上缘与下缘分别接受视网膜的上半部与下半部纤维的投射；距状裂的后端与前端分别接受视网膜中央凹（黄斑区）与视网膜周边区域的投射（图 10-16B）。这种精细的分域是由视觉通路以及丘脑外侧膝状体规律投射所决定的。视网膜神经节细胞轴突和外侧膝状体以及初级视皮层之间具有点对点的投射关系，对物体的颜色、形状、质地、细微结构以及方向性进行精细的分析和感受。由于视网膜神经节细胞沿视网膜中央到周边的分布密度依次减少，视觉皮层与视网膜中央区的神经节细胞联系较多，因此，视网膜中央区在视皮层的代表区大，故其视敏度较高。人的枕叶皮层损伤会造成有关视野的视觉永久性丧失；但电刺激人的枕叶皮层仅使受试者产生简单的主观光感，而不能引起完整的视觉形象。这表明除枕叶皮层之外，还有更高级的视觉代表区来完成复杂的视觉功能。在猴的实验研究中，认为颞叶、顶叶与额叶的有关部位及其之间的联系环路，可能为高级视觉皮层。

（四）听觉

听神经传入纤维在同侧脑干的耳蜗神经核换元，发出纤维大部分交叉到对侧上橄榄核，再次换元后形成外侧丘系，抵达内侧膝状体换元，经听放射到初级听皮层。小部分不交叉在同侧上行。初级听皮层位于颞叶的颞横回和颞上回（41、42 区）。电刺激清醒人皮层的上述区域能引起受试者产生铃声样或吹风样的主观感觉。由于上橄榄核以上通路为双侧性的，故该水平以上一侧通路损伤，不会产生明显的听觉障碍。初级听皮层对音调定位也具有点对点的关系，低音调组分分布于听皮层的前外侧，而高音调组分分布于后内侧。听皮层的神经元对听觉刺激的激发、持续时间、重复频率，尤其是方向作出反应。

（五）平衡感觉

人体的平衡感觉主要与头部的空间方位有关。头部的空间方位在很大程度上决定于前庭感受器的传入信息、关节囊本体感受器的传入冲动提示躯体不同部位的相对位置的信息、皮肤的外感受器尤其是触－压觉感受器的传入冲动以及视觉的提示作用。以上四种传入信息在皮层水平进行综合，成为整个躯体的连续的空间方位图象。

（六）嗅觉和味觉

嗅觉在大脑皮层的投射区随着进化而愈益缩小，在高等动物仅存在于边缘叶前底部、梨状皮层的前部、杏仁核的周围皮层。味觉的处理可能在孤束核、丘脑和味皮层，味皮层主要位于中央后回的舌代表区附近（43 区）。

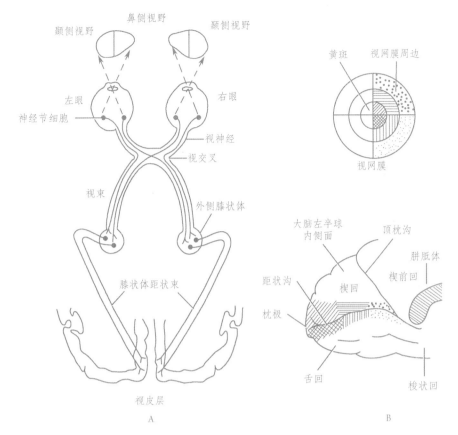

图 10-16　视觉传入通路及视网膜各部分在视皮层投射规律示意
A. 视觉传入通路；B. 视网膜各部分在视皮层投射规律

第三节　神经系统对姿势和运动的调节

　　躯体运动是人类生存的最基本功能之一。人体的躯体运动可以是不受意识控制的反射活动，也可以是按照一定目标进行的随意活动。各种躯体运动，都是在神经系统的控制下，通过骨骼肌的收缩和舒张、牵动骨和关节的运动来完成的。姿势为运动的前提和基础，骨骼肌一旦失去中枢神经系统的调节，就会发生麻痹。

一、脊髓对姿势和躯体运动的调节

　　脊髓是躯体运动最基本的反射中枢。脊髓不仅能单独完成屈肌反射和牵张反射等较简单的反射活动，而且是机体各种复杂运动的基础。换言之，高级中枢是通过调节脊髓的基本反射来完成许多复杂的躯体运动的。

　　（一）脊髓的运动神经元及运动单位和最后公路

　　在脊髓的灰质前角存在有大量的神经元，即 α、β 和 γ 运动神经元；在脑干的大部分脑神经核（除第 I 、II 、VIII 对脑神经核外）也有运动神经元。α 运动神经元轴突经前根传出，称为 α 传出纤维，其末梢分出许多分支，每一分支直接支配骨骼肌一条普通肌纤维（梭外肌纤维）。正常情况下，一个α运动神经元兴奋时，可引起它所支配的全部肌纤维收缩。这样由一个α运动神经元及其所支配的全部肌纤维构成了一个肌肉运动的功能单位，称为运动单位（motor unit）。不同肌肉的运动单位大小不同，一般肌肉越粗大，运动单位所含肌纤维数也越多；反之，肌肉越细小，运动单位也越小。如三角肌的运动神经元所支配的肌纤维数目可达2000根，收缩时能产生巨大的肌张力；一个眼外肌运动单位仅支配6～12根肌纤维，因此，有利于眼球的精细运动。同一个运动单位的肌纤维，可和其他运动单位的肌纤维交叉分布。因此，即使只有少数运动神经元活动，在肌肉中产生的张力也是均匀的。

α运动神经元接受从脑干到大脑皮层等高位中枢下传的信息，也接受来自皮肤、肌肉和关节等外周传入的信息，产生一定的反射传出冲动，到达所支配的骨骼肌，引起躯体运动。由于α传出纤维直接支配骨骼肌，因此，α运动神经元是躯体运动反射的最后公路（final common path）。许多来自高位中枢和外周的各种神经元在脊髓（包括脑运动神经元）这个运动的最后公路处进行整合，最终发出一定形式和频率的冲动到达效应器，从而发生随意运动；并且调节姿势，为运动提供一个稳定的背景和基础；同时协调不同肌群的活动，使运动能够平稳而精确地进行。

γ运动神经元散在于α运动神经元之间，胞体较α运动神经元小。其轴突经前根传出，称为γ传出纤维，其末梢分支直接支配骨骼肌梭内肌纤维，主要终止于梭内肌纤维的两端。γ运动神经元的兴奋性较高，常以较高的频率持续放电，其主要功能是调节肌梭对牵张刺激的敏感性。β运动神经元发出的纤维对骨骼肌的梭内肌和梭外肌都有支配，其功能尚不清楚。

（二）脊髓的调节功能

许多反射可在脊髓水平完成。由于正常机体脊髓处于高位中枢控制之下，本身独立的功能不易表现出来。因此，通过脊髓休克的研究有助于了解脊髓本身的功能。

1. **脊髓休克**　脊髓休克（spinal shock）简称脊休克，是指人和动物在脊髓与高位中枢之间离断后其反射活动能力暂时丧失，进入无反应状态的现象。在动物实验中，为了保持动物的呼吸功能，常在颈脊髓第五节水平以下切断，以保留膈神经对膈肌呼吸运动的支配。这种脊髓与高位中枢离断的动物称为脊髓动物，简称脊动物。

脊休克主要表现为：在横断面以下的脊髓所支配骨骼肌紧张性减退甚至消失，外周血管扩张，血压下降，发汗反射消失，直肠和膀胱中粪尿潴留。以后，一些以脊髓为基本中枢的反射活动可以逐渐恢复。其恢复的速度快慢，与动物进化程度有密切关系。低等动物（如蛙）在脊髓离断后数分钟内反射即恢复，在犬则需几天，而在人类则需数周以至数月（人类由于外伤等原因也可出现脊休克）。显然，反射恢复的速度与不同动物的脊髓反射对高位中枢的依赖程度有关。在恢复过程中，一些较简单和较原始的反射先恢复，如屈肌反射、腱反射等；较复杂的反射后恢复，如对侧伸肌反射、搔扒反射等。反射恢复后，血压也逐渐回升到一定水平，可具有一定的排便与排尿能力，但反射往往不能很好适应机体的生理需要。离断面水平以下的知觉和随意运动能力将永久丧失。

脊休克的产生并不是由于切断损伤的刺激而引起，因为反射恢复后若再次切断脊髓，并不能使脊休克重现；而是由于离断的脊髓突然失去了高位中枢的调节，使脊髓暂时处于兴奋性极低的状态，以致对任何刺激都失去反应。脊休克的产生与恢复，说明脊髓可以完成某些简单的反射活动，但这些反射平时在高位中枢控制下不易表现出来。脊休克后伸肌反射减弱而屈肌反射增强，说明高位中枢对脊髓反射既有易化作用，也有抑制作用。

○ **知识拓展**　　　脊休克的临床应用

急性脊髓炎或外伤致高位截瘫的病人在临床上由于脊休克的发

生，会表现出不同的现象。如在病变早期会发生尿、便潴留，病人无膀胱充盈感，膀胱会因充盈过度而出现充盈性尿失禁（因此在人工导尿、排便的同时，可用按摩、针灸、热敷等方法促进膀胱或肠道功能恢复）；而在病变恢复期会发生尿、便失禁。由于断面以下感觉障碍，病人膀胱容量减小，会出现反射性神经源性膀胱，排尿的次数和频率会增加，但要注意与尿路或肠道感染的区别。

高位中枢对脊髓反射既有易化作用，也有抑制作用。脊休克后伸肌反射减弱而屈肌反射增强。由于伸肌反射大多数为抗重力肌，脊休克后屈肌反射占优势，这不利于肢体支持体重。因此，在低位脊髓横贯性损伤的病人，护理时应注意让病人通过站立姿势的锻炼以促进恢复伸肌反射，尤其是使下肢伸肌具有足够的紧张性以保持肢体伸直，以便能依靠拐杖站立或行走。同时，通过加强锻炼充分发挥未瘫痪肌肉的功能，例如背阔肌等由脊髓离断水平以上的神经所支配，但却附着于骨盆，这样就有可能使病人在借拐杖行走时摆动骨盆。

2．脊髓对姿势的调节　中枢神经系统通过调节骨骼肌的紧张度或产生相应的运动，以保持或改正身体在空间的姿势，这种反射活动称为姿势反射（postural reflex）。脊髓能完成的姿势反射有对侧伸肌反射、牵张反射和节间反射等。

（1）屈肌反射与对侧伸肌反射：脊动物在其皮肤接受伤害性刺激时，受刺激一侧肢体关节的屈肌收缩而伸肌弛缓，肢体屈曲，称为屈肌反射（flexor reflex）。屈肌反射具有保护性意义，但不属于姿势反射。若加大刺激强度，则可在同侧肢体发生屈肌反射的基础上出现对侧肢体伸直的反射活动，称为对侧伸肌反射（crossed extensor reflex）。对侧伸肌反射是一种姿势反射，在保持躯体平衡中具有重要意义。

（2）牵张反射：牵张反射（stretch reflex）是指有神经支配的骨骼肌受到外力牵拉时，引起受牵拉的同一肌肉收缩的反射活动。牵张反射有两种类型，分别是腱反射和肌紧张。

1）腱反射：腱反射（tendon reflex）是指快速牵拉肌腱时发生的牵张反射。例如，叩击髌骨下方的股四头肌肌腱时，股四头肌即刻会发生一次收缩，这称为膝反射。跟腱反射和肘反射也属于腱反射。腱反射发生的速度快，反射的潜伏期短，约为 0.7 毫秒，只够一次突触传递的时间，因此为单突触反射。临床上常通过检查腱反射来了解神经系统的功能状态。腱反射减弱或消退提示反射弧损害或中断，而在反射弧中最容易受损伤的部位是中枢环节，因此腱反射消失可判断脊髓病变的部位；而腱反射亢进则提示高位中枢有病变，这是由于牵张反射受高位中枢的调节。

2）肌紧张：肌紧张（muscle tonus）是指缓慢持续牵拉肌腱时发生的牵张反射。其表现为受牵拉的肌肉能发生紧张性收缩，阻止被拉长。人体为克服重力作用而保持一定的姿势，就需要全身各种肌肉保持一定的紧张性。因此，肌紧张是维持躯体姿势最基本的反射活动，是姿势反射的基础。肌紧张是多突触反射。肌紧张的反射收缩力量并不大，只是抵抗肌肉被牵拉，表现为同一肌肉的不同运动单位进行交替性的收缩而不是同步性收缩，因此，不表现明显的动作，并且能持久进行而不易疲劳。通常伸肌和屈肌都有牵张反射，在人类，伸肌是抗重力肌，脊髓的牵张反射主要表现为伸肌。肌紧张的主要生理意义在于维持姿势，因此伸肌比屈肌的牵张反射明显符合生理需要。

腱反射和肌紧张的感受器主要是肌梭（muscle spindle），其外层为一结缔组织囊（图 10-17A），囊内所含的肌纤维称为梭内肌纤维，而囊外一般肌纤维则称为梭外肌纤维。肌梭与梭外肌纤维平行排列呈并联关系；梭内肌纤维的收缩成分位于纤维的两端，而感受装置位于中间，两者呈串联关系。因此，当梭外肌纤维收缩使肌肉缩短时，感受装置所受的牵拉刺激减少；而当梭内肌纤维收缩时，则感受装置对牵拉刺激的敏感性增高；当肌肉受外力牵拉时，梭内肌被动拉长，感受装置刺激增强（图 10-17B）。梭内肌纤维分两类：一类其细胞核集中于中央部称为核袋纤维，对快速牵拉较敏感，其传入纤维主要是 I_a 类；另一类其细胞核分散于整个纤维称为核链纤维，对缓慢持续牵拉较敏感，其传入纤维有 I_a 类和 II 类。核链纤维上 II 类纤维的功能可能与本体感觉的传入有关（图 10-18）。I_a 类和 II 类传入神经纤维都终止于脊髓前角的 α 运动神经元，α 神经元发出传

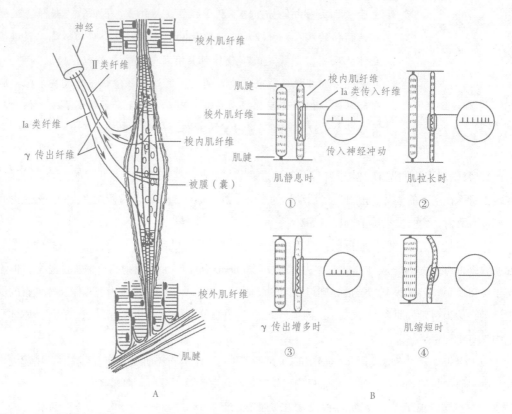

图 10-17　肌梭的主要组成及在不同状态下肌梭长度和放电改变示意图

A. 肌梭的主要组成；B. 示不同状态下肌梭长度和传入神经放电的改变：肌静息时（图 B ①），肌梭长度和 I_a 类传入纤维放电处在一定水平；当肌肉牵拉而伸长时（图 B ②），或肌梭长度不变而 γ 传出纤维的传出冲动增加时（图 B ③），I_a 类传入纤维放电频率增加；当梭外肌收缩而肌梭缩短时（图 B ④），I_a 类传入纤维放电频率减少或消失

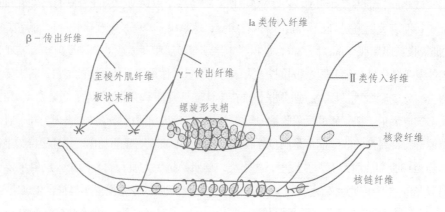

图 10-18　哺乳类动物肌梭的主要组成部分示意图

出纤维支配梭外肌。当肌肉受到外力牵拉时，肌梭感受器被动拉长受刺激增强，传入冲动增加，引起支配同一肌肉的α运动神经元活动增强，使梭外肌收缩，完成一次牵张反射。γ神经元发出传出神经支配梭内肌。当γ传出纤维活动加强时，梭内肌纤维收缩，可提高肌梭内感受装置的敏感性。在整体情况下，γ传出还接受许多来自高位中枢下行通路的调控。因此，γ传出纤维的活动通过调节和改变肌梭的敏感性和躯体不同部位的牵张反射的阈值，以适应对姿势的调节。

腱器官（tendon organ）是另一种牵张感受装置，分布在肌腱胶原纤维之间，与梭外肌纤维呈串联关系，其传入纤维是较细的 I_b 类纤维，传入冲动到达脊髓后，对同一肌肉的α运动神经元起抑制作用。当梭外肌纤维发生等长收缩时，腱器官的传入冲动发放频率增加，肌梭的传入冲动不变；当梭外肌纤维发生等张收缩时，腱器官的传入冲动发放频率不变，肌梭的传入冲动频率减少；当肌肉受到被动牵拉时，腱器官和肌梭的传入冲动发放频率均增加。因此，腱器官是一种张力感受器，而肌梭是一种长度感受器。一般认为，当肌肉受到牵拉时，首先兴奋肌梭的感受装置发动牵张反射，引起受牵拉的肌肉收缩以对抗牵拉；当牵拉力量进一步加大时，则可兴奋腱器官使牵张反射受到抑制，也称为反牵张反射（inverse stretch reflex），以避免被牵拉的肌肉受到损伤。

（3）节间反射：节间反射是指脊髓在某一节段神经元发出的轴突与邻近节段的神经元发生联系，通过上、下神经元的协同活动而发生的反射。脊动物在反射恢复的后期，可出现复杂的节间反射。如刺激动物腰背皮肤，可引起后肢发生一系列节奏性搔爬动作。

二、脑干对肌紧张和姿势的调节

（一）脑干对肌紧张的调节

脑干对肌紧张的调节主要是通过脑干网状结构发出的下行纤维作用于脊髓而进行的。脑干网状结构对肌紧张的调节具有易化和抑制两种作用。

1. 脑干网状结构易化区和抑制区及其作用　实验证明，脑干网状结构中存在有抑制或加强肌紧张及肌运动的区域，前者称为抑制区（inhibitory area），位于延髓网状结构的腹内侧部分；后者称为易化区（facilitatory area），主要分布于广大的脑干中央区域，包括延髓网状结构的背外侧部分、脑桥的被盖、中脑的中央灰质及被盖，此外，脑干以外的下丘脑和丘脑中线核群等部位也具有对肌紧张和肌运动的易化作用，也包括在易化区概念之中（图10-19）。抑制区和易化区分别发

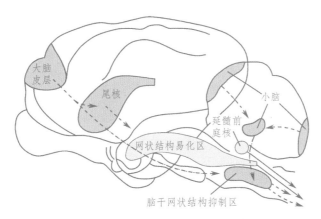

图 10-19　猫脑内与肌紧张调节有关的脑区及其下行路径示意图

图中深灰色区域为抑制区，浅灰色区域为易化区

图中虚线箭头表示下行抑制作用路径，实线箭头表示下行易化作用路径

出下行纤维作用于脊髓，从而对脊髓的牵张反射产生调节作用。从活动的强度来看，易化区的活动比抑制区要强，因此在肌紧张的调节中，易化区略占优势。

除脑干外，大脑皮层运动区、纹状体、小脑前叶蚓部等部位也有抑制肌紧张的作用；而前庭核、小脑前叶两侧部、和后叶中间部等部位则有易化肌紧张的作用。这些区域的功能可能都是通过脑干网状结构抑制区和易化区来完成的。

2．去大脑僵直　在动物中脑上、下丘之间切断脑干后，动物出现抗重力肌（伸肌）的肌紧张亢进现象，称为去大脑僵直（decerebrate rigidity）。其主要表现为动物四肢伸直，坚硬如柱，头尾昂起，脊柱挺硬（图10-20）。如果此时将局麻药注入僵直肌肉中，或切断相应的脊髓背根，以消除肌梭传入冲动进入中枢，则该肌的僵直现象就消失。可见去大脑僵直是一种增强的牵张反射。

去大脑僵直是由于切断了大脑皮层和纹状体等部位与脑干网状结构抑制区的功能联系，导致易化区的活动明显占优势的结果。去大脑僵直主要是抗重力肌的肌紧张明显增强。一般情况下伸肌是抗重力肌。有的动物，如南美洲的树懒栖于森林中，经常悬挂在树上，屈肌是抗重力肌，这类动物发生去大脑僵直时，屈肌的肌紧张明显增强。人类在某些疾病中，也可出现与动物去大脑僵直相类似的现象。例如，蝶鞍上囊肿引起皮层与皮层下失去联系时，可出现明显的下肢伸肌僵直及上肢的半屈状态，称为去皮层僵直。这也是抗重力肌肌紧张增强的表现。人类的去大脑僵直，常表现为头后仰，上、下肢均僵硬伸直，上臂内旋，手指屈曲（图10-21）。临床上如见到病人出现去大脑僵直现象，往往提示病变已严重地侵犯脑干，是预后不良的信号。

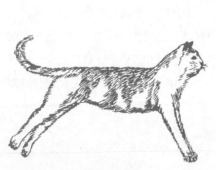

图 10-20　去大脑僵直示意图

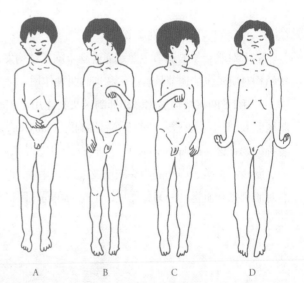

图 10-21　人类去皮层僵直及去大脑僵直
A、B、C. 去皮层僵直；A. 仰卧，头部姿势正常时，上肢半屈；
B 和 C. 转动头部时的上肢姿势；D. 去大脑僵直，上下肢均僵直

（二）脑干对姿势的调节

脑干还可通过一些反射，如状态反射、翻正反射、直线或旋转加速运动反射（详见第九章）等对姿势进行调节。

1．状态反射　头部在空间的位置发生改变以及头部与躯干的相对位置改变时，可反射性地改变躯体肌肉的紧张性，这种反射称为状态反射。状态反射包括迷路紧张反射与颈紧张反射两部分。迷路紧张反射是指内耳迷路的椭圆囊和球囊的传入冲动对躯体伸肌紧张性的反射性调节。如

在去大脑动物，由于头部位置不同而刺激内耳迷路感受器，当动物取仰卧位时伸肌紧张性最高，而取俯卧位时则伸肌紧张性最低。颈紧张反射是指颈部扭曲时，颈部脊椎关节韧带或肌肉本体感受器的传入冲动对四肢肌肉紧张性的反射性调节。当头向一侧扭转时，下颌所指一侧的伸肌紧张性加强；如头后仰时，则前肢伸肌紧张性加强，而后肢伸肌紧张性降低；如头前俯时，则后肢伸肌紧张性加强，而前肢伸肌紧张性降低。人类在去皮层僵直的基础上，也可出现颈紧张反射。即当颈扭曲时，下颌所指一侧的上肢伸直，而对侧上肢则处于更屈曲状态（图10-21）。在正常人体中，由于高级中枢的存在，状态反射常被抑制而不易表现出来。

2. 翻正反射 正常动物可保持站立姿势，如将其推倒则可翻正过来，这种反射称为翻正反射。如将动物四足朝天从空中落下，则可清楚地观察到动物在坠落过程中，首先是头颈扭转，然后前肢和躯干跟随着扭转过来，随后后肢也扭转过来，最后四肢安全着地。这一反射包括一系列反射活动，先是由于头部位置不正常，视觉与内耳迷路感受刺激，从而引起头部的位置翻正；头部翻正以后，头与躯干的位置不正常，使颈部关节韧带或肌肉受到刺激，从而使躯干的位置也翻正。

三、小脑对躯体运动的调节

小脑由皮层和髓质组成，皮层可横向分为前叶、后叶和绒球小结叶；也可纵向分为中间的蚓部和外侧的半球部，半球部可再分为中间部和外侧部。小脑皮层接受来自脊髓、脑干和大脑皮层的传入投射，小脑皮层发出的传出纤维在小脑深部核中转后投向脑干有关的核团和人脑皮层。根据小脑的传入和传出纤维联系，可将小脑分为前庭小脑、脊髓小脑和皮层小脑三个主要功能部分（图10-22）。

（一）前庭小脑

前庭小脑由绒球小结叶构成，与调节身体平衡和眼球运动有关。前庭小脑的平衡功能与前庭

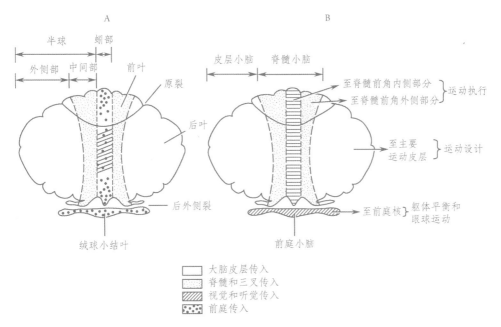

图 10-22　小脑的分区与传入、传出纤维联系示意图

A. 小脑的分区和传入纤维联系；以原裂和后外侧裂可将小脑横向分为前叶、后叶和绒球小结叶三部分；也可纵向分为蚓部、半球的中间部和外侧部三部分，小脑各种不同的传入纤维联系用不同的图例见图下方表示；B. 小脑的功能分区（前庭小脑、脊髓小脑和皮层小脑）及其不同的传出投射，脊髓前角内侧部的运动神经元控制躯干和四肢近端的肌肉运动，与姿势的维持和粗大的运动有关，而脊髓前角外侧部的运动神经元控制四肢远端的肌肉运动、与粗细的、技巧性的运动有关

器官和前庭核活动密切相关，与前庭核存在双向纤维联系。其反射路径为：前庭器官→前庭核→绒球小结叶→前庭核→脊髓运动神经元→肌肉。切除绒球小结叶的动物或第四脑室附近患肿瘤压迫绒球小结叶的病人，可表现站立不稳、步态蹒跚和容易跌倒等症状，但在躯体得到支持物扶持时，其随意运动仍能协调进行。此外，前庭小脑也能通过对眼外肌的调节而控制眼球的运动，从而协调头部运动时眼的凝视运动。切除猫的绒球小结叶后可出现位置性眼震颤，即当其头部固定于某一特定部位时出现眼震颤。

（二）脊髓小脑

脊髓小脑是由蚓部和半球中间部组成。主要接受来自脊髓、三叉神经、视觉和听觉等的传入，其传出纤维下行投射到脊髓，也上行投射到运动皮层的躯体远端代表区。

脊髓小脑具有调节肌紧张的功能。小脑对肌紧张具有抑制和易化双重调节作用，分别通过脑干网状结构抑制区和易化区而发挥作用。抑制肌紧张的区域是小脑前叶蚓部，其空间分布是倒置的。易化肌紧张的区域是小脑前叶两侧部和后叶中间部，前叶两侧部的空间安排也是倒置的。在进化的过程中，小脑的肌紧张抑制作用逐渐减退，而易化作用逐渐增强。因此，脊髓小脑损伤后可出现肌张力减退、四肢乏力等表现。

脊髓小脑能调节进行过程中的运动，协调大脑皮层对随意运动进行过程中适时的控制。当运动皮层向脊髓发出运动指令时，其传导纤维的侧支向脊髓小脑传递有关运动指令的"副本"；另外运动过程中来自肌肉与关节等处的本体感觉传入以及视觉和听觉的传入也到达脊髓小脑。这两方面的反馈信息同时汇聚到脊髓小脑并进行比较和整合后，一方面向上到大脑皮层发出矫正信号，对运动进行修正；另一方面向下到脊髓调节肌肉运动，纠正运动偏差，使运动按照皮层预定的目标和轨道准确进行。脊髓小脑损伤后，由于不能有效地利用来自大脑皮层和外周感受器的反馈信息，使得运动变得笨拙而不协调，表现为随意运动的力量、方向、速度及限度的控制发生障碍。如不能完成精巧动作，在动作进行过程中肌肉抖动而把握不住方向，尤其在精细动作的终末出现震颤，称为意向性震颤；行走摇晃呈蹒跚步态，不能进行拮抗肌轮替快速恢复动作，且动作越迅速则协调障碍越明显，而在静止时则无肌肉运动异常的表现。上述这些动作协调障碍统称为小脑性共济失调（cerebellar ataxia）。

（三）皮层小脑

皮层小脑是指半球的外侧部，它不接受来自外周的感觉传入，而是与大脑皮层感觉区、运动区和联络区构成回路。其主要功能是参与随意运动的设计和程序的编制（主要在运动的进行过程中作用）。一个随意运动的产生包括运动的设计和执行两个阶段（后述），并且需要脑在两者之间进行反复的比较来协调动作。精细运动是逐渐在学习过程中形成并熟练起来的。在反复练习过程中，通过大脑皮层与小脑之间不断进行的环路联系活动，逐渐纠正运动中发生的偏差，使运动逐步协调完善起来。当精巧运动熟练完善之后，小脑中就贮存了一整套程序。这时大脑皮层只要发动这项精巧运动，通过环路联系，就可以从小脑中提取贮存的程序，并将它回输到运动皮层，再通过运动传导通路发动运动。此时所发动的运动可以非常协调准确而快速地完成。临床病例发现，有些新小脑损伤的病人，虽无明显的运动障碍，但却丧失了原来从事的技巧性专业工作的能力，如吹奏长笛、钢琴演奏等。

四、基底神经节对躯体运动的调节

基底神经节是指皮层下一些核团的总称。与运动调节密切相关的核团主要有纹状体、丘脑底核和中脑黑质。纹状体由尾核、壳核和苍白球组成，其中苍白球是较古老部分，称旧纹状体；而尾核和壳核进化较新，称新纹状体。基底神经节与大脑皮层和其他脑区以及基底核之间都有广泛的纤维联系。

（一）基底神经节与大脑皮层和其他脑区的纤维联系

1. 基底神经节与大脑皮层的联系 新纹状体是基底神经节接受来自大脑皮层纤维传入的部位，而苍白球和黑质是基底神经节的传出部位，它们与丘脑和大脑皮层构成环路，从而对躯体运动产生调节作用。根据投射路径的不同又分为直接通路和间接通路两条途径（图 10-23）。

直接通路：从皮层广泛区域到新纹状体，再到苍白球内侧部，经丘脑前腹核和外侧腹核中转后到皮层运动前区。如大脑皮层兴奋性增强时，通过直接通路易化大脑皮层运动区从而使运动发出的信息增多。

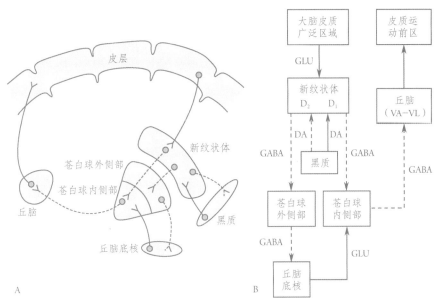

图 10-23 基底神经节与大脑皮层之间神经回路模式图
A. 基底神经节与大脑皮层的神经回路；B. 直接通路和间接通路。
DA：多巴胺，GABA：γ-氨基丁酸，GLU：谷氨酸。实线和箭头：兴奋性作用；虚线和箭头：抑制性作用。新纹状体内以 γ-氨基丁酸和乙酰胆碱为递质的中间神经元未标出。

间接通路：从皮层广泛区域到新纹状体，到苍白球外侧部，经丘脑底核，再到苍白球内侧部，通过丘脑前腹核和外侧腹核中转后到皮层运动前区。当间接通路兴奋时，对大脑皮层运动区产生抑制作用，从而使运动发出的信息减少。

正常情况下，两条通路相互拮抗，保持相对的平衡，但平时以直接通路活动为主。一旦两条通路中的一些环节或某些神经递质异常将会引起运动障碍。

2. 黑质－纹状体投射系统 黑质和纹状体之间也有环路联系。黑质的多巴胺能神经元的轴突上行抵达新纹状体内的中型多棘神经元，通过多巴胺能 D_1 受体而增强直接通路的活动，也可通过 D_2 受体而抑制间接通路的活动，两者均会导致大脑皮层兴奋性增强，使运动信息增多。同时黑质的多巴胺能神经元纤维通过控制纹状体内的胆碱能神经元的活动，转而改变新纹状体内 γ-氨基丁酸能神经元的活动，然后 γ-氨基丁酸能神经元的轴突下行抵达黑质，反馈控制多巴胺能神经元的活动。黑质和纹状体之间双向的调节作用，相互拮抗，保持平衡（图10-24）。若两者之间的平衡失调，则会引起运动障碍。

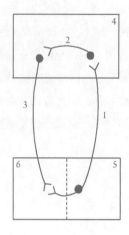

图 10-24　黑质－纹状体环路示意图
1. 多巴胺能神经元; 2. 胆碱能神经元; 3. γ-氨基丁酸能神经元; 4. 纹状体; 5. 黑质致密部; 6. 黑质网状部

（二）基底神经节的功能

基底神经节可参与运动的设计和程序的编制，并将一个抽象的设计转换为一个随意运动过程（主要在运动的准备和发起阶段作用）；在随意运动的产生和稳定、肌紧张的调节、本体感受器传入等过程中发挥重要的调节功能。此外，基底神经节中某些核团还参与自主神经的调节、感觉传入、心理行为和学习记忆等功能活动。

（三）与基底神经节损伤有关的疾病

基底神经节损伤主要表现为肌紧张异常和运动动作过分增减。目前临床上主要有以下两类。

1. **肌紧张过强而运动过少的疾病**　其典型代表是帕金森病（Parkinson disease），又称为震颤麻痹（paralysis agitans）。其主要症状为：①运动不能。即病人进行某种活动时，不能以正常的方式完成伴随的运动，如行走时不能摆动手臂。其症状主要发生在运动的准备和发起阶段，运动一旦发起，则可继续进行，②肌张力过强，伴有随意运动减少及动作迟缓。相互拮抗的肌群肌张力都增加，呈现僵硬状态，累及面部肌肉时，表现为刻板的或假面具样的表情；③静止性震颤（static tremor）。常发生于手，表现为手部屈肌与伸肌接连发生节律性的收缩和弛缓，形成"搓丸样动作"，也常发生头部的震颤性摇动。震颤在静止时出现，随意运动时减少，入睡后停止。帕金森病的病因是双侧黑质病变，多巴胺能神经元变性受损，使直接通路活动减弱而间接通路活动增强，使皮层对运动的发动受到抑制。同时，脑内多巴胺含量减少，导致纹状体内 γ-氨基丁酸和 ACh 递质系统功能相对亢进，从而引起一系列症状。因此，临床上常用多巴胺的前体左旋多巴（L-Dopa）能明显改善病人的症状；用 M 受体拮抗剂东莨菪碱或安坦等也能治疗震颤麻痹。

2. **肌紧张不全而运动过多的疾病**　这类疾病有亨廷顿病（Huntington disease）和手足徐动症（athetosis）。亨廷顿病又称为舞蹈病（chorea），是以神经变性为主要病理变化的遗传性疾病。其主要表现为肌张力降低及不自主的上肢和头部的运动过多，随意运动幅度夸大。病人进行随意运动时，在正常动作中总伴有一系列无意义、无法控制的多余动作。如行走时上肢与头部常不停地摆动。其病因是双侧新纹状体病变，新纹状体内胆碱能和 γ-氨基丁酸能神经元功能减退，对黑质的反馈抑制功能减弱，导致黑质内多巴胺能神经元功能相对亢进，使间接通路活动抑制而直接通路活动相对增强，对大脑皮层运动的发起产生易化作用，从而导致运动过多。临床上常用利血平耗竭多巴胺可缓解其症状。

五、大脑皮层对躯体运动的调节

躯体运动是一个十分复杂的过程，至今仍不十分清楚。目前认为，一个随意运动包括设计和执行两个阶段。随意运动的设想起源于皮层联络区（cortical association area）。运动的设计在大脑皮层和皮层下的两个重要运动脑区，即基底神经节和皮层小脑中进行，设计好的运动信息被传送到运动皮层（中央前回和运动前区），再由运动皮层发出指令经由运动传出通路到达脊髓和脑干的运动神经元。因此，运动的设计在大脑皮层和皮层下的两个运动脑区之间不断进行信息交流；而运动的执行需要脊髓小脑的参与，后者利用其与脊髓、脑干和大脑皮层之间的纤维联系，将来自肌肉、关节等处的感觉传入信息与大脑皮层发出的运动指令进行反复比较，并修正大脑皮层运动区的活动。外周感觉反馈信息也可直接传入运动皮层，经过对运动偏差的不断纠正，使运动变得平稳而精确（图10-25）。

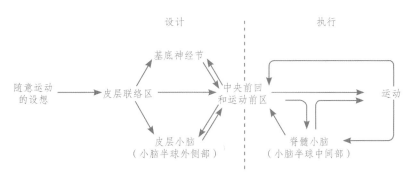

图 10-25　产生和调节随意运动的示意图

（一）大脑皮层运动区

1. **主要运动区**　灵长类动物（包括人类）大脑皮层运动区包括中央前回、运动前区、运动辅助区和后顶叶皮质等区域。其主要皮层运动区在中央前回（4区）和运动前区（6区），是控制躯体运动最重要的区域。运动区的功能特征有：①交叉性支配，即一侧皮层支配对侧躯体的肌肉。但在头面部，除下部面肌与舌肌主要受对侧支配外，其余部分均为双侧性支配。因此，一侧内囊损伤时，将产生对侧下部面肌和舌肌麻痹，而头面部多数肌肉活动仍基本正常；②具有精细的功能定位，即功能区的大小与运动的精细复杂程度有关，运动愈精细愈复杂的肌肉，其代表区的面积愈大。如拇指的代表区几乎是大腿代表区的十倍；③运动区定位从上到下的安排是倒置的，下肢代表区在顶部，膝关节以下肌肉代表区在半球内侧面；上肢肌肉代表区在中间；头面部肌肉代表区在底部，但头面部内部代表区的安排是正立的（图10-26）。从运动区的前后安排来看，躯干和肢体近端肌肉的代表区在前（6区），肢体远端肌肉的代表区在后（4区），手指、足趾、唇和舌的肌肉代表区在中央沟前缘。

2. **其他运动区**　人和猴的大脑半球内侧面扣带回沟以上，4区之前的区域是运动辅助区，电刺激该区的运动效应一般为双侧性。破坏该区可使双手协调性动作难以完成，复杂动作变得笨

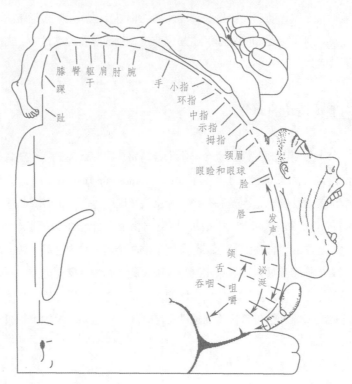

图 10-26　中央前回控制躯体运动的规律示意图

拙。此外，第一、第二体表感觉区，5、7、8、18、19 区都与运动有关。

在大脑皮层运动区也有与感觉皮层相似的纵向柱状排列的细胞柱，构成运动皮层的基本功能单位，称为运动柱（motor column）。一个运动柱可控制同一关节的几块肌肉的活动，而同一块肌肉可接受几个运动柱的控制。运动精细的肌肉，控制其运动的运动柱则较多。

（二）运动传导系统及其功能

由皮层发出，经内囊、脑干下行至脊髓前角运动神经元的传导束，称为皮层脊髓束（corticospinal tract）；而由皮层发出，经内囊到达脑干内各脑神经运动神经元的传导束，称为皮层脑干束（corticobulbar tract）。两者是大脑皮层控制躯体运动最重要的通路，前者主要支配躯干、四肢的躯体运动，而后者主要支配头面部的躯体运动。皮层脊髓束中约 80% 的纤维经延髓锥体交叉跨过中线，在对侧脊髓外侧索下行，形成皮层脊髓侧束。侧束纵贯脊髓全长，其纤维与脊髓前角外侧部分的运动神经元发生突触联系，控制四肢远端的肌肉，与精细、技巧性的运动有关。其余20% 的纤维在延髓锥体不交叉，在脊髓同侧前索下行，形成皮层脊髓前束。前束一般只下降到胸部，经白质前联合交叉，通过中间神经元接替后，终止于脊髓前角内侧的运动神经元，控制躯干和四肢近端的肌肉，与姿势的维持和粗大的运动有关。

此外，上述通路发出的侧支和一些直接起源于运动皮层的纤维，经脑干某些核团换元后形成纤维束，分别到达脊髓或脑干内脑神经运动神经元，从而调节四肢和头面部的躯体运动。如顶盖脊髓束、网状脊髓束和前庭脊髓束分别参与对近端肌肉粗略运动和姿势的调节；而红核脊髓束参与对四肢远端肌肉精细运动的调节。

运动传出通路损伤，临床上常出现柔软性麻痹（软瘫）和痉挛性麻痹（硬瘫）两种表现。两者都是随意运动的丧失，但前者伴有牵张反射的减退或消失，可伴有肌肉萎缩；后者为牵张反射亢进，肌肉萎缩不明显。目前认为单纯损伤皮层脊髓束和皮层脑干束可能仅出现软瘫和不全性麻痹，当合并损伤姿势调节通路后才出现硬瘫。此外，在人类损伤皮层脊髓侧束将出现一种特殊的反射：以钝物划足趾外侧时，出现趾背屈，其他四趾向外呈扇形展开的体征，称为巴宾斯基征（Babinski sign）阳性（图 10-27）。平时脊髓在高位中枢控制下，这一原始反射被抑制而不表现出来，为巴宾斯基征阴性，表现为所有足趾均发生趾屈。在婴儿皮层脊髓束尚未发育完全，或成人在深睡或麻醉状态下，也可出现巴宾斯基征阳性。临床上常用来检查皮层脊髓侧束功能是否正常。

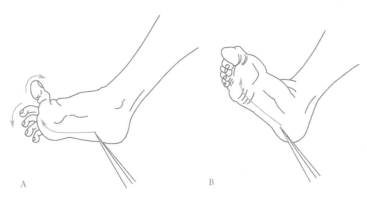

图 10-27　巴宾斯基征阳性和阴性体征示意图
A. 阳性体征；B. 阴性体征

○ **知识拓展**　　运动控制系统障碍的临床表现

　　临床上常将运动控制系统分为上、下运动神经元。下运动神经元是指脊髓运动神经元，而上运动神经元是指皮层或脑干中支配或控制下运动神经元的神经元。一般认为，下运动神经元障碍引起肌紧张和腱反射减弱或消失，肌萎缩明显等一系列柔软性麻痹（软瘫）；而上运动神经元损伤则导致肌紧张增强，腱反射亢进，巴宾斯基征阳性，肌萎缩不明显等一系列痉挛性麻痹（硬瘫）。但这一结论在目前的实验证明并不是绝对的。目前认为，中枢运动控制系统中存在功能上的分化，部分上运动神经元主要在姿势调节中发挥作用，称为姿势调节系统，临床上出现硬瘫主要是姿势调节系统功能受损所致。而如果上运动神经元损伤局限没有影响到姿势调节系统，则可能会出现不全性的麻痹而不会出现硬瘫。

第四节　神经系统对内脏活动及本能行为和情绪的调节

一、自主神经系统

　　自主神经系统（autonomic nervous system）也称为内脏神经系统，其主要功能是调节内脏的活动。自主神经系统包括传入神经和传出神经两部分，但习惯上仅指传出部分。包括交感神经（sympathetic nerve）和副交感神经（parasympathetic nerve）两种（图 10-28）。

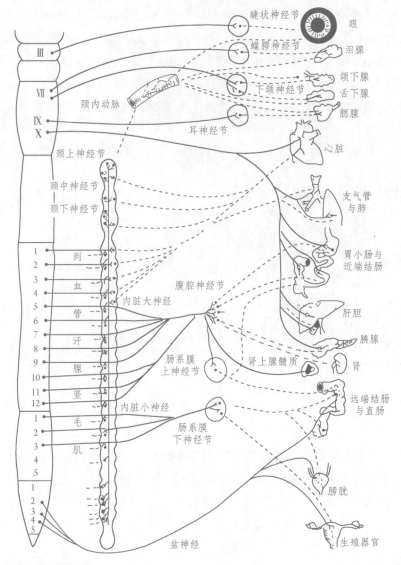

图 10-28 自主神经分布示意图
实线：节前纤维；虚线：节后纤维

（一）自主神经系统的结构特征

从中枢发出的自主神经在抵达效应器官前先在外周神经节内换元（支配肾上腺髓质的交感神经不换元直接抵达），换元后再发出纤维支配效应器官。由中枢发出的纤维称为节前纤维，由节内神经元发出的纤维称为节后纤维。交感神经节位于椎旁节和椎前节中，离效应器官较远，因此节前纤维短而节后纤维长；副交感神经节常位于效应器官壁内，离效应器官较近，因此节前纤维长而节后纤维短。

交感神经起自脊髓胸腰段（$T_1 \sim L_3$）灰质侧角，兴奋时产生的效应较广泛；副交感神经起自脑干的脑神经核和脊髓骶段（$S_2 \sim S_4$）灰质相当于侧角的部位，兴奋时的效应相对局限。这是因为：①交感神经几乎支配全身所有的内脏器官；而副交感神经的分布较局限。某些器官无副交感神经支配，如皮肤和肌肉的血管、一般的汗腺、竖毛肌、肾上腺髓质和肾只有交感神经支配；②交感节前与节后神经元的突触联系辐散程度较高，而副交感神经则不然。例如，猫颈上神经节内的交感节前与节后纤维之比为 1：11～1：17，而睫状神经节内的副交感节前与节后纤维之比为 1：2。此外，哺乳动物的交感节后纤维除了支配效应器官细胞外，还有少量纤维支配器官壁内的神经节细胞，对副交感神经发挥调节作用。

（二）自主神经系统的功能

自主神经系统的功能主要是调节心肌、平滑肌和腺体（消化腺、汗腺、部分内分泌腺）的活动，其调节功能是通过不同的递质和受体系统实现的。副交感神经节后纤维和支配汗腺以及骨骼肌血管的交感神经节后纤维的递质为乙酰胆碱，与效应器上的 M 受体作用，产生 M 样作用（详

表 10-4　自主神经系统胆碱能和肾上腺素能受体的分布及其生理功能

效应器	胆碱能系统		肾上腺素能系统	
	受体	效应	受体	效应
自主神经节	N_1	节前 - 节后兴奋传递		
眼				
虹膜环行肌	M	收缩（缩瞳）		
虹膜辐射状肌			α_1	收缩（扩瞳）
睫状体肌	M	收缩（视近物）	β_2	舒张（视远物）
心				
窦房结	M	心率减慢	β_1	心率加快
房室传导系统	M	传导减慢	β_1	传导加快
心肌	M	收缩力减弱	β_1	收缩力增强
血管				
冠状血管	M	舒张	α_1	收缩
			β_2	舒张（为主）
皮肤黏膜血管	M	舒张	α_1	收缩
骨骼肌血管	M	舒张[1]	α_1	收缩
			β_2	舒张（为主）
脑血管	M	舒张	α_1	收缩
腹腔内脏血管			α_1	收缩（为主）
			β_2	舒张
唾液腺血管	M	舒张	α_1	收缩
支气管				
平滑肌	M	收缩	β_2	舒张
腺体	M	促进分泌	α_1	抑制分泌
			β_2	促进分泌
胃肠				
胃平滑肌	M	收缩	β_2	舒张
小肠平滑肌	M	收缩	α_2	舒张[2]
			β_2	舒张
括约肌	M	舒张	α_1	收缩
腺体	M	促进分泌	α_2	抑制分泌
胆囊和胆道	M	收缩	β_2	舒张

效应器	胆碱能系统		肾上腺素能系统	
	受体	效应	受体	效应
膀胱				
逼尿肌	M	收缩	β_2	舒张
三角区和括约肌	M	舒张	α_1	收缩
输尿管平滑肌	M	收缩[2]	α_1	收缩
子宫平滑肌	M	可变[3]	α_1	收缩（有孕）
			β_2	舒张（无孕）
皮肤				
汗腺	M	促进温热性发汗[1]	α_1	促进精神性发汗
竖毛肌			α_1	收缩
唾液腺	M	分泌大量稀薄唾液	α_1	分泌少量黏稠唾液
代谢				
糖酵解			β_2	加强
脂肪分解			β_3	加强

注:

（1）为交感节后胆碱能纤维支配;

（2）可能是胆碱能纤维的突触前受体调制乙酰胆碱的释放所致;

（3）因月经周期、循环血中雌激素、孕激素水平、妊娠以及其他因素而发生变动。

见第一节）；大部分交感神经节后纤维释放的递质是去甲肾上腺素，与效应器上的 α 或 β 受体结合产生相应的效应。另外，自主神经系统还存在肽类和嘌呤类递质及其受体。自主神经系统胆碱能和肾上腺素能受体的分布及其生理功能总结于表 10-4。

（三）自主神经系统的功能特征

1. 紧张性支配 自主神经对效应器的支配，一般具有持久的紧张性作用。例如，切断支配心脏的迷走神经，心率即加快；切断交感神经，心率则减慢。一般认为，自主神经的紧张性来源于中枢，而中枢的紧张性源于神经反射和体液因素等多种因素的影响。例如，压力感受器的传入冲动对维持心交感和心迷走神经的紧张性有重要作用；而中枢组织内 CO_2 浓度对维持交感缩血管中枢的紧张性有重要作用。

2. 对同一效应器的双重支配 大多数内脏器官都接受交感和副交感神经的双重支配，两者的作用往往是相互拮抗的。如心迷走神经具有抑制心脏的作用，而心交感神经则具有兴奋心脏的作用；迷走神经可促进小肠运动和分泌，而交感神经则起抑制作用。这种正反两方面调节可使器官的活动状态能很快调整到适合于机体需要。但是，有时两者在某些外周效应器上的作用是一致的，例如，两种神经都能促进唾液腺的分泌，交感神经兴奋可促进少量黏稠的唾液分泌；而副交感神经兴奋则能引起大量稀薄的唾液分泌。

3. 受效应器所处功能状态的影响 自主神经的活动度还与效应器当时的功能状态有关。例如，刺激交感神经可引起无孕动物的子宫运动抑制，而对有孕子宫的运动却加强。这是因为子宫在不同功能状态时其上所表达的受体不同所致。胃幽门如果原来处于收缩状态，则刺激迷走神经使之舒张；如原来处于舒张状态，刺激迷走神经则使之收缩。

4. 对整体生理功能调节的意义 交感神经系统活动一般比较广泛，常以整个系统来参加反应。交感神经系统主要是使机体在环境急骤变化的情况下，可以动员机体许多器官的潜在能力以适应环境的变化。例如，在剧烈肌肉运动、窒息、失血或寒冷环境等情况下，机体出现心率加速、皮肤与腹腔内脏血管收缩、血液储存库排出血液以增加循环血量、红细胞计数增加、支气管扩张、肝糖原分解加速以及血糖浓度升高、肾上腺素分泌增加等现象。交感神经系统活动具有广泛性，但对于不同程度的刺激，不同部位的交感神经的反应方式和程度是不同的，表现为不同的整合形式。

副交感神经系统的活动相对比较局限，其主要功能是保护机体、休整恢复、促进消化、积蓄能量以及加强排泄和生殖功能等。例如，机体在安静时副交感神经活动往往加强，此时心脏活动抑制、瞳孔缩小、消化道功能增强以促进营养物质吸收和胰岛素分泌增加补充能量等。

二、中枢对内脏活动的调节

（一）脊髓对内脏活动的调节

脊髓是内脏活动调节的初级中枢。在脊髓高位离断的病人，脊休克过去以后，可见到血管张力反射、发汗反射、排尿反射、排便反射、勃起反射的恢复，但却不能很好适应生理功能的需要。如当由平卧位转成站立时，病人常感觉头晕，是因为机体对体位性血压反射的调节能力很差，脊髓以上的心血管中枢活动不能控制脊髓的初级中枢，血管的外周阻力不能及时发生改变。又如脊髓休克过后，基本的排尿反射可以进行，但排尿不受意识控制，而且排尿也不完全。

（二）低位脑干对内脏活动的调节

由延髓发出的自主神经传出纤维支配头面部所有的腺体、心、支气管、喉头、食管、胃、胰腺、肝和小肠等；同时，脑干网状结构中存在许多与内脏活动功能有关的神经元，其下行纤维支配脊髓，调节脊髓的自主神经功能。许多基本生命现象（如循环、呼吸等）的反射调节在延髓水平已能初步完成。因此，延髓有"生命中枢"之称。此外，中脑是瞳孔对光反射的中枢所在部位。

（三）下丘脑对内脏活动的调节

下丘脑是由许多核团组成的复合结构，包括前区的视前核、视上核、视交叉上核、室旁核、下丘脑前核；内侧区的腹内侧核、背内侧核、结节核与灰白结节，还有弓状核与结节乳头核；外侧区的下丘脑外侧核以及内侧前脑束；后区的下丘脑后核与乳头体核。下丘脑与边缘前脑及脑干网状结构有紧密的结构和功能方面的联系，进入下丘脑的传入冲动可来自边缘前脑、丘脑、脑干网状结构；其传出冲动也可抵达这些部位。下丘脑还可通过垂体门脉系统和下丘脑–垂体束调节腺垂体和神经垂体的活动（详见第十一章）。下丘脑是较高级的调节内脏活动的中枢。它能把内脏活动和其他生理活动联系起来，调节体温、摄食行为、水平衡、内分泌功能、情绪反应、生物节律等重要生理过程。

1. 体温调节 在哺乳类动物的下丘脑以下部位横切脑干，动物则不能保持体温的相对稳定；而在间脑以上水平切除大脑皮层，体温仍能基本保持相对稳定。可见在间脑水平存在着体温调节中枢。已知视前区–下丘脑前部存在着温度敏感神经元，它们既能感受所在部位的温度变化，也能对传入的温度信息进行整合。当此处温度超过或低于调定点（正常时约为 36.8℃）时，即可通过调节产热和散热活动使体温保持相对稳定。

2. 水平衡调节 毁损下丘脑可导致动物烦渴与多尿，说明下丘脑能调节对机体对水的摄入与排出，从而维持机体的水平衡。下丘脑控制肾排水的功能是通过改变抗利尿激素的分泌来完成的。下丘脑前部存在着脑渗透压感受器，它能按血液的渗透压变化来调节抗利尿激素的分泌。此外，抗利尿激素分泌还受其他多种因素的影响（详见第八章）。

3. 对腺垂体和神经垂体激素分泌的调节　下丘脑内神经分泌小细胞能合成多种调节腺垂体激素分泌的肽类物质，统称为下丘脑调节肽（详见第十一章）。这些肽类物质运输到正中隆起，由此经垂体门脉系统到达腺垂体，促进或抑制某种腺垂体激素的分泌。下丘脑视上核和室旁核能合成血管升压素和催产素，通过下丘脑－垂体束运输到神经垂体储存。此外，下丘脑内还存在着监察细胞，能感受血液中某些激素的变化，从而反馈调节下丘脑调节肽的分泌。目前认为，神经和内分泌这两大调节系统之间无论在功能上或结构上都有着明显的相互联系及影响。因此，将神经系统与内分泌系统联系起来进行的一系列功能研究，就产生了一个新型的综合性很强的神经内分泌系统。下丘脑起着一个神经内分泌换能器的作用，在神经－内分泌整合功能中具有重要的作用。

4. 对生物节律控制　机体内的多种活动按一定的时间顺序发生变化，这种变化节律称为生物节律（biological rhythm）。人体许多生理功能具有日节律（circadian rhythm），如血细胞数、体温、促肾上腺皮质激素分泌等的日周期变动。日周期是机体最重要的生物节律。研究表明，下丘脑的视交叉上核可能是日周期的控制中心。视交叉上核可通过视网膜－视交叉上核束与视觉感受装置发生联系，因此，外界的昼夜光照变化可影响视交叉上核的活动，从而使体内日周期节律与外环境的昼夜节律同步起来。如人为改变每日的光照和黑暗的时间，可使一些机体功能的日周期位相发生移动。控制生物节律的传出途径既有神经性的，也有体液性的。松果体激素褪黑素可能对体内器官活动起着时钟指针的作用。

5. 其他功能　下丘脑能产生食欲、渴觉和性欲等，并能调节摄食、饮水和性行为等本能行为；还参与睡眠、情绪活动及情绪生理反应等多种功能（见后文）。

（四）大脑皮层对内脏活动的调节

1. 边缘叶和边缘系统　大脑半球内侧面皮层与脑干连接部和胼胝体旁的环周结构，曾被称为边缘叶。其中最内圈的海马、穹窿等称为古皮层，较外圈的扣带回、海马回等称为旧皮层。边缘叶连同与其密切相关的岛叶、颞极、眶回等皮层，以及杏仁核、隔区、下丘脑、丘脑前核等皮层下结构统称为边缘系统。同时中脑中央灰质及被盖等中脑结构也归入该系统。

边缘系统对内脏活动的调节作用复杂而多变。例如，刺激扣带回前部可出现呼吸抑制或加速、血压下降或上升、心率减慢、胃运动抑制、瞳孔扩大或缩小；刺激杏仁核出现咀嚼、唾液和胃液分泌增加、胃蠕动增强、排便、心率减慢、瞳孔扩大；刺激隔区出现阴茎勃起、血压下降或上升、呼吸暂停或加强。

2. 新皮层　新皮层是指哺乳动物新进化的大脑皮层，人类约占总皮层的96%。电刺激动物的新皮层，除能引起躯体运动外，也可引起内脏活动的变化。如刺激皮层内侧面4区一定部位，会产生直肠与膀胱运动的变化；刺激皮层外侧面一定部位，会产生呼吸、血管运动的变化；刺激4区底部，会产生消化道运动及唾液分泌的变化等。说明新皮层与内脏活动有关，而且区域分布和躯体运动代表区的分布有一致的地方。电刺激人类大脑皮层也能见到类似的结果。新皮层在内脏活动的调节中以整合为主要特征。

三、神经系统对本能行为和情绪的调节

本能行为（instinctual behavior）是指动物在进化过程中形成而遗传固定下来的、对个体和种族

生存具有重要意义的行为，如摄食、饮水和性行为等。情绪（emotion）是指人类和动物对客观环境刺激所表达的一种特殊的心理体验和某种固定形式的躯体行为表现。情绪有恐惧、焦虑、发怒、愉快、痛苦、悲哀和惊讶等多种表现形式。发生本能行为和情绪改变时，常伴有自主神经系统和内分泌系统的改变。本能行为和情绪主要受下丘脑和边缘系统的调节。人类的本能行为和情绪受后天学习和社会因素的影响十分明显。

（一）本能行为

1．摄食行为　用埋藏电极刺激动物下丘脑外侧区，引起动物多食，而破坏此区域后，则动物拒绝饮食；刺激下丘脑腹内侧核，引起动物拒食，而破坏此核后，则动物食欲增大而逐渐肥胖。提示下丘脑外侧区存在摄食中枢（feeding center），而腹内侧核存在饱中枢（satiety center），两者之间存在交互抑制的关系，它们对血液中葡萄糖水平敏感。杏仁核和隔区也参与摄食行为的调节。杏仁核基底外侧核群和隔区能易化下丘脑饱中枢并抑制摄食中枢的活动。

2．饮水行为　下丘脑内控制摄水的区域与上述摄食中枢极为靠近。破坏下丘脑外侧区后，动物除拒绝饮食外，饮水也明显减少；刺激下丘脑外侧区某些部位，则可引起动物饮水增多。人类和高等动物的饮水行为是通过渴觉而引起的。引起渴觉的主要因素是血浆晶体渗透压升高和细胞外液量明显减少。前者通过刺激下丘脑前部的脑渗透压感受器而作用；而后者通过肾素 - 血管紧张素系统发挥作用。在人类，饮水为习惯性行为，不一定都由渴觉引起。

3．性行为　性行为是动物维持种系生存的基本活动。神经系统中的许多部位参与对性行为的调节。交媾本身是由一系列的反射在脊髓和低位脑干中进行整合的，但伴随它的行为成分、交媾的欲望、发生在雌性和雄性动物一系列协调的顺序性调节，在很大程度上是在边缘系统和下丘脑进行的。刺激大鼠、猫、猴等动物的内侧视前区，雄性和雌性动物均会有性行为的表现；破坏该部位，则出现对异性的冷漠和性行为的丧失。在该区注入性激素也可诱发性行为。此外，杏仁核的活动也与性行为有密切关系。实验表明，杏仁核以及基底外侧核具有抑制性行为的作用；而杏仁皮层内侧区则具有兴奋性行为的作用。

（二）情绪

1．恐惧和发怒　动物在恐惧（fear）时表现为出汗、瞳孔扩大、左右探头和企图逃跑；而在发怒（rage）时则常表现出竖毛、张牙舞爪等攻击行为。恐惧和发怒一般都是在对动物的机体或生命可能或已经造成威胁和伤害时产生的信号。当危险信号出现时，动物通过快速判断后作出抉择，或者逃避，或者进行格斗。因此，恐惧和发怒是一种本能的防御反应（defense reaction），也称为格斗 - 逃避反应。

在间脑水平以上切除大脑的猫，只要给予微弱的刺激，就能激发出强烈的防御反应，并且呈现张牙舞爪，好似正常猫在搏斗时的表现，故称之为假怒（sham rage）。这是由于平时下丘脑的这种活动受到大脑皮层的抑制而不易表现出来，切除大脑后则抑制解除，下丘脑的防御反应功能被释放出来。研究表明，下丘脑内存在防御反应区（defense zone），主要位于下丘脑近中线的腹内侧区。在动物清醒的情况下，电刺激该区可出现防御行为。此外，电刺激下丘脑外侧区也可引起动物出现攻击撕杀行为，电刺激下丘脑背侧区则出现逃避行为。可见，下丘脑与情绪反应的关系很密切，人类下丘脑发生疾病时也往往伴随着不正常的情绪生理反应。此外，与情绪调节有关的脑区还包括边缘系统和中脑等部位。如电刺激中脑中央灰质背侧部也能引起防御反应。刺激杏仁核外侧部，动物出现恐惧和逃避反应；而刺激杏仁核内侧部和尾侧部，则出现攻击行为。

2．愉快和痛苦　愉快（pleasure）通常由那些能够满足机体需要的刺激所引起，是一种积极的情绪，如在饥饿时得到美味的事物；痛苦（agony）一般由伤害躯体或精神的刺激或因渴望得到的需求不能得到满足而引起，是一种消极的情绪，如严重创伤、饥饿和寒冷等。

在动物实验中，预先于脑内埋藏一刺激电极，并让动物学会自己操纵开关而进行脑刺激，这种实验方法称为自我刺激（self stimulation）。如果将刺激电极置于大鼠脑内从中脑背盖腹侧区延伸到额叶皮层近中线部分，只要动物无意中有过一次自我刺激的体验后，就会一遍又一遍地重复自我刺激，很快发展到长时间连续地自我刺激。表明刺激这些脑区能引起动物的自我满足和愉快，这些脑区称为奖赏系统（reward system）或趋向系统（approach system）。已知从腹侧背盖区到伏隔核的多巴胺能神经通路与之有关。如果置电极于大鼠下丘脑后部的外侧部分、中脑的背侧和内嗅皮层等部位，则无意中的一次自我刺激将使动物出现退缩、回避等自现象，且以后不再进行自我刺激。表明刺激这些脑区可使动物感到嫌恶和痛苦，因此称这些脑区为惩罚系统（punishment system）或回避系统（avoidance system）。在一些患有精神分裂症、癫痫或肿瘤伴有顽固疼痛的病人中，用自我刺激的方法可在一定程度上减轻痛苦。

（三）情绪生理反应

情绪生理反应（emotional physiological reaction）是指在情绪活动中伴随发生的一系列生理变化，主要包括自主神经系统和内分泌系统活动的改变。

1. 自主神经系统的功能活动改变　在多数情况下，情绪生理反应表现为交感神经系统活动的相对亢进。例如，在动物发动防御反应时，可出现瞳孔扩大、出汗、血压升高、心率加快、骨骼肌血管舒张、皮肤和小肠血管收缩等交感神经活动的改变。这些变化可使各器官的血流得到重新分配，使骨骼肌在格斗和逃跑时获得充分的血液供应。在某些情况下，情绪反应也可表现为副交感神经系统活动的增强，如进食可增强消化液分泌和胃肠道运动；性兴奋时生殖器官血管舒张；悲伤时则表现为流泪等。

2. 内分泌系统的情绪反应　情绪生理反应常引起多种激素的分泌。例如，在创伤、疼痛等原因引起应激而出现痛苦、恐惧和焦虑等情绪生理反应中，血液中促肾上腺皮质激素和肾上腺糖皮质激素浓度明显升高，肾上腺素、去甲肾上腺素、生长激素和催乳素等浓度也升高；在发生情绪波动时往往出现性激素分泌紊乱，并引起育龄期女性月经失调和性周期紊乱。

○ **知识拓展**　　　整合生理学与临床

神经系统接受一切内外环境变化的信息，经过分析、综合，最后支配机体以各种功能变化形式作出恰当而又利于生存的适应反应，即是一种整合过程。人体是完整的个体，各器官各系统功能是高度关联的，因此探讨人体功能的生理和病理现象就需要用整合的理论去分析。脑是开放的、也是网络状联系的巨大系统，从多层次、多水平、多学科来研究脑的功能，这对于脑功能的研究尤为重要。

神经和内分泌是体内的两大调节系统，两者之间无论在功能或结构上都有着明显的相互联系及影响。下丘脑能将神经系统与内分泌系统以及免疫系统广泛地联系起来，从整体水平调节生理功能，是神经内分泌的高级整合中心。同时，大脑皮层尤其是新皮层对信息的高层次加工与整合是脑的高级功能的基础。一般认为，内脏活动不受意识控制，但人的情绪、思维、学习记忆等活动可明显影响机体的内脏活动和免疫功能。如精神上受刺激时，会出现心率加快，血压升高，出汗、骨骼肌血管舒张、皮肤和小肠血管收缩等交感神经活动的改变，以及消化系统功能失调的副交感神经改变，同时也会有多种激素分泌异常的内分泌系统功能改变，如女性月经周期紊乱等。在临床上情绪、精神活动，特别是一些心理性应激刺激，与许多疾病的发生和发展密切相关，甚至是肿瘤的发生。这方面已经引起广大医护工作者的广泛重视。

第五节　脑电活动与觉醒和睡眠

一、脑电活动

大脑皮层的神经元具有生物电活动。脑电活动来源于神经元本身的膜电位及其波动、神经冲动的传导和突触传递过程中产生的后电位。脑电活动有皮层诱发电位和自发脑电活动两种形式。

（一）皮层诱发电位

皮层诱发电位（evoked cortical potential）是指人工刺激某一感觉传入系统（可以是感觉器官、感觉传入神经或感觉传导通路上任意一点）或脑的某一部位时，在大脑皮层某一局限区域引导出的电位变化。各种感觉诱发电位有一定的形式，躯体感觉诱发电位一般分为主反应、次反应和后发放三种成分（图10-29）。①主反应为在一定的潜伏期后出现的先正（向下）后负（向上）的电位变化，它在大脑皮层的投射有特定的中心区，且与刺激有相关关系。潜伏期的长短与刺激部位离皮层的距离、神经纤维传导速度和经过的突触数目有关；②次反应是跟随主反应之后的扩散性续发反应，可见于皮层的广泛区域，即在大脑皮层无中心区，与刺激亦无锁时关系；③后发放为主、次反应之后一系列正相的周期性电位波动，是皮层与丘脑感觉接替核团之间环路活动的结果。由于皮层诱发电位常出现在自发脑电活动的背景上，因此较难分辨；但由于主反应与刺激有锁时关系，而诱发反应的其他成分和自发脑电均无此关系，因此运用计算机将电位变化叠加和平均处理能使主反应突显出来，而其他成分则相互抵消。用这种方法记录到的电位称为平均诱发电

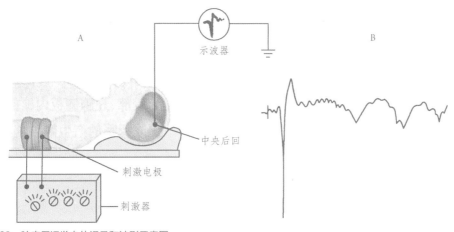

图10-29　脑皮层诱发电位记录和波形示意图
A. 波形记录方法示意图；B. 波形，向下为负，向上为正

位。利用记录诱发电位的方法，有助于了解各种感觉投射的定位。诱发电位也可在颅外头皮上记录到。临床上测定诱发电位对中枢病变定位诊断具有一定价值。

（二）脑电图

在无明显刺激的情况下，大脑皮层经常性地自发地产生节律性的电位变化，称为自发脑电活动。这种自发脑电活动可用电极在头皮表面记录下来，称为脑电图（electroencephalogram，EEG）；在颅骨打开时直接在皮层表面记录到的电位变化，则称为皮层电图（图10-30）。

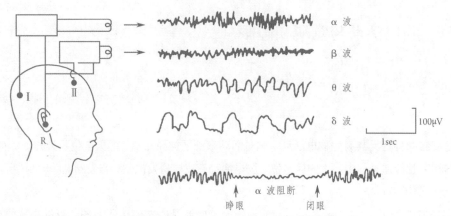

图 10-30　脑电图记录方法与正常脑电图波形
Ⅰ、Ⅱ：引导电极放置位置（分别为枕叶和额叶）；R：无关电极放置位置（耳廓）

表 10-5　正常脑电图各种波形的特征、常见部位和出现条件

脑电波	频率（Hz）	幅度（μV）	常见部位	出现条件
α	8～13	20～100	枕叶	成人安静、闭眼、清醒时
β	14～30	5～20	额叶、顶叶	成人活动时
θ	4～7	100～150	颞叶、顶叶	少年正常脑电，或成人困倦时
δ	0.5～3	20～200	颞叶、枕叶	婴幼儿正常脑电，或成人熟睡时

根据自发脑电活动的频率，可将脑电波分为 α、β、θ 和 δ 等波形（表 10-5）。各种波形在不同脑区和在不同条件下的表现可有显著差别。

此外，在觉醒时还会出现频率较 β 波更高的 γ 波，而在睡眠时还可出现另一些波形较为特殊的正常波，如驼峰波、σ 波、λ 波、κ- 复合波、μ 波等。

脑电图的波形可随大脑皮层功能活动状态而改变，当大脑皮层神经元的电活动趋向步调一致时，则出现低频率高振幅的波形，称为同步化，如 α 波就是一种同步化波；当大脑皮层神经元的电活动不一致时，则出现高频率低振幅的波形，称为去同步化，如 β 波就是一种去同步化波。由高振幅慢波变为低振幅快波，常表示大脑皮层兴奋性增强；相反，则表示大脑皮层向抑制过程发展。α 波是成年人安静时的主要脑电波，常表现为波幅由小变大，再由大变小反复变化的梭形波。α 波在清醒、安静并闭眼时出现，睁开眼睛或接受其他刺激时立即消失而呈现 β 波，这一现象称为 α 波阻断（α-block）。β 波则为新皮层紧张活动时的脑电波。有时，β 波可重叠于 α 波之上。θ 波可见于成年人困倦时。δ 波则常见于成年人睡眠时，以及极度疲劳时或麻醉状态下。儿童的脑电波频率一般较低，在婴儿的枕叶常见到 0.5～2Hz 的慢波，其频率在儿童时期逐渐增高。在幼儿，一般常可见到θ样波形，青春期开始时才出现成人型α波。不同生理情况下脑电波也有变化，如血糖、体温和糖皮质激素水平较低，动脉血氧分压水平较高时，α波的频率减慢。

临床上，癫痫病人或皮层有占位病变（如肿瘤等）的病人，脑电波会发生改变。如癫痫病人常出现异常的高频高幅脑电波或在高频高幅波后跟随一个慢波的综合波形。因此，利用脑电波改变的特点，并结合临床资料，可用来诊断癫痫或探索肿瘤所在的部位。

脑电波形成的机制复杂，皮层表面的电位变化是由大量神经元同步活动发生的突触后电位经总和后形成的。而大量皮层神经元的同步电活动则依赖于皮层与丘脑之间的交互作用，一定的同步节律的非特异投射系统的活动，可促进皮层电活动的同步化。

二、觉醒与睡眠

觉醒（wakefulness）和睡眠（sleep）是人体所处的两种不同状态。两者昼夜交替，是人类生存的必要条件。觉醒状态可使机体迅速适应环境变化，能进行各种体力和脑力劳动；而睡眠能使机体的体力和精力得到恢复。一般情况下，成年人每天需要睡眠 7～9 小时，儿童需要更多睡眠时间，新生儿需要 18～20 小时，老年人睡眠时间较少。

（一）觉醒状态的维持

各种感觉冲动的传入与觉醒状态的维持直接相关。研究表明，觉醒状态与脑干网状结构上行激动系统有密切的关系（详见第二节）。上行激动系统主要通过感觉的非特异投射系统到达大脑皮层，通过多突触和复杂的网络联系，以及在皮层广泛区域的弥散性投射，从而维持和改变大脑皮层的兴奋状态。此外，大脑皮层的感觉运动区、额叶、边缘系统以及下丘脑等脑区也可通过下行纤维兴奋网状结构。

觉醒状态有行为觉醒和脑电觉醒之分，前者指行为上表现为觉醒，即对新异刺激有探究行为；后者指行为上不一定表现为觉醒，但脑电波却呈现去同步化快波。动物实验发现，静脉注射阿托品阻断脑干网状结构胆碱能系统活动后，脑电波呈现同步化慢波而不出现快波，但动物在行为上并不出现睡眠；单纯破坏中脑黑质多巴胺系统后，动物对新异刺激不再产生探究行为，但脑电波可出现快波。实验还发现，破坏脑桥蓝斑上部去甲肾上腺素系统后，动物的脑电快波明显减少，在有感觉传入时，动物仍能被唤醒，脑电呈现快波，但这种作用很短暂，一旦刺激停止唤醒作用随即终止。因此，行为觉醒的维持可能与黑质多巴胺递质系统的功能有关；而脑电觉醒的维持则与蓝斑上部去甲肾上腺能系统和脑干网状结构胆碱能系统的作用有关。另外，中缝背核5-羟色胺和脑干网状结构谷氨酸等也与脑电觉醒有关。临床上许多麻醉药（如巴比妥类）是通过阻断脑干网状结构胆碱能和谷氨酸能等系统的功能而实现的。

（二）睡眠的时相和产生机制

根据睡眠过程中脑电波和生理状态的不同，可将睡眠分为慢波睡眠（slow wave sleep，SWS）和快波睡眠（fast wave sleep，FWS）两种时相，前者也称为非快眼动睡眠（non-rapid eye movement sleep，NREM sleep），后者又称为快眼动睡眠（rapid eye movement sleep，REM sleep）。睡眠过程中两个时相相互交替。成人睡眠一般是以慢波睡眠开始的，持续约 1～2 小时后转入快波睡眠，维持约半小时左右又转入慢波睡眠。在整个睡眠期间，可反复交替 4～5 次。越接近睡眠后期，快波睡眠的时间也越长。两种睡眠时相都可以直接转为觉醒状态。但在觉醒状态下，一般只能进入慢波睡眠，而不能直接进入快波睡眠。

1. **慢波睡眠** 慢波睡眠表现为：①脑电波呈现同步化慢波，且脑电波随着睡眠逐渐加深而

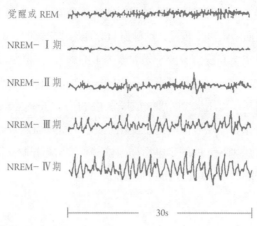

觉醒或 REM

NREM-Ⅰ期

NREM-Ⅱ期

NREM-Ⅲ期

NREM-Ⅳ期

├── 30s ──┤

图 10-31 正常成年人慢波睡眠各期脑电波

呈现由快逐渐减慢的阶段性变化，根据脑电图的变化又将慢波睡眠分为Ⅰ期、Ⅱ期、Ⅲ期、Ⅳ期等四个期（图 10-31）；②各种感觉功能如嗅觉、视觉、听觉和触觉等暂时下降；③骨骼肌反射活动和肌紧张减弱；④伴有一系列自主神经功能改变，如血压下降，心率减慢，瞳孔缩小，尿量减少，体温下降，呼吸变慢，胃液分泌可增多而唾液分泌减少，发汗增强等；⑤慢波睡眠时，腺垂体分泌生长激素增加。

慢波睡眠为正常人体所必需。成年人持续觉醒 15～16 小时，可称为睡眠剥夺，长期睡眠剥夺后，若任其自然睡眠，则慢波睡眠将明显增加，以弥补前阶段的睡眠不足。慢波睡眠中，机体的耗氧量下降但脑的耗氧量不变，同时腺垂体分泌的生长激素明显增多，因此，慢波睡眠有利于促进生长和体力恢复。

目前认为，睡眠是一个主动过程，并不是脑活动的简单抑制。目前认为与慢波睡眠有关的脑区有：①下丘脑视前区腹外侧部的大量促睡眠神经元发出纤维到多个与觉醒有关的部位，抑制觉醒区的活动，使觉醒向睡眠转化。下丘脑视交叉上核通过纤维或核团中转后将外界昼夜节律信息传递到视前区腹外侧部，调节觉醒与睡眠转换；②下丘脑后部，丘脑髓板内核群邻旁区和丘脑前核等促进睡眠区；③位于脑干尾端的网状结构，有人称之为上行抑制系统；④前脑基底部的视前区和 Broca 斜带区促进睡眠区。与慢波睡眠有关的递质有腺苷、前列腺素 D_2、γ-氨基丁酸和 5-HT，前三者可促进睡眠，后者则可抑制睡眠。

2. 快波睡眠　快波睡眠表现为：①脑电波呈现去同步化快波；②各种感觉功能进一步减退，以致唤醒阈提高；③骨骼肌反射活动和肌紧张进一步减弱，肌肉几乎完全松弛；④可有间断的阵发性表现，如眼球快速运动、部分躯体抽动、血压升高、心率加快、呼吸加快而不规则等表现；⑤快波睡眠期间，脑内蛋白质的合成加快。此外，做梦也是快波睡眠的特征之一。

快波睡眠也为正常人体所必需。如果受试者连续几夜在睡眠过程中一出现快波睡眠就被唤醒，则受试者将变得容易激动；然后任其自然睡眠，则快波睡眠会出现补偿性增加。此时，觉醒状态可直接进入快波睡眠，而不需要经过慢波睡眠阶段。快波睡眠期间，脑的耗氧量增加，脑血流量增多，脑内蛋白质合成加快，但生长激素分泌减少。快波睡眠有助于幼儿神经系统的成熟，建立新的突触联系，促进学习记忆和精力恢复。但快波睡眠期间会出现间断性的阵发表现，这些表现可能是在夜间某些疾病（如心绞痛、哮喘、阻塞性肺气肿缺氧等）容易发作的原因。因此，在危重病病人，一定要严密监控其在夜间深睡时的功能变化。

快波睡眠的产生可能与脑桥被盖外侧区胆碱能神经元的活动有关。这些神经元被称为快波睡眠启动神经元，可引起脑电发生去同步化快波，并能激发脑桥网状结构、外侧膝状体和视皮层的脑电波出现一种棘波，这可能是快波睡眠的启动因素，也可能与快波睡眠的眼球快速运动有关。此外，脑桥被盖、蓝斑核和中脑中缝核还发现存在有快波睡眠关闭神经元，这些神经元为篮斑的去甲肾上腺素能和中缝核的 5-HT 能神经元，它们可能通过引起觉醒而对快波睡眠起终止作用。

○ **知识拓展**　　应用睡眠发生机制合理治疗睡眠障碍

　　　　　　　　睡眠障碍可以是某些疾病的并发症状，如睡眠呼吸暂停多见于肥胖、高血压等原因造成的上呼吸道狭窄的病人。多数的睡眠障碍如失眠是与睡眠和觉醒有关的中枢发生了功能失调。因此，抑制觉醒中枢和与其有关的神经递质功能，同时促进睡眠中枢以及相关的递质则可能有效地治疗失眠。研究表明腺苷有促进睡眠作用，腺苷是通过 A_1 受体抑制前脑基底部胆碱能神经元而抑制觉醒，同时通过 A_2 受体激活 γ-氨基丁酸能神经元抑制多个觉醒中枢活动从而促进睡眠。因此，临床上通过提高腺苷水平或其受体激动剂可治疗失眠，而咖啡因等通过阻断腺苷受体而促进觉醒活动。另外，前列腺素 D_2 和生长激素等也参与睡眠发生。

第六节　脑的高级功能

一、条件反射

　　人和高等动物的条件反射主要在大脑皮层形成，是高级功能活动的主要形式。条件反射主要是使机体更好地适应环境。

　　（一）条件反射的分类

　　1. 经典条件反射　　巴甫洛夫在他的经典动物实验中，给狗吃食物会引起唾液分泌，这是非条件反射，食物为非条件刺激。给狗以铃声刺激，则不会引起唾液分泌，因为铃声与食物无关。但如果每次给狗吃食物以前先出现一次铃声，然后再给予食物，这样将两者多次结合以后，当铃声一出现，动物就会出现唾液分泌。此时，铃声由无关刺激变为条件刺激，条件刺激所引起的反射则称为条件反射。可见，条件反射的建立就是由无关刺激与非条件刺激在时间上的多次结合，这个过程称为强化（reinforcement）。实验表明，非条件刺激大多是通过激动机体的奖赏系统或惩罚系统来建立条件反射的；若不能激动这两个系统，则条件反射就很难建立。

　　2. 操作式条件反射　　这种反射是要求动物通过完成一定的操作后才能建立起来。例如，将大鼠放入实验箱内，当它在走动中偶然踩在杠杆上时，即喂食以强化这一操作，如此重复多次，大鼠即学会了自动踩杠杆而得到食物；随后进一步训练动物，当某一特定信号（如灯光）出现后，动物必须踩杠杆才能得到食物；之后，动物见到特定的信号，就去踩杠杆而获得食物。得到食物是一种奖赏性刺激，这种操作式条件反射也称为趋向性条件反射。如果预先在食物中注入一种不影响食物的色香味，但动物食用后会发生呕吐或其他不适感觉的药物，则动物在多次强化训练后，再见到信号就不再去踩动杠杆。这种因得到惩罚而产生的条件反射称为回避性条件反射。

（二）条件反射的机制和特点

证据表明在大脑皮质有一定的功能定位，如大脑皮层 4、6 区为主要运动代表区，3-1-2 区为主要体表感觉代表区，而边缘系统及皮层联络区为内脏代表区，海马及其邻近结构、杏仁核、丘脑和脑干网状结构等与学习记忆和睡眠、痛觉有密切关系。如前所述，神经系统具有可塑性（详见第一节），即神经系统及皮层功能区域有可变性，如果反复利用非条件刺激和强化，在非条件反射中枢和无关的功能代表区之间会建立暂时的联系，而此联系建立，条件反射即形成。从生理学的角度来看，短时性条件反射的形成可能与神经元生理活动、神经元之间的环路联系和神经递质传递有关；而长时性条件反射建立可能与突触传递的结构改变、新的突触联系的建立以及脑内物质代谢尤其是蛋白质的合成有关。

条件反射建立后，如果反复应用条件刺激而不给予非条件刺激强化，条件反射就会逐渐减弱，以致完全不出现，这种现象称为条件反射的消退（extinction）。条件反射的消退不是条件反射的简单丧失，而是中枢将原先引起兴奋性效应的信号转变为产生抑制性效应的信号。在条件反射形成的初期，那些与条件刺激相似的刺激也能或多或少引起条件反射的效应，称为条件反射的泛化（generalization）。例如，用 100Hz 音响与食物相结合，形成了唾液分泌的条件反射；此时不但 100Hz 音响，80Hz 或 120Hz 的音响也能引起唾液分泌。但是如果只对 100Hz 音响刺激给予食物强化，多次训练后，动物对只对 100Hz 刺激保持阳性效应（有唾液分泌），而对 80Hz 或 120Hz 音响则出现阴性效应（无唾液分泌），此现象称为条件反射的分化（differentiation）。

（三）人类的条件反射与两种信号系统

由于人类具有语词和思维功能，因此人类条件反射的建立除可用现实具体的信号，如声、光、嗅、味、触等刺激外，还可以用抽象的语词代替具体的信号。例如，当红光在受试者面前出现时，实验者说："按"，受试者即用手按压橡皮球。在这一实验中，红光是条件刺激，"按"是词语强化。用词语强化与红光结合 2~3 次后，如果受试者见到红光信号出现后，立即自动按球，这就形成了对红光的条件反射。巴甫洛夫将现实具体的信号称为第一信号，而将有关的词语称为第二信号。与此相对应，人类大脑皮层对第一信号发生反应的功能系统称为第一信号系统（first signal system），而对第二信号发生反应的大脑皮层系统则称为第二信号系统（second signal system）。动物只有一个信号系统，相当于人的第一信号系统；而人类具有两个信号系统，第二信号系统是人类区别于动物的主要特征。人类可借助词语来表达思维，并进行抽象的思维。

二、人类大脑皮层活动的特征

（一）学习和记忆

学习和记忆是两个有联系的神经活动过程。学习（learning）指人和动物依赖于经验来改变自身行为以适应环境的神经活动过程。记忆（memory）则是将学习到的信息编码、储存和提取的神经活动过程。学习是记忆的前提，记忆是新的学习的基础。

1. 人类学习的形式

（1）非联合型学习：非联合型学习是指在刺激与反应之间不形成某种明确联系，是一种简单的学习形式。习惯化和敏感化属于非联合型学习（详见第一节）。例如一个弱的伤害性刺激本来仅引起弱的反应，但在强的伤害性刺激作用（敏感化）后弱刺激的反应就明显加强。在这里，强刺激与弱刺激之间并不需要建立什么联系。

（2）联合型学习：联合型学习是指在时间上很接近的两个事件重复发生，最后在脑内逐渐形成联系。人类的学习方式大多数是联合型学习，如条件反射的建立就属于联合型学习。

2. 人类的记忆形式和过程

（1）记忆的形式：根据记忆的存储和回忆方式，可分为陈述式记忆和非陈述式记忆两类。陈述式记忆与知觉和意识有关，这种记忆又可分为情景式记忆和语义式记忆两种。前者是对一件具体事物或一个场面的记忆；而后者则是对语言和文字的记忆。非陈述式记忆与知觉和意识无关，如某些技巧性的动作、习惯性的行为和条件反射等，又称为反射性记忆。陈述式记忆和非陈述式记忆两种形式可以相互转化。如在学习骑自行车的过程中需要对某种情景有陈述性记忆，一旦学会后，就成为一种技巧性动作，由陈述性记忆变为非陈述性记忆。根据记忆保留时间的长短可分为短时记忆和长时记忆。短时记忆保留时间短，仅几秒钟到几分钟，其特点是不稳定，易受干扰，容量有限。长时记忆是在脑区将信息进行加工处理的过程，其保留时间长，可从几分钟到几天或几年，有些信息可终生保持记忆，其记忆的容量几乎无限。经过反复的应用和强化，短时记忆可向长时记忆转化。

（2）记忆的过程：人类的记忆过程可细分为感觉性记忆、第一级记忆、第二级记忆和第三级记忆四个阶段（图10-32）。前二个阶段属于短时性记忆，信息的储存是不牢固的，很快便会遗忘；后二个阶段属于长时性记忆。外界通过感觉器官进入大脑的信息量很大，但仅有1%的信息能被较长期地储存记忆，而大部分却被遗忘。感觉性记忆是指通过感觉系统获得信息后，首先储存在脑的感觉区内的阶段，这个阶段的时间很短，一般不超过一秒，如果未经注意和处理会很快消失。如果信息在这个阶段经过加工处理，将那些不连续的、先后进来的信息整合成新的连续的印象，就可以从短暂的感觉性记忆转入第一级记忆。信息在第一级记忆平均保留约几秒钟。通过反复的学习和运用，信息便在第一级记忆中循环，从而延长其在第一级记忆中停留的时间，这时信息就容易进入第二级记忆中。第二级记忆是一个大而持久的储存系统，可持续几分钟到几年。进入第二级记忆的信息可以遗忘，这是由于先前或后来的信息干扰所造成的。有些记忆的痕迹，如自己的名字和每天都在进行操作的手艺等，通过长年累月的运用是不容易遗忘的，这一类记忆是储存在第三级记忆中。

3. 遗忘　遗忘（loss of memory）是指部分或全部失去回忆和再认的能力。遗忘是一种正常生

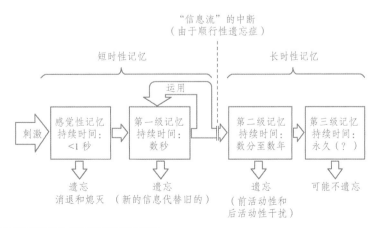

图 10-32　从感觉性记忆至第三级记忆的信息流图解

图示在每一级记忆内储存的持续时间以及遗忘的可能机制，只有一部分的储存材料能够到达最稳定的记忆之中，复习（运用）使得从第一级记忆转入第二级记忆更为容易

理现象。产生遗忘的原因与条件刺激长时间不给予强化引起的消退抑制和后来信息的干扰有关。遗忘在学习后即已开始，最初遗忘的速率很快，以后逐渐减慢。遗忘并不表明记忆痕迹的完全消失，因为复习已经遗忘的内容比学习新的内容更容易些。临床上将疾病情况下发生的遗忘称为记忆障碍或遗忘症，可分为顺行性遗忘症和逆行性遗忘症两类。顺行性遗忘症表现为不能保留新近获得的信息，病人对一个新的感觉性信息虽然能作出合适的反应，但只限于该刺激出现时，一旦该刺激物消失，病人在数秒钟就失去作出正确反应的能力，多见于慢性酒精中毒或脑的老化；发生的机制可能是由于信息不能从第一级记忆转入第二级记忆。逆行性遗忘症表现为不能回忆发生脑功能障碍之前一段时间内的记忆，多见于脑震荡；发生的机制可能是第二级记忆发生了紊乱，而第三级记忆却不受影响。

○ **知识拓展**　　　脑老化与神经系统退变性疾病

随着人类预期寿命的延长，大脑随着年龄的增长可在组织形态学和神经生化方面发生一系列的变化。这些组织形态及生化上的变化必然造成脑功能上的衰退，是脑老化的基础。神经系统退变性疾病是一组以原发性神经元变性为基础的疾病。最典型的疾病有阿尔茨海默病（Alzheimer's disease，AD）和帕金森病。其中 AD 病人在 65 岁以上人群中约为 5%，75 岁以上人群中约为 10%，85 岁以上人群中约 20%。AD 不仅给病人及其家庭带来无尽的痛苦，而且给社会带来巨大的经济负担。

正常脑老化和 AD 病人都会出现学习和记忆能力的衰退。但是在内容上，前者有选择性，而后者是全面衰退；在程度上，前者轻，后者重；在时间上，前者是缓慢下降，而后者呈进行性衰退。AD 病人在发病 8 ~ 12 年左右，会发展为全面性痴呆，极度的智力障碍，生活完全不能自理，需人照料。研究显示 AD 病人除了认知障碍和情绪反应异常等表现外，还会对各种事情失去主动性，常会变得懒惰，不愿参与任何活动，同时负面情绪增加，而这种情绪会进一步不愿意去活动。因此，在临床护理时要注意区分是正常脑老化或者是 AD 病人，同时一定要注意从精神和心理等方面对病人进行引导和关怀。

（二）人类的语言活动和大脑皮层功能的一侧优势

1. **人类大脑皮层功能的一侧优势**　　人类两侧大脑半球的功能是不对等的。在主要运用右手的成年人，语言活动主要由左侧大脑皮层管理，而与右侧皮层无明显的关系，即左侧大脑皮层在语言活动功能上占优势。这种脑的高级功能向一侧半球集中的现象称为一侧优势（laterality cerebral dominance）。一般称左侧半球为优势半球。人类的一侧优势现象，虽然与遗传有一定的关系，但主要是在后天生活实践中逐步形成的，这与人类习惯运用右手有关。人类的一侧优势自十至十二岁时逐步建立，幼年时若左侧大脑半球损伤，尚可在右侧大脑皮层建立语言中枢；成年后若左侧大脑半球损伤，就很难在右侧大脑皮层建立语言中枢。虽然左侧半球为优势半球，并不意味着右侧半球不重要。右侧大脑皮层在非语词性的认识功能上占优势，如对空间辩认、深度知觉、触 - 压觉认识、图像视觉、音乐欣赏分辨等。右侧半球损伤的病人，常表现为对空间、视觉、颜色等辨别障碍，如分不清衣服的前后和左右关系，不能识别人的面部，对颜色不能辨别等。两侧半球的功能不一现象是相对的，左侧半球也有一定的非词语认知功能，而右侧半球也有一定的简单的语词活动功能。

2. 大脑皮层的语言活动功能　人类语言活动主要是由颞上回后端的 Wernicke 区发出纤维，通过弓状束投射到中央前回底部前方的 Broca 区，此区将信息处理后转化为相应的发声形式，再传到位于脑岛的说话区，启动唇、舌、喉的运动而发生（图 10-33）。人类大脑皮质存在有对语言和文字管理的中枢（图 10-34）。人类语言活动的完整与语言有关的大脑皮层区域及其传递通路的功能有关。大脑皮层一定的区域或传导通路损伤，可引起相应的语言活动功能障碍。临床上可见的语言活动功能障碍有：①流畅性失语症，由 Wernicke 区损伤所致。有两种表现：一是病人说话正常，有时说话过度，但所说的话中充满了杂乱的词语和自创词，病人不能理解别人说话和书写的含义；二是病人说话很好，也能理解别人的说话，但对部分词不能很好地组织或想不起来，这种失语症称为传导性失语症；②运动性失语症，主要为 Broca 区（语言运动区）受损。病人可以看懂文字与听懂别人的谈话，其发音器官也正常，但不能用语词口头表达自己的思想；③失写症，额中回后部接近中央前回的手部代表区（语言书写区）损伤所致。病人可以听懂别人讲话，看懂文字，自己也会说话，但不会书写；④感觉失语症，由颞上回后部（语言听觉区）损伤所导致。病人可以讲话和书写，也能看懂文字，但听不懂别人的谈话；⑤失读症，由顶叶角回（语言视觉

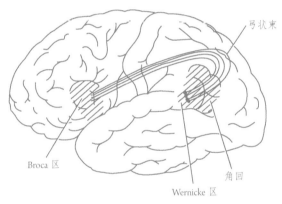

图 10-33　语言功能活动有关的脑区和纤维联系

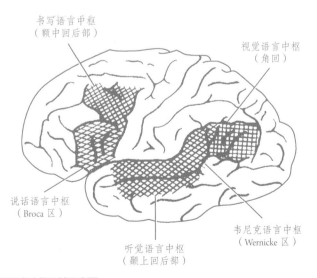

图 10-34　人类大脑皮层语言功能区域示意图

区）损伤所引起。病人看不懂文字的含义，但视觉和其他语言功能良好。大脑皮层各区域的功能是密切相关的，严重的失语症可同时出现上述多种语言活动功能的障碍。

3. 两侧大脑皮层功能的相关 两侧大脑皮层之间有许多连合纤维，其中最大的连合纤维结构是胼胝体。两侧大脑皮层的感觉分析功能是相关联的，胼胝体能将一侧皮层的活动向另一侧传送。电生理研究表明，刺激一侧皮层某一点可以加强另一侧皮层对应点的感觉传入冲动引发的诱发电位；如果事先将动物的胼胝体切断，则这种现象不会出现。因此，这一易化作用是通过胼胝体连合纤维完成的。人类两侧大脑皮层的功能也是相关的，两半球之间的连合纤维对完成双侧的运动、一般感觉和视觉的协调功能都有重要的作用。如右手学会了某种技巧运动，左手虽未经过训练，但也能一定程度上完成这种技巧运动。

○ 知识拓展

充分利用神经系统可塑性与左右脑功能联系促进脑损伤功能恢复

人类左右脑各有不同的信息处理方式。一般认为，左侧半球处理语言、观念、符号、时间等信息，主要操纵语言、计算、逻辑推理等理性思维；而右侧半球具有非语言的图像思维、空间辨别、对音乐的理解等形象思维能力，能产生直观、想象、创造等思维。正常的脑功能有赖于两侧半球功能的统一。由于左右脑功能联系密切，同时神经系统具有很强的可塑性，这种可塑性会终生存在。因此，在脑损伤或功能不协调时，可利用左右脑的功能特点与联系激发神经系统可塑性潜力来重塑大脑的活动模式，有利于脑损伤时功能的恢复。

（祁文秀　刘丽霞　赵成瑞）

◇ 思考题

1. 兴奋在神经纤维和中枢传递的特征有哪些？两者有何区别？

2. 试述定向化学突触传递的过程及其特点。突触后电位有哪些类型，其机制如何？

3. 用所学的神经递质及其受体的知识说明有机磷农药中毒的机制、主要表现及抢救措施。

4. 何谓感觉的特异性和非特异性投射系统，各自特点及作用如何？

5. 高位脊髓横断损伤后肌张力及排尿反射各有何变化？为什么？在功能恢复训练中应注意什么？

6. 腰部脊髓半离断后，病人会出现哪些症状和体征？局部脊髓空洞症的病人，有何感觉障碍？为什么？

7. 大脑皮层运动区的主要部位和特点？运动传导通路有哪些？各自的作用有哪些？运动障碍的类型和机制。

8. 下丘脑的功能有哪些？其在机体生理功能的整合中的意义？

第十一章
内分泌

第一节 激素的概况

内分泌系统（endocrine system）是由内分泌腺和分散在某些组织器官中的内分泌细胞所组成。人体主要的内分泌腺有垂体、甲状腺、甲状旁腺、肾上腺、胰岛、性腺、松果体和胸腺等，内分泌腺与外分泌腺不同之处在于内分泌腺没有导管，分泌物直接进入血液或组织液。散在于组织器官中的内分泌细胞分布非常广泛，如消化道黏膜、心、肾、肺、下丘脑以及胎盘等器官的某些细胞都具有内分泌功能。

内分泌系统通过分泌多种激素调节机体功能活动。在整体情况下，许多内分泌腺都直接或间接地受神经系统的控制，因此，内分泌系统在功能上与神经系统紧密联系、相辅相成，共同维持内环境的稳态，使机体更好地适应环境的变化。

一、激素的信息传递方式及分类

激素（hormone）是由内分泌腺或内分泌细胞分泌的高效能的生物活性物质。激素可经组织液或血液传递信息而发挥其调节作用。

（一）激素的信息传递方式

目前认为激素在细胞之间传递信息主要有以下几种方式（图 11-1）：多数激素通过血液的运输到达远距离的靶器官、靶组织或靶细胞而发挥作用，称为远距分泌（telecrine），如生长素、甲状腺激素等。有些激素通过细胞间液弥散到邻近的细胞发挥作用，称为旁分泌（paracrine），如胃肠激素。有些内分泌细胞分泌的激素，在局部弥散又返回作用于该内分泌细胞而发挥反馈作用，称为自分泌（autocrine）。神经细胞分泌的神经激素（neurohormone）通过轴浆运输至神经末梢释放，经血液运输再作用于靶细胞，称为神经分泌（neurocrine），如下丘脑的一些神经元既能产生和传导神经冲动，又能合成和分泌激素。

（二）激素的分类

1. 激素种类繁多，按分子结构和化学性质分类

（1）含氮激素：此类激素分子结构中含有氮元素，包括蛋白质、肽类激素（胰岛素、甲状旁腺激素、腺垂体激素、下丘脑调节肽、神经垂体激素、降钙素等）、胺类激素（如肾上腺素、去甲肾上腺素和甲状腺激素）。体内多数的激素属于含氮激素，这类激素易被消化液分解而破坏（甲状腺激素例外），故不宜口服。

（2）类固醇（甾体）激素：此类激素常以胆固醇为原料合成，分子结构均为 17 碳环戊烷多氢菲母核（四环结构）加上一些侧链分支，故也称甾体激素。包括肾上腺皮质激素（如皮质醇、醛固酮）和性激素（如雌激素、孕激素、雄激素）。这类激素不易被消化液破坏，可以口服用药。

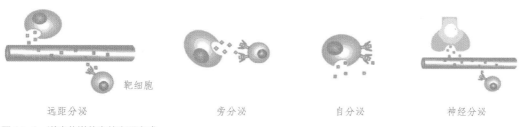

靶细胞

远距分泌　　　　　　　旁分泌　　　　　　　自分泌　　　　　　　神经分泌

图 11-1　激素传递信息的主要方式

（3）固醇类激素：包括维生素 D_3、25- 羟维生素 D_3 和 1，25- 二羟维生素 D_3。

（4）脂肪酸衍生物：这类激素的前体是细胞膜的磷脂，如前列腺素。

2. 按照来源分类

（1）腺体激素：由内分泌腺细胞分泌的激素称为腺体激素。人体内存在一些内分泌腺如下丘脑、垂体及甲状腺等，因其血液供给特别丰富，内分泌腺细胞易于从血液摄取原料以合成激素，合成的激素也易于进入血液和周围的组织液，从而发挥作用。

（2）组织激素：由散在分布于组织器官（如消化道黏膜、肾等）中的内分泌细胞分泌的激素，称为组织激素。这些散在分布的内分泌细胞在细胞化学、超微结构和功能等方面都有共同的特征，称为 APUD 细胞（amine precursor uptake decarboxylation cell），它们都含有胺和（或）摄取胺前体，合成和分泌胺类和（或）多肽类激素。

二、激素的作用机制

激素与靶细胞上的受体结合后把信息传递到细胞内，经过一系列复杂的反应过程，最终产生生物效应。激素化学性质不同，其作用机制也不同。现将含氮激素和类固醇激素的作用机制分别叙述如下：

（一）含氮激素的作用机制——第二信使学说

Sutherland 于 1965 年提出的第二信使学说认为，含氮激素随血液循环运输到达靶细胞，与细胞膜上的特异性受体结合后，可激活膜上的鸟苷酸结合蛋白，即 G 蛋白（G protein），继而激活膜上的腺苷酸环化酶（adenyl cyclase，AC），在 Mg^{2+} 参与下，促使 ATP 转变为环 - 磷酸腺苷（cyclic adenosine monophosphate，cAMP）。cAMP 再通过激活细胞内的蛋白激酶系统，使蛋白质磷酸化，从而诱发靶细胞内特有的生理效应，如腺细胞分泌、肌细胞收缩、细胞内某些酶促反应和细胞膜通透性的改变等（图 11-2）。在含氮激素的作用过程中，激素将信息传至靶细胞，而cAMP 则将此信息在细胞内传播，因此，激素被称为第一信使，而将 cAMP 称为第二信使（second messenger）。

后来的研究进一步丰富了第二信使学说，发现可作为第二信使的物质还有：环 - 磷酸鸟苷（cyclic guanosine monophosphate，cGMP）、三磷酸肌醇、二酰甘油（diacylglycerol，DG）和 Ca^{2+} 等。

（二）类固醇激素作用机制——基因表达学说

Jesen 和 Gorski 于 1968 年提出的基因表达学说认为，类固醇激素分子较小，且具有脂溶性，这类激素可扩散进入细胞内，先与胞浆受体结合成复合物，使受体分子发生变构，同时获得穿过核膜的能力而进入细胞核内。在核内，激素 - 胞浆受体复合物与核受体结合，转变为激素 - 核受体复合物再与染色质的非组蛋白的特异位点结合，从而启动或抑制该部位的 DNA 转录，促进或抑制某种 mRNA 的形成，结果诱导或减少某种蛋白质（主要是酶）的合成，而引起相应的生理效应（图 11-3）。有的类固醇激素也可直接进入细胞核内与核受体结合，调节基因表达。

上述含氮激素与类固醇激素的作用机制，并不是绝对的。如甲状腺激素虽属含氮激素，却可进入细胞内，通过调节基因表达而发挥作用。某些类固醇激素（如糖皮质激素）也可作用于细胞膜结构，引起非基因效应。某种激素携带的信息也并非只有一条转导途径，如胰岛素可激活细胞内三条转导途径，胰高血糖素激活腺苷酸环化酶后不仅可以调节酶的活性，还可以影响基因转录过程。这都充分体现了激素作用的多样性。

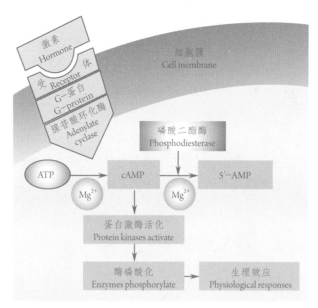

图 11-2　含氮类激素的作用机制示意图
cAMP: 环 - 磷酸腺苷；G: 鸟苷酸调节蛋白

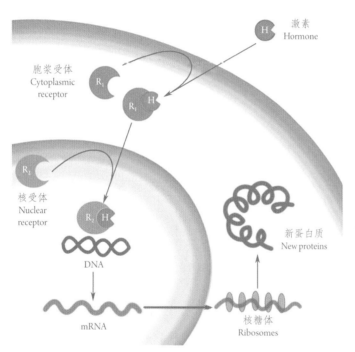

图 11-3　类固醇激素的作用机制示意图
H：激素；R_1：胞浆受体；R_2：核受体

三、激素作用的一般特征

激素种类很多，作用复杂，但在对靶组织发挥调节作用的过程中，具有以下共同特征。

（一）特异性

某种激素有选择地作用于某些靶器官或靶细胞的特性，称为激素的特异性。被激素作用的器官、内分泌腺和细胞分别被称为靶器官（target organ）、靶腺（target gland）和靶细胞（target cell）。激素特异性的本质是因为靶细胞膜或胞浆内存在有能与激素结合的特异性受体。激素作用的特异性是内分泌系统实现其调节功能的基础。

各种激素作用的特异性差别较大。有些激素只局限作用于某一靶腺或某一种靶细胞，如腺垂体的促甲状腺激素，只作用于甲状腺的腺泡细胞；而有些激素的作用范围较大，其靶器官和靶细胞较多，且分布较广，如性激素、生长素及甲状腺激素等。

（二）信使作用

如前所述，无论是含氮激素还是类固醇激素，在实现其调节作用的过程中，激素本身并不直接参与细胞的物质与能量代谢反应，只是将调节信息以化学方式传递给靶细胞，从而使靶细胞原有的生理生化过程得以增强或减弱，激素并不引起新的功能活动，也不为原有功能活动提供能量，只是作为细胞的信息传递者，起着"信使"的作用。在完成信息传递后，激素即被分解灭活。

（三）高效作用

在生理状态下，激素在血液中的含量很低，一般在纳摩尔（nmol/L），甚至在皮摩尔（pmol/L）数量级，但其作用显著。例如，1mg 的甲状腺激素可使机体产热增加约 4184 kJ。这是因为激素与受体结合后，可引起一系列酶促反应，产生瀑布式级联效应，形成效能极高的生物放大系统（图 11-4）。

例如，一分子的胰高血糖素，通过 cAMP-蛋白激酶等逐级放大，最后可激活一万个分子的磷酸化酶；一分子的促甲状腺素释放激素，可使腺垂体释放十万个分子的促甲状腺激素。因此，激素稍有增多或减少，便可引起该激素所调节的功能明显异常，临床上分别称为该内分泌腺的功能亢进或功能减退。

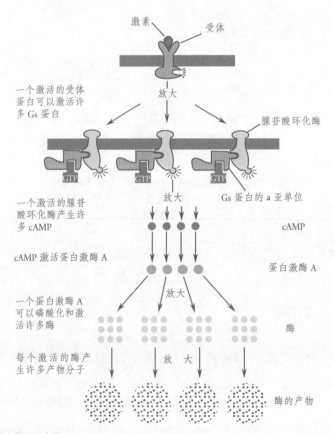

图 11-4　激素生物放大作用示意图

（四）相互作用

各种激素之间的作用可以相互影响，从而维持机体功能活动的稳态。①协同作用：表现为多种激素联合作用时所产生的总效应大于单独激素作用时所产生的效应之和。如生长素和甲状腺素等，虽然作用于代谢的环节不同，但都可使血糖升高；②拮抗作用：如胰岛素能降低血糖，这与甲状腺激素和糖皮质激素等的升高血糖作用相对抗；③允许作用：是指某些激素本身并不能对某器官或细胞直接发挥作用，但它的存在却使另一种激素产生的效应明显增强，这种现象称为激素的允许作用（permissive action）。例如，糖皮质激素本身并不能引起血管平滑肌收缩，但只有它存在时，去甲肾上腺素才能更有效地发挥缩血管作用。这可能是由于糖皮质激素能够调节肾上腺素能受体的数量或影响受体后信息的传递（如影响腺苷酸环化酶的活性和 cAMP 生成等环节）。激素的相互作用说明机体对某一生理功能的调节是多方面、多机制的，而且对人体每项功能都存在着精确的调节，使其既不太强也不太弱，与机体的生命状态相适应。

四、激素分泌的调节

激素在内分泌细胞内合成后，以胞吐方式出胞，称为激素的分泌或释放。正常情况下，内分泌腺都保持着一定的分泌活动，称为基础分泌。人体在对自然环境和社会环境的长期适应过程中，许多激素的基础分泌表现为日、月或年等周期性变化，这种周期性活动对于维持人体一些基本功能活动和内环境稳态，起着十分重要的作用。当内外环境因素改变时，在基础分泌的基础上，分泌激素的活动可加强或减弱，使激素的量增加或减少，从而使靶细胞和靶器官的活动与内外环境的变化相适应。一般来说，当血液中某种激素的含量超过一定的水平或受其控制的某种物质在血液中超过一定浓度时，通过负反馈调节可抑制这一内分泌腺的活动，使其激素的合成和分泌减少；反之，当该激素或受激素控制的物质在血液中的浓度低于某一水平时，则负反馈作用降低，该激素的分泌就增加。例如，正常情况下体内甲状腺激素、糖皮质激素浓度的相对恒定，就是负反馈调节的结果。

下丘脑是神经系统与内分泌系统活动相互联系的重要枢纽，下丘脑的传入与传出通路广泛而又复杂，内外环境中各种形式的刺激都可通过这些通路影响下丘脑神经内分泌细胞的分泌活动，发挥其对内分泌系统和整体功能活动的高级整合作用。体内许多内分泌腺的活动也都直接或间接受到神经的调控。

此外，人生活在社会环境中，不同的社会－心理因素均可作为刺激作用于人体，影响激素的分泌。例如，少数妇女可因紧张、焦虑等出现月经失调或闭经，可能是社会－心理因素通过下丘脑干扰了性腺激素的合成和释放所造成的。

○ **知识拓展**　　内分泌失调

内分泌失调是一个很大的概念，并不是一个单一的疾病。常见的为性激素、肾上腺皮质激素、胰岛素和甲状腺素等方面的失调，所有的激素出现异常都可以称为内分泌失调。

临床表现：①皮肤变化：表现为皮肤出现色斑，面色发暗；②脾气急躁，情绪变大，易出汗；③肥胖；④女性体毛增多，出现胡须、喉结等男性化的体征；⑤妇科疾病：常见的有月经不调、痛经、子宫内膜异位症、乳房胀痛、乳腺增生甚至乳腺癌，还有一部分女性表现为不孕；⑥白发和早衰。

常见疾病：①垂体疾病：垂体功能亢进或低下，垂体肿瘤；②甲状腺疾病：甲状腺功能减退（甲减）或甲状腺功能亢进（甲亢）；③肾上腺疾病：肾上腺皮质功能减退症（阿狄森氏病）、皮质醇增多症（库兴氏综合征）和醛固酮增多症等；④男性睾丸内分泌异常的病变：原发性睾丸功能低下和继发性睾丸功能低下。

治疗原则：调节内分泌，使各种激素重新恢复稳态。针对不同病因采取相应的方法，通常对激素分泌过多造成的功能亢进，以抑制和消减为原则，可以采取手术切除内分泌肿瘤，或用药物抑制激素的分泌与合成；对激素分泌过少造成的失调，原则上是补充其不足，包括补充生理剂量激素，器官移植等。

第二节 下丘脑与垂体

下丘脑（hypothalamus）位于丘脑的下部、第三脑室周围，被第三脑室分为左右两半，是两侧对称的结构。它包括视交叉、漏斗、灰结节和乳头部。垂体（hypophysis，pituitary body）为功能复杂的内分泌腺，位于大脑下部，埋藏于蝶骨鞍内，以垂体柄与第三脑室底部相连，其体积很小，质量约 0.6 克，人垂体可分为腺垂体和神经垂体两大部分。

一、下丘脑与垂体的功能联系

下丘脑和垂体在结构和功能上有着密切的联系，共同组成下丘脑－垂体功能单位（hypothalamus–hypophysis unit）。腺垂体是内分泌细胞构成的腺组织，通过垂体门脉接受来自下丘脑的激素信息，组成下丘脑－腺垂体系统（hypothalamo–adenohypophysis system）。神经垂体是神经组织，接受下丘脑视上核和室旁核来的神经纤维，组成下丘脑－神经垂体系统。

下丘脑的一些神经元兼有神经元和内分泌细胞的功能，其分泌的信息物质可直接进入血液，因此，可将来自中枢神经系统其他部位的神经活动电信号转变为激素分泌的化学信号，以下丘脑为枢纽协调神经调节与体液调节的关系。因此，下丘脑－垂体功能单位是内分泌系统的调控中枢（图 11-5）。

（一）下丘脑－腺垂体系统

下丘脑与腺垂体之间没有直接的神经纤维联系，而是通过特殊的血管系统，即垂体门脉系统发生功能联系，构成了下丘脑－腺垂体系统。

目前认为，在下丘脑基底部，主要包括正中隆起、弓状核、视交叉上核、腹内侧核和室周核等核团，分布有小细胞神经元，分泌下丘脑调节肽（hypothalamic regulatory peptides，HRP）。HRP 通过门脉系统到达腺垂体，调节腺垂体的内分泌活动。因而习惯上将这些神经元胞体所在部位合称为"促垂体区（hypophysiotropic area）"。"促垂体区"的神经元既具有典型神经元的功能，与来自中脑、边缘系统及大脑皮层的神经纤维构成突触，接受传来的神经冲动；又具有内分泌细胞的作

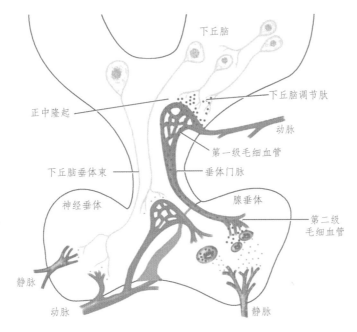

图 11-5　下丘脑 - 垂体功能单位模式图

用，分泌调节肽（神经激素）。由此可见，"促垂体区"的神经元可把神经信息转变为激素信息，起着换能的作用，从而以下丘脑为枢纽，把神经调节与体液调节紧密联系起来。

已知下丘脑调节肽主要有 9 种，其化学性质和主要作用见表 11-1。

表 11-1　下丘脑调节肽的种类、化学本质及作用

种类	化学性质	主要作用
促甲状腺激素释放激素（TRH）	三肽	促进促甲状腺激素的分泌
促性腺激素释放激素（GnRH）	十肽	促进黄体生成素、促卵泡激素的分泌
生长素释放激素（GHRH）	四十四肽	促进生长素的分泌
生长抑素（GHIH/SS）	十四肽	抑制生长素的分泌
促肾上腺皮质激素释放激素（CRH）	四十一肽	促进促肾上腺皮质激素的分泌
催乳素释放肽（PRP）	三十一肽	促进催乳素的分泌
催乳素释放抑制因子（PIF）	多巴胺	抑制催乳素的分泌
促黑激素释放因子（MRF）	肽	促进促黑激素的分泌
促黑激素释放抑制因子（MIF）	肽	抑制促黑激素的分泌

下丘脑调节肽的分泌，一方面受高级神经中枢的控制，另一方面又受靶腺激素的反馈调节。大脑皮层、边缘系统以及间脑都有神经纤维与下丘脑联系。这些神经末梢通过释放神经递质（如去甲肾上腺素、多巴胺、5- 羟色胺及乙酰胆碱）调节下丘脑激素的合成和释放。

（二）下丘脑 - 神经垂体系统

下丘脑与神经垂体有着直接的神经联系。下丘脑的视上核和室旁核有神经纤维下行到垂体后叶，构成了下丘脑 - 垂体束（图 11-5）。现已知神经垂体所释放的激素（抗利尿激素与催产素），实际上是在下丘脑视上核和室旁核的神经元中合成，通过下丘脑 - 垂体束运输到神经垂体贮存并释放的。

二、腺垂体

腺垂体是人体内最重要的内分泌腺之一，它能合成和分泌 7 种激素：促甲状腺激素、促肾上腺皮质激素、促卵泡激素、黄体生成素、生长激素、催乳素和促黑（素细胞）激素。前 4 种均有各自的靶腺，分别形成下丘脑－腺垂体－甲状腺轴、下丘脑－腺垂体－肾上腺皮质轴和下丘脑－腺垂体－性腺轴。腺垂体分泌的这些激素可促进靶腺的生长发育和增强靶腺的功能活动，故称为"促激素"（图 11-6）。关于"促激素"的生理作用及分泌调节则在相关腺体中介绍，这里将重点介绍生长激素、催乳素和促黑激素。

（一）生长激素

生长激素（growth hormone，GH）是腺垂体中含量最多的激素，其特异性较强，从其他哺乳动物（猴除外）提取的生长激素对人类无效。人生长激素（human growth horomone，hGH）由 191 个氨基酸组成，分子量为 22kD 的蛋白质。血中 GH 以结合型和游离型两种形式存在，结合型 GH 占总量的 40% ~ 45%。正常成人空腹血浆 GH 的含量为 1 ~ 5μg/L，平均为 3μg/L。近年已利用 DNA 重组技术可以大量生产 GH 供临床使用。

1. 生长激素的生物学作用　GH 是调节物质代谢的重要激素，对机体的生长发育及各组织的蛋白质、糖、脂及水盐代谢均有影响。此外 GH 还参与机体的应激反应与免疫调节。

（1）促进生长：人体的生长受甲状腺激素、性激素及 GH 等多种激素的影响，但 GH 起关键作用。GH 对各组织和器官的生长均有促进作用，尤其是对骨骼、肌肉及内脏器官作用更为显著，因此生长激素也称为躯体刺激素（somatotropin）。GH 可以刺激机体组织的发育和生长，对骨的刺激作用表现在骨的长度和直径的增加，但对骨的成熟作用较小（骨的成熟主要是甲状腺激素的作用）。实验表明，幼年动物切除垂体后，生长即停止，如及时补充 GH，仍可正常生长。人在幼年时期若缺乏 GH，将出现生长停滞，身材矮小，但智力正常，称为侏儒症（dwarfism）；如 GH 过多，则出现生长发育过度，导致巨人症（gigantism）。成年人如 GH 分泌过多，因骨骺已钙化闭合，长骨不再增长，但可刺激肢端部的短骨和颌面部的扁骨的增生，且肝、肾等内脏器官也增大，称

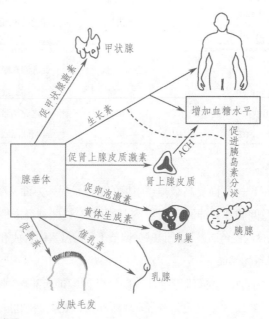

图 11-6　腺垂体激素作用示意图

为肢端肥大症（acromegaly）。在营养充足的条件下，GH 能诱导靶细胞（如肝、肾细胞等）产生一种小分子多肽物质，称为胰岛素样生长因子（insulin-like growth factor，IGF），因其化学结构与胰岛素相似而得名，曾称生长激素介质（somatomedin，SM）。IGF 能促进硫酸盐和氨基酸进入软骨细胞，加速蛋白质的合成，促进软骨增殖与骨化，使长骨加长；IGF 对肌肉等组织也有类似作用，但对脑组织的生长发育无影响。饥饿或缺乏蛋白质时，GH 不能刺激 IGF 生成，故营养不良的儿童生长较正常儿童迟缓。总之，生长激素与其受体结合后，既可直接促进生长发育，也可以通过靶细胞生成 IGF，间接促进生长发育。

（2）对物质代谢的影响：①对蛋白质代谢的影响：GH 对蛋白质的合成有强烈的催化作用，在它的作用下，体内蛋白质贮存增加，分解减少。实验中，将 GH 注入鼠体，观察肝组织内蛋白质合成情况时发现，首先出现 mRNA 和 rRNA 增多，然后是蛋白质合成的增多，因此可以认为 GH 促进蛋白质合成的关键在于促进了细胞核内 DNA 的转录和 rRNA 的转录；同时 GH 还可以促进氨基酸向细胞内的转运，为蛋白质的合成提供原料。GH 促进蛋白质合成是促进生长作用的基础；②对脂肪代谢的影响：GH 主要促进脂肪分解，使脂肪组织减少，特别是四肢的脂肪减少，增强脂肪酸氧化利用。由于脂肪分解提供了能量，血中游离脂肪酸的增加还可抑制糖的氧化，减少了糖的利用，使血糖升高；③对糖代谢的影响：GH 既抑制了外周组织对葡萄糖的氧化利用，又增加了肝糖原的分解释放，使血糖升高。因此，GH 分泌过量导致的血糖升高称为"垂体性糖尿病"。低血糖时 GH 分泌增加，使脂肪组织分解，为外周组织提供能量，减少对糖的消耗，节省下来的葡萄糖供给脑组织利用。

2．生长激素分泌的调节

（1）下丘脑对生长激素分泌的调节：GH 分泌受下丘脑 GHRH 与 GHIH 的双重调节，生长素释放激素促进 GH 分泌，而生长抑素则抑制 GH 的分泌。GH 呈脉冲式分泌，每隔 1 ~ 4 小时出现一次波动，这是由于下丘脑生长素释放激素的脉冲式释放决定的。一般认为，生长素释放激素是生长激素分泌的经常性调节者，而生长抑素则在应急情况下 GH 分泌过多时，才抑制 GH 分泌，两者相互配合，共同调节生长激素的分泌。

（2）反馈调节：血中 GH 含量降低时，可反馈性引起下丘脑生长素释放激素的释放增多。IGF 对 GH 的分泌也有负反馈调节作用，IGF 既可以抑制培养的垂体细胞 GH 的基础分泌，也可以抑制由生长素释放激素刺激的 GH 分泌，还能刺激下丘脑释放生长抑素，从而抑制 GH 分泌，说明 IGF 可通过下丘脑和垂体两个水平对 GH 分泌进行负反馈调节。

（3）睡眠的影响：人在觉醒的状态下 GH 分泌较少，进入慢波睡眠后，GH 分泌明显增加，约在 60 分钟左右达到高峰；转入异相睡眠后，GH 分泌又减少。

（4）代谢因素的影响：血中糖、氨基酸与脂肪酸的含量均能影响 GH 的分泌，其中以低血糖对 GH 分泌的刺激作用最强，血中氨基酸与脂肪酸增多也可引起 GH 分泌增加，有利于机体对这些物质的代谢与利用。

（5）激素的作用：甲状腺激素、雌激素、睾酮和糖皮质激素等均能刺激 GH 的分泌。在青春期，血中雌激素和睾酮水平升高，GH 的分泌也增加。

此外，运动、禁食、应激等状态所致机体能量缺乏均可刺激 GH 分泌的增加。

（二）催乳素

人催乳素（prolactin，PRL）是含有 199 个氨基酸残基的糖蛋白，相对分子量为 22kD，其分子序列 92% 与 GH 相同，故两者的作用有交叉。成人垂体中的催乳素含量极少，只有 GH 的 1/100。妊娠期和哺乳期血中催乳素水平显著增高。

1. **催乳素的生理作用**　催乳素作用广泛，对乳腺和性腺的发育以及对分娩后泌乳具有重要作用。此外，还参与对应激和免疫反应的调节。

（1）调节乳腺的生长和活动：青春期女性乳房的发育主要是间质和脂肪组织，这时，雌激素、孕激素、生长素、糖皮质激素、甲状腺激素和催乳素对乳腺的发育均起重要作用。而泌乳的腺泡只在妊娠期才发育，此时催乳素、雌激素及孕激素分泌增多使乳腺进一步发育，但同时血中雌、孕激素浓度很高，又抑制催乳素的泌乳作用，因此，这时乳房虽然有泌乳的能力却不泌乳。在分娩后，血中雌激素和孕激素水平明显降低，催乳素才发挥始动和维持泌乳的作用。雌激素和催乳素在乳房发育上有协同作用，而在分泌乳汁上有拮抗作用。

（2）对性腺的作用：在女性，催乳素对卵巢有一定影响，随着卵泡的发育成熟，卵泡内的催乳素含量逐渐增加，在颗粒细胞上出现催乳素受体，催乳素与受体结合，可刺激黄体生成素受体生成，黄体生成素与受体结合，可促进排卵、黄体生成、孕激素和雌激素的分泌，同时还可以降低孕酮的分解。但催乳素分泌过多时，可反馈抑制下丘脑 GnRH 的分泌，使腺垂体分泌 FSH 和 LH 减少，导致无排卵及雌激素水平低下，表现为闭经、溢乳和不孕，临床上称为闭经溢乳综合征。在男性，催乳素可促进前列腺和精囊腺的生长，促进睾酮的合成。

（3）参与应激反应：在许多应激状态下，如麻醉、外科手术、电休克以及剧烈运动等，血中催乳素浓度升高，且往往与 ACTH 和生长素浓度的增加同时出现，刺激停止数小时后才逐渐恢复到正常水平。

（4）免疫调节作用：研究发现切除垂体可引起胸腺萎缩，补充催乳素和生长素则可以防止，可见内分泌系统和免疫系统关系密切，由此提出了神经－免疫－内分泌网络的概念。实验证明，催乳素对体液及细胞免疫都有促进作用，可以直接或间接促进 B 淋巴细胞分泌 IgM 和 IgG 等，增加抗体生成量。同时，如 T 淋巴细胞和胸腺淋巴细胞，也可以产生催乳素，免疫细胞上也有催乳素受体，催乳素对免疫细胞有旁分泌和 / 或自分泌的功能。

2. **催乳素分泌的调节**　催乳素的分泌受下丘脑催乳素释放因子与催乳素释放抑制因子的双重调节。前者促进催乳素分泌，后者抑制其分泌。在生理情况下以抑制作用占优势，催乳素释放因子的作用可能不大。催乳素释放抑制因子的作用主要是防止催乳素的过量分泌。某些下丘脑损伤的病人血浆催乳素水平也较高。体外将下丘脑提取物加入培养的垂体细胞中，催乳素的分泌受抑制。

（三）促黑激素

促黑激素（melanocyte-stimulating hormone，MSH）的主要作用是促进黑素细胞中的酪氨酸酶的合成和激活，从而促进酪氨酸转变为黑色素，使皮肤与毛发等的颜色加深。研究发现白种人和黑种人血中的促黑激素浓度基本相同，且因病切除垂体的黑种人其肤色并不改变，因此认为人体肤色与促黑激素关系不大。但在病理情况下，如肾上腺皮质功能过低（阿狄森病）时，血中的 ACTH 和 MSH 均增多，病人皮肤色素沉着可能与此有关。

促黑激素的分泌主要受下丘脑促黑激素释放因子与促黑激素释放抑制因子的双重调节，前者促进促黑激素分泌，而后者抑制其分泌。

三、神经垂体

神经垂体不含腺细胞，本身不能合成激素，但能储存和释放两种神经垂体激素：抗利尿激素（antidiuretic hormone，ADH），也称血管升压素（vasopressin，VP）；催产素（oxytocin，OXT），也称缩宫素（oxytocin，OT）。这两种激素由下丘脑的视上核和室旁核合成，视上核主要合成抗利尿激素，室旁核主要合成催产素。合成的激素沿下丘脑－垂体束通过轴浆运输到神经垂体贮存，在刺激作用下再释放入血。

（一）抗利尿激素

抗利尿激素是含9个氨基酸的多肽。由于大剂量的抗利尿激素有收缩血管，使血压升高的作用，因此也称为血管升压素。抗利尿激素是调节机体水平衡、维持循环血量的重要激素之一。生理情况下，血浆中抗利尿激素浓度较低，仅 1～4ng/L，抗利尿作用十分明显，而对血压没有调节作用。但在大失血的情况下，血中抗利尿激素浓度显著升高，表现缩血管作用，对维持血压有一定的意义，同时，由于抗利尿激素与催产素在结构上有同源性，故也有微弱的催产和泌乳的作用。关于抗利尿激素的作用与分泌的调节机制，见循环系统和泌尿系统。

（二）催产素

催产素也是一种含有9个氨基酸的多肽，其化学结构与抗利尿激素极为相似，因此这两种激素的生理作用有重叠现象。

催产素的主要靶器官是乳腺和子宫。哺乳期的乳腺，在腺垂体分泌的催乳素的作用下，不断分泌乳汁，贮存于乳腺腺泡，维持泌乳功能。催产素则可促进乳腺腺泡周围的肌上皮细胞收缩，使乳汁排入乳腺导管或射出。哺乳时，吸吮乳头产生的感觉信息经脊髓－丘脑束传至下丘脑，下丘脑视上核的催产素神经元兴奋，继而释放催产素，乳腺内压增高，乳汁排出，称为排乳反射。排乳反射是典型的神经－内分泌反射，极易建立条件反射，例如母亲看见婴儿或听见婴儿的哭声，可以引起排乳反射。此外，催产素还能促进子宫平滑肌收缩，但非孕子宫对催产素敏感性很低，妊娠晚期的子宫对催产素的敏感性大大提高。在分娩过程中胎儿对子宫、宫颈和阴道的牵拉刺激可反射性地引起催产素分泌增加，促使子宫收缩加强，有利于分娩。

下丘脑视上核和室旁核的催产素神经元受到脑内多种神经递质（5-HT、多巴胺、去甲肾上腺素、乙酰胆碱和谷氨酸等）的影响，同时脑脊液中某些成分的改变也可以影响到催产素的释放，如脑脊液中钙离子浓度可促进催产素的释放。

第三节　甲状腺

甲状腺是人体最大的内分泌腺，分左右两叶，中间以峡部相连，成人甲状腺的平均质量为 20～25g。腺泡是甲状腺结构和功能单位，腺泡数量约300万个。腺泡上皮细胞是甲状腺激素合成与释放的部位，而腺泡腔的胶质是激素的贮存库，甲状腺是唯一将激素储备在细胞外的内分泌腺。甲状腺激素是调节人体代谢和生长发育的重要激素。甲状腺组织中的腺泡旁细胞（又称甲状腺C细胞）可以合成和分泌降钙素，参与机体钙磷代谢的调节。

一、甲状腺激素的合成与代谢

甲状腺分泌两种具有生物活性的含碘氨基酸，一种是甲状腺素，又称四碘甲腺原氨酸（3，5，3'，5'-tetraiodothyronine，T_4），另一种是三碘甲腺原氨酸（3，5，3'-triiodothyronine，T_3）。分别约占总分泌量 90% 与 9%。T_4、T_3 都是酪氨酸的碘化物。此外，还有不具有生物活性的含碘化合物，例如一碘酪氨酸（3-monoiodotyrosine，MIT）、二碘酪氨酸（3，5-diiodotyrosine，DIT）和逆 - 三碘甲腺原氨酸（3，3'，5'-triiodothyronine，rT_3）等，他们是合成甲状腺激素的前身或代谢产物。

（一）甲状腺激素的合成

甲状腺激素合成的原料为碘和甲状腺球蛋白。所需的碘来自食物，人体每天从食物中摄取的碘量约为 100～200μg，其中 1/3 被甲状腺摄取。世界卫生组织推荐的每日碘摄入量为成人 150μg/d，妊娠和哺乳期间 200μg/d；低于 50μg/d，甲状腺将不能维持甲状腺激素的正常分泌量；但摄入过量也将造成甲状腺功能异常。碘主要通过肾脏排泄，少量碘也可以随乳汁、唾液和汗腺排泄。甲状腺含碘量占全身总碘量的 90%。甲状腺激素的合成过程包括 3 个步骤（图 11-7）。

1. 腺泡聚碘 血中的碘以 I^- 的形式存在，浓度约为 250μg/L。甲状腺内 I^- 浓度比血液高 20～25 倍，且甲状腺上皮细胞静息电位为 -50mV，低于细胞间质和腺泡腔内胶状质的电位。因此，甲状腺对碘的摄取是逆电化学梯度的主动转运过程。实验证明，用哇巴因抑制 Na^+-K^+-ATP 酶，甲状腺聚碘的能力减弱。目前认为，甲状腺上皮细胞膜的基底面存在 Na^+-I^- 同向转运体（Na^+-I^- symporter），不断将 I^- 转运入细胞，同时 Na^+ 也随之进入细胞内，能量来自钠泵活动造成的膜外 Na^+ 的高势能，故腺泡的聚碘属于继发性主动转运。临床上常采用测定甲状腺摄取放射性碘的能力来判断甲状腺的功能。

2. I^- 的活化 由腺泡上皮细胞摄取的 I^- 并不能与酪氨酸结合，首先需要在过氧化酶催化下，在腺泡上皮细胞顶端质膜微绒毛与腺泡腔交界处，被 H_2O_2 氧化成"活化碘"。活化的形式尚未确定，可能由 I^- 变成 I_2、碘自由基（iodine-free radical，I^0），或者与过氧化酶形成复合物。

3. 酪氨酸碘化与甲状腺激素的合成 I^- 活化后立即取代甲状腺球蛋白分子上酪氨酸残基上的氢原子而发生碘化。"活化碘"可以取代酪氨酸苯环上 3，5 位上的氢，形成 MIT 和 DIT，然后再两两耦联成 T_4 或 T_3，还可合成少量的 rT_3。一般一个甲状腺球蛋白分子上 T_4 与 T_3 之比为 20∶1，因此甲状腺分泌的激素主要是 T_4。

I^- 的活化、酪氨酸碘化和耦联的过程主要发生在腺泡上皮细胞顶缘微绒毛处，都是在甲状腺

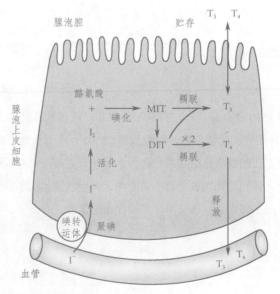

图 11-7　甲状腺激素合成、贮存和释放示意图
MIT: 一碘酪氨酸残基; DIT: 二碘酪氨酸残基

过氧化酶（thyroperoxidase，TPO）的催化下完成。TPO 是由甲状腺上皮细胞合成的一种含铁的血红蛋白类物质，它的辅基可能是血色素的辅基。TPO 的活性受促甲状腺激素的调控。硫氧嘧啶和硫脲类药物能够抑制 TPO 的活性，有阻断 T_4 和 T_3 合成的作用，可用于治疗甲状腺功能亢进。

（二）甲状腺激素的贮存、分泌、运输与代谢

1. **贮存**　甲状腺激素是唯一储存于细胞外的激素，它以甲状腺球蛋白的形式贮存于腺泡腔内，是构成腺泡腔胶质的主要成分。甲状腺激素贮量非常大，可供人体利用 50～120 天，是体内贮存量最多的激素，因此，应用抗甲状腺药物治疗甲状腺功能亢进时，需要较长时间才能显效。

2. **分泌**　当受到适宜刺激时，甲状腺腺泡上皮细胞通过入胞作用将腺泡腔内的甲状腺球蛋白吞入细胞内，在溶酶体蛋白水解酶的作用下，将 MIT、DIT、T_4 和 T_3 从甲状腺球蛋白分子中水解下来。甲状腺球蛋白分子大，不易进入血液，被蛋白酶水解的 MIT 和 DIT 的分子虽小，但很快在脱碘酶的作用下脱碘，脱下的碘可被再利用或者漏出细胞外；对脱碘酶不敏感的 T_4 和 T_3 则释放入血。甲状腺分泌的激素主要是 T_4，约占总量的 90%，T_3 分泌量少，但其活性是 T_4 的 5 倍。同时还有少量 rT_3、MIT 和 DIT 也可被释放入血。

3. **运输**　进入血液的甲状腺激素，以结合型和游离型两种形式运输，99% 以上和某些血浆蛋白结合，游离的不到 1%，然而，只有游离型激素才能进入组织细胞发挥作用。结合型的生理意义主要有：①结合型激素可以防止从尿中丢失；②结合型激素可以看作是暂时的贮存形式；③结合型与游离型之间可以互相转换，使游离型激素在血液中保持一定浓度。临床上可通过测定血液中 T_4 和 T_3 的含量了解甲状腺的功能，正常成人血清 T_4 浓度约为 51～142nmol/L，T_3 浓度约为 1.3～3.4nmol/L。

4. **代谢**　甲状腺素主要在肝、肾和骨骼肌等部位降解。血浆 T_4 的半衰期为 7 天，T_3 为 1.5 天。在外周组织，80% 的 T_4 在脱碘酶的作用下转变为 T_3（占 45%）或 rT_3（占 55%），T_4 脱碘转化为 T_3，实际是使甲状腺素进一步活化，被看作活化脱碘。T_4 脱碘转化的产物取决于机体的功能状态，当生理活动需要更多的甲状腺素的时候，T_4 转变为 T_3 的比例就增多；反之，转变成 rT_3 的比例则增加。T_3 或 rT_3 再经脱碘失活，产物由尿液排出。

二、甲状腺激素的生理作用

甲状腺激素在体内有广泛的生理作用，几乎对全身各组织细胞均有影响，其主要作用是促进人体新陈代谢和生长发育的过程，这些效应绝大多数是通过与核受体结合，调节基因转录和蛋白质表达而实现的。因此，甲状腺激素是维持机体功能活动的基础性激素。

（一）调节新陈代谢

1. **增强能量代谢**　甲状腺激素显著增加绝大多数组织细胞的耗氧量和产热量，以心脏、肝脏、骨骼肌和肾脏最为显著，但脑、肺、性腺、脾、淋巴结和皮肤等器官不受其影响。1mgT_4 可使人体产热量增加 4184kJ，基础代谢率提高 28%，甲状腺激素的产热效应是多种机制的综合结果，与 Na^+-K^+-ATP 酶的活性明显升高有关；甲状腺激素也可增加线粒体的数量、大小、膜面积，并增加线粒体解耦联蛋白（uncoupling protein，UCP）的表达及一些关键的呼吸酶的表达。UCP 可使氧化磷酸化过程中释出的化学能不能用于 ATP 的合成，而以热能的形式释放。甲状腺激素功能亢进（甲亢）的病人，因产热增加而怕热、喜凉和多汗，基础代谢率常比正常值高出 25%～80%；甲状腺功能减退（甲减）的病人则产热量减少，喜热畏寒，基础代谢率可比正常值低 20%～40%。

2. **调节物质代谢**　甲状腺激素对三大营养物质的合成与分解代谢均有影响，但可因血中浓

度的不同而效应有所差异。

（1）糖代谢：甲状腺激素促进小肠黏膜对葡萄糖的吸收，增强糖原的分解，抑制糖原的合成；甲状腺激素还可协同肾上腺素、胰高血糖素、皮质醇和生长激素等，使血糖升高；同时，甲状腺激素又能加强外周组织对糖的利用，使血糖降低；但总的来说，升血糖作用大于降血糖作用。甲状腺机能亢进时，血糖升高，甚至出现糖尿。

（2）蛋白质代谢：适量的甲状腺激素通过核受体，激活 DNA 转录过程，促进 mRNA 形成，加速蛋白质和各种酶的合成，有利于机体的生长和发育。甲状腺激素分泌过多时，则加速蛋白质分解，特别是骨骼肌蛋白质大量分解，甚至出现肌肉消瘦和肌无力，同时动员骨蛋白分解，而导致高血钙、高尿钙和骨质疏松，生长发育停滞；当甲状腺激素分泌不足时，蛋白质合成减少，但细胞间的黏液蛋白增多，由于黏液蛋白可吸附一部分水和盐，在皮下形成一种特殊的、指压而不会凹陷的水肿，称为黏液性水肿。

（3）脂类代谢：甲状腺激素既能加速脂肪的动员，脂肪酸的氧化，促进肝对胆固醇的降解，同时还可协同儿茶酚胺和胰高血糖素的降脂作用；又能促进脂肪和胆固醇的合成。但总的效果是分解大于合成。因此，甲亢病人血胆固醇常低于正常，反之，甲减病人血胆固醇高于正常，甚至成为动脉粥样硬化的病因。

（二）促进生长发育

甲状腺激素促进机体生长和发育，特别是对婴儿脑和长骨的生长发育影响大。先天性甲状腺功能不全的婴儿，在出生后数周即可出现生长停滞，如果不能及时补充甲状腺激素，则将由于脑与长骨生长发育的障碍而出现智力低下和身材矮小等现象，称为呆小症（克汀病，cretinism），一岁以后再补充甲状腺激素则很难逆转。成年人因脑已发育成熟，甲状腺功能减退的病人仅表现为反应迟钝、动作笨拙和记忆减退等，但智力基本不受影响。

甲状腺激素影响生长和发育的机制，与它可促进神经细胞的生长和分化、胶质细胞生长与髓鞘形成、神经生长因子和某些酶的合成以及长骨骨骺的发育和骨的生长有关。此外，甲状腺激素还对生长激素有允许作用，缺乏甲状腺激素，生长激素便不能很好发挥作用，而且生长激素的合成与分泌也减少。

（三）其他作用

1. **对中枢神经系统**　甲状腺激素不仅能促进神经系统的发育和成熟，而且可提高已分化成熟的中枢神经系统的兴奋性。因此，甲亢病人多有注意力不易集中、烦躁不安、多言多动、喜怒无常和失眠多梦等症状。甲减病人则有言行迟钝、记忆减退、表情淡漠和少动思睡等表现。甲状腺激素对低级中枢也有影响，例如甲亢时骨骼肌牵张反射的反射时缩短，而甲减时，反射时延长。临床上，曾以踝反射的反射时作为甲状腺功能的辅助诊断指标。

2. **对心血管系统**　甲状腺激素对心血管活动也有明显的影响。甲状腺激素可以增加心肌细胞膜上 β 受体的数目以及与儿茶酚胺的亲和力，从而导致心率加快、心肌收缩力增强、心输出量加大以及心脏做功增加。同时，机体代谢加强，耗氧量增加，产热量也增加，这些可以使小血管扩张，外周阻力降低，导致收缩压增高，舒张压正常或稍低，脉压增大。甲亢病人可出现心动过速、心肌肥大，甚至充血性心力衰竭。

3. **对性腺的影响**　甲状腺激素是维持性腺功能所必需的激素。在甲减女性，可发生不同程度的卵巢活动改变，表现为不同程度的月经不规则；而甲亢时，以月经稀少或闭经较为多见。在严重的甲减病人，可影响精子生成，睾丸、阴茎和阴囊发育不全，副性征不出现或不明显，同时性欲下降，精子数量降低。

此外，甲状腺激素对内分泌系统的其他部分也有影响。例如，甲状腺激素增加腺垂体生长激素的生成，而降低催乳素的生成。甲状腺激素可增加男性雌激素与雄激素的比值。

三、甲状腺激素分泌的调节

甲状腺激素分泌活动主要受下丘脑 - 腺垂体 - 甲状腺轴的调节，此外，甲状腺还有一定程度的自身调节。

（一）下丘脑 - 腺垂体 - 甲状腺轴

下丘脑分泌的促甲状腺素释放激素（thyrotropin-releasing hormone，TRH）的主要作用是促进促甲状腺激素的合成和释放。TRH 为三肽激素，其分泌后经垂体门脉系统到达腺垂体，从而调控促甲状腺激素的活动。在整体情况下，下丘脑神经元可受内外环境因素的影响而改变促甲状腺素释放激素的分泌量，从而影响甲状腺的分泌活动。寒冷、多巴胺和去甲肾上腺素能促进 TRH 的释放，而 5-HT 则抑制 TRH 的释放。例如寒冷刺激的信息到达中枢后，通过一定的神经联系使促甲状腺素释放激素分泌增多，继而通过促甲状腺激素的作用，促进甲状腺激素的合成和分泌，结果产热量增加，有利于御寒。

促甲状腺激素（thyroid-stimulating hormone，TSH）是腺垂体合成并分泌的一种糖蛋白，其主要作用是通过与甲状腺腺泡上皮细胞上的促甲状腺激素受体结合，从而促进甲状腺激素的合成与分泌。TSH 的释放呈脉冲式，每 2 ~ 4 小时出现一次高峰；在脉冲的基础上还呈现日周期变化，清晨高而午后低。实验表明，在给予动物 TSH 数分钟内，其甲状腺腺泡上皮细胞聚碘、I^- 活化、酪氨酸碘化以及耦联的过程均加速，使甲状腺激素分泌增多。此外，TSH 还能刺激甲状腺腺泡上皮细胞中核酸与蛋白质的合成，使腺泡上皮细胞增生，腺体增大。TSH 的分泌受甲状腺功能状态、禁食、视交叉上核活动的影响。

（二）甲状腺激素对腺垂体和下丘脑的反馈性调节

血液中游离的 T_4 和 T_3 浓度变化，对腺垂体 TSH 的合成与分泌起着经常性的负反馈调节作用。当 T_4 和 T_3 增高时，抑制 TSH 的分泌，同时还可降低垂体对 TRH 的反应性，减弱 TRH 对垂体的作用，最终导致 T_4 和 T_3 分泌减少，反之亦然。这是体内 T_4 和 T_3 浓度维持正常生理水平的重要机制。如当饮食中缺碘造成 T_4 和 T_3 合成分泌减少时，T_4 和 T_3 对腺垂体的负反馈作用减弱，使 TSH 分泌量增多，TSH 刺激甲状腺细胞增生肥大，导致甲状腺肿大，临床上称为地方性甲状腺肿或单纯性甲状腺肿。

（三）甲状腺的自身调节

在 TSH 浓度不变或完全缺乏时，甲状腺能根据血碘水平来调节自身摄碘及合成甲状腺激素的能力。当碘供应不足时，甲状腺对碘的转运机制加强，以保证 T_4、T_3 合成与释放不致减少。而当碘的供应增多时，最初 T_4、T_3 合成有所增加，但当碘的供应超过一定限度时，T_4、T_3 的合成与释放将减少。甲状腺对碘供应量的适应性改变称为自身调节。与下丘脑 - 腺垂体 - 甲状腺轴的调节相比，自身调节的范围较小，且速度缓慢。

临床上利用甲状腺的自身调节作用，在甲亢病人手术前口服碘剂，可使甲状腺的功能受到抑制，导致甲状腺变小、变硬且血流减少，抑制甲状腺激素的释放，以利于手术安全。

（四）自主神经对甲状腺活动的调节

甲状腺受交感神经和副交感神经的双重支配。电刺激交感神经可使甲状腺激素合成与分泌增加；电刺激副交感神经则使甲状腺激素的分泌减少。

总之，甲状腺功能的调节机制包括下丘脑－腺垂体－甲状腺轴的调节、甲状腺激素的负反馈调节和甲状腺的自身调节，它们的主要作用是使血中的甲状腺激素的浓度维持相对稳定。而自主神经对甲状腺活动的调节，主要作用是使甲状腺激素的分泌适应各种内外环境的急剧变化，由此确保无论在安静状态还是在紧急状态，甲状腺激素的分泌都能适应机体内、外环境变化的需求。

第四节　肾上腺

肾上腺位于肾脏的上方，重约 8～10g，分为皮质和髓质两部分，两者在发生、结构与功能等方面都不同，因而实质上是两个独立的内分泌腺。肾上腺皮质的功能受下丘脑和腺垂体的调节，形成下丘脑－腺垂体－肾上腺皮质轴；肾上腺髓质受交感神经节前纤维的支配，构成交感－肾上腺髓质系统。

一、肾上腺皮质

肾上腺皮质起源于中胚层，约占肾上腺体积的 80%，由外向内可分为球状带、束状带和网状带。球状带分泌的激素主要参与体内水盐代谢的调节，故称为盐皮质激素（mineralocorticoid），主要有醛固酮和脱氧皮质酮。束状带分泌糖皮质激素（glucocorticoid），因为最早发现它有生糖作用，而实际上这类激素的生理作用是非常广泛的。网状带主要分泌性激素（gonadal hormones），以雄性激素为主，也有少量雌激素。

肾上腺皮质激素属类固醇类激素，其化学结构的核心是环戊烷多氢菲。由于结构上类似，各激素的生物活性有一定的交叉性。

（一）糖皮质激素的生理作用

人体糖皮质激素以皮质醇（cortisol）分泌量最大（200mg/d），作用最强，几乎对全身所有细胞均有作用。

1. 调节物质代谢

（1）糖代谢：皮质醇是调节糖代谢的重要激素之一。一方面，皮质醇能诱导肝脏内氨基酸异生葡萄糖的酶系，同时减少外周组织对氨基酸的利用，增加血浆中氨基酸的浓度，促进氨基酸进入肝细胞转变成葡萄糖。糖异生增强，导致血糖升高，糖原增多。另一方面，皮质醇又降低肌肉和脂肪组织对胰岛素的敏感性，使葡萄糖的利用减少，导致血糖升高。糖皮质激素分泌不足时，出现血糖降低，肝糖元减少；分泌过多则血糖升高，甚至出现糖尿，由此引起的糖尿称肾上腺糖尿。

（2）蛋白质代谢：皮质醇促进肝外组织，特别是肌肉组织的蛋白质分解，抑制肝外组织对氨基酸的摄取，减少蛋白质合成。加速氨基酸入肝，成为糖异生的原料。因此，皮质醇分泌过多常引起生长停滞、肌肉消瘦、皮肤变薄、骨质疏松、淋巴组织萎缩及创口愈合延迟等现象。

（3）脂肪代谢：皮质醇促进脂肪分解，增强脂肪酸在肝内氧化过程，有利于糖异生作用。糖皮质激素对身体不同部位的脂肪作用不同，四肢脂肪组织分解增强，而腹、面、肩及背有脂肪合成有所增加，肾上腺皮质功能亢进时，可以呈现面圆、背厚、躯干部发胖而四肢消瘦的特殊体形，称为满月脸、水牛背和"向心性肥胖"。

现将糖皮质激素对三大营养物质代谢的作用归纳如下（图11-8）。

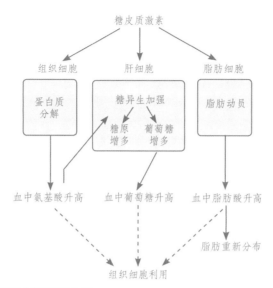

图 11-8 糖皮质激素对三大营养物质代谢的作用
──▶表示促进；- -▶表示抑制

（4）水盐代谢：皮质醇有弱的排钾保钠作用，这种作用仅为醛固酮的1/500。还可降低肾小球入球小动脉的阻力，增加肾小球血浆流量而使肾小球滤过率增加，有利于水的排出。而且，皮质醇还可通过抑制抗利尿激素的分泌来调节肾脏对水的重吸收。如肾上腺皮质功能减退的病人常有水排出障碍，严重时可出现"水中毒"，此时若补充适量的糖皮质激素症状可获得纠正，而补充盐皮质激素却无效。

2．**参与应激反应**　当人体突然受到创伤、手术、寒冷、饥饿、疼痛、感染、紧张、焦虑和惊恐等不同的有害刺激时，血液中促肾上腺皮质激素（adrenocorticotropic hormone，ACTH）的浓度急剧增高，几分钟内糖皮质激素的分泌也大量增加，这种现象称为应激反应（stress）。引起应激反应的刺激，称为应激原。事实上，在应激反应中，除了促肾上腺皮质激素、糖皮质激素分泌增加外，其他许多激素如生长素、催乳素、抗利尿激素和醛固酮等分泌亦增加，交感－肾上腺髓质系统的活动也大大增强，血中儿茶酚胺含量也相应增加，说明应激反应是多种激素参与的一种非特异性全身反应。许多实验表明，在应激反应中，人体主要靠促肾上腺皮质激素和糖皮质激素的增加来度过"难关"。例如，切除肾上腺髓质的动物可以抵抗应激刺激而不产生严重后果。而切除肾上腺皮质的动物，给予维持量的糖皮质激素，在安静环境中，动物可正常生存，一旦遭受上述有害刺激时则易于死亡。因此，糖皮质激素具有抵抗有害刺激伤害的作用，是维持生存必需的激素。

3．**对其他组织器官的作用**

（1）血细胞：皮质醇能刺激骨髓造血功能，使血液中红细胞和血小板的数量增多。同时它能促使附着在小血管壁的粒细胞进入血液循环，使血液中的中性粒细胞增多。皮质醇同时能抑制胸腺和淋巴组织细胞的有丝分裂，使淋巴细胞生成减少，使血中的淋巴细胞数量减少，还能抑制T淋巴细胞产生白细胞介素－2（IL-2）。皮质醇对巨噬细胞系统吞噬和分解嗜酸性粒细胞的活动有增强作用，使血中嗜酸性粒细胞的数量减少。

（2）心血管系统：糖皮质激素对维持正常血压是必需的。糖皮质激素可增加血管平滑肌细胞上儿茶酚胺受体数量和调节受体介导的信息传递过程，提高血管平滑肌对儿茶酚胺的敏感性（允许作用），增强血管平滑肌的紧张性；抑制具有舒血管作用的前列腺素的合成；降低毛细血管壁通透性，减少血浆滤过，有利于维持血容量；对离体心脏有强心作用。因此，当肾上腺皮质功能低下时，毛细血管扩张，通透性增大，血压下降。

（3）神经系统：糖皮质激素可提高中枢神经系统的兴奋性。作为药物使用时，小剂量时可引起欣快感，大剂量时则引起思维不集中、烦躁不安和失眠等。

（4）消化系统：糖皮质激素能增加胃酸和胃蛋白酶的分泌，并使胃黏膜的保护和修复机能减弱，因此，长期大量服用糖皮质激素，可诱发或加剧胃溃疡，应予以注意。

糖皮质激素除上述作用外，还能抑制纤维细胞增生和胶原合成，使皮肤变薄，血管脆性增加；促进胎儿肺泡的发育及肺表面活性物质的生成；增强骨骼肌的收缩力；提高胃腺细胞对迷走神经及促胃液素的反应性，增加胃酸及胃蛋白酶原的分泌；抑制骨的形成而促进其分解等。大剂量的糖皮质激素及其类似物，还具有抗炎、抗过敏、抗毒和抗休克等作用。

（二）糖皮质激素分泌的调节

糖皮质激素分泌可表现为基础分泌和应激分泌两种情况，基础分泌指在正常生理状态下的分泌，应激分泌是在指应激刺激时机体发生适应性反应时的分泌，两者均受下丘脑－垂体－肾上腺皮质轴的调节。

1. 下丘脑促肾上腺皮质激素释放激素（CRH）的作用　下丘脑分泌的 CRH 通过垂体门脉系统作用于腺垂体，促进促肾上腺皮质激素（ACTH）的合成和释放，影响糖皮质激素的分泌。分泌 CRH 的细胞主要位于下丘脑的室旁核，室旁核又接受边缘系统和低位脑干广泛纤维联系。可见，下丘脑 CRH 神经元可把许多脑区的神经信息转变成激素信息。人体处于应激状态时，各种应激性刺激传入中枢神经系统，最后信息汇集于下丘脑，使下丘脑－腺垂体－肾上腺皮质轴的活动加强，血中 ACTH 和糖皮质激素水平明显升高。

2. 腺垂体促肾上腺皮质激素（ACTH）的作用　肾上腺皮质直接受腺垂体释放的 ACTH 的调节。它能促进糖皮质激素的合成和释放，也能促进束状带和网状带的生长发育，因此，当腺垂体功能低下时，ACTH 分泌减少，肾上腺皮质网状带和束状带萎缩。正常情况下，腺垂体每天分泌一定量的 ACTH，以维持糖皮质激素的基础分泌。ACTH 的分泌呈日周期节律波动。入睡后 ACTH 分泌逐渐减少，午夜最低，以后逐渐增多，至觉醒起床前达到高峰，白天维持在较低水平。ACTH 分泌的周期波动使血中的糖皮质激素水平发生相应变动。这种波动与睡眠中低水平血糖的维持、觉醒后高水平血糖（供能物质）需求相适应。早晨 ACTH 和糖皮质激素分泌的高峰，为新的一天机体活动提供足够的能量。

3. 糖皮质激素的负反馈控制　当血液中糖皮质激素浓度升高时，通过反馈作用既可抑制腺垂体 ACTH 的分泌，又可作用于下丘脑使 CRH 分泌减少。此外，血中 ACTH 的升高还可通过反馈作用抑制 CRH 的释放。临床上长期大剂量使用糖皮质激素的病人，由于血中外源性糖皮质激素浓度增高，可因反馈抑制腺垂体分泌 ACTH 而致使肾上腺皮质逐渐萎缩，功能减退，内源性糖皮质激素分泌减少。若此时突然停药，可引起急性肾上腺功能不全的危险。因此，须在停药前一段时间内逐渐减量，最好在用药期间间断补充 ACTH，以免肾上腺皮质萎缩，引起严重后果。糖皮质激素的分泌调节如下（图 11-9）。

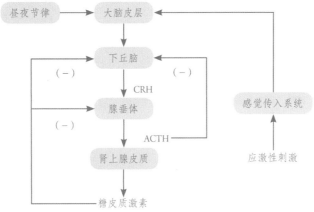

图 11-9　糖皮质激素分泌调节示意图
CRH: 促肾上腺皮质激素释放激素；ACTH: 促肾上腺皮质激素
→ 表示促进；（－）表示抑制

总之，糖皮质激素是维持生命活动的重要激素，其分泌直接受 ACTH 的调节，而 ACTH 的分泌又取决于 CRH 和血中糖皮质激素的浓度。正常情况下，下丘脑 – 腺垂体 – 肾上腺皮质之间密切地联系，协调统一，既维持血中糖皮质激素浓度相对稳定，又保证在应激状态下发生适应性变化。

（三）肾上腺雄激素的作用

肾上腺雄激素（adrenal androgens）主要有脱氢表雄酮、雄烯二酮等。此激素生物学活性很弱，主要在外周组织转化为活性更强的形式而产生效应。

肾上腺雄激素对两性作用不同，对于性腺功能正常的男性作用甚微，但是如果过多，对男童却能引起性早熟、阴茎增大和第二性征过早出现。对于女性，肾上腺雄激素是体内雄激素的主要来源，在女性一生中都发挥作用，可促进女性腋毛和阴毛生长，维持性欲和性行为。分泌过量的女性可表现出痤疮、多毛和一些男性化的体征。

二、肾上腺髓质

肾上腺髓质起源于外胚层，其中的嗜铬细胞能合成并分泌肾上腺素（epinephrine，E）和去甲肾上腺素（norepinephrine，NE），两者都是儿茶酚胺的单胺类化合物，统称为儿茶酚胺。肾上腺髓质激素的合成与交感神经节后纤维合成去甲肾上腺素的过程基本一致，都是以酪氨酸为原料，在一系列酶的作用下生成的，不同的是嗜铬细胞的胞浆中含有大量的苯乙醇胺氮位甲基移位酶，可使去甲肾上腺素甲基化而成为肾上腺素。正常情况下，髓质中肾上腺素和去甲肾上腺素的比例约为 4∶1，但在不同情况下，分泌的比例会发生变化。血中的肾上腺素主要来自肾上腺髓质；而去甲肾上腺素主要由交感神经末梢释放，仅少量来自肾上腺髓质。

（一）髓质激素的生理作用

肾上腺素能受体分布十分广泛，故肾上腺素和去甲肾上腺素对机体各器官系统、组织的作用也十分复杂，其对各器官系统的作用已在相关章节中介绍，现列表总结如下（表 11-2）。下面重点介绍它们在代谢和应急反应中的作用。

1. 调节物质代谢　肾上腺素和去甲肾上腺素对代谢的调节可因对不同受体亲和力的差异而有所不同。对于糖代谢，肾上腺素主要促进肝糖原和肌糖原的分解，减少组织利用葡萄糖；去甲

表 11-2　肾上腺素与去甲肾上腺素的生理作用比较

器官	肾上腺素	去甲肾上腺素
心脏	心率增快，收缩力增强，心输出量增加	离体心率增加；在体心率减慢（压力感受性反射的作用）
血管	皮肤、胃肠、肾等血管收缩；冠状血管、骨骼肌血管舒张；总外周阻力稍减	全身血管广泛收缩，总外周阻力显著增加
动脉压	上升（主要因心输出量增加）	显著上升（主要因外周阻力增大）
支气管平滑肌	舒张	舒张，作用较弱
胃肠活动	抑制	抑制，作用较弱
代谢	血糖增高，血游离脂肪酸增多，产热作用增强	同肾上腺素，但作用弱
瞳孔	散大	散大

肾上腺素则主要促进糖异生，并使胰岛素分泌减少，结果均引起血糖升高。两者都能促进脂肪组织中的脂肪分解，增加组织耗氧量和产热量，升高基础代谢率。

2. **参与应急反应**　肾上腺髓质直接受交感神经节前纤维的支配，交感神经兴奋时，髓质激素分泌增多。肾上腺髓质激素的作用与交感神经兴奋时的效应相似，因此，把交感神经与肾上腺髓质在结构和功能上的这种联系，称为交感 – 肾上腺髓质系统（sympatho-adrenomedullary system）。当机体遭遇紧急情况时，如恐惧、焦虑、剧痛和失血等，这一系统的活动明显增强，肾上腺髓质激素大量分泌（可达基础分泌的 1000 倍），此时中枢神经系统兴奋性增高，使人体处于警觉状态，反应灵敏；心率加快，心肌收缩力增强，心输出量增多，血压升高，全身血液重新调配，以保证心、脑等重要器官的血液供应；呼吸加深加快，肺通气量增大；代谢增强，血糖升高等，这些都有利于人体克服环境因素急变所造成的"困难"。这种在紧急情况下，通过交感 – 肾上腺髓质系统活动增强，所发生的适应性变化称为应急反应（emergency reaction）。

"应急"与"应激"的概念不同，两者既有区别又有联系。引起"应急"反应的各种刺激实际上也是引起"应激"反应的刺激，但"应急"是交感 – 肾上腺髓质系统活动加强，使血液中肾上腺髓质激素浓度明显升高，从而充分调动机体贮备的潜能，提高"战斗力"，克服环境变化对机体造成的困难；"应激"是下丘脑 – 腺垂体 – 肾上腺皮质轴的活动加强，使血液中 ACTH 和糖皮质激素浓度明显升高，以增加机体对有害刺激的"耐受力"。两者相辅相成，共同提高机体抵抗病害的能力。

（二）髓质激素分泌的调节

1. **交感神经的作用**　肾上腺髓质接受交感神经节前纤维支配，交感神经兴奋时，末梢释放乙酰胆碱，通过肾上腺髓质嗜铬细胞上 N 型胆碱能受体，使肾上腺素和去甲肾上腺素分泌增加。肾上腺髓质实际上相当于交感神经的节后部分，但它是内分泌腺。这是一种典型的神经 – 体液调节模式。

2. **ACTH 的作用**　实验表明，ACTH 可通过糖皮质激素间接刺激肾上腺髓质使髓质激素合成增加，也可直接作用。肾上腺皮质的血液经髓质后才流回循环，这一解剖特点有利于糖皮质激素直接进入髓质，调节儿茶酚胺的合成。

3. **反馈作用**　当去甲肾上腺素合成达到一定量时，可抑制酪氨酸羟化酶，使去甲肾上腺素合成减少；肾上腺素过多时也能抑制苯乙醇胺氮位甲基移位酶，使肾上腺素合成减少。

第五节 胰 岛

胰岛是散在分布于胰腺外分泌细胞之间的许多内分泌细胞群的总称。人体约含 100 万 ~ 200 万个胰岛，占胰腺体积的 1%。胰岛内至少有五种功能不同的细胞：A 细胞约占胰岛细胞的 20%，分泌胰高血糖素（glucagon）；B 细胞占 60% ~ 75%，分泌胰岛素（insulin）；D 细胞占 5% ~ 10%，分泌生长抑素（somatostatin，SS）；其他细胞数量很少，D_1 细胞可能分泌血管活性肠肽（vasoactive intestinal polypeptide，VIP）；F 细胞分泌胰多肽。生长抑素最初是在下丘脑被发现和提纯的，它对生长素的合成和释放有抑制作用。目前认为，胰岛 D 细胞分泌的生长抑素并不进入血液循环，而是通过旁分泌抑制 B 细胞和 A 细胞的分泌。本节只介绍胰岛素和胰高血糖素。

一、胰岛素

胰岛素是由 51 个氨基酸组成的小分子蛋白质。分子量为 5.8kD，由二十一肽的 A 链和 30 肽的 B 链组成，两链之间借助于两个二硫键相连。常人空腹状态下血清胰岛素浓度为 35 ~ 145pmol/L，血液中胰岛素以与血浆蛋白结合和游离两种形式存在，只有游离的胰岛素才能发挥生物活性。胰岛素的半衰期为 5 ~ 6 分钟，主要在肝内失活，肾脏和肌肉组织也可以使其失活。1965 年，中国科学院生物化学研究所率先人工合成了具有高度生物学活性的牛胰岛素结晶。

（一）胰岛素的生理作用

胰岛素通过与靶细胞膜上的胰岛素受体结合后发挥作用。胰岛素受体是酪氨酸激酶受体家族成员，几乎分布于机体所有细胞，但不同细胞胰岛素受体的数量可有显著差异。胰岛素是全面促进物质合成代谢的重要激素之一，与其他激素共同作用，调节机体能源物质的贮存，促进人体生长。它的靶器官主要是肝脏、脂肪组织和骨骼肌。

1. 调节糖代谢 胰岛素一方面促进全身组织对葡萄糖的摄取和利用，加速肝糖原和肌糖原的合成，并促进葡萄糖转变为脂肪；另一方面还抑制糖原分解和糖异生，因而能使血糖降低。胰岛素分泌不足最明显的表现为血糖升高，当血糖超过肾糖阈时，即可出现糖尿。部分糖尿病病人使用适量胰岛素，可使血糖维持正常浓度，但如使用过量，则可引起低血糖，乃至发生低血糖性休克。

2. 调节脂肪代谢 胰岛素能促进葡萄糖进入脂肪细胞，促进脂肪的合成与贮存，同时抑制脂肪的分解。胰岛素缺乏可造成脂肪代谢紊乱，脂肪的贮存减少，分解加强，血脂升高，可引起动脉硬化，进而导致心血管和脑血管系统的严重疾患。与此同时，由于脂肪酸分解的增多，生成大量酮体，可导致酮症酸中毒，甚至昏迷。这是糖尿病人比较严重的一种并发症。

3. 调节蛋白质代谢 胰岛素一方面能促进细胞对氨基酸的摄取和蛋白质合成，另一方面抑制蛋白质的分解，因而有利于生长。但是，生长素促进蛋白质合成的作用，必须在有胰岛素存在的情况下才能表现出来，因此，对人体的生长来说，胰岛素也是不可缺少的激素之一。

4. 参与能量平衡调节 胰岛素是已知调节机体能量平衡的重要激素。当脂肪合成增加到一定程度时，脂肪组织可产生瘦素，刺激胰岛素分泌。两者可与其他有关的调制物共同作用于中枢神经系统，产生多种调节效应。胰岛素不仅通过下丘脑抑制摄食活动，还可提高交感神经系统的兴奋性，增强能量代谢率，提高器官活动水平，提高体温等方式，消耗多余的能量，维护整体能量平衡。

总之，胰岛素是促进合成代谢的重要激素，其最明显的效应是降低血糖。当胰岛素分泌不足时，不仅血糖升高，而且可发生一系列代谢方面的障碍。

（二）胰岛素分泌的调节

1.营养物质的调节　血糖浓度是调节胰岛素分泌的最重要因素。血糖升高可直接刺激 B 细胞，使胰岛素分泌增多，从而使血糖下降；血糖降低则可抑制胰岛素的分泌，促使血糖回升。血糖浓度对胰岛素分泌的负反馈作用是维持血中胰岛素以及血糖正常水平的重要机制。血浆中的氨基酸也能刺激胰岛素的释放，其中以精氨酸和赖氨酸作用最强。氨基酸刺激胰岛素的分泌与葡萄糖的刺激有协同作用，两者同时升高时，可使胰岛素的分泌大大增加。血中游离脂肪酸和酮体也有较弱的促进胰岛素分泌的作用。

2.激素的调节　促胃液素、促胰液素、缩胆囊素和抑胃肽等胃肠激素，对胰岛素的分泌都有一定促进作用。胃肠激素与胰岛素分泌之间的关系形成肠 – 胰岛轴，其生理意义在于当食物尚在肠道内时即可前馈性促进胰岛素的分泌，更好地维持血糖的稳定。胰高血糖素在胰岛内既可通过旁分泌直接刺激 B 细胞分泌胰岛素，入血后又可通过提高血糖浓度而间接促进胰岛素的分泌。此外，甲状腺激素、生长素、皮质醇、孕酮和雌激素等对胰岛素的分泌也有促进作用，肾上腺素、去甲肾上腺素和生长抑素等对胰岛素的分泌则有抑制作用。必须指出的是，上述任何一种促进胰岛素分泌的激素，长期大量分泌，或在临床上长期使用，都可能使胰岛 B 细胞衰竭而导致糖尿病，应予以注意。

3.神经调节　胰岛受迷走神经和交感神经支配。迷走神经兴奋时，既可直接促进胰岛素分泌，又可通过胃肠激素间接促进胰岛素分泌；交感神经兴奋，刺激 B 细胞膜上的 α 受体，抑制胰岛素的释放，虽然也可刺激 B 细胞膜上 β 受体而使胰岛素分泌增加，但一般以 α 受体介导的抑制效应为主。

○ **知识拓展**　　　高血糖与相关疾病

　　　　　　高血糖症是指病人血中葡萄糖含量长期持续高出正常水平，包括生理性高血糖和病理性高血糖。病理性高血糖常见于糖尿病。糖尿病是一组由遗传和环境相互作用，导致胰岛素分泌绝对和相对不足和（或）其生物作用受损而引起的代谢综合征。按其病因、机制、临床表现等主要分为两类：1 型糖尿病和 2 型糖尿病。1 型糖尿病以往通常被称为胰岛素依赖型糖尿病，是一种自身免疫性疾病，普遍认为其发病是在遗传易感性基础上，因感染或受毒性化学物质的影响，导致胰岛自身免疫性炎症。2 型糖尿病是由于胰岛素分泌不足及机体对胰岛素抵抗所引发。

　　　　　　病理性高血糖可引发多器官损害，导致眼、肾、神经、心脏、血管等组织、器官的慢性进行性病变，病情严重或合并应激时可发生急性严重代谢紊乱，如糖尿病酮症酸中毒、高血糖高渗状态。

二、胰高血糖素

人胰高血糖素是由 29 个氨基酸残基组成的直链多肽，分子量 3.5kD。其血浆浓度为 50～100ng/L，胰高血糖素在血浆中以游离形式存在（不与血浆蛋白结合），半衰期约 5～10 分钟，主要在肝脏和肾脏失活。

（一）胰高血糖素的生理作用

胰高血糖素的作用与胰岛素相反，是一种促进分解代谢的激素。胰高血糖素促进肝糖原分解，升高血糖；同时还可以促进氨基酸、短链脂肪酸、丙酮酸和乳酸等生成葡萄糖，从而也升高血糖。它还能活化脂肪中的脂肪酶，促进脂肪的分解和脂肪酸的氧化，使血液酮体增多。胰高血糖素对蛋白质也有促进分解和抑制合成的作用，因而组织蛋白质含量下降，同时能使氨基酸迅速进入肝细胞，脱去氨基，异生为糖。

胰高血糖素对胃肠道蠕动和分泌有较强的抑制作用，抑制胃酸、消化酶和胰液的分泌，此外还可减少胃黏膜的血流量。对心肌细胞产生正性作用，使心跳加快，心输出量增加，平均动脉压升高。

（二）胰高血糖素分泌的调节

胰高血糖素的分泌与胰岛素相同，也主要受血糖浓度的影响。

1. 血糖与氨基酸水平的调节　血糖降低时，胰高血糖素分泌增加；反之则分泌减少。饥饿可促使胰高血糖素分泌增多，以维持血糖水平，从而保证脑的能量供应。与注射葡萄糖效应相反，注射氨基酸或高蛋白餐后，胰高血糖素分泌会增多。

2. 激素的调节　胰岛素和生长抑素可通过旁分泌直接作用于 A 细胞，抑制其分泌，也可通过降低血糖浓度而间接地促进胰高血糖素的分泌；缩胆囊素和胃泌素可促进胰高血糖素的分泌，而促胰液素则抑制其分泌。口服氨基酸比静脉输入氨基酸对胰高血糖素分泌的刺激作用更明显，提示胃肠激素对胰高血糖素的分泌同样有影响，CCK 和促胃液素可增加胰高血糖素的分泌，而促胰液素可以抑制其分泌。

3. 神经调节　迷走神经兴奋抑制其分泌，交感神经兴奋促进其分泌。

血糖浓度相对稳定是机体内环境稳态的内容之一，也是各组织器官获得能源物质的重要保证。血糖浓度主要受胰岛素和胰高血糖素调节，在不同的生理状态下，它们在血中的浓度维持不同的比值，而血糖浓度又对它们的分泌有调节作用，这就构成一个闭合的自动反馈系统，使血糖浓度稳定于正常水平。

第六节　甲状旁腺和甲状腺 C 细胞

甲状旁腺分泌的甲状旁腺激素、甲状腺 C 细胞分泌的降钙素和由皮肤、肝、肾等器官联合作用而形成的胆钙化醇（维生素 D₃）是共同调节机体钙和磷稳态的三种基础激素，称为钙调节激素。此外，雌激素、生长素、胰岛素和甲状腺素等也参与钙磷代谢的调节。成人含钙量约 0.7 ~ 1.4kg，99% 存在于骨，1% 分布于软组织与体液中。成人含磷量约 0.6kg，85% 存在于骨。血液中钙磷水平的相对稳定，是多种激素共同调节，成骨与溶骨过程处于动态平衡的结果。

一、甲状旁腺激素

甲状旁腺位于甲状腺背面，一般有上下 2 对，总重约 120mg。腺体组织主要由主细胞和嗜酸细胞组成。甲状旁腺激素是由甲状旁腺主细胞分泌的 84 个氨基酸组成的直链多肽，分子量为 9.5kD。正常人血浆 PTH 浓度呈现日节律波动，清晨 6 时最高，以后逐渐降低，到下午 4 时达最低，以后又逐渐升高，范围在 10 ~ 50ng/L。PTH 半衰期为 20 ~ 30 分钟，主要在肝脏水解灭活，经肾脏随尿液排出体外。

（一）甲状旁腺素的生理作用

甲状旁腺激素作用是升高血钙和降低血磷，是体内调节钙磷代谢的重要激素。它的主要调节途径有：在骨组织刺激溶骨过程，促进骨钙、磷的释放；在肾脏促进钙的重吸收，抑制磷的重吸收，使尿磷排出增加；促进 1,25- 二羟维生素 D_3 的生成和小肠对钙磷的吸收（图 11-10）。

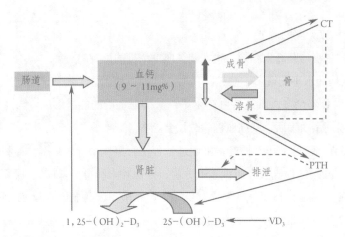

图 11-10　调节钙磷代谢激素的主要作用环节

CT: 降钙素；PTH: 甲状旁腺素；25-(OH)D_3: 25-羟维生素 D_3；1,25-(OH)$_2D_3$: 1,25-二羟维生素 D_3
→ 表示促进

1. **对骨的作用**　骨是体内最大的钙储存库，体内 99% 以上的钙主要以磷酸盐的形式储存于骨组织中。PTH 可动员骨钙入血，提高血钙浓度。PTH 的这一作用包含快速效应和延缓效应两个时相，两个效应相互补充，不但能保证机体对血钙的急需，而且能使血钙较长时间维持在一定水平。因此，PTH 分泌过多可增强溶骨过程，导致骨质疏松；而甲状腺手术时，如不慎误将甲状旁腺切除，将导致严重的低血钙，神经和肌肉的兴奋性异常增高，引起手足搐搦，甚至因呼吸肌痉挛而窒息致死。

2. **对肾的作用**　近端小管和髓袢对钙的重吸收比较恒定且对 PTH 不敏感，远端小管对 PTH 敏感，是调节钙离子重吸收的主要部位。PTH 促进远曲小管对钙的重吸收，减少钙由尿中排出的量，以维持血钙浓度。同时，PTH 可抑制肾小管对磷的重吸收，使尿磷增多，血磷减少。

PTH 对肾的另一重要作用是激活 1α- 羟化酶，此酶可促进 25- 维生素 D_3 转化成 1,25- 二羟维生素 D_3，进而间接促进小肠黏膜上皮细胞吸收钙和磷。

（二）甲状旁腺激素分泌的调节

1. **血钙浓度的反馈调节**　PTH 对血钙浓度非常敏感，血钙浓度下降 1 分钟，即可引起 PTH 分泌增加，长时间低血钙可使甲状旁腺腺体增生；反之，血钙浓度升高，则 PTH 分泌减少，腺体萎缩。这种负反馈调节作用是人体 PTH 分泌和血钙浓度维持于相对稳定水平的重要机制。

2. **其他因素的影响**　血磷浓度升高可以间接刺激 PTH 分泌；血镁浓度降低至 <0.4mmol/L 时，可抑制 PTH 分泌；儿茶酚胺与主细胞膜上的 β- 受体结合，通过 cAMP 介导，可促进 PTH 分泌。

二、降钙素

降钙素（calcitonin，CT）是由甲状腺 C 细胞分泌的 32 个氨基酸组成的肽类激素，分子量为 3.4kD，正常血清浓度为 10～20ng/L，血液中的 CT 半衰期不足 1 小时，主要在肾降解并排出。

（一）降钙素的生理作用

1. 对骨的作用 成骨与破骨细胞均含有降钙素受体。通过抑制破骨细胞的活动，减弱溶骨过程，同时增强成骨过程，使骨组织中钙磷沉积增加，而血液中钙磷水平降低。不过，在成年人，由于溶骨的过程所能提供的钙非常少，因此降钙素对血钙水平影响不大，但在儿童时期，骨更新速度快，破骨细胞每天可提供较多的钙进入血液，所以，CT 对儿童血钙的调节有重要作用。

2. 对肾的作用 CT 能抑制肾小管对钙、磷、钠、氯等离子的重吸收，进而促进这些离子的排泄，从而使血钙、血磷降低。

（二）降钙素的分泌调节

降钙素的分泌主要是受血钙浓度的负反馈性调节，血钙浓度升高时，CT 分泌增多，反之则分泌减少。CT 对血钙的调节作用启动较快，在 1 小时即可达到高峰，而 PTH 的调节则需要几个小时，PTH 可以部分或全部抵消 CT 的作用。

此外，进食和一些胃肠激素如促胃液素，促胰液素，胰高血糖素等都有促进 CT 分泌的作用。

第七节　其他内分泌腺

一、松果体

松果体位于丘脑后上部，有柄与丘脑相连，形似松果而得名。松果腺分泌的激素主要有两类：吲哚类和多肽类。前者以褪黑素（melatonin，MT）为代表，后者以 8- 精催产素（8-arginine vasotocin，AVT）为代表。

褪黑素的作用广泛，不仅抑制内分泌系统（性腺、甲状腺和肾上腺等）的活动，对生殖机能有显著影响，同时对衰老、免疫和生物节律都有重要的调节功能。切除幼年动物松果体的最突出表现是性早熟，性腺的重量增加，活动增强；甲状腺明显增大，摄取碘的能力明显增强，碘的更新率增加；肾上腺重量增加，血浆皮质醇含量升高，醛固酮含量也增加，并诱发实验性高血压。褪黑素既能直接清除自由基而延缓衰老，也可以调节机体的免疫功能而延缓衰老。褪黑素可以使紊乱的生物钟得以恢复或重建，也可以改善衰老时生物钟的不同步障碍。

褪黑素的分泌有明显的昼夜节律，白天分泌减少，夜晚分泌增加，峰值在凌晨 2 时。这可能与昼夜明光 - 暗光刺激以及交感神经活动有关。实验表明，刺激交感神经可使松果腺的活动增强，光照可抑制交感神经，使褪黑素合成减少。此外，褪黑素的分泌还有月、季、年周期节律，主要和生殖周期有关，如女性在排卵前夕血中褪黑素浓度最低，随后逐渐升高，至月经来潮时达顶峰，提示月经周期与松果体的活动节律可能有关。

二、胸　腺

胸腺位于胸腔前纵隔，形状和大小随年龄而异。胸腺为淋巴器官，兼有内分泌功能，能合成分泌多种肽类物质，如胸腺素（thymosin）、胸腺生长素（thymopoietin）等。胸腺素的主要作用是使淋巴干细胞成熟，并转变为具有免疫功能的 T 淋巴细胞；胸腺生长素有促进 T 细胞分化成胸腺依赖细胞和阻断神经肌肉传递的作用。人类胸腺于 14～16 岁时发育成熟，胸腺素于儿童期分泌活跃，青春期分泌增多，以后随性腺的活动后开始退化和萎缩，由结缔组织和脂肪填充，至老年期胸腺素水平最低。一般认为，免疫缺陷及老年期易患感染性疾病可能与此有关。

三、前列腺素

前列腺素（prostaglandin，PG）是一组重要的组织激素，PG 是由花生四烯酸转化而成，由一个环五烷和两条侧链构成的二十碳不饱和脂肪酸，其基本结构是前列腺烷酸，按结构差异，前列腺素分为 A→I 等九种主型和多种亚型。体内许多组织均可合成前列腺素。除 PGA_2 和 PGI_2 等少数可经血液循环产生作用外，其余大部分前列腺素不进入血液循环，因此，血液中前列腺素浓度很低。前列腺素在局部产生和释放，并在局部发挥作用，属于局部激素。

前列腺素的作用广泛而复杂，各种类型的前列腺素对不同组织、细胞的作用不同，例如，血小板产生的血栓烷（TXA_2），能使血小板聚集；而由血管内皮细胞产生的前列环素（PGI_2），则抑制血小板聚集。对非孕子宫，PGE 抑制其收缩，而 PGF 促进其收缩；但对妊娠子宫，两者都促进其收缩。PGE 对胃液分泌有很强的抑制作用；对支气管平滑肌，PGE 可引起舒张，而 PGF 则引起收缩，现将前列腺素的主要作用总结如下（表 11-3）。

表 11-3　前列腺素的主要作用

器官系统	主要作用
循环系统	收缩或者舒张血管平滑肌，促进或抑制血小板聚集
呼吸系统	收缩或者舒张气管平滑肌
消化系统	抑制胃腺分泌，促进小肠运动
泌尿系统	调节肾脏血流量，促进钠、水的排出
神经系统	调节神经递质的释放，影响下丘脑的体温调节，参与睡眠、疼痛与镇痛过程
内分泌系统	促进皮质醇的分泌，提高组织对激素的反应性，参与神经内分泌调节
生殖系统	提高精子的运动能力，参与调节月经、排卵和分娩等过程
防御系统	参与炎症反应
脂肪代谢	抑制脂肪分解

○ 知识拓展　　　　瘦素

瘦素（leptin）是由肥胖基因（ob gene）表达的蛋白质，人类循环血液中的瘦素是 146 肽，分子量为 16kD。瘦素主要由白色脂肪组织合成与分泌，褐色脂肪组织、胎盘、肌肉和胃黏膜也能少量合成。瘦素的分泌具有昼夜节律，夜间分泌水平高。影响瘦素分泌的主要因素是体内脂肪储量，摄食可引起血清瘦素水平升高，禁食则降低。

瘦素的作用主要为调节体内的脂肪储存量，维持机体的能量平衡。瘦素直接作用于脂肪细胞，抑制脂肪的合成，降低体内脂肪的储存量，动员脂肪，使脂肪储存的能量转化和释放，避免发生肥胖。瘦素主要作用于下丘脑弓状核，通过抑制神经肽Y神经元的活动，减少摄食量，参与摄食平衡调节的兴奋性因素抗衡。此外，瘦素还影响下丘脑－垂体－甲状腺轴、下丘脑－垂体－肾上腺轴和下丘脑－垂体－性腺轴的活动。

（李利生　王　然）

◇ 思考题

1. 正常情况下，甲状腺激素的分泌是如何维持相对稳定的？

2. 为什么缺碘可以引起甲状腺肿大？

3. 何谓应激刺激？简述在应激刺激下，肾上腺髓质和皮质激素分泌的调节及生理意义。

4. 简述胰岛素和胰高血糖素的相互作用。

第十二章
生　殖

生物体在生长发育成熟后，能够产生与自己相似的子代个体，这种功能称为生殖（reproduction）。生殖是维持种系繁殖和生物绵延的重要生命活动。高等动物的生殖过程包括两性生殖细胞的形成、交配、受精、着床、胚胎发育以及分娩等重要生理过程。人类的生殖是由男性生殖和女性生殖共同完成的。

第一节　男性生殖

男性的主性器官是睾丸（testis），附性器官包括附睾、输精管、精囊腺、射精管、前列腺、尿道球腺和阴茎等。睾丸既有生精功能，又有内分泌功能。

一、睾丸的生精功能

睾丸主要由曲细精管和间质细胞（leydig cells）组成。曲细精管是生成精子的部位，间质细胞具有合成和分泌雄激素的功能。

（一）精子的生成过程

睾丸曲细精管上皮由生精细胞（spermatogenic cell）和支持细胞（sertoli cell）构成。生精细胞发育成熟，即成为精子；支持细胞有支持和营养生精细胞的作用，为生精细胞的分化和发育提供相对稳定的微环境。原始的生精细胞为精原细胞，紧贴于曲细精管的基膜上，从青春期开始，精原细胞分阶段发育形成精子（sperm）。在曲细精管的管壁中，各种不同发育阶段的生精细胞是顺次排列的，由基膜至管腔，分别为精原细胞、初级精母细胞、次级精母细胞、早期精子细胞、晚期精子细胞、分化中的精子，精子发育成熟后，脱离支持细胞进入管腔，储存于附睾中。从精原细胞发育成为精子约需两个半月。

精子生成需要适宜的温度。阴囊内温度较腹腔内温度约低 2℃，适于精子的生成。若由于某种原因在胚胎发育期间，睾丸不降入阴囊而停留在腹腔内或腹股沟内，称为隐睾症。隐睾症病人，睾丸的温度较高，会影响精子的生成，是男性不育症的原因之一。另外，某些疾病、接触放射性物质、吸烟、酗酒、药物等可使精子活力降低、畸形率增加等，导致少精或无精。

（二）精子的运输和射精

新生的精子进入曲细精管的管腔后，本身并无运动能力，主要靠管壁上的肌样细胞的收缩以及管腔液的移动而被运送至附睾。精子在附睾内进一步成熟，并获得运动能力。附睾内可贮存少量的精子，大量的精子则贮存于输精管及其壶腹部。在性生活中，精子通过输精管的蠕动运送至尿道，与附睾、精囊腺、前列腺和尿道球腺的分泌物混合形成精液，在性高潮时排出体外。正常男子每次射出精液 3～6ml。每毫升精液约含 2000 万到 4 亿个精子，若少于 2000 万精子，不易使卵子受孕。

二、睾丸的内分泌功能

睾丸的间质细胞分泌雄激素（androgen），以睾酮为主；支持细胞主要分泌抑制素。

（一）雄激素

1. 雄激素的合成与代谢 雄激素是含 19 个碳原子的类固醇激素，主要有睾酮（testosterone，T）、双氢睾酮（dihydrotestosterone，DHT）、脱氢异雄酮和雄烯二酮。雄激素的活性以 DHT 最强，其次为睾酮，其余的均很弱。

在间质细胞内，胆固醇经羟化、侧链裂解形成孕烯醇酮，再经 17- 羟化并脱去侧链形成雄烯二酮，雄烯二酮再转化为睾酮。睾酮在某些靶器官（如附睾和前列腺）内，被 5α- 还原酶还原为双氢睾酮，再与靶细胞内的受体结合而发挥作用。正常男性在 20～50 岁，血浆睾酮浓度为 22.7±4.3nmol/L，有昼夜周期性波动。早晨醒来时最高，傍晚最低，但波动范围较小。50 岁以后随年龄增长，睾酮的分泌量逐渐减少。

血液中 98% 的睾酮与血浆蛋白结合，只有 2% 是游离的。在血浆中，一部分睾酮（约 65%）与性激素结合蛋白结合，而另一部分（约 33%）与白蛋白结合，结合状态的睾酮可以转变为游离状态，只有游离的睾酮才有生物活性。血液中少量的睾酮可在芳香化酶的作用下转变为雌二醇，大部分睾酮主要在肝内被灭活，转化为 17- 酮类固醇由尿排出，少量经粪便排出。

2. 睾酮的主要生理作用

（1）促进男性附属性器官的发育：睾酮能刺激阴茎、阴囊、尿道、前列腺等附性器官的生长发育，并维持它们处于成熟状态。

（2）刺激男性副性征的出现：在青春期后，男性的外表开始出现一系列区别于女性的特征，称为男性副性征或第二性征。主要表现为胡须生长、嗓音低沉、喉结突出、汗腺和皮脂腺分泌增多、腹部和胸部毛发生长、骨骼粗壮、肌肉发达等，这些都是在睾酮刺激下产生并依靠它维持的。

（3）维持生精作用：睾酮自间质细胞分泌后，进入曲细精管，直接或转变成双氢睾酮后与生精细胞相应的受体结合，促进精子的生成。支持细胞分泌的雄激素结合蛋白（androgen-binding protein，ABP）可与雄激素结合，为生精细胞提供高浓度的雄激素环境。

（4）对代谢的影响：睾酮对人体代谢过程的影响，主要是促进合成代谢。①促进蛋白质的合成，特别是肌肉和生殖器官的蛋白质合成；②参与水、电解质代谢的调节，有利于水和钠等电解质在体内的适度潴留；③促进骨骼生长与钙、磷沉积；④直接刺激骨髓，促进红细胞的生成，使体内红细胞增多。男性在青春期，由于睾酮与腺垂体分泌生长激素的协同作用，会使身体出现一次显著的生长过程。

（5）维持正常的性欲。

（二）抑制素

抑制素（inhibin）是睾丸支持细胞分泌的糖蛋白激素，由 α 和 β 两个亚单位组成。生理剂量的抑制素对腺垂体卵泡刺激素（follide-stimulating hormone，FSH）的合成和分泌有很强的抑制作用，而对黄体生成素（luteinizing hormone，LH）的分泌却无明显的影响。此外，在性腺还存在由抑制素两个 β 亚单位组成的二聚体，称为激活素（activin），其作用与抑制素相反，可促进腺垂体分泌 FSH。

三、睾丸功能的调节

睾丸的生精和内分泌功能均受到下丘脑 - 腺垂体的调节，而睾丸分泌的激素又能反馈调节下丘脑 - 腺垂体的分泌活动，它们在功能上互相联系，互相影响，称为下丘脑 - 腺垂体 - 睾丸轴（hypothalamus-adenohypophysis-testes axis）。此外，睾丸还存在复杂的局部调节机制。

（一）下丘脑－腺垂体对睾丸活动的调节

下丘脑通过释放促性腺激素释放激素（gonadotropin releasing hormone，GnRH），调控腺垂体合成和分泌 LH 和 FSH，影响睾丸的功能。LH 主要作用于间质细胞，FSH 主要作用于生精细胞和支持细胞。

1. 腺垂体对睾酮分泌的调控　LH 促进间质细胞合成与分泌睾酮，所以 LH 又称间质细胞刺激素（interstitial cell stimulating hormone，ICSH）。LH 与间质细胞膜上的 LH 受体结合后，激活腺苷酸环化酶，使细胞内 cAMP 增加，进而激活依赖 cAMP 的蛋白激酶信号转导系统，促进胆固醇进入线粒体，从而加速睾酮的合成。

2. 腺垂体对精子生成的调控　LH 与 FSH 对生精过程都有调节作用。LH 的作用是通过刺激间质细胞分泌睾酮而间接实现的。FSH 与支持细胞上的 FSH 受体结合后，经 cAMP- 蛋白激酶系统，促进支持细胞上蛋白质的合成，这些蛋白质中，可能有启动精子生成的成分。大鼠实验表明，如果生精过程已经开始，只要给予适量的睾酮，生精过程便可维持；如果生精过程尚未开始，或因某种原因中断，仅有睾酮则难以使生精过程启动或恢复，该过程必须有 FSH 的启动。可见，FSH 对生精过程有始动作用，而睾酮则有维持生精的作用。

（二）睾丸激素对下丘脑－腺垂体的反馈调节

血中睾酮达到一定浓度后，便可作用于下丘脑和腺垂体，抑制 GnRH 和 LH 的分泌，产生负反馈调节作用，使血中睾酮稳定在一定水平。FSH 能刺激支持细胞分泌抑制素，后者对腺垂体 FSH 的分泌有负反馈作用（图 12-1）。

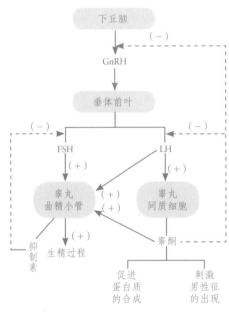

图 12-1　睾丸功能的调节示意图
（＋）：促进，（－）：抑制

○ **知识拓展**　　　下丘脑－垂体功能单位与睾丸功能

1921 年有人就发现，损伤狗的下丘脑可引起其睾丸的萎缩。此后又发现，下丘脑患病者，会出现睾丸萎缩和功能丧失等现象，说明下丘脑对睾丸的发育和正常功能起调节作用。

实验条件下切除成年雄性动物的脑垂体后，睾丸萎缩、变小、变软，某些动物的睾丸还退回到腹腔，附性器官完全萎缩；同时，睾丸的生精过程停止，生精细胞和间质细胞的数目均明显减少，并呈现退行性变，睾酮的分泌也受到抑制。这些实验说明脑垂体对睾丸功能的维持至关重要。可见，睾丸的精子生成和内分泌功能有赖于下丘脑－腺垂体－睾丸轴系统。

（三）睾丸内的局部调节

在睾丸内的支持细胞与生精细胞之间、间质细胞与支持细胞之间，还存在着错综复杂的局部调节机制。例如，FSH 可激活支持细胞内的芳香化酶，促进睾酮转变为雌二醇，它可降低腺垂体对 GnRH 的反应性，并能直接抑制间质细胞睾酮的合成。此外，睾丸可产生多种肽类、GnRH、IGF 及白细胞介素等，这些物质可能以旁分泌或自分泌的方式，在局部调节睾丸的功能。

第二节　女性生殖

女性的主性器官是卵巢（ovary），附性器官包括子宫、阴道、输卵管和外生殖器等。女性生殖功能主要包括卵巢的生卵作用、内分泌功能、妊娠与分娩等。

一、卵巢的生卵功能

卵巢的生卵功能是成熟女性最基本的生殖功能。女性在生育年龄，卵泡的生长发育、排卵与黄体形成呈现周期性变化，每月一次，周而复始，称为卵巢周期（ovarian cycle），一般分为卵泡期、排卵期和黄体期三个阶段。

（一）卵泡的发育过程

卵巢内存在大量处于不同发育阶段的卵泡（follicle）。卵泡由卵母细胞（oocyte）和卵泡细胞（follicular cell）组成。出生时，两侧卵巢中约有 200 万个原始卵泡（primordial follicle），青春期减至30 万～40 万个。自青春期起，一般每月有 15～20 个卵泡开始生长发育，但通常只有 1 个卵泡发育成优势卵泡并成熟，排出其中的卵细胞，其余的卵泡则退化闭锁。在女性一生中，只有约400～500 个卵泡可发育成熟并排卵。

原始卵泡是由一个初级卵母细胞和包围它的单层卵泡细胞构成。随着卵泡的发育，卵母细胞逐渐增大，卵泡细胞不断增殖，由单层变为多层的颗粒细胞（granulosa cell），出现卵泡细胞腔和卵泡液。原始卵泡中的初级卵母细胞一直停留在减数分裂前期，直到卵泡排卵前完成第一次成熟分裂。原始卵泡经历初级卵泡、次级卵泡两个发育阶段，最后才成为成熟卵泡（图 12-2）。

（二）排卵与黄体的形成

成熟卵泡壁发生破裂，卵细胞、透明带、放射冠随及卵泡液一起排入腹腔，称为排卵（ovulation）。排卵多发生在两次月经中间，卵子可由两侧卵巢轮流排出，或由一侧卵巢连续排出。排卵后，残余的卵泡壁内陷，血管破裂，血液进入腔内凝固，形成血体。血液被吸收后，卵泡的

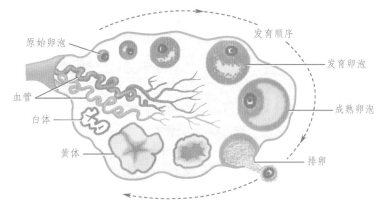

図 12-2　卵泡发育示意图

内膜细胞和颗粒细胞迅速增殖，血体转变为一个外观呈黄色的内分泌细胞团，故称为黄体（corpus luteum）。在 LH 作用下，黄体细胞分泌大量的雌激素和孕激素。

二、卵巢的内分泌功能

卵巢主要合成并分泌雌激素和孕激素。雌激素有三种：雌二醇（estradiol，E_2）、雌酮（estrone）和雌三醇（estriol，E_3），均属于类固醇激素。其中雌二醇的分泌量最大，活性最强。雌酮的生物活性仅为雌二醇的 10%，雌三醇的活性最低。孕激素主要为孕酮（progesterone）。另外，卵巢还能分泌抑制素和少量的雄激素。

（一）雌激素和孕激素的合成与代谢

卵巢性激素的生物合成是以胆固醇为原料，首先合成孕烯醇酮，再经不同的转化途径合成雄激素、雌激素和孕激素。卵巢在排卵前由卵泡分泌雌激素，在排卵后由黄体分泌孕激素和雌激素。一般认为，卵泡的内膜细胞和颗粒细胞共同参与雌激素的合成。内膜细胞在 LH 的作用下产生雄激素（雄烯二酮和睾酮），通过扩散转运至颗粒细胞，在 FSH 作用下增强颗粒细胞内芳香化酶的活动，将雄烯二酮转变为雌酮，睾酮转变为雌二醇。这种由卵泡内膜细胞生成雄激素，再由颗粒细胞将雄激素转变为雌激素，称为雌激素合成的双重细胞学说。

在月经周期中，血中雌激素和孕激素呈周期性波动。雌激素浓度随卵泡的发育而升高，在排卵前一周左右，卵泡分泌的雌激素明显增多，血中的含量迅速上升，至排卵前一天达顶峰，旋即下降，而在黄体期，雌激素浓度再次升高。所以，在月经周期中，雌激素浓度形成两次高峰，但黄体期的雌激素高峰较卵泡期低。血中孕激素浓度在卵泡期一直很低，排卵后随着黄体的形成和发育，在排卵后 5～10 天出现高峰，以后降低。

血中雌、孕激素主要以结合型的形式存在，少量为游离型。雌二醇和孕酮主要在肝中降解，分别生成雌三醇和孕二醇。这些代谢产物以葡萄糖醛酸盐或硫酸盐的形式，随尿液和粪便排出体外。

（二）雌激素的生理作用

雌激素（estrogen）主要促进女性生殖器官的发育、副性征的出现和维持，以及对新陈代谢的影响。

1. **对生殖器官的作用**　①雌激素可协同 FSH 促进卵泡发育，诱导排卵前 LH 峰的出现，从而促进排卵；②促使输卵管上皮细胞增生，增强输卵管的分泌和运动，有利于精子和卵子的运行；③促进子宫发育，使子宫内膜发生增生期的变化，子宫颈分泌大量清亮、稀薄的黏液，其中的黏蛋白纵行排列，有利于精子的穿行。雌激素也促进子宫肌的增生，使子宫肌收缩力增强。分娩前，雌激素能增强子宫肌的兴奋性，提高子宫肌对催产素的敏感性；④使阴道上皮细胞增生，糖原含量增加，表浅细胞角化，黏膜增厚并出现皱褶。糖原分解产物使阴道呈酸性（pH4 ~ 5），有利于阴道乳酸杆菌的生长，防止其他微生物繁殖，因此雌激素能增强阴道的抵抗力。

2．对乳腺和副性征的影响　雌激素刺激乳腺导管和结缔组织增生，促进乳腺发育、乳房增大，长出阴毛和腋毛、体态丰满、声音尖细、骨盆宽大、臀部肥厚等女性特有的体貌特征。

3．对代谢的作用　雌激素对新陈代谢的作用比较广泛，主要有：①促进蛋白质合成，特别是促进生殖器官的细胞增殖与分化，增强转录过程，加速蛋白质合成，促进生长发育；②影响钙和磷的代谢，刺激成骨细胞的活动，加速骨骼的生长，同时也促进骨骺的愈合。因此，在青春期早期女孩的生长一般较男孩快，但最终身高矮于男性；③雌激素可促进肾对钠和水的重吸收，导致体内钠和水的潴留；④可降低血胆固醇和β脂蛋白含量，因此雌激素是抗动脉硬化的重要因素之一。

（三）孕激素的生理作用

孕激素主要作用于子宫内膜和子宫肌，适应受精卵着床和维持妊娠。由于孕酮受体含量受雌激素调节，所以孕酮的绝大部分作用都必须在雌激素作用的基础上才能发挥。

1．维持妊娠　孕激素刺激子宫内膜分泌受精卵所需的营养物质，能降低子宫肌的兴奋性和对各种刺激的敏感性，从而使子宫处于安静状态，抑制母体的免疫反应，防止对胎儿排斥反应的发生。

2．对子宫的作用　孕激素促使增生期的子宫内膜进一步增厚，呈现分泌期的改变，为受精卵着床做好准备。另外，孕激素还可减少子宫颈黏液的分泌量，使黏液变稠，不利于精子的穿透，抑制输卵管节律性收缩。

3．对乳腺的作用　在雌激素作用的基础上，孕激素主要促进乳腺腺泡的发育，为分娩后泌乳做好准备。

4．产热作用　女性基础体温在卵泡期较低，排卵前最低，而在排卵后升高0.5℃左右，并在黄体期一直维持在此水平。临床上常将这一基础体温的双相变化，作为判断排卵的标志之一。女性在绝经或卵巢切除后，这种双相的体温变化消失。

（四）雄激素的生理作用

女性体内有少量的雄激素，由卵泡内膜细胞和肾上腺皮质网状带细胞产生。适量的雄激素配合雌激素可刺激阴毛及腋毛的生长，并能增强女性的性欲，维持性快感。女性雄激素过多时，可引起男性化与多毛症。

三、卵巢功能的调节

（一）下丘脑–腺垂体对卵巢活动的调节

卵巢功能也受下丘脑–腺垂体调节，三者具有密切的功能联系，形成了下丘脑–腺垂体–卵巢轴（hypothalamus–adenohypophysis–ovaries axis）。

青春期后，下丘脑正中隆起脉冲式释放 GnRH，调节腺垂体 FSH 和 LH 的分泌。FSH 是卵泡生长发育的始动激素，而卵泡的最终成熟需要 FSH 和 LH 的共同调控。FSH 能增加颗粒细胞芳香化酶活性，促进雌激素的生成和分泌。FSH 还能使颗粒细胞上出现 LH 受体，与 LH 结合后可使颗粒细胞的形态及激素分泌能力向黄体细胞转化，形成黄体。排卵前 LH 分泌高峰能诱发成熟卵泡排卵，排卵后 LH 又可维持黄体细胞持续分泌孕激素。

（二）卵巢激素对下丘脑－腺垂体的反馈作用

下丘脑及腺垂体均存在雌、孕激素的受体。雌、孕激素可反馈性地调节下丘脑和腺垂体激素的分泌，这种反馈作用既有负反馈，又有正反馈，作用性质主要取决于血浆中雌激素的浓度。孕激素对下丘脑和腺垂体主要起负反馈调节作用。雌激素的反馈调节方式相对复杂，在黄体期，血液内中等浓度的雌激素以负反馈的方式抑制下丘脑 GnRH 的释放；而在卵泡成熟期，血液中雌激素处于长时间高水平时，可促进 GnRH 的释放，引起排卵前 LH 和 FSH 释放，以血中 LH 浓度增加最明显，形成 LH 峰（LH surge）（图 12-3）。雌激素这种促进 LH 大量分泌的作用，称为雌激素的正反馈效应。在月经周期的大部分时间内，卵巢激素可反馈抑制促性腺激素的分泌。故当卵巢切除或卵巢功能低下及绝经后，体内性激素水平下降，而 LH 和 FSH 水平则明显升高。

四、月经周期

（一）月经周期的概念

女性自青春期起，随着卵巢功能的周期性变化，在卵巢激素的作用下，子宫内膜发生周期性脱落，产生出血现象，称为月经（menstruation）。因此，女性卵巢周期在子宫表现为子宫周期，也称为月经周期（menstrual cycle）。

月经周期的长短因人而异，成年妇女平均为 28 天，在 20～40 天范围内均属正常。但每个女性自身的月经周期是相对稳定的。通常，我国女性成长到 12～14 岁左右出现第一次月经，称为初潮。初潮后的一段时间内，月经周期可能不规律，一般 1～2 年后逐渐规律起来，持续整个性成熟期。至 50 岁左右，月经停止，称为绝经（menopause）。

（二）月经周期中卵巢和子宫内膜的变化

月经周期中卵巢和子宫内膜都出现一系列形态和功能的变化。根据子宫内膜的变化，可将月经周期分为三期：

1. **月经期**　月经周期的第 1～5 天，从月经开始至出血停止，称为月经期（menstrual phase），相当于卵泡期早期。本期的主要特点是子宫内膜脱落、阴道流血。由于排出的卵子未受精，黄体于排卵后 8～10 天开始退化、萎缩，孕激素、雌激素分泌迅速减少。子宫内膜由于失去了雌、孕激素的支持，使内膜血管痉挛，导致内膜缺血、坏死、脱落和出血，即月经来潮。

月经期出血量为 50～100ml，月经血呈暗红色，除血液外，还有子宫内膜的碎片、宫颈黏液及脱落的阴道上皮细胞。因子宫内膜组织中含有丰富的纤溶酶原激活物，使经血中的纤溶酶原被激活成纤溶酶，降解纤维蛋白，故月经血不凝固。月经期内，子宫内膜脱落形成的创面容易感染，应注意保持外阴清洁，并避免剧烈运动。

2. **增生期**　月经周期的第 6～14 天（一般以月经开始的第 1 天算为月经周期的第 1 天），从月经停止之日起到卵巢排卵之日止，这段时间称为增生期（proliferative phase），相当于卵泡期晚期。本期的主要特点是子宫内膜显著地增生。此期内，卵巢中的卵泡处于发育和成熟阶段，并不断分泌雌激素。雌激素促使月经后的子宫内膜修复增殖，其中的血管、腺体增生，但腺体尚不分泌。此期末卵巢中的卵泡发育成熟并排卵（图 12-3）。

3. **分泌期**　月经周期的第 15～28 天，从排卵日起到月经到来日止，称为分泌期（secretory phase），相当于黄体期或排卵后期。本期的主要特点是子宫内膜的腺体出现分泌现象。在此期内，排卵后的残留卵泡细胞增殖形成黄体，分泌雌激素和大量孕激素。这两种激素，特别是孕激素能促使子宫内膜进一步增生变厚，血管扩张充血，腺体增大，腺细胞的胞质出现许多颗粒，内膜呈现高度分泌状态（图12-3）。子宫内膜变得松软并富含营养物质，子宫平滑肌相对静止，为胚泡着床和发育做好准备。

如果排出的卵子受精，月经黄体则不退化而生长发育形成妊娠黄体，继续分泌孕激素和雌激素，子宫内膜继续增厚形成蜕膜，月经不再来潮，月经周期停止，进入妊娠状态。直至分娩以后，月经周期再逐渐恢复。

（三）月经周期形成的机制

在月经周期的形成过程中，子宫内膜的周期性变化是由卵巢分泌的激素引起的。其中，增生期的变化是雌激素的作用所致，分泌期的变化是雌激素和孕激素共同作用的结果，月经期的出现则是由于子宫内膜失去雌激素和孕激素的支持所致。

1. **增生期的形成**　青春期前，下丘脑、腺垂体发育尚未成熟，GnRH分泌很少，腺垂体FSH、LH分泌极少，不足以引起卵巢和子宫内膜的周期性变化。随着青春期的到来，下丘脑发育

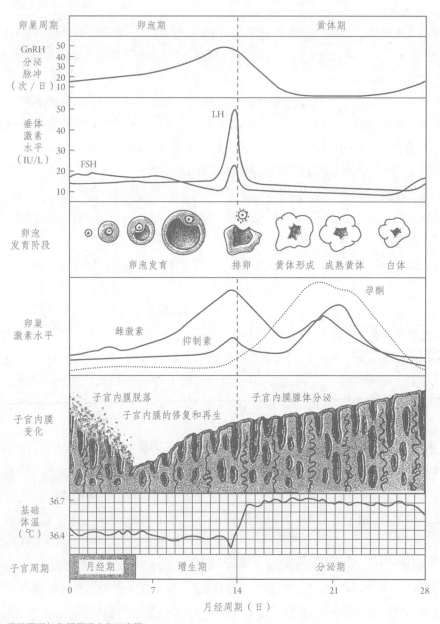

图12-3　月经周期与卵巢周期变化示意图

成熟，下丘脑分泌的 GnRH 增多，使腺垂体分泌 FSH 和 LH 也增多，FSH 促使卵泡生长发育成熟，并与 LH 配合，使卵泡分泌雌激素。在雌激素作用下子宫内膜发生增生期的变化。在增生期末，约相当于排卵前一天左右，雌激素在血中的浓度达到高峰，通过正反馈作用使 GnRH 分泌进一步增加，进而使 FSH 和 LH 分泌增加，尤其以 LH 分泌增加更为明显，形成 LH 高峰。在高浓度 LH 的作用下，引起已发育成熟的卵泡破裂排卵。

2. 分泌期和月经期的形成　卵泡排卵后，在 LH 作用下，其残余部分形成月经黄体，继续分泌雌激素和大量孕激素。这两种激素，特别是孕激素，使子宫内膜发生分泌期变化。随着黄体的不断增长，雌激素和孕激素的分泌也不断增加，到排卵后的 5～10 天血中的浓度达到高水平，通过负反馈作用使下丘脑和腺垂体受到抑制，导致 GnRH、FSH 和 LH 分泌减少。由于 LH 的减少，黄体开始退化、萎缩，故而雌激素和孕激素分泌减少。子宫内膜由于失去了这两种激素的支持，便脱落、出血，引起月经期的变化。

随着血中雌激素、孕激素浓度的降低，对下丘脑、腺垂体的抑制作用解除，腺垂体分泌 FSH 和 LH 逐渐增多，新的月经周期便又开始。

月经周期是较容易受社会和心理因素影响并对身体健康状况较敏感的一种生理过程。强烈的精神刺激、急剧的环境变化以及体内其他系统的严重疾病，都引起月经失调。妇女到 50 岁左右，卵巢功能退化，对腺垂体促性腺激素的反应性降低，卵泡停止发育，雌激素、孕激素分泌减少，子宫内膜不再呈现周期性变化，月经停止，进入绝经期。

○ **知识拓展**　　卵巢与女性的一生

　　　　卵巢是女性生殖系统的中心。从卵巢功能变化的角度，女性的一生从胚胎到老年可分为：胚胎胎儿期、新生儿期、儿童期、青春期、性成熟期、围绝经期和老年期。① 胚胎胎儿期：形成原始卵泡，数量约 600 万～700 万；② 新生儿期：卵巢处于幼稚状态，约有 200 万以上卵母细胞；③ 儿童期：卵母细胞继续退化，大量卵泡闭锁；④ 青春期：月经初潮是青春期到来的标志。卵巢功能逐渐成熟，身体增长明显，生殖器官和副性征进一步发育。月经初潮时，卵巢尚有 30 万～40 万卵母细胞；⑤ 性成熟期：也称育龄期。青春期后性功能成熟并有生育能力，历时约 30 年。卵巢周期性排卵并分泌性激素；⑥ 围绝经期：从性成熟期到老年期的过渡阶段。卵巢功能逐渐衰退并终止，卵母细胞数目明显减少到基本耗尽；⑦ 老年期：约 65 岁后进入老年期，卵巢功能消失，内分泌功能低落，各器官发生老化性改变。

第三节　妊娠与分娩

一、妊　娠

妊娠（pregnancy）是指在母体内胚胎的形成及胎儿的生长发育过程，包括受精、着床、妊娠的维持、胎儿的生长发育及分娩。卵子受精是妊娠的开始,胎儿及其附属物从母体娩出是妊娠的终止。妊娠全过程平均约280天,是一个非常复杂、变化极为协调的生理过程。

（一）受精

精子射出后经阴道、子宫颈、子宫腔到达输卵管,精子和卵子在输卵管壶腹部相遇。精子穿入卵细胞使两者互相融合,称为受精（fertilization）。

1. 精子的运行 射入阴道的精子在女性生殖道内运行的过程较为复杂,需要穿过子宫颈管和子宫腔,并沿输卵管运行相当长的一段距离,才能到达受精部位。精子运行的动力一方面依靠其自身尾部鞭毛的摆动,另一方面需借助于女性生殖道平滑肌的运动和输卵管纤毛的摆动。一次射精虽能排出数以亿计的精子,但是,阴道内的精子绝大部分被阴道内的酶杀伤失去活力,存活的精子随后又遇到宫颈黏液的拦截,故最后只有极少数活动力强的精子能到达受精部位,到达的时间约在性交后30～90分钟。精子在女性生殖道内的受精能力大约只能保持48小时。

2. 精子获能 对于人类和大多数哺乳动物,精子必须在雌性生殖道内停留一段时间,方能获得使卵子受精的能力,称为精子获能（capacitation）。精子经过在附睾的发育,已经具备了受精能力,但在附睾与精浆中存在去能因子,它与精子结合后,可使精子失去受精的能力。当精子进入雌性生殖道后,去能因子的作用可被去除,从而使精子恢复受精的能力。获能的主要场所是子宫,其次是输卵管。

3. 受精过程 卵子由卵泡排出后,很快被输卵管伞摄取,依靠输卵管平滑肌的蠕动和上皮细胞纤毛的摆动将卵子运送到受精部位。精子与卵子在女性生殖道中保持受精能力的时间很短,精子约为1～2天,卵子仅为6～24小时。精子与卵子在输卵管壶腹部相遇后,尚不能立即结合,精子的顶体外膜与头部的细胞膜首先融合,继之破裂,形成许多小孔,释放出顶体酶,以溶解卵子外周的放射冠及透明带,这一过程称为顶体反应（acrosome reaction）。顶体反应中释放出的酶,可协助精子进入卵细胞。当精子进入卵细胞后,激发卵母细胞中的颗粒释放,释放物与透明带反应,封锁透明带,使其他的精子难以再进入。因此,到达受精部位的精子虽然有数个,但一般只有一个精子能与卵子结合（图12-4）。

（二）着床

着床（implantation）是胚泡植入子宫内膜的过程,也称为植入,包括定位、黏着、穿透三个阶段。受精卵在移动至子宫腔的途中,继续进行细胞分裂。大约在受精后第4天抵达子宫腔,此时,受精卵已经形成胚泡。进入宫腔后的胚泡,开始时处于游离状态,大约在受精后第8天,胚

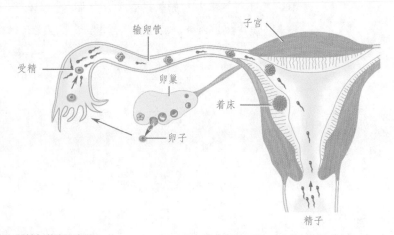

图12-4 排卵、受精与着床示意图

泡吸附在子宫内膜上，通过与子宫内膜的相互作用而逐渐进入子宫内膜，于受精后约 10 ~ 13 天，胚泡完全被植入子宫内膜中（图 12-4）。着床必须具备的条件有：①透明带必须消失；②胚泡的滋养层细胞迅速增殖分化，形成合体滋养层细胞；③胚泡与子宫内膜必须同步发育和相互配合；④体内必须有足够的孕激素，并在雌激素的配合下，使子宫出现一个极短的敏感期，才能接受胚泡着床。着床成功的关键在于胚泡与子宫内膜的同步发育。

（三）妊娠的维持及激素调节

正常妊娠的维持有赖于垂体、卵巢和胎盘（placenta）分泌的各种激素的相互配合。受精和着床之前，在腺垂体 FSH 和 LH 的控制下，卵巢黄体分泌大量的孕激素和雌激素，导致子宫内膜发生分泌期的变化，以适应妊娠的需要。如果受孕，在受精后的第 6 天左右，胚泡滋养层细胞便开始分泌人绒毛膜促性腺激素，以后逐渐增多，刺激卵巢的月经黄体变为妊娠黄体，继续分泌孕激素和雌激素。胎盘形成后，即成为妊娠期一个重要的内分泌器官，它能分泌大量的蛋白质激素、肽类激素和类固醇激素，以适应妊娠的需要和促进胎儿的生长发育。胎盘所分泌的激素主要包括四种，即人绒毛膜促性腺激素（human chorionic gonadotropin，hCG）、人绒毛膜生长素（human chorionic somatomammotropin，hCS）、孕激素和雌激素。

1. **人绒毛膜促性腺激素（hCG）** hCG 是由胎盘绒毛组织的合体滋养层细胞分泌的一种糖蛋白激素。受精后第 6 天左右，滋养层细胞开始分泌 hCG，随后其浓度迅速升高，至妊娠 8 ~ 10 周左右达顶峰，然后又迅速下降，在妊娠 20 周左右降至较低水平，并一直维持至分娩（图 12-5）。分娩后，如无胎盘残留，于产后 4 天血中 hCG 消失。在妊娠过程中，尿 hCG 含量的动态变化与血液相似。因为 hCG 在妊娠早期即出现，所以检测母体血中或尿中的 hCG，可作为诊断早孕的准确指标。hCG 的生理作用主要有：①在妊娠早期刺激母体的月经黄体转变为妊娠黄体，并使其继续分泌大量雌激素和孕激素，以维持妊娠过程的顺利进行；②抑制淋巴细胞的活力，防止母体对胎儿产生排斥反应，具有"安胎"的作用。

2. **人绒毛膜生长素（hCS）** hCS 是由胎盘合体滋养层细胞分泌的一种单链多肽，含 191 个氨基酸残基，其中 96% 与人生长素相同，因此具有生长素样的作用，可调节母体与胎儿的糖、脂肪与蛋白质代谢，促进胎儿生长。hCS 在妊娠第 4 周开始分泌，以后稳步增多，到第 34 周左右达到高峰，直至分娩。

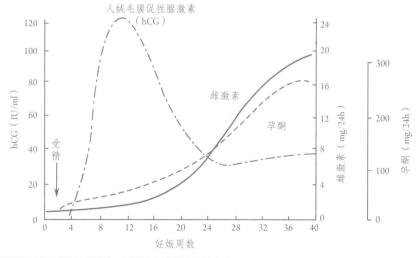

图 12-5 妊娠期人绒毛膜促性腺激素、雌激素和孕酮分泌的变化

IU 为国际单位；雌激素的量相当于雌二醇活性的量

3．雌激素和孕激素　胎盘与卵巢的黄体一样，能够分泌雌激素和孕激素。在妊娠两个月左右，人绒毛膜促性腺激素的分泌达到高峰，以后开始减少，妊娠黄体逐渐萎缩，由妊娠黄体分泌的雌激素和孕激素也减少。此时胎盘所分泌的雌激素和孕激素逐渐增加，接替妊娠黄体的功能以维持妊娠，直至分娩（图12-5）。

在整个妊娠期内，孕妇血液中雌激素和孕激素都保持在高水平，对下丘脑-腺垂体系统起着负反馈作用，因此，卵巢内没有卵泡发育、成熟和排卵，故妊娠期不来月经。

胎盘所分泌的雌激素中，主要成分为雌三醇（E_3），其前体大部分来自胎儿，所以雌三醇是胎儿和胎盘共同参与合成的。如果在妊娠期间胎儿死于子宫内，孕妇的血液和尿液中雌三醇会突然减少，因此，检测孕妇血液或尿液中雌三醇的含量，有助于了解胎儿的存活状态。

（四）社会和心理因素对妊娠的影响

社会和心理因素对妊娠的影响是多方面的，包括对妊娠的发生、发展、母体的健康和胎儿的发育等。

1．对妊娠发生的影响　长期忧虑、抑郁或恐惧，可以造成不孕。这种情况的不孕一般是可逆的，当不利的精神因素解除后，可恢复受孕能力。

2．对妊娠过程的影响　良好的心境，融洽的周围环境，可使妊娠的全过程顺利进行；恶劣的社会环境如战争、动乱和自然灾害等以及紧张、恐惧的心理状态，都可影响胚胎的发育，甚至出现流产。

3．对胎儿发育的影响　社会和心理因素不但可以影响孕妇本人，而且还可影响胎儿的生长发育。

良好的家庭和社会环境，健康的心理状态，有利于妊娠过程的顺利发展，也有利于胎儿的发育；不良的社会和心理因素则会引起相反的结果。因此，作为一个医务工作者，不但要自己懂得，更有责任指导他人在妊娠期间如何做到乐观地调适自我、保持良好的情绪和平和的心境，积极地适应社会，适时进行产前检查，从而达到优生优育、提高我国人口素质的目标。

二、分娩与授乳

分娩（parturition）是指成熟的胎儿及其附属物从子宫娩出母体的过程。人类的孕期约为280天（从末次月经第一天算起）。子宫的节律性收缩是将胎儿及其附属物从子宫逼出的主要力量。分娩发动的机制尚不清楚，催产素、雌激素及前列腺素等是调节子宫肌肉收缩的重要因素。另外，在妊娠妇女的血中可出现一种称为松弛素（relaxin）的肽类激素，它主要由卵巢的妊娠黄体分泌，但在子宫蜕膜与胎盘也能产生。松弛素的主要作用是使妊娠妇女骨盆韧带松弛，胶原纤维疏松，子宫颈松软，以利于分娩的进行。

妊娠后，由于催乳素、雌激素、孕激素分泌增加，使乳腺导管进一步增生分支，并促进腺泡增生发育，但并不泌乳。因为此时母体血中雌激素、孕激素浓度过高，抑制催乳素的泌乳作用。分娩后，由于胎盘的娩出，雌激素和孕激素的浓度大大降低，对催乳素的抑制作用解除，乳腺开始泌乳。在哺乳过程中，婴儿吸吮乳头，引起排乳反射，促使乳汁排出。

由哺乳引起的高浓度催乳素，对促性腺激素的分泌具有抑制作用。因此，在哺乳期间可出现月经暂停，一般为4~6个月，起到了自然调节生育间隔的作用。但其中也有部分妇女，在激素作用下，卵泡又开始发育并排卵，此时也可能不出现月经，但仍有受孕的可能，这种现象也应予以注意。

第四节　避孕与人类辅助生殖

一、避　孕

避孕（contraception）是指采用一定的方法使妇女暂不受孕。理想的避孕方法应该安全可靠、简便易行。一般通过控制以下环节来达到避孕的目的：①抑制精子或卵子的生成；②阻止精子与卵子相遇；③使女性生殖道内的环境不利于精子的生存和活动；④使子宫内的环境不适于胚泡的着床与生长等。

在生活中，可以利用月经周期中基础体温的变化预测排卵日期，籍以在安全期进行性生活，而达到避孕目的（安全期避孕）。目前应用的女性全身性避孕药，多为人工合成的高效能的性激素，包括雌激素（如炔雌醇、炔雌醚等）和孕激素（如炔诺酮等）。应用这些药物后，体内雌激素和孕激素的浓度明显升高，通过负反馈作用抑制下丘脑–腺垂体–卵巢轴的功能，从而抑制排卵；孕激素还可减少子宫颈黏液的分泌量，使黏稠度增加，不利于精子的通过。再如，将避孕环等宫内节育器放置在宫腔内，造成不利于胚胎着床和生存的环境，以能达到避孕的目的。男性常用的避孕方法是使用安全套，除能达到避孕目的外，尚能预防性病的传播。

二、人类辅助生殖

如前所述，两性生殖的任一环节出现问题，例如生精生卵功能障碍、射精障碍、输卵管堵塞等导致受精过程障碍，或着床障碍等发生导致精卵不能结合，或胚胎不能发育等均可导致不能产生子代个体，发生不孕不育。随着科学技术的发展，现在可以用人类辅助生殖技术实现妊娠。

人类辅助生殖技术（assisted reproductive technology，ART）指采用医疗辅助手段使不育夫妇妊娠的技术，包括人工授精（artificial insemination，AI）和体外受精–胚胎移植（in vitro fertilization and embryo transfer，IVF–ET）及其衍生技术两大类。

（一）人工授精

人工授精是以非性交方式将精子置入女性生殖道内，使精子与卵子自然结合而实现受孕的方法。人工授精根据精子来源分为丈夫精液人工受精（artificial insemination by husband semen，AIH）和供精人工授精（artificial insemination by donor semen，AID）。根据受精部位又包括阴道内人工授精、宫颈内人工授精、宫腔内人工授精和输卵管内人工授精等。

在自然受精过程中，精子是在穿过宫颈黏液及在输卵管内停留等候卵子的过程中先"获能"，然后才能实现精卵结合。因此，不论实施 AIH 还是 AID 治疗，受精前精子都须进行优选诱导"获能"处理，其作用是去除含有抑制与影响受精成分的精浆，激活诱导精子获能。

受精时间应根据女方的排卵监测，选择在排卵前 48 小时至排卵后 12 小时之间进行。受精部位目前常用的是将精子注入宫颈，或在严格无菌措施下注入宫腔。

（二）体外受精–胚胎移植

体外受精–胚胎移植（IVF–ET）是将从母体取出的卵子置于培养皿内，加入经优选诱导获能处理的精子，使精卵在体外受精，并发育成前期胚胎后移植回母体子宫内，经妊娠后分娩婴儿。由于胚胎最初 2 天是在试管内发育，因此又称试管婴儿技术（test-tube baby technology）。体外受精/胚胎移植及其衍生技术目前主要包括体外受精/胚胎移植、配子/合子输卵管内移植或宫腔内移植、卵胞浆内单精子注射、植入前胚胎遗传学诊断、卵子赠送、胚胎赠送等。

体外受精－胚胎移植（IVF-ET）一般包括以下几个基本过程，其实施过程必须遵守卫生部《人类辅助生殖技术规范》等规范、基本标准和伦理原则。

1. 取卵 在进行体外受精－胚胎移植中，一般首先要取女性发育成熟的卵子。若按自然周期取卵，一次周期一般只能得到一个卵。为了提高妊娠率，目前多采用控制性超排卵法，应用人类促性腺激素增强与改善卵巢功能，使一次周期能有多个卵泡发育，可收集多个卵子供受精，以获得较多供移植的胚胎。

2. 体外受精 将取到的卵泡液注入培养皿，快速辨认含卵细胞及其外周透明带、放射冠的卵冠丘复合物。在确认有卵细胞存在后，置入 CO_2 培养箱培养 4～8 小时，再根据复合物的形态变化选择成熟卵细胞。然后按每个卵细胞配 10 万～20 万个精子的比例，投入经过洗涤优选已诱导获能的精子。受精后 16～18 小时观察情况，将受精卵移入培养试管／皿内培养。

3. 胚胎移植 在取卵后 48 小时，胚胎发育成 2～8 个细胞阶段，或在取卵后 72 小时，胚胎发育至 8～16 个细胞时植入子宫。后者较符合自然受精胚胎进入子宫的时间，且胚胎多健康，故移植成功率高。

4. 胚胎移植后监测 胚胎移植后 14 天验晨尿，若 hCG 阳性为妊娠成功。

人类辅助生殖技术对于治疗生殖障碍、计划生育、优生优育具有重要意义，同时也是人类生殖过程、遗传病发病机制、干细胞定向分化等研究的基础。人类辅助生殖技术的临床应用，将为这些重大课题的深入研究创造条件，推动生命科学及医学的不断发展进步。

（金宏波　温海霞　王　然）

◇ 思考题

1. 何谓月经周期？月经周期的形成机制如何？如何注意月经周期的护理？

2. 何谓妊娠？妊娠期的护理应注意哪些环节？

3. 胎盘可分泌哪些激素？各有何作用？

4. 根据所学的生殖生理学知识，试述避孕的方法和原理。

5. 根据所学的生殖生理学知识，试述人类辅助生殖技术的基本过程。

第十三章
人体几个重要阶段的生理特征

学习目标

识记
1. 婴儿期体格生长的特点。
2. 婴儿期造血系统的生理特点。
3. 男、女青春期的生理特征。
4. 女性围绝经期的分期和症状特点。
5. 老年期的生理特点。

理解
1. 衰老的生物学理论中各学派的主要观点。
2. 临床死亡和生物学死亡的区别。

运用
1. 能用所学知识，解释青春期性成熟的调节机制。
2. 能查阅资料，概括女性围绝经期的特点，了解围绝经期的治疗策略。

人体从出生、生长发育、成熟到衰老直至死亡是一个循序渐进的生理过程。一般可分为：婴儿期、幼儿期、学龄前期、学龄期、青春期、成年期、更年期和老年期等几个阶段。在不同的生命阶段中，人体的生长与发育、形态与功能都发生了相应变化，呈现出不同的生理和心理特征。学习和掌握这些知识，将有助于临床医疗及护理工作的顺利开展。本章将对人体婴儿期、青春期、更年期、老年期以及死亡这几个阶段进行简要论述。

第一节　婴儿期

从出生到满 1 周岁为婴儿期（infant period），此期内生长发育特别迅速，是体格和智力发育的关键时期，身长平均每月增长 2cm 左右，1 岁时身长可达出生时的 1.5 倍，体重达出生时的 3 倍，这个时期大脑发育最快，是脑潜能最大、脑可塑性最强的时期。值得注意的是，从出生至生后 28 天为新生儿期（neonatal period），是从母亲子宫内到外界生活的适应期，新生儿的生存方式和生活环境发生了巨大改变，如肺脏开始换气、血液循环开始独立运行、靠自己进食来维持生存、环境温度冷热多变、接触到无数致病菌等。此时各脏器系统发育尚未成熟，生理调节能力较差，因此，新生儿期的患病率和死亡率较高。新生儿期是婴儿期的一个重要而特殊的阶段。

婴儿时期是人生的基础阶段，也是一个非常特殊的阶段，此期内各器官系统处于快速生长发育的过程中，其生理特点与成人有很大不同。因此，在临床医疗及护理工作中掌握婴儿期的生理特点非常重要。

一、婴儿期体格生长的特点

婴儿阶段是生长发育最为迅速的阶段，体格生长表现在速率上的特点为先快后慢，即年龄越小，生长速度越快。婴儿出生后的前 3 个月生长速度最快，后 9 个月次之，1 岁后生长速度逐渐减慢，至青春期时则再次出现一次生长高峰。婴儿出生时头长占身长的 1/4，呈头大、身体小、肢体短的体型。随着年龄的增长，头部领先生长，躯干的生长先于四肢，肢体近端的生长先于远端。

（一）体重

正常新生儿出生时体重（weight）平均约 3kg，由于出生后摄入不足、胎便排出、体表水分丢失等因素，生后 1 周内会出现暂时的生理性体重下降，约为出生时体重的 3%～9%，可于 7～10 天恢复至出生时的水平。婴儿期前 3 个月体重增长较快，约等于后 9 个月的增长值，即 3 个月时体重可达到出生时的 2 倍（6kg），1 岁时体重达出生时 3 倍（9kg）。体重能灵敏地反映出婴儿的营养状况，观测婴儿体重增长的趋势，可了解婴儿近期的营养状况。

（二）身长（身高）

身长（recumbent length）指头顶至足底的长度，身长增长的规律与体重相似。正常新生儿出生时身长平均约为 50cm。出生后 1 年内增长最快，其中前 3 个月增长 11～12cm，约等于后 9 个月的增长值，至 1 周岁时身长可达到 75cm。身长受种族、遗传和环境的影响较为明显，受近期营养因素的影响不明显，但与远期营养状况有关。

（三）胸围

胸围（chest circumference，CC）即沿乳头下缘平绕胸一周的长度，出生时比头围小1～2cm，约32cm；1周岁时胸围与头围相等，约46cm，以后则超过头围。头围与胸围的交叉时间与婴儿的营养状态有密切关系，营养状况良好时，胸廓发育好，胸围可提前超过头围。胸围的大小与胸廓及肺的发育程度密切相关。

（四）头围

头围（head circumference，HC）即经眉弓的上方、枕后结节绕头一周的长度。正常新生儿头围为32～34cm，头围在婴儿期增长较快，前3个月头围增长6cm，约等于后9个月头围的增长值，1周岁时头围可达到46cm。头围的大小与颅骨及脑的发育程度密切相关。

（五）囟门

前囟为顶骨和额骨边缘构成的菱形间隙，其对边中点连线长度在出生时约为1.5～2cm。后囟为顶骨和枕骨边缘构成的三角形间隙。前囟在出生数月内随颅骨生长而稍变大，6个月后逐渐骨化变小，多数于1岁后逐渐闭合。后囟在出生时很小或已闭合，最迟于生后6～8周闭合。囟门的大小与闭合迟早也与颅骨及脑的发育程度密切相关。

体格生长虽然有一定的规律，但在一定范围内受到遗传、性别、营养、疾病及环境等因素的影响，在婴儿的生长发育过程中存在着相当大的个体差异。

二、婴儿期各系统的生理特点

（一）消化系统

婴儿出生后由于各消化腺（包括唾液腺、肝、胰腺及消化管壁内腺体）发育不完善，各种消化液分泌不足，加之婴儿消化道肌层发育不成熟，植物神经调节能力有限，容易发生消化系统功能紊乱，此期消化吸收功能较差。另外，婴儿的肠壁薄，屏障作用较差，肠内毒素、消化不全产物和过敏原等物质容易进入机体，可导致变态反应疾病和全身感染。

（二）呼吸系统

1. 呼吸频率、节律及类型　婴儿的肺容量较小，每次呼吸通气和换气的气体量非常有限，但是由于此时机体的代谢非常旺盛，对于氧气的需求量很大，因此，婴儿通过提高呼吸频率来吸入更多的氧气和呼出更多的二氧化碳，呼吸频率远快于成年人，新生儿40～44次/分，1岁时约为30次/分。婴儿的呼吸中枢发育不成熟，呼吸调节能力差，容易出现呼吸节律不齐、间歇性呼吸甚至呼吸暂停，尤其以新生儿表现的最为明显。婴儿的呼吸肌发育不完全，容易疲劳，呼吸时胸廓的活动范围很小，主要靠膈呼吸，其呼吸类型为腹膈式呼吸。

2. 呼吸功能特点　潮气量与年龄呈正相关，年龄越小，潮气量越少。新生儿为15～20ml，1岁时约为30～70ml。由于婴儿的呼吸频率较快，其每分钟通气量若按体表面积计算与成人相近。婴儿气管管径细小，其气道阻力较大，随着年龄的增长，气管管径逐渐增大，气道阻力也随之递减。

（三）循环系统

1. 心率　婴儿的新陈代谢较为旺盛，各器官组织需要大量的血液供给，但是心脏较小，心肌纤维细弱，心脏收缩能力较差，每搏输出量较低，因此需要提高心率来增加单位时间内输出血量以满足机体的需要。新生儿心率120～140次/分，1岁时约为110～130次/分，心率随年龄增长而逐渐减慢。

2. 血压　婴儿的每搏输出量较少，血管口径较大，管壁柔软、弹性较好，因此动脉血压较低，新生儿收缩压 60～70mmHg，1 岁时约为 70～80mmHg，动脉血压随年龄的增长而逐渐增加。

（四）泌尿系统

1. 肾功能　婴儿的肾小球数目与成人相近，但肾小球滤过率较低，水分和溶质的排出量有限。出生时，新生儿肾小球滤过率平均仅为 20ml/min，为成年人的 1/4，6～12 个月时达到成年人的 3/4。同时，由于婴儿肾小管功能不完善，水钠调节能力差，选择性重吸收的能力有限，容易发生水和电解质紊乱。婴儿期肾功能发展迅速，1 岁后逐渐达到成年人水平。

2. 尿液特点　新生儿出生后 2～3 天尿液稍混浊，颜色较深，含有较多的尿酸盐，放置后可出现红褐色沉淀的尿酸盐结晶。数天后尿色可变淡透明。新生儿尿量平均为 1～3ml/（kg·h），1 岁时尿量为 400～500ml/d。尿液渗透压和比重在新生儿期分别约为 240mmol/L 和 1.006～1.008，1 岁后接近成年人水平。由于新生儿肾小球滤过和肾小管重吸收的功能不完善，尿中可出现较多蛋白质，随着肾功能的逐渐成熟，尿中蛋白质逐渐减少。

（五）神经系统

新生儿脑的重量平均为 370g，占体重的 1/8～1/9，1 岁时脑的重量达到平均约 900g。出生时的活动主要由皮层下中枢调节，这是由于大脑皮层发育尚未成熟，而丘脑、苍白球等皮层下中枢已较成熟，随着脑的逐渐发育，活动的调节中枢将转变为大脑皮层。出生时脑干中循环、呼吸、吞咽等生命中枢已发育成熟，脊髓也已具备了相应功能。婴儿期小脑功能尚未发育成熟，共济运动较差。神经传导系统发育不成熟，外层髓鞘的形成还不完善，神经冲动传导效率较低。新生儿出生后即可出现角膜反射、瞳孔反射及吸吮、拥抱、握持等反射。

（六）造血系统

1. 造血特点　骨髓是婴儿出生后造血的主要器官。婴儿期所有骨髓腔都充满了红骨髓，全部参与造血，具有极为旺盛的造血能力，以满足机体生长的需要，然而，由于缺少黄骨髓，导致了此期的造血储备能力很低，当造血的需求增加时，就会出现骨髓外造血（extramedullary hemopoiesis）。骨髓外造血是指在疾病的状态下（如严重感染、贫血等），造血的需要增加，骨髓造血已不能满足机体的需要，此时，肝、脾、淋巴结将恢复胎儿时期的造血功能，表现为肝、脾和淋巴结肿大。当病因去除后，骨髓外造血即停止，又恢复到正常的骨髓造血。

2. 血液特点　新生儿出生时红细胞数可达 5×10^{12}～7×10^{12}/L。但由于体内存在的胎儿时期的红细胞寿命较短，大量的红细胞自行破坏溶解，出现"生理性溶血"；另外，婴儿生后开始自主呼吸，血氧含量较胎儿期明显增加，促红细胞生成素水平出现显著下降；再加上婴儿生长发育较快，机体循环血量快速增多，以上这些原因使婴儿出生后 8～12 周左右出现"生理性贫血"。此后，促红细胞生成素生成增加，血液中红细胞的数量和血红蛋白含量将逐渐回升。出生时白细胞数为 15×10^9～20×10^9/L，出生后数小时白细胞的数量显著增加，可达到 21×10^9～28×10^9/L，此后白细胞数量逐渐减少，至生后 1～2 周左右下降到 12×10^9/L，整个婴儿期将维持在 10×10^9/L 左右。婴儿血小板数量与成人相似，约为 150×10^9～250×10^9/L。

第二节　青春期

青春期（adolescence）是指从儿童步入成年的中间过渡阶段，此期中枢神经系统及下丘脑迅速发育成熟，性发育变化显著。通常将青春发育征象出现开始，到生殖功能发育成熟为止的一段时期称为青春期。青春期出现的早晚因人而异，一般女孩从 11 ~ 12 岁开始到 17 ~ 18 岁，男孩从 9 ~ 12 岁开始到 18 ~ 20 岁。进入青春期后身体迅速生长发育，出现生长发育的第二个高峰阶段，突出表现在运动系统、生殖系统的发育和心智的发展等方面。

一、男性青春期

（一）男性性器官的发育

青春期前，睾丸很小，曲细精管管壁上的各类细胞尚未分化，其间有少量的原始生精细胞。男性青春期最早的变化是睾丸体积增大，这主要是由于曲细精管发育所引起的。进入青春期后，在腺垂体促性腺激素的作用下，睾丸曲细精管的各类细胞迅速分化增生，从基膜至管腔可见排列有序的处于不同发育阶段的各种生精细胞；间质细胞则开始分泌雄激素，主要为睾酮，并逐渐增多。青春期的发育过程一般分为三个时期：

第一期：青春期开始阶段，大约在 9 ~ 12 岁。此期，睾丸开始增大，曲细精管量少而细微，生精细胞仅有精原细胞和精母细胞；睾丸的支持细胞、间质细胞数目稍有增加，间质细胞开始分泌少量睾酮；附性器官开始缓慢生长，但仍处于幼稚状态。

第二期：迅速发育阶段，大约在 12 ~ 15 岁。此期睾丸体积迅速增大，曲细精管明显发育，出现精子细胞和精子，但精子数低于成人；间质细胞分泌睾酮增加；阴囊、阴茎、前列腺等附性器官快速生长。

第三期：成熟阶段，大约在 15 岁以后。此期生殖器官逐渐发育成熟，睾丸发育接近成人大小，精子的数量和睾酮的分泌量已达成人水平（图 13-1）。

（二）男性第二性征发育

青春期在性激素的作用下，开始出现第二性征（副性征）。男性第二性征主要表现为：声音低沉、变粗，喉节突出，长出胡须、腋毛和阴毛（呈菱形），骨骼粗壮、肌肉发达健壮，脸和背部皮质腺分泌活跃，常出现痤疮，并出现男人特有的气味。男性 11 ~ 16 岁开始长出阴毛，其与肾上腺和睾丸分泌雄性激素有关。

○ **知识拓展**　　第一性征和第二性征

男、女生殖器的不同外形和结构特征，称为第一性征，决定第一性征的是男、女的遗传物质染色体不同。

青春期发育后，男性身材高大，肌肉结实，喉结突出，声音变得低沉粗犷，长出胡须，出现遗精；女性皮肤细嫩，嗓音尖细，乳房隆起，肌肉柔韧，月经来潮。男性和女性身体的这些生理变化的性别差异，称为第二性征；决定第二性征的是男、女体内性激素的差别。

除了上述的形态和生理功能的差别之外，男女在心理上也有鲜明区别。这种男女性格和行为上的心理特征被心理学家称为第三性征，即性别程度，简称性度，指的是男性气质与女性气质的明朗化。

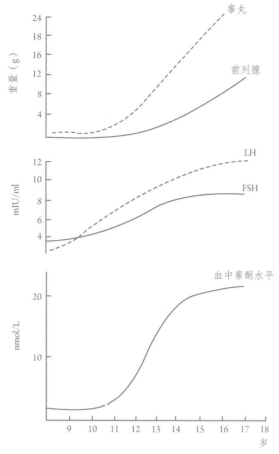

图 13-1　男性青春期发育过程中睾丸、前列腺重量与血中 LH/FSH 及睾酮含量的变化

二、女性青春期

女性从月经初潮到性器官发育成熟的时期为青春期。女性青春期的主要特征包括月经初潮、生殖器官发育和第二性征发育。

（一）月经初潮

第一次月经来潮称为月经初潮。这是女性青春期到来的特征，也是女性性功能成熟的一项生理标志。月经初潮的平均年龄约为 13 岁，也可早在 10 岁或迟至 18 岁。月经初潮开始后一段时间，因卵巢并未完全成熟，功能并不稳定，月经周期往往不规律，多为无排卵性月经。一般从月经初潮到性成熟期约需 3 ~ 5 年，但部分女孩在月经初潮后，可很快进入有排卵的月经周期，并具有受孕的能力。月经初潮的年龄受种族、地区、环境、遗传、营养状况及生活条件等社会因素的影响。

（二）生殖器官发育

女性生殖器官在青春期前发育缓慢，基本处于幼稚状态。进入青春期后，下丘脑－垂体－卵巢轴发育渐趋成熟，女性体内雌激素、孕激素与雄激素水平增高。在性激素的作用下，生殖器官发育增大，逐渐趋于成熟。可见阴阜隆起，出现阴毛，大阴唇变肥厚，小阴唇变大且有色素沉着，处女膜变厚，中间孔径约 1cm，前庭大腺功能开始活跃。阴道长度与宽度均增加，阴道长度由青春期前约 8cm 增加到月经初潮时约 11cm。阴道黏膜变厚，出现褶皱，黏液腺发育并有分泌物排出，pH 呈酸性。子宫增大，尤其是子宫体增大明显，宫颈仅占子宫全长 1/3，宫颈宽度增加，宫颈管变大，腺体增生，腺上皮产生大量透明分泌物。取分泌物涂片，镜下可见羊齿状结晶，为雌激素作用的表现。输卵管变长增粗，卵巢增大成扁圆形。卵巢的体积在 8 岁之前极小，表面光滑，8～10 岁开始发育较快，以后直线上升，重量由青春期前的 6g 增加到 9～10g。卵巢内有不同发育程度的卵泡，青春期后由于排卵和卵泡破裂后修复，表面开始变得凹凸不平。

（三）女性第二性征发育

第二性征（副性征）是指除生殖器官以外的女性所特有的外部特征，如声调变高、乳房发育并逐渐丰满而隆起、乳头增大。骨盆的发育在 10 岁以前男女之间几乎无差异。青春期女性骨盆发育明显较男性快，骨盆更加宽大，骨盆横径发育大于前后径发育，腋毛、阴毛（呈倒三角形）出现。脂肪分布于肩、胸、臀部而形成女性特有的体态，并出现女性特有的气味。第二性征自开始发育至完全成熟历时 1.5～6 年，这些体征是受性激素作用而发生的，成为以外观推测性功能是否成熟的重要依据。

三、青春期体格形态的变化

（一）身高

进入青春期后，生长发育明显增快，是出生后体格发育的第二高峰，称为青春期生长突增（adolescent growth spurt）。骨骼生长速率增快，面部变长。女性青春期生长突增开始于青春期的早期。男性的青春期生长突增发生于接近青春期末期，故开始生长突增的年龄平均比女性晚 2 年。在突增期，女性平均长高约 25cm，男性平均长高约 28cm。在促进青春期生长的性激素中，女性主要是雌激素，以雌二醇最为重要；而男性则主要是雄性激素（睾酮），雌二醇也起作用。此外，青春期生长突增与甲状腺激素、生长激素、肾上腺皮质激素、胰岛素等的分泌水平，及其与促性腺激素、性激素的协同作用均有关。

（二）机体构成比

青春期男性和女性在机体构成比方面变化十分显著。发育成熟前，两性的净体重、骨量和身体的脂肪量基本相同。但青春期后，骨中有机物质和无机物质含量发生变化，骨的硬度加大，体重增加，男性肌肉明显增粗，男性的净体重、骨量和肌肉重量为女性的 1.5 倍；而女性皮下脂肪沉积，因而皮肤弹性较男性大，其脂肪含量则为男性的 2 倍。

四、青春期的心理特征

青春期既是身体发育的重要阶段，又是心理发育、智力发展的关键时期；不仅在心理活动、行为、爱好等方面会发生很大程度的变化，而且在智力、心理（逻辑思维、道德观、世界观等）上都会达到新的水平。

在青春期，人的精力充沛、追求新奇、对周围的事物有强烈的兴趣，富于想象力、有很强的独立意向和求知欲；人的情绪变化大，往往是处于半独立、半依赖、半成熟、充满困惑和幻想的心理状态。

青春期生理的成熟通常早于心理和对社会认知的成熟。心智的发展和成熟又要受到社会、文化、教育、经济、环境等诸多因素的影响，个体发展差异性很大。为了保护青少年身心健康，有利于青少年健康成长，应对青少年进行健康教育，适时传授性卫生知识，合理营养膳食，加强体育锻炼，加强道德法制教育。

五、青春期性成熟的调节

在青春期前，下丘脑－腺垂体和性腺功能活动处于低水平状态，GnRH 分泌量微小且呈无脉冲式释放，故 LH 与 FSH 水平较低，性腺不活跃，靶器官发育缓慢。这时下丘脑－腺垂体对性激素的敏感性较高，低水平的性激素就可以反馈抑制下丘脑 GnRH 的分泌，使垂体促性腺激素维持在较低水平，血浆中性激素水平也较低。

进入青春期后，在中枢神经系统影响下，下丘脑－腺垂体功能逐渐成熟，下丘脑分泌 GnRH 增加，刺激腺垂体促进 FSH 和 LH 的合成与释放。下丘脑－腺垂体分泌活动增强对青春期的生理变化起着启动作用。此时，下丘脑－腺垂体对性激素的敏感性降低，GnRH 分泌增多且呈脉冲式释放，腺垂体分泌 FSH 和 LH 随之增多，从而促进性腺发育和性激素的分泌，性腺和性器官逐渐发育成熟。

此外，肾上腺皮质的功能也与性成熟有关。在青春期前大约两年，垂体分泌促肾上腺皮质激素增多，促进人体性发育及骨骼生长，这一段时期称为肾上腺皮质功能初现（adrenarche）。在女性 6～7 岁，男性 7～8 岁开始，肾上腺分泌雄性激素增多，持续至青春期末。临床上可见，性腺功能不全的病人在青春期仍有阴毛和腋毛的生长，而肾上腺皮质功能低下者，几乎没有阴毛和腋毛，提示青春期阴毛和腋毛的生长与肾上腺皮质功能有关，而与性腺功能关系不明显。

六、青春期异常

青春期异常是指青春期生殖内分泌功能紊乱所致的病理生理学变化及临床特征，包括性早熟和青春期延迟两种。

（一）性早熟

女性性早熟是指 8 岁前（其中约 50% 出现于 6 岁前）出现乳房发育、阴毛、腋毛生长、大阴唇、小阴唇增大、月经来潮等现象。男性在 9 岁以前若出现生殖器官明显发育和第二性征者，也应考虑为性早熟。性早熟常由于中枢神经系统特别是下丘脑的功能紊乱，促性腺激素分泌过多，刺激性器官过早发育，性激素大量分泌而引起。

（二）青春期延迟

女性到 13 岁仍无乳房发育，18 岁尚无月经来潮；男性年龄超过 14 岁仍无任何青春期发育的表现，称为青春期延迟。正常男子从副性征出现到具有成人的性特征，一般需要 4～5 年，如果从躯体发育到生殖器官发育成熟超过 5 年以上者也属于青春期延迟。男子青春期延迟多有父系家族史，一般有下丘脑－垂体功能的遗传性缺陷。

第三节　更年期

更年期（climacteric age）是指由成年期步入老年期的过渡阶段，此时期的性腺功能开始逐渐衰退。一般女性在 41 岁左右，男性在 50 岁以后，由于下丘脑－垂体功能的改变，人体性腺、性器官结构与功能出现了由旺盛到衰老的过程。女性出现月经周期紊乱至闭经，男性出现性功能减退，同时伴随一系列生理、心理变化和精神、神经系统症状，称为更年期综合征（climacteric syndrome）。

一、男性更年期

一般认为，男性进入 50 岁以后，男性性腺结构和功能也会出现一个由强到弱的演变过程，称为男性更年期（male menopause）。与女性相比，男性更年期是一个渐进性的漫长演变过程。如果说女性更年期存在着一定的个体差异，那么男性更年期个体差异更大，相当一部分人尚未意识到它的存在就已进入老年期。因此，并未体会到男性更年期综合征所带来的不适。

（一）男性更年期性腺结构与功能变化

1. 睾丸变化　男性 50 岁以后睾丸体积缓慢减少，60 岁以后更加明显，70 岁时相当于 11 ~ 12 岁男孩睾丸的大小。50 岁以后睾丸曲细精管开始萎缩，70 岁时明显缩小，生精能力下降。睾丸间质细胞常有变性改变，同时对促性腺激素的应答能力减弱。

2. 雄激素变化　大多数 50 ~ 60 岁的男子尿中雄激素水平约为青年期的 1/2，到 65 岁左右时，少于 1/2。50 ~ 60 岁时，雄激素活性比青年期轻度降低，60 ~ 70 岁时其活性减至青年期的 1/3。

3. 功能变化　男性进入 50 岁以后可出现一系列性功能的变化，如性欲减退、性活动减少、勃起不坚，易出现勃起功能障碍（erectile dysfunction，ED）。随着年龄的增大，前列腺变化较为显著，前列腺上皮逐渐改变，从柱状到立方形，基质中的肌肉组织逐渐减少，致密的胶原纤维增多，腺腔内凝固体增多，分泌能力降低。

（二）男性更年期综合征的症状

男性更年期综合征的症状表现，一般分为三大类：

1. 精神、神经系统症状　表现为不同程度的焦虑、抑郁或偏执状态。病人可出现猜疑、妄想、幻觉、幻听，悲观失望、自制能力差，严重者可出现自伤、自杀企图等情绪障碍行为。

2. 全身症状　可出现心悸、胸闷、胸痛、呼吸不畅、眩晕、失眠、多汗、阵发性面部潮红、四肢麻木、食欲减退、胃肠功能紊乱等。

3. 性功能和生殖器官方面的症状　表现为性功能减退，自感有勃起功能障碍、性欲降低、性交次数明显减少、射精强度减弱或不射精。这种性功能减弱有生理原因，也有精神、心理方面的原因。

男性更年期综合征可进行心理预防、对症处理以及雄激素替代疗法。更年期男性应保持精神愉快和情绪稳定，坚持适当的体育锻炼，可减少衰老降临的恐慌。

二、女性更年期

女性更年期是指从卵巢功能开始衰退到完全停止的阶段。卵巢功能衰退是女性衰老的最早表现。由于它是一个逐步发展的过程，并且存在很大的个体差异。目前使用围绝经期一词代替更年期。

（一）围绝经期分期

围绝经期（perimenopause）包含绝经前期、绝经期、绝经后期。

一般来说，绝经前期开始于 41 岁左右，持续 2 ~ 4 年即进入绝经期。自然停经持续 1 年才能称绝经。绝经后期一般要经历 2 ~ 3 年，或可长达 6 ~ 8 年。

1. 绝经前期 指月经周期开始变化到最后一次月经前的时期。这期间，下丘脑与垂体功能仍属于正常，而卵巢功能减退，主要表现在卵巢对腺垂体促性腺激素的敏感性降低，卵泡需要在高水平的促性腺激素作用下，方能逐步发育并排卵。因此，卵巢不能按时排卵，有些卵泡常发育到不同阶段时停滞不前，虽仍能分泌一定量的雌激素，但难以对下丘脑和垂体产生正反馈作用。由于缺少孕激素，缺乏雌、孕激素共同对下丘脑、腺垂体促性腺激素分泌的负反馈抑制作用，导致促性腺激素分泌功能反而呈亢进状态。此期偶尔会出现排卵与不健全黄体，大多数属于无排卵的月经周期。

2. 绝经期 指卵巢功能的进一步减退而使月经永远停止。从女性最后一次月经开始，在没有病理或其他生理原因的影响下，若连续闭经 12 个月，才算绝经。此期卵巢功能减退，卵泡对促性腺激素刺激不敏感，卵泡不能发育而退化。血中雌激素减少，一方面不足以使子宫内膜脱落出血，月经停止来潮，同时失去了对下丘脑 - 腺垂体的反馈功能，所以血中促性腺激素量增加，FSH 可达正常分泌量的 10 倍以上，LH 升高约 3 倍多。绝经年龄有种族、个体差异，并与初潮年龄、孕产次数、营养状况、生活习惯、遗传、社会、心理等因素有关。

3. 绝经后期 指月经完全停止后的时期。此期卵巢逐渐萎缩、纤维化，体积减小，质变硬，卵巢功能丧失，生殖功能已不存在，渐渐步入老年期。

○ **知识拓展** 闭经

> 闭经是妇科疾病中常见的临床症状之一，可由多种原因造成，分为原发性闭经和继发性闭经。闭经又有生理性闭经和病理性闭经之分。
>
> 年龄已满 14 岁尚无月经来潮，第二性征不发育或年龄已满 16 岁尚无月经来潮，不论其第二性征是否发育均属于原发性闭经。月经周期已经建立，但月经停止 3 个周期或超过 6 个月不来潮者，属于继发性闭经。
>
> 青春期前、妊娠期、哺乳期、绝经后月经的停止，均属于生理性闭经。病理性闭经则根据病变的解剖部位和病因归纳为以下几类：① 下生殖道闭经；② 子宫性闭经；③ 卵巢性闭经；④ 垂体性闭经；⑤ 下丘脑性闭经；⑥ 中枢神经—下丘脑性闭经；⑦ 其他原因的闭经。

（二）围绝经期症状特点

围绝经期症状是指在绝经前后出现的一系列以自主神经系统功能紊乱为主的症候群，传统习惯称为更年期综合征。大多数妇女围绝经期症状轻微，在不知不觉中度过，但也有些人症状严重，影响了正常工作和生活，需要进行治疗。

世界卫生组织（WHO）将与绝经有关的症状概括为以下四个方面：① 血管舒缩症：潮热、夜间出汗；② 泌尿生殖器官萎缩，性交困难、排尿困难、尿痛、尿急或应力性尿失禁；③ 月经不规律；④ 其他症状，包括抑郁、精神紧张、心慌、头痛、失眠、乏力，液体潴留、背痛、注意力不集中和头晕、皮肤感觉异常等。

围绝经期症状的发生机制还不十分清楚。除了与社会文化、心理、饮食习惯等因素有一定关系外，主要是由于缺乏雌激素、内分泌平衡的改变导致自主神经系统功能失调而产生不同程度的症状。

二十世纪中期开始应用雌激素替代治疗来改善绝经期症状，多年来又在补充雌激素的同时加用孕激素或雄激素。多种激素联合治疗的方法称为激素替代治疗（hormone replacement therapy，HRT）。接受激素替代治疗的妇女可以明显消除更年期综合征症状，提高生活质量。目前认为，激素替代治疗是维持绝经后妇女健康的全部策略中的重要部分，其他措施包括饮食、运动、吸烟和饮酒等生活方式的改变。激素替代治疗必须个体化，根据症状、预防需要、个人史、家族史、相关检查的结果、妇女的嗜好和期望等制定和调整治疗方案。

第四节　老年期

人体进入到老年期（old age），是生命的最后阶段。WHO 规定，65 岁以上者为老人。欧美及发达国家均采用这一标准。我国中华医学会老年医学学会根据我国情况研究确定，60 岁以上作为我国划分老年人的标准。具体划分为：45 ~ 59 岁为老年前期；60 ~ 89 岁为老年期；90 岁以上为长寿期。老年人的年龄范围可多达 30 ~ 40 年。老年期机体内部发生衰变，机体细胞的形态、代谢和功能均发生明显变化，所有细胞都出现不同程度的功能不全，这就是通常称为的衰老。衰老的生物学基础包括细胞和细胞外基质的衰老。细胞的衰老导致器官、系统的衰老。由于神经细胞、心肌细胞不具备分裂的能力，心、脑又是人体最重要的器官，所以，衰老首先表现在中枢神经系统与心血管系统，最终导致整个机体衰老直至死亡。

一、老年期的生理特点

（一）形体的变化

呈现老年人的外貌特征，如毛发变白，牙齿脱落，肌肉萎缩，头顶有的出现半秃或全秃，额纹增多、变深、变厚，皮肤老化、弹性降低、松弛、失去光泽、粗糙、色素沉着、老年斑增多，眼睑下垂或眼球凹陷，身高、体重下降。人体身高在 20 岁左右达到顶点，从 35 岁开始，每 10 年平均降低 1cm。这是由于椎间盘脱水变薄、出现萎缩性变化、脊柱弯曲度增加以及下肢弯曲所致。骨质疏松、细胞和脏器组织萎缩、脱水等导致体重下降。

（二）身体构成成分的变化

1．**水分减少**　成年人体重的 60% 为水分，60 岁以上老年人全身含水量男性为 51.5%，女性为 42% ~ 45.5%。老年人体内水分的减少主要为细胞内液的减少，其含水量由 42% 降到 35%。

2．**细胞数量的减少**　人体的老化可使脏器组织中的细胞数量减少，细胞和细胞器萎缩，细胞体积缩小和功能降低，导致某些器官的重量减轻。各种细胞数量的减少一般从成年期以后就开始了，75 岁的老人组织细胞减少约 30% 左右。细胞间质中胶原纤维增加，弹性纤维变性，可见脂质和钙盐沉着。此外，可见血钾升高，血钙、镁降低。

3．**脂肪组织增加**　随着年龄的老龄化，人体内脂肪组织增加，其增加的量存在个体差异。一般来说，脂肪组织占体重的百分比，青年人约为 17%，老年人约为 33%。

（三）神经系统的变化

老年期大脑、脊髓及周围神经都有衰老的变化。大脑的体积变小，重量减轻。大脑皮层变薄，脑回缩小变窄，脑沟增宽加深，脑室壁凸凹不平明显，侧脑室扩大，脑脊液增多。脑灰质和小脑变硬萎缩，脑的水分减少。人脑的神经细胞数约140亿。老年人其数目可以减少约10%～17%，有的甚至达到20%～30%。据报道，自20岁开始，人脑的神经细胞数每年丧失0.8%，60岁时大脑皮质细胞减少20%～25%，小脑皮质细胞减少25%，蓝斑核细胞减少40%～45%。神经细胞脂褐素的含量增多，以上橄榄核、脊髓前角细胞最为显著，当其增加到一定程度时可导致细胞萎缩与死亡。在周围神经系统，神经束内结缔组织增生，神经内膜增生、变性，神经传导速度减慢，感觉迟钝、信息处理功能和记忆功能减退，出现注意力不集中、性格改变、应急能力差、运动障碍等。

（四）循环系统的变化

老年期心血管系统将发生一系列退行性改变和适应性改变。心房增大，心室容积减少，瓣环扩大，瓣尖增厚成为老年人心脏改变的四大特点。心脏功能、血管功能、心血管活动的调节功能均减弱。心肌纤维数量减少，心肌间胶原纤维量逐渐增多和弹性纤维变性。心瓣膜硬化、纤维化并有钙盐沉着。传导系统中的窦房结起搏细胞、传导细胞和传导纤维束数目减少。冠状动脉扭曲、硬化。心收缩力降低，心输出量减少。大动脉壁中层进行性增厚，管壁僵硬度增加，弹性减弱。器官组织单位面积内有功能的毛细血管数量减少、代谢率下降，微循环发生衰老性改变。

（五）呼吸系统的变化

老年人胸廓常变形，多呈桶状胸。肋软骨钙化及骨化，胸廓僵硬度增大。肺组织弹性纤维减少，肺泡张力减低而肺泡扩大，肺泡壁变薄，肺泡融合。胸廓和肺的顺应性降低，呼吸肌力量减弱，肺的通气功能下降。肺毛细血管减少，血管内膜增生，管壁变厚，气体交换功能降低，易造成机体缺 O_2 和 CO_2 潴留。呼吸道黏膜萎缩，黏膜腺退化，分泌水分和黏液功能下降。上皮细胞的纤毛部分黏连和排列紊乱，不利于异物、黏液的清除和排除。黏膜的分泌物中含有免疫球蛋白，由于分泌的减少，对入侵的细菌和病毒的局部防御作用降低，呼吸系统容易感染。

（六）消化系统的变化

老年期人体会出现消化系统形态与功能的改变，主要表现在消化液的分泌减少与消化管运动功能的降低。在口腔，牙齿逐渐脱落，唾液分泌减少。食管括约肌松弛。胃黏膜萎缩，胃液分泌功能降低；胃平滑肌层变薄，收缩力降低，胃排空时间延长。肠黏膜萎缩，有效吸收面积减少，消化和吸收功能降低；肠道平滑肌退化，运动功能减退。肝体积缩小，重量减轻，肝细胞体积变大但数量减少，对药物代谢速度减慢，代偿功能降低。胰液分泌量减少，消化酶含量少，活力降低。胆汁分泌减少变浓，胆固醇含量增多，故老年人易形成胆结石。

（七）泌尿系统的变化

老年人肾体积缩小，重量减轻，40～80岁肾脏约减轻20%。正常肾小球与肾单位也逐渐减少，正常青年人每肾约有100万～200万个肾单位，70岁后可减少1/2～2/3。肾脏尿液浓缩与稀释功能、酸碱平衡调节能力减退。肾的动脉呈螺旋状改变，与肾小球无关的小动脉增加，肾皮质血流量减少。肾脏排泄代谢废物和产生生物活性物质的功能减退。膀胱容量变小，出现不可控制的收缩，膀胱肌肉萎缩，肌层变薄，肌肉弛缩无力。膀胱既不能充满，又不能排空完全，残余尿增多，夜尿增多，排尿反射减弱，缺乏随意控制的能力，可出现尿失禁。女性尿道球腺分泌功能减退，抗菌能力下降，尿道感染发生率增加。

（八）生殖系统的变化

老年男性睾丸逐渐萎缩、纤维化，生精能力以及精子活性降低，性激素分泌减少。性兴奋功能渐退，性欲反应迟钝，不应期延长，肌肉张力减弱，性器官组织弹性低，力度不足。但老年人性能力个体差异很大，男子究竟在多大年龄完全丧失性能力，现无明显界定。

老年女性卵巢萎缩，重量逐渐减轻，原始卵泡明显减少，卵母细胞完全消失，内分泌功能减退，性功能下降。外阴皮下脂肪减少、弹性纤维消失，大阴唇变薄，皮肤皱缩，阴毛稀疏灰白、时而脱落，阴道变短、变窄。阴道黏膜变薄失去弹性，分泌物减少，易患老年性阴道炎。子宫变小，内膜萎缩，子宫腺体数目减少，子宫韧带松弛，肌肉萎缩无力，盆腔支持组织松弛，易出现子宫脱垂。

二、老年期的心理特点

进入老年期，随着机体结构与生理功能的衰变，人的心理活动也会出现相应的改变。心理能力和心理特征的改变主要体现在智力、记忆力、思维、人格、情感和意志的变化等。这些变化有很大的个体差异，其特点如下：身心变化不同步；心理发展仍具有潜能和可塑性；心理变化体现出获得和丧失的统一。健康老人的心理状态应该是智力正常、情绪稳定、心情愉快、意志坚定、反应适度、心理协调。

三、衰老的生物学理论

自 19 世纪末应用实验方法研究衰老（aging）以来，先后提出 20 余种学说，很多学说并没有得到实验研究的支持。衰老的生物学理论概括起来主要有遗传学派和差错学派两大类。遗传学派强调衰老是遗传决定的自然演进过程，一切细胞均有内在的预定程序决定其寿命，而细胞寿命又决定种属寿命的差异，主要包括基因程控学说、神经内分泌学说、免疫学说、端粒 - 端粒酶学说等。差错学派强调衰老是由于细胞中各种错误积累引起的，认为细胞衰老是各种细胞成分在受到内外环境的损伤作用后，因缺乏完善的修复，使"差错"积累，导致细胞衰老，主要包括自由基学说、代谢废物积累学说、大分子交联学说、体细胞突变学说等。目前的研究认为，衰老是多种因素综合作用的结果，需要由两种学派的理论共同阐释。本章从两种学派中分别选出有代表性的学说稍作介绍。

（一）基因程控学说

很多研究认为，在一定环境条件下，每一个生物种类的个体寿命较为一致。例如果蝇的寿命约为 30 天；大鼠的寿命约为 3 年；而人的最长寿命可达 110 岁左右，这些都是由其遗传基础所决定的。也就是说每个生物种类从出生、发育、成熟、衰老、死亡有其固定的时间表。这个时间表由类似"生物钟"的基因控制着，按规定的时间依次完成。有些基因控制着机体的衰老过程，有些基因启动或促进细胞的衰老、死亡过程，两类基因相互作用，精确调控着细胞发育、衰老、死亡的进程。

（二）自由基学说

该学说认为，衰老过程中的退行性变化是由于细胞正常代谢过程中产生的自由基的有害作用造成的。自由基是新陈代谢的中间产物，具有较强的氧化作用。正常情况下，机体在自由基的生成和清除之间存在着和谐的动态平衡。但随着年龄的增长，机体清除自由基的能力下降，而在代谢的过程中会连续不断产生的自由基开始在体内积累，从而使细胞的生物膜受损，尤其是对线粒体、内质网、高尔基复合体、溶酶体的膜系统造成严重损害，导致细胞衰老死亡。

第五节　死　亡

死亡（death）是生命活动不可逆性的完全停止。它也是一个渐进过程，可分为临床死亡和生物学死亡。所谓临床死亡，是指作为统一的人体生命活动的完全停止，是生命个体的死亡。生物学死亡是指人体全部的器官、组织、细胞结构已经破坏、功能完全丧失。传统的临床死亡把心跳、呼吸等重要的生命体征停止作为人体死亡的判断标准。随着现代科学技术的发展，判断临床死亡的标准不再是心跳、呼吸的停止，而是"脑死亡"。现在临床医疗中认为全脑的功能丧失，才是人体统一的个体生命的结束。脑死亡是指包括脑干在内的全脑功能丧失的不可逆转的状态，其作为判断人体死亡的观念已被世界上很多国家以立法的形式认可。我国医学界对脑死亡的医学和社会学等有关方面正在展开积极研究。"脑死亡"已日趋被大家接受和认同，临床医疗中也已出现使用脑死亡标准来判断人体死亡的案例。这是因为只要人脑功能没有丧失，尽管自主心跳、呼吸已停止，但在人工心肺机维持下，人体生命仍有复苏的可能。若脑功能完全丧失，尽管可通过心肺机来维持呼吸和心跳，但人体生命是不可能复苏的。

○ **知识拓展**　　脑死亡概念与标准

1959 年，法国学者 P. Mollaret 和 M. Goulon 在第 23 届国际神经学会上首次提出"昏迷过度"的概念，同时开始使用"脑死亡"一词。

1966 年，美国提出脑死亡是临床死亡的标志。1968 年，在第 22 届世界医学大会上，美国哈佛医学院脑死亡定义审查特别委员会提出了"脑功能不可逆性丧失"作为新的死亡标准，并制定了世界上第一个脑死亡诊断标准：① 不可逆的深度昏迷；② 无自主呼吸；③ 脑干反射消失；④ 脑电波消失（平坦）。凡符合以上标准，并在 24 小时或 72 小时内反复测试，多次检查结果无变化，即可宣告死亡。但需排除体温过低（<32.2℃）或刚服用过巴比妥类及其他中枢神经系统抑制剂两种情况。

目前认为，脑死亡即包括脑干在内全脑功能完全、不可逆转地停止，而不管脊髓和心脏功能是否存在。或者，脑死亡是脑细胞广泛、永久地丧失了全部功能，范围涉及大脑、小脑、桥脑和延髓。即发生全脑死亡后，虽心跳尚存，但脑复苏已不可能，个体死亡已经发生且不可避免。

（刘　伟　王　然）

◇ **思考题**　　···

1. 在护理工作中应注意婴儿的生理特点有哪些？

2. 男、女性青春期的生理变化主要有哪些？

3. 进行临床护理时应注意女性围绝经期的症状特点有哪些？

4. 在临床护理工作中应注意老年期的生理变化有哪些？

中英文名词对照索引

二酰甘油	diacylglycerol，DG	356
二棕榈酰卵磷脂	dipalmitoyl phosphatidyl choline，DPPC	153

F

发汗	sweating	230
发怒	rage	341
发生器电位	generator potential	270
反馈	feedback	013
反牵张反射	inverse stretch reflex	327
反射	reflex	011
反射弧	reflex arc	011
反向定型	reverse typing	085
反应	reaction	006
泛化	generalization	348
防御反应	defense reaction	341
防御反应区	defense zone	341
房 - 室延搁	atrioventricular delay	102
非蛋白含氮化合物	non-protein nitrogen，NPN	050
非蛋白呼吸商	no-protein respiratory quotient，NPRQ	220
非弹性阻力	non-elastic resistance	155
非定向突触	non-directed synapse	299
非寒战产热	non-shivering thermogenesis	229
非快眼动睡眠	non-rapid eye movement sleep，NREM sleep	345
非门控通道	non gated channel	022
非特异投射核	nonspecific projection nucleus	316
非特异投射系统	non-specific projection system	317
非特异性免疫	nonspecific immunity	054
非条件反射	unconditioned reflex	011,310

G

H

J

O

P

S

三碘甲腺原氨酸	3，5，3′-triiodothyronine，T_3	365
三磷酸肌醇	inositol triphosphate，IP_3	027,356
三磷酸腺苷	adenosine triphosphate，ATP	217
三原色学说	trichromatic theory	278
散光	astigmatism	274
色盲	color blindness	278
杀菌性通透性增加蛋白	bactericidal permeability increasing protein	067
筛查试验	screening test	081
上调	up regulation	306
射血分数	ejection fraction	110
射血期	period of ventricular ejection	107
摄食中枢	feeding center	341
身长	recumbent length	401
深呼吸	deep breathing	150
深吸气量	inspiratory capacity，IC	156
神经-肌接头	neuromuscular junction	036
神经-体液调节	neuro-humoral regulation	012
神经冲动	nerve impulse	295
神经递质	neurotransmitter	304
神经调节	nervous regulation	011
神经调质	neuromodulator	305
神经分泌	neurocrine	355
神经激素	neurohormone	355
神经末梢	nerve terminal	295
神经生长因子	nerve growth factor，NGF	298
神经肽	neuropeptide	309

Y

Z

再生障碍性贫血	aplastic anemia，AA	059
在体实验	experiment in vivo	004
造血	hemopoiesis	055
造血干细胞	hemopoiesis stem cells	056
造血生长因子	hematopoietic growth factor	068
造血微环境	hemopoietic microenvironment	058
增生期	proliferative phase	391
招募型受体	recruitment receptor	029
着床	implantation	394
真毛细血管	true capillary	116
诊断试验	diagnostic test	081
震颤麻痹	paralysis agitans	332
蒸发散热	evaporation	230
整合	integration	133
整合蛋白	integral protein	020
正常起搏点	normal pacemaker	101
正反馈	positive feedback	014
正视眼	emmetropia	274
正向定型	forward typing	085
支持细胞	Sertoli cell	385
肢端肥大症	acromegaly	363
脂肪	fat	217
直接测热法	direct calorimetry	219
质膜	plasma membrane	019
致密斑	macula densa	241
中枢化学感受器	central chemoreceptor	172

参考文献

1 ……• 朱大年，王庭槐.生理学.8版.北京：人民卫生出版社，2013.

2 ……• 胡翊群，赵涵芳，丁磊，陈瑜.血液系统.上海：上海交通大学出版社，2012.

3 ……• 唐四元.生理学.3版.北京：人民卫生出版社，2015.

4 ……• 陆再英，钟南山.内科学.7版.北京：人民卫生出版社，2010.

5 ……• 朱启文，高东明.生理学.2版.北京：科学技术出版社，2012.

6 ……• 姚泰.生理学.2版.北京：人民卫生出版社，2010.

7 ……• 姚泰.生理学.北京：人民卫生出版社，2010.

8 ……• 王庭槐.生理学.2版.北京：高等教育出版社，2008.

9 ……• 管茶香，莫书容.长沙：中南大学出版社，2014.

10 ……• 周吕，柯美云.胃肠动力学——基础与临床.北京：科学出版社，2005.

11 ……• 梁尚栋.疾病的生理学机制.北京：人民卫生出版社，2009.

12 ……• 范少光.人体生理学.3版.北京：北京大学医学出版社，2006.

13 ……• 白波.生理学.7版.北京：人民卫生出版社，2013.

14 ……• 高明灿，吕建.生理学.北京：人民卫生出版社，2015.

15 ……• 韩济生.神经科学.3版.北京：北京大学医学出版社，2009.

16 ……• 朱进霞.医学生理学.北京：高等教育出版社，2015.

17 ……• 王建枝，钱睿哲.病理生理学.3版.北京：人民卫生出版社，2015.

18 ……• 钮伟真，樊小力.基础医学概论.3版.北京：科学出版社，2016.

19 ……• 朱文玉，李琳，王黎明.人体生理学.4版.北京：北京大学医学出版社，2014.

20 ……• Berne RM，Levy MN，Koeppen BM and Stanton BA. Physiology. 5版.北京：北京大学医学出版社，2005.

21 ……• Leonard RJ. 消化系统解剖与生理（选译版）.北京：科学出版社，2008.

22 ……• Raymond P. Kesner, Joe L. Martinez, JR. Neurobiology of Learning and Memory. 2版.北京：科学出版社，2007.

23 ……• John G. Nicholls, A. Robert Martin, Bruce G. Wallace, Pawl A. Fuchs 著.杨雄里等译.From Neuron to Brain. 北京：科学出版社，2003.

24 ....• Guyton AC, Hall JE. Textbook of Medical Physiology. 12th ed. Philadelphia: Elsevier Saunders, 2012.

25 ....• Joy Hinsin, Peter Raven, Shern Chew. The Endocrine System. 2 版（英文影印本）. 北京：北京大学医学出版社，2011.

26 ....• Laurence A. Cole and Peter R. Kramer. Human Physiology. Biochemistry and Basic Medicine. Elsevier Inc, 2016.

27 ....• Anne Rose, Madison Wisconsin. Anticoagulation Management. Spring International Publidhing AG Switzerland. 2015.

28 ....• Gillian Hampson. Practice Nurse Handbook. 5th ed. Oxford; Malden, MA: Blackwell Pub, 2006.

29 ....• Turksen, Kursad. Human embryonic stem cell protocols. 2nd ed. New York, NY: Humana Press, 2010.

30 ....• John E. Hall. Guyton and Hall Textbook of Medical Physiology. 12th ed. Saunders, 2010.

31 ....• Kim E. Barrett, Susan M. Barman, Scott Boitano, Heddwen L. Brooks. Ganong's Review of Medical Physiology. Europe: McGraw-Hill Education, 2012.

32 ....• Boron WF, Boulpaep EL. Medical Physiology. 2nd ed. Philadelphia: Elsevier Saunders, 2009.

33 ....• Guyton AC, Hall JE. Textbook of Medical Physiology. 12th ed. Philadelphia: Saunders, 2011.

34 ....• Barrett KE, Susan MB, Boitano S, et al. Ganong's Review of Medical Physiology. 24th ed. Stamford: McGraw-Hill. 2012.